Palpation Techniques

Surface Anatomy for Physical Therapists

2nd Edition

Bernhard Reichert

Copyright © of the original English language edition
2015 by Georg Thieme Verlag KG,
Stuttgart, Germany
Original title: Palpation Techniques, 2/e
by Bernhard Reichert
With the collaboration of Wolfgang Stelzenmueller
and Omer Matthijs

Illustrator: Martin Hoffmann, Thalfingen, Germany
Photos: Oskar Vogl; Benjamin Stollenberg
Cover design is inspired by Thieme Publishing Group

重要な注意事項

あらゆる科学と同様、医学は絶えず進歩しています。医学の知見、特に治療法や薬物療法に関する知見は、研究と臨床により拡大しています。本書で述べる処方や適応は、本書の完成時の医学的知見と適合しているかを著者、編集者、出版社が入念に確認しており、読者に信頼していただけるものです。

ただし、処方の内容や適応の情報は、出版社が保証するものではありません。薬を使用する際は、添付文書を詳細に調べ、必要があれば専門家に相談し助言を受け、そこで推奨された処方や注意された禁忌と本書の内容に離齬がないかを確認してください。特に広く使われていない薬や新薬については、このような確認が重要です。本書の誤りに気づかれた場合、出版社にお知らせくださるよう著者と出版社からお願いします。

本書は細部まで著作権が保護されています。著作権法の定める範囲を超えた本書の利用は、出版社の同意がない限り、禁止されており違法です。特に、複写、翻訳、マイクロフィルム化、電子機器によるデータの取込み・加工などが該当します。

Palpation Techniques

療法士のための

体表解剖学

800枚以上の人体写真に、骨、筋、血管等、
内部が見えているかのように
三次元グラフィックで再現

監修：丸山 仁司

著者：ベルンハルト・ライヒャルト

翻訳：池田 美紀

体表解剖学

　日本で最も多い主訴は腰痛であり、国民全体の10％前後であるが、一生における腰痛の発生率は80％以上とも言われているほど日本人は腰痛に悩まされている。また、腰痛以外に多い主訴は肩関節の痛みである。高齢者では下肢の障害も多くみられ、とくに股関節および膝関節の変形性関節症が多く、これらは、理学療法、運動療法、マッサージ、徒手療法、鍼灸などでの治療が可能であり、運動器疾患の治療に解剖学的体表からのアセスメントは今後ますます重要となる。

　本書では触診テクニックを修得し、体表から観察し、各内部を予測することで人体の内部が見えているかのように治療を進めることが可能である。

　この書籍は体表から内部を観察する技術を身に着けるには最適である。

　本書の特徴をまとめると以下のようである。
　1）図を多く用いた詳細な体表観察
　2）臨床にも応用が可能な体表観察
　3）初学者から専門家まで有用な体表観察

　この著者は臨床家であることから、実際の臨床を経験して作成され、重要なポイントなどが明確に表現されている。総論、また、各部位である肩、肘、手、股、膝、足、軟部組織、腰、脊柱、胸椎と胸郭、頸椎、頭部と顎など、13章に分かれており、各章ごとに重要性や機能、この領域の治療でよく使う方法、必要とされる解剖学と生体力学の基礎知識がもうけてある。関節のみではなく身体全体で詳細に記載されており、これらは授業、復習、自己学習には大変役立つものである。

　最後にこの書籍の発行にご協力いただきました関係者各位に感謝いたします。

国際医療福祉大学　丸山 仁司

ドイツ語版初版へのまえがき

筋骨格系の解剖学と生体力学は、ここ数十年で何倍にも理解が深まった。新しい科学知識の急拡大は、医学の一般的なトレンドをたしかに象徴している。これはおそらく、近年の医学生がより多くの専門分野を扱いながら、より少ない情報しか得られないことの主な原因ともいえるだろう。新しい医学情報の「爆発的な増大」に追いつき、このすべての情報を適切に、完全に吸収するには、基礎医学生時代はあまりに短い。残念ながらその結果、医学部は世界的に、複雑な筋骨格系の研究にほとんど注目しなくなった。昔の医学生は、筋骨格系の解剖学を3年かけて学んだものだ。ところが今では多くの学部が同じ教材をわずか3週間で習得させようとしている！　医学研究における解剖学の役割は徐々に縮小しているといっても過言ではない。

患者が抱える筋骨格系の問題を効率よく診察し、治療するには、少なくとも次の2つの基本的な問いに答えられなければならない。1つは、痛みはどこから来るか（たとえば、体のどの部位に病変や損傷があるか）であり、もう1つはその痛みの引き金は何かということだ。診断で最初の問いに答えるには、局所解剖学の詳しい知識が必要である。しかし、それだけでは十分ではない。この知識を患者のために活用できなければならない。そのためには、生体解剖学（生きた対象の解剖学）の深い理解が欠かせない。構造的解剖学の知識を患者にあてはめるとき、患者が感覚をもつ生きた存在だということを十分に意識しているだろうか。受け入れてもらえるタッチと解剖学の知識を組み合わせることで、患者からの質問に答え、患者の痛みを取り巻く環境について明快に説明できるだろうか。

患者が訴える痛みを臨床家が受け止め、理解することはとても重要である。それができれば、患者は自分の訴えをきちんと理解してもらえたと思えるからだ。いつもこれができるわけではないが、生体解剖学を活用すれば、全身の痛みや感作の痛みのケースでも、正しい決断を下す際に役立つ。

医学の第一原則は、「患者を個人として認めること」であるはずだ。臨床家は、患者の生理学的症状や訴えをユニークで個人的なものとして解釈すべきである。構造を区別し、痛みがどの程度で、どの層で最も強いかを特定したいときには、生体解剖学の専門知識が中心的な役割を果たす。それができて初めて、次の質問に取り組める。それはすなわち、なぜ患者は苦しんでいるのか、である。

1つ例をあげよう。腰・骨盤が痛むとき、痛みが大殿筋（殿部の大きな筋）、多裂筋（背部にある複数に分かれた筋）、中殿筋（殿部の中間にある筋）、あるいは仙腸関節の長い後部靱帯のどれに由来するかを特定するのはとても重要だ。上後腸骨棘周辺を触診してみると、これらの構造は互いに近接している。だからこれらの構造を区別し、最も痛む構造を特定できたときにようやく、その痛みの原因探しに着手できるのだ。

筋骨格系の生体解剖学について詳しく論じた初期の書物の著者として、私はこの知識分野の真の進化が始まったことをうれしく思っている。本書は、あるべき方向に向かって初版よりさらに大きな一歩を踏み出しただけではない。「生体の解剖学」の知識を広げ、患者に役立てるときに使える代案を詳しく論じているのだ。

本書が、「痛みがある部位」と「原因」を解明するための重要なツールとして受け入れられ、理学療法、オステオパシー、徒手療法分野の学生や臨床家が患者をよりよくケアできるようにするだけでなく、医学生や医師の役に立つことができれば本望である。本書は人体解剖学の理解を深める書物として特に優れている。生体外の解剖学の知識は、手で生体に触れたときに効率よく組み合わせることで初めて生きてくる。それには幅広い分野の練習、直観、それに「傾聴するタッチ」が必要だ。生体を扱うスキルを改善すれば、間違いなく診断や臨床実践の改善につながり、ひいては患者のケアの改善に貢献するだろう。

アンドリー・ヴリーミング教授
博士、理学療法士
下背部と骨盤の痛みに関する世界会議会長
脊椎・関節センター創立者
オランダ、ロッテルダム

英語版第2版への序文

　最初に、本書に多大な関心を寄せてくれたことに感謝したい。触診テクニックの詳細な図版と系統だった解説が特に好評だったようだ。豊富な情報や話題の選択が理学療法の教育や応用教育、大学での学習で歓迎していただけた。

　第2版の最大の変更点は、四肢の項で解剖学、生体力学、病理学の情報源を詳しく示したことである。学びという概念にエビデンスベースの理学療法が影響しはじめているいま、これは欠かせない変更だった。関連する科学文献や病理解剖学の相関関係を調査・吟味しているときにオマル・CG・マティス博士（テキサス州ラボックにあるテキサス工科大学健康科学センターの理学療法分野における博士）を見つけ、編集を手伝っていただけたことは幸運だった。彼は整形外科国際アカデミーのリサーチ・ディレクターでもあり、徒手療法や整形外科講座向けの高尚な概念に、病理解剖学の詳細な知識、文献から得られた外部的なエビデンス、理学療法士としての何年もの経験をうまく取り入れてくれた。彼が本書の執筆に力を貸してくれたことは本当にありがたく、心から感謝したい。

　加筆修正の過程で、正確ではない部分を削除し、新しい病理解剖学的情報や科学的な情報に基づいて既存の知識を修正し、追加した。新しい図版を入れたことで本書の見た目も変わった。

　本書の内容や体系について学生、講座のメンバー、同僚が指摘してくれたことすべてに感謝したい。改訂版には指摘された部分を取り入れた。

　最後になるが、体表解剖学を扱った本書が、さまざまな触診で触診テクニックを活用する際の励みになれば大変うれしく思う。

ベルンハルト・ライヒャルト
MScPT、PT

英語版初版への謝辞

本書では既刊の書籍（Hppenfield, Winkel, and Vleeming）から集めた多くの知識やスキルに加え、長期にわたって解剖学と徒手療法にかかわったなかで得られた提案やヒント、知識も取り入れている。

本書は、多くの方の助力がなければ存在しえなかっただろう。すべての方にここに感謝したい。まず、ドイツ語版の原書の編集にかかわったティーメ社のチームに感謝したい。出版社のプロ意識は、編集者やグラフィック・アーティストの質から評価することもできる。Martin Hoffmannのグラフィックは正確で、3次元的に優れた作品である。彼は解剖学的な詳細を正確に描きつつ、特定の関係性を明らかにする優れた手法を編み出してくれた。

ティーメ社の英語版チームも同様にプロフェッショナルだった。本書はAngelika-M. Findgottのイニシアチブのおかげで英語圏の人々のもとに届けられることになった。Anne Lamparterは出版の全過程でチームをまとめあげ、何度も何度も私を助け、支えてくれた。

次に、写真家のBenjamin StollenbergとOskar Voglに感謝したい。彼らの熱意と手腕のおかげで、気持ちよく、効果的な写真を撮影することができた。

また、頭蓋と顎の触診の章を執筆してくれたMr. Wolfgang Stelzenmuellerにも心から感謝したい。広範な専門知識とみごとな図版のおかげで、本書の質がぐっと高まった。

Sabine Reichelには頭蓋の解剖学の詳細を助言してくれたことに、Christiane Paulingには呼吸療法テクニックの正しい手順を教えてくれたことに感謝する。私が専門家として研鑽を積めるのはDr. Omer Matthijs、Didi van Paridon-Edauw、Sabine ReichelをはじめとするVPT（Verband Physikalische Therapie（徒手療法協会））の徒手療法グループの同僚のおかげである。IAOM（国際整形外科療法アカデミー）グループとの個人的な交流に関する部分には、長年の文献研究や臨床経験から得られたIAOMグループの知識が反映されている。

Andry Vleeming教授は何よりも偉大なロールモデルとなってくれた。私は長年、彼の講義や講座を学ぶ機会に恵まれてきた。Vleeming教授とオランダ・ロッテルダムにあるSpine and Joint Centersの研究グループのおかげで、局所解剖学、機能解剖学、病理解剖学、触診解剖学をリンクさせることに情熱を傾けることができた。

モデルのAndreas Hofackerには、チームワークのよさと友情に心から感謝したい。彼は、写真撮影でそのみごとな肉体を最大限にいかすためにどう準備すべきかよく心得ていた。いい写真が撮れたのは、持ち前の明るい性格や専門家としての知識のおかげである。

そして、誰よりも家族に感謝の気持ちを捧げたい。私は3年にわたって執筆に長い時間を費やしたことで、家族の忍耐力を一度ならず試した。妻のUlrikeと子供のYvonneとSvenjaは、忍耐力と愛情によって本書の進行を助けてくれた。妻は私の最大にして最重要の批評家である。「手早く、正確に要点をおさえないと」とよく言われたものだ。うまくやってのけたと思いたい。

ベルンハルト・ライヒャルト
MScPT, MT

目 次

1 基本原理 3

臨床家が体表解剖学を必要とする理由 3
本書の体表解剖学で理解できること 3
体表解剖学の活用範囲 3
　関節や脊椎分節の評価の構成要素 3
　特殊な評価や治療テクニックを行う前の定位 ... 4
　腱や滑液包などの局所治療の基礎 4
臨床的な関連性 4
触診の特徴 4
体表解剖学を活用するとき 5
前提条件 5
　解剖学／局所解剖学の背景 5
　プロセスとしての正確な触診 5
　経験 6
触診テクニックと抵抗 6
　手順の中心面 6
　触診でかける圧 6
　触診テクニック 7
　骨縁の触診 7
　骨の隆起の触診 8
　筋腹の触診 8
　筋の縁の触診 9
　腱の触診 9
　靭帯の触診 10
　関節包の触診 11
　滑液包の触診 11
　末梢神経の触診 12
　血管（動脈）の触診 12
触診の補助 13
　導く構造 13
　ラインをつなぐ 13
　触診の確認に役立つ手法 13
　構造に印をつける 14
　練習用の最初のポジション（練習用SP）...... 14
練習問題 15

2 肩甲帯 19

肩領域の重要性と機能 19
この領域の治療でよく使う方法 19
必要とされる解剖学と生体力学の基礎知識 ... 20
全体の定位──後面 22
局所の触診──後面 24
局所の触診──側面 31
全体の定位──前面 37
局所の触診──前内側 38
局所の触診──前外側 40
練習問題 50

3 肘関節 53

肘関節の重要性と機能 53
この領域の治療でよく使う方法 53
必要とされる解剖学と生体力学の基礎知識 ... 53
全体の定位──前面 57
局所の触診──前面 57
局所の触診──内側 61
局所の触診──外側 67
全体の定位──上腕後面 74
練習問題 76

4 手 79

手の重要性と機能 79
この領域の治療でよく使う方法 80
必要とされる解剖学と生体力学の基礎知識 ... 81
全体の定位──背面 85
背面の軟部組織の局所の触診 89
手根骨背面の局所の触診 93
全体の定位──掌側 99
手掌の軟部組織の局所の触診 100
手根骨手掌面の局所の触診 103
練習問題 110

5 股関節と鼡径部 113

股関節と鼡径部の重要性と機能 113
この領域の治療でよく使う方法 113
必要とされる解剖学と生体力学の基礎知識 ... 113
局所の触診──外側 118
局所の触診──背面 120
局所の触診──前面 122
練習問題 131

6 膝関節 135

膝関節の重要性と機能 135
この領域の治療でよく使う方法 136
必要とされる解剖学と生体力学の基礎知識 ... 136
体温上昇の触診 140
浮腫の触診 141
局所の触診──前面 142
局所の触診──内側 147
前内側の軟部組織の局所の触診 149
局所の触診──外側 155
局所の触診──後面 162
練習問題 165

7 足 169

足の重要性と機能 169
この領域の治療でよく使う方法 171
必要とされる解剖学と生体力学の基礎知識 172
足の内側縁の局所の触診 174
足の外側縁の局所の触診 183
足背部の局所の触診 191
脚の遠位後面の局所の触診 196
練習問題 199

8 軟部組織 203

軟部組織の重要性と機能 203
この領域の治療でよく使う方法 203
必要とされる解剖学と生体力学の基礎知識 203
触診プロセスのまとめ 204
最初のポジション 206
難しい最初のポジション 206
触診テクニック 207
評価と治療のヒント 211
治療例 213
練習問題 219

9 骨盤後面 223

骨盤領域の重要性と機能 223
この領域の治療でよく使う方法 223
必要とされる解剖学と生体力学の基礎知識 225
触診プロセスのまとめ 233
骨を簡易的に定位する触診テクニック 234
筋を簡易的に定位する触診テクニック 237
局所の触診テクニック 241
定位のための投影 249
骨盤―大転子領域の局所の触診 253
評価と治療のヒント 257
練習問題 258

10 腰椎 261

腰椎の重要性と機能 261
この領域の治療でよく使う方法 262
必要とされる解剖学と生体力学の基礎知識 263
触診プロセスのまとめ 278
最初のポジション 278
難しい最初のポジション 279
触診テクニック 279
評価と治療のヒント 284
練習問題 289

11 胸椎と胸郭 293

胸部の重要性と機能 293
この領域の治療でよく使う方法 294
必要とされる解剖学と生体力学の基礎知識 295
触診プロセスのまとめ 304
最初のポジション 304
難しい最初のポジション 304
後面の触診テクニック 304
前面の触診テクニック 322
練習問題 333

12 頸椎 337

頸椎の重要性と機能 337
この領域の治療でよく使う方法 337
必要とされる解剖学と生体力学の基礎知識 338
触診プロセスのまとめ 352
最初のポジション 352
難しい最初のポジション 354
後面の触診テクニック 354
外側の触診テクニック 370
前面の触診テクニック 381
練習問題 386

13 頭部と顎 389

はじめに 389
顎関節の重要性と機能 389
この領域の治療でよく使う方法 389
必要とされる解剖学と生体力学の基礎知識 389
頭蓋骨の解剖学 390
頭蓋骨の触診 390
顎・顎関節 391
顎関節の触診 394
顎の筋の触診診察 395
練習問題 405

参考文献 407
索引 413

英語版初版へのまえがき

以前から臨床コミュニティには生体の解剖学的診察の正確な実施に特化した教科書がなかったので、本書はちょうどいいタイミングで出版された。ヘルスケアの専門家は、関連する臨床診断や徒手療法を活用する必要性の高まりに気づいているが、この2つはいずれも、生体体表解剖学の正確なスキルを完全に理解していることを前提としている。外科的に暴露した状態は簡単には見られないため、関連する解剖学的構造を特定したいとき、臨床家は非外科的な手法に頼らざるを得ない。そういうわけで、体表解剖学のスキルは構造とランドマークの特定に欠かせない存在になったのである。本書は、関連する構造を正確に探り当てるためのロードマップとなるだろう。触診による位置確認の方法をわかりやすく伝えているので、構造と機能の解剖学に欠かせない知識を補ってくれるはずだ。

著者たちは本書により、層と領域で構造を特定するアプローチを体系化した。この体系化のプロセスにしたがえば、特定の構造の相対的な深度や周囲の構造との関係を視覚化できる。さらに、文章だけでも理解できるため、人体の主な筋骨格領域に徹底的に方法論的アプローチができる。それによって臨床家が「全身」の筋骨格系の体表解剖学的アプローチを開発する一助になり、さまざまな領域における構造のパターン、類似性、差異を特定できるようにしているのだ。最後に、この情報を臨床診察に直結させるための手がかりを得られるので、知識と実践のギャップの橋渡しにもなる。詳細かつ体系的な臨床診察とともに

構造の正確な位置特定を活用すると、その構造が患者の状態にどう関与しているかを解明するのに役立つ。

体表解剖学は性質上、徒手で行う。だから本書は徒手療法による介入で構造の位置を正確に特定するための橋渡しとして役立つ。さらには、徒手療法への患者の反応はテクニックに対する臨床家の自信にも影響されるので、構造に関する包括的な知識をもったうえで、触診で正確な位置を特定すれば、治療に対する患者の反応も高まるだろう。

本書で知識とスキルの両方を習得すれば、臨床での自信も深まる。特定の構造を調べるときに、推測に頼る度合いを減らせるからだ。著者たちは、臨床家が生体の体表解剖学で成功する確率を高めるための実践的なガイダンスを示してくれた。そのため、活用すべきスキルだけでなく、その最適な活用法もわかるはずである。本書は臨床家が蔵書すべき一冊として、基礎科学、臨床的な知識、実践的なスキルの橋渡しとなるだろう。これらの特徴を心に留めておけば、それぞれが徒手療法の専門家として成長し、発展するためのサポートとなる。

フィリップ・S・サイザー、ジュニア
理学療法士、博士、整形臨床専門家（OCS）、
アメリカ徒手理学療法協会認定理学療法師（FAAOMPT）
理学療法の理学博士課程教授兼プログラムディレクター
テキサス工科大学健康科学センター、連合健康科学スクール
アメリカ合衆国テキサス州ラボック

1 基本原理

臨床家が体表解剖学を必要とする理由	3
本書の体表解剖学で理解できること	3
体表解剖学の活用範囲	3
臨床的な関連性	4
触診の特徴	4
体表解剖学を活用するとき	5
前提条件	5
触診テクニックと抵抗	6
触診の補助	13
練習問題	15

1 基本原理

「触感を高めるには、リラックスしておく必要がある」
(A. Vleeming, Berlin, 2003)

臨床家が体表解剖学を必要とする理由

評価や治療のために生体の解剖学的特徴を特定することは、マッサージ士、理学療法士、医師の職業教育が始まったときから必要とされてきた。

医学やヘルスケアの教育課程では、筋骨格系構造の位置、外観、機能に関する情報は、2次元の図版を活用しながらも、ほとんどは文字で伝えられてきた。

ところが情報が多すぎるため、解剖学を学ぶ学生はすぐに教材を無味乾燥で抽象的なものだと思うようになる。教科書中心の教育課程では、筋複合体内の特定の構造や、複雑な運動シーケンスの機能的な重要性を教える。また、大量の図版を使っても3次元の「おおよその」概念しか示せないため、学習に時間がかかるうえに教材も多くなってしまう。

さらに、学生は標本の解剖学的な特徴を見分けられないことも多い。たとえば、基礎教育やその後の教育課程で病理学研究所を訪問したときにそれが現れる。同様に、理論的知識をうまく生体にあてはめられる例も少ない。体表解剖学（生体の解剖学）は、専門的教育の一部でありながら軽く触れるだけのもの、患者の評価と治療に付随するもの、独学しなければならないやっかいなもの、そして学びつづけなければならない高額な教育課程の1つとなった。

そのため、治療する段になって重要な解剖学的構造を特定できず、局所の治療で過誤率が必然的に高まる可能性も高い。こんな状況は、医師も療法士も受け入れられるものではない。

本書の体表解剖学で理解できること

本書は、筋骨格系のなかで臨床的に関連がある構造と、アクセスできる血管・神経（血管や末梢神経）の両方を扱う。正確な触診を使い、局所解剖学の知識を体系的に生体に応用するのである。関連する構造をすばやく、確実に特定するためには論理体系を示す必要がある。テク

ニックの道具箱ともいえる本書では、実際の触診だけでなく、構造を探すときに予想すべきことや、直面する困難も解説した。

本書では触診テクニックを再構築するのではなく、手順を明らかにし、テクニックの詳細を文字と図版で詳しく解説する。図版が大量にあるので、療法士はテクニックの使用例を観察できる。また、文字による解説があるので、目の不自由な臨床家も、本書の内容を耳で聞いたあとは各構造を確実に特定できるようになる。

体表解剖学を扱った著者たち（Winkel, 2004など）は、以下の項目も著作に含めている。
- 体表局所解剖学（身体をさまざまな領域に分割する）
- 人体計測法（長さや周の計測など）
- 身体のさまざまな領域の全体的・局所的な観察

本書では、上記の項目は意図的に除外した。「体表解剖学」という言葉は触診という目的のためだけに使われていることを理解してほしい。

体表解剖学の活用範囲

筋骨格系の構造の正確な触診は、3つの重要な領域で使われる：
1. 関節や脊椎分節の評価の構成要素
2. 特殊な評価や治療テクニックを行う前の定位（関節の遊びテストや血管の触診など）
3. 腱や滑液包などの局所治療の基礎（電気療法や徒手横断摩擦など）

関節や脊椎分節の評価の構成要素

関節や脊椎を評価する手順として確立している方法には、以下の決まった構成要素がある：
1. 全体の観察
2. 主観的な評価——主観的症状
3. 局所の観察
4. 機能評価前に温度や腫れを調べるための触診
5. 機能評価——客観的症状（自動・他動運動、抵抗運動）

6. 機能評価に続く触診（体温や腫れの増加、**詳細な触診**）
7. 必要に応じて筋機能の評価、関節の遊びテスト、周の計測、安定性のテスト、追加の誘発テスト、鑑別テストなどを行う

テストをして患者の症状を誘発し、患部を特定することも、評価の目的の1つである。テストの正確性と所見の解釈は、いまではかなり洗練されている。それでも、たとえば共同筋群のなかから痛む腱をつねに識別できるわけではない。

ある構造内の痛みの原因がわずか数センチの範囲にあることも多い。たとえば、1つの筋の痛みの原因が停止部、腱、あるいは筋腱接合部にあるような場合だ。このような場合には痛みを誘発する正確な触診ができないと、役に立たない。

特殊な評価や治療テクニックを行う前の定位

ある種の評価や治療テクニックでは、療法士はまず局所の構造を定位しなければならない。たとえば、距骨と舟状骨が作る関節の遊びをテストするときには、まず触診する必要がある。正確に触診すれば関節腔を特定でき、関節表面の位置やテストで滑らせる方向が示される。徒手療法の関節の遊びテストは、触診によって定位をして初めて信頼できるものになる。

腱や滑液包などの局所治療の基礎

筋骨格系の軟部組織の機能障害は普通、極めて局所に現れる。広い領域に現れるのは大きな外傷や炎症のみである。軟部組織の治療を目的とした理学療法介入には、局所介入、温熱介入、電気治療介入、機械的介入などがある。これらの治療を局所に行う場合、患部に正確に行ったときにだけ効果が表れる。

触診テクニックに習熟し、自信をもって活用したときのみ、患部を正確に特定できる。

臨床的な関連性

正確な触診という意味での体表解剖学は、局所の評価と治療の要である。本書では、治療に関する内容を複数の項目で解説した：

● 各章の冒頭で、特定の関節領域でよく見られる病理学的状態を紹介した

● 複数の箇所で、構造を探すための触診テクニックが同時に治療テクニックでもあることを指摘した
● 関節領域を扱った章の末尾に、その領域の徒手療法の解説と図版を掲載した。ほとんどはシライアクスの横断摩擦か、関節の遊びのための徒手療法テストを使っている

触診の特徴

体表解剖学の中心は、構造を特定の区分にあてはめることにある。つまり、ある構造の正確な深度と位置を特定することだ。触診プロセスは、構造の正常な局所解剖学に始まり、次にその知識を生体に見られる状況にあてはめることへと続く。

訓練やその後の教育で使われる解剖学の図版は、理想的な標準を示したものが多い。これらの図版は、解剖学の基本原理である変異（Aland and Kippers, 2005）に違反している。解剖学的な標準という概念は、規格化できるものではない。むしろ位置や形状に関しては、個人間（2人の人間）や個人内（左右）の変異を含めるべきである。古い解剖学の教科書を見ると、ある種の局所解剖学的、形態学的特性の変異の可能性を説いているが、最近の解剖学の教科書にはそれが欠落していることが多い。たとえばLanz and Wachsmuthの古典的解剖学の本 Praktische Anatomie（2004a）では、ある構造の形状が異なったり、それが存在しなかったりする人の割合に触れている。たとえば人口の5％–20％は腰椎に第5腰椎がない（どの解剖学研究を引用するかによる）。Töndury（1968, in Lanz and Wachsmuth 2004a, p.23）は、脊椎の境界面では変異が豊富であると記している。「正常な位置に[脊椎の断面の]境界があるのは全人類の40％だけである」

変異に出会ったとき、教育で得られた知識、すなわち局所解剖学を使った定位に自信がもてなくなったらどうすればよいだろうか？　まずは心をオープンにし、触診で見つけた解剖学的な異常を受け入れられるよう準備しておくことが重要だ。次に、触診の経験を積み、個人の解剖学的事実を信頼することがさらに重要になる。ある種の構造は、位置も形状も変わらず、大きな変異もなく特定できる。たとえば腸骨稜、肩甲骨、胸骨、第1–第10肋骨などがそれにあたる。

それに対し、個人によって構造が異なるものもある。たとえば棘突起、第11–第12肋骨、外後頭隆起などがそれにあたる。これらの変異を認識するには経験が必要である。

> 正しい構造に触れているかどうかを確認するにあたり、定位するための構造の具体的な詳細に自信がないときほど、技術的なコツ、導く構造、図版が役立つ。

どのような場合でも、自信をもってすばやく構造に触れられないからといってあきらめてはいけない。

体表解剖学を活用するとき

構造の正確な触診は、たとえば脊椎の分節などでの理学療法の評価や治療で使われる：
- 理学療法の評価：
  - 治療する領域の定義
  - 予想した位置の確定
  - 皮膚や筋の硬さの評価
  - 局所の分節の刺激（関節突起間関節など）
  - 分節の可動性の評価
  - 顎関節の評価
- 領域または局所の治療の基本原理：
  - 領域の治療：スウェーデンマッサージ、機能マッサージ、結合組織マッサージ、電気療法、水治療法、温熱療法、温泉療法、徒手療法テクニック
  - 局所の治療：疼痛緩和のための分節の振動、可動性の維持または改善のための局所分節徒手療法によるモビライゼーションテクニック、シライアクスの横断摩擦、結腸マッサージ

前提条件

解剖学／局所解剖学の背景

「知らないことを感じることはできない」

このシンプルな一文は、局所の触診には局所解剖学と形態解剖学の確実な理解が欠かせないことをよく表している。構造の形状、位置、周囲との空間的な関係を視覚化できないのであれば、個別の横断的プロセスを求めることに意味はない。

臨床的に関連する構造の正確な解剖学を思い描くのは、どのようなときも難しい。大量の情報を扱うには、膨大な時間とモチベーションが必要だ。そのため各テーマの冒頭に2つ、理論的な項目を設けた：
- 各領域と各部位の重要性と機能。この項は導入の役

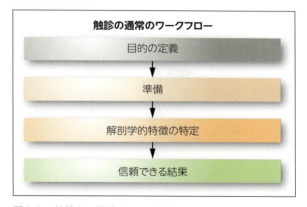

図1.1　触診の一般的なワークフロー

割を果たし、各部位のみごとな相互作用についての現在の知識を参照している
- 必要とされる解剖学と生体力学の基礎知識。特定の構造を探す前に解剖学的関係を思い出すのは極めて有効だ。そのため触診に必要な、重要な解剖学的詳細に本文で触れ、図で強調している

プロセスとしての正確な触診（図1.1）

目的の定義

詳細な構造を正確に触診する目的は、上記の理由に基づいて、評価と治療のために局所を定位することにある。

準備

準備には、研究仲間／患者と、最初のポジション（SP）に立つ療法士がかかわる。療法士に体表解剖学の経験がないときは、本書のSPをよく観察すること。構造の位置の特定に少し慣れたら、その後の練習のためにも難しいSPを取り入れるべきである。

解剖学的特徴の特定

最もよく知っている領域から始めること。触診プロセスの解説は一般に、よく知られ、触れやすい骨性構造（仙骨や後頭部など）や筋（脊柱起立筋や半棘筋）から始まる。さらに難しい細部もやがてわかるようになるだろう。

> 正確な触診には、適切なテクニックがつねに欠かせない。それぞれの構造に最適なテクニックがあるものだ。

信頼できる結果

問題の構造を本当に見つけたかどうかを確かめるために使える方法もある（特定の筋を張らせる、脊椎を他動させるなど）。皮膚に構造やその縁を書き込むのも役立つ。

6　　1　基本原理

こうすれば、触診や図で示した部位にその構造が本当にあると判断し、記録することになる。学生を小グループに分けて触診させ、結果を比較させるとおもしろい。

経験

　正確な触診について解説する著者はみな、実際の経験が必要だと訴えている。

> 経験とは究極的には、必要な自信を得るための決定的要因である。

　探している構造をどんなSPからでもすばやく確実にピンポイントで指摘できるようになって初めて、経験があるといえる。

　正確な触診をするために経験を積まなければならない理由はほかにもある。基本的な職業教育や継続的な教育のなかで得られる解剖学的図版の大半は絵なので、理想形をバーチャルに模したもの、つまり平均と思われるものにすぎない。こうなると、その図版は解剖学の基本法則である変異性を無視している。解剖学的な標準という考え方さえも統一はできない――位置や形状の変異を含めるべきだからである。

　位置と形状がかなり一定の構造は、解剖学の変異性をあまり考慮せずに位置を特定できる。なかには変異性が大きい構造もある。解剖学的変異性を認識するには経験が必要だ。

　図1.2は、体表解剖学の前提条件を経験的な公式にまとめている。

体表解剖学の経験的公式

局所解剖学　×　テクニック　×　経験

図1.2　触診を成功させる公式

触診テクニックと抵抗

手順の中心面

　触診プロセスに欠かせない特徴は3つある：
- 適切な触診テクニックの適用
- 予想される組織の硬さ
- 触診した構造で感じた抵抗の識別

　上記のように、正確に触診するには局所解剖学と形態解剖学の知識と経験が欠かせない。構造ごとに必要な触診テクニックは異なるし、構造の理想的な触感を知っておく必要がある。触診前には、探し求める構造を押したり、その上に指を滑らせたりするときに、どのような抵抗があるかを正確に知っておくことも重要である。

　たとえば骨縁の正確な位置は、探している縁に直角に触診すると見つかる。この構造は硬いはずである。さまざまな組織内のさまざまな硬さを差別化できれば、構造の位置と形状は周囲の組織から正しく見つけることができる。

> 柔らかく、弾性がある組織はゆっくり調べ、弾性を感じる。

> 硬い組織はすばやい動きで調べ、硬さを感じる。

　角度テスト（他動的機能テスト）やずらしテスト（関節の遊びテスト）を使ってエンドフィールを評価するときにも、これらの原則をあてはめるとよい。

触診でかける圧

　触診では普通、どのテクニックを使うときも下方向に圧をかける。

> 一般に、かける圧は必要最小限にするべきである。

　触診ではつねに最小の圧をかけるべきだ、とこだわるのは明らかに間違いである。かける圧の強さは以下の要因による：
- 予想される**対象構造の硬さ**。たとえば、骨の縁や隆起を探すとき、そこに直接圧をかければ硬いだろうと予測するのは正しい。この場合、触診では強めに圧をかけ、硬組織からの反応を感じられるようにする。軟部組織の場合は、もっと少ない圧で検知する。圧をかけ

触診テクニックと抵抗　7

すぎると弾性を知覚できない
- 表層の組織の硬さと厚み。深部にある骨のランドマークを強い筋層や脂肪層が覆っている場合、軽い触診では触れられない

本書では、対象構造、予想される硬さ、最適な圧をかけるための適切なテクニックを解説する。

触診テクニック

皮膚の触診

例：体幹後面
テクニック：
- 皮膚の質：手のひらで皮膚をなでる
- 皮膚の温度：手の甲で皮膚をなでる
- 皮膚の硬さ：ずらすテスト、皮膚を引き上げるテスト、皮膚のローリング

予想：
- 皮膚の質：なめらかで柔軟な皮膚。わずかに毛が生えていることもある
- 皮膚の温度：体温は均一
- 皮膚の硬さ：柔らかく、とても弾力がある。張れば張るほど皮膚は固くなる

コメント：上記の皮膚の質は、若い患者の理想的な状況である。言うまでもないが、加齢による皮膚の変化を即病理に分類するべきではない。

皮膚の硬さは、皮膚内の体液のバランスによって決まる。弾力性テストは皮膚の硬さを評価するために使うもので、ずらすテスト、引き上げるテスト（**図1.2**）、皮膚のローリングなどがある。これら3つのテストはどれも同じような結果が出るはずだ。これらの変数に関しては、弾性も敏感度も変化も同程度になるはずである。そうでない場合、テクニックの使い方を見直すか、患者にもう一度質問をする。これらのテストはそれぞれ異なる張力ストレスを皮膚に与える。ずらすテストは敏感な領域やかなり炎症がある領域を見つけるときに使う。ストレッチを強めて皮膚のローリングをすると、硬さのわずかな変化も特によく検知できる。

ヒント：経験を積めば、患者にどれか1つを実施するだけでよい。どのテストを選ぶかは、組織の感受性による。原則として、最も多くの情報を得られるのは皮膚のローリングである。

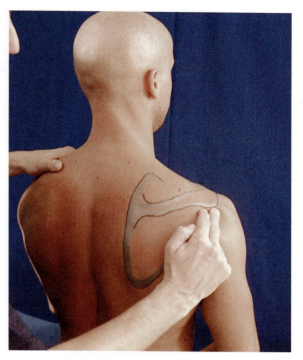

図1.3　骨縁の触診。この図では肩甲棘を触診

皮膚の硬さを調べても、筋張力の変化に関する情報は得られない。

骨縁の触診

例：肩甲棘（**図1.3**）、肩峰端縁、手関節の関節線、さまざまな関節腔。腸骨稜、肋骨幹、棘突起、乳様突起、顎弓
テクニック：骨縁に指先を垂直にあてて触診する
予想：硬く、境界がはっきり区別できる
コメント：このテクニックを使うと、骨の外側縁の位置を正確に特定できる。触診で使う指は、つねに構造の縁に垂直にあてる。ほかのテクニックはどれもこれほど信頼性が高くない。小さな関節を構成する骨や、関節腔の輪郭を探すときには特に重要である。

ヒント：硬さを感じ、骨縁をはっきり区別して触診したいなら、まず軟部組織に触れてから徐々に骨縁がありそうな場所に移ること。表面の組織が張っていると、骨の輪郭を特定するのが次第に難しくなる。患者が支えのないポジションで座っていると、筋が張る。SPのせいで脊椎の正常な弯曲が変わり、組織が伸張すると、すべての軟部組織の緊張が高まる。たとえば、うつ伏せ時に腹部にパッドを敷いているときや、治療台に座った患者が両腕を体の前にもってきたときなどがそうだ。関節炎による腫れや骨の変形があると、患部の関節で予想される硬さや対象とする構造の輪郭が変化する。

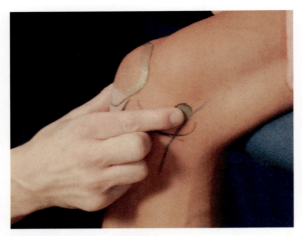

図1.4　大腿骨内側上顆の触診

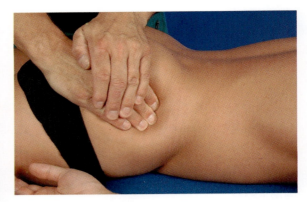

図1.5　筋腹の触診。この図では小殿筋を触診

骨の隆起の触診

例：大腿骨内側上顆（**図1.4**）、リスター結節、上前腸骨棘、脛骨粗面、ジェルディ結節

テクニック：指腹で最小限の圧を加え、円を描くように触診する

予想：骨の隆起が周囲の骨から突き出ている。構造自体に直接圧をかけると、硬い感触がある

コメント：通常、結節や隆起などは周囲と比べて明らかに盛り上がっており、はっきり区別できる。その領域で指を動かすと形状がわかるが、圧をかけすぎると形や硬さの違いがはっきり感じられなくなるので、触診しにくくなる。

> **ヒント**：骨の隆起は、形態に注目すれば視覚化できる。

筋腹の触診

例：棘下筋、三角筋、殿筋（**図1.5**）

テクニック：ほとんど圧をかけず、筋線維に垂直に指腹を置き、ゆっくり触診する

予想：柔らかい。組織は圧にやや負ける。深部の構造に触れられることも多い

コメント：筋は1本または複数の指腹で触れられる。筋に直接圧をかけること。組織の柔らかさや弾性はゆっくり触診したときにだけ感じられる。

> **ヒント**：組織の硬さは、筋や体幹の該当部位、四肢を覆う筋膜の強さや張り具合による。

筋膜の厚み

筋膜がとても柔らかい部位は、体幹の前面と側面、首、喉、前腕内側、ふくらはぎ、大腿内側などである。ここでは正確な触診による圧に筋が簡単に負け、とくに柔らかく、弾性がある。対照的に、極端に硬い筋膜は、動かす筋の張力が正常でも触診中はさらに硬く感じる。典型例は、腰部脊柱起立筋の表面にある胸腰筋膜や腹直筋鞘である。組織の抵抗が強まったとき、筋が緊張していると簡単に結論づけることもできる。しかし、筋膜の質を意識できれば、筋組織の硬さを正しく予想できるだろう。

筋膜の張り

> 筋と皮膚の硬さは、組織の長さにも大きく影響される。一般に筋を縮めると（筋の両端が近い状態）、伸展した筋の安静時の張りより柔らかく感じられる。

「四肢」では、筋の短縮や伸長は関節の角位置によって生じる。膝が90度のとき、大腿四頭筋の局所の硬結に触れるのはとても難しい。

「体幹」では、ポジショニングによって筋長が大きく変わる。腰部と胸部の伸筋を座位のSPで触診し、うつ伏せ時の触診と比較すると、その違いが明らかになる。座位では、治療台などで上体を支えていても、腰椎の後弯や体の前傾により筋が伸張する。そこに圧をかけると、組織はかなり固く感じられる。療法士は筋張力の病的な増加と解釈するかもしれない。うつ伏せ時に腹部にパッドを敷き、治療台の頭側を低くし、腕をあげると、背筋の張力も変わってくる。ポジショニングや患者の診察時に、いつも症

状を最小限に抑えながら筋の短縮や伸張を避けられるわけではない。触診する筋の硬さを予想するときにこのこと考慮し、結果を解釈するときに間違った結論を出さないようにすることが大切である。

以下のエクササイズでは、体の後面の触診の結果の解釈が筋膜の緊張の違いにいかに影響されるかがよくわかる。

- **エクササイズ1**：殿部を触診するとき、仙骨からはじめ、体系的に外側に向かう。大転子と腸脛靱帯の間で硬い領域に触れることが多い。腸脛靱帯（殿部と大腿の厚みのある筋膜）は腸骨稜から大転子、大腿外側にかけて走行する。股関節をもっと外転または内転させることで股関節のSPを変え、直接触れたときの靱帯の変化を感じ取ろう（筋の伸張や短縮により硬さが異なる）
- **エクササイズ2**：腰部の伸筋に直接圧をかけたいが、硬い筋膜によりすでに制限されている。患者の骨盤を療法士のほうへ近づけるか、遠ざける。すると腰部が側屈する。体幹の伸筋を触診し、硬さの変化を探ろう（→筋の伸張や短縮により硬さが異なる）。患者が両腕を頭上にあげるときも腰部の張りは強まる

筋の縁の触診

例：縫工筋、長内転筋（図1.6）、手の伸筋、頭半棘筋、脊柱起立筋、胸鎖乳突筋

テクニック：筋縁は普通、筋をやや張らせて触診する。触診する指のバリエーションはさまざまで（指先、指腹、指の側面）、できるだけ筋の縁に置くこと。筋の縁の位置を特定したら、筋の方向や長さがわかるようしっかりたどる

予想：筋の縁は、張っているときは硬く均一で、輪郭がなめらかである。隣接する筋とは大小の溝で区別される

コメント：筋を選んで動かさなくても、隣接する筋や境界を互いに差別化、区別できるものは多い。筋が発達し、脂肪が少ない場合や、病的に緊張度が高い筋は例外で、周囲から突き出ている。

> **ヒント**：筋とその縁は、筋張力を変えてみれば難しい状況でもすぐに区別できる。患者には、筋をすばやく緊張させたり弛緩させたりする方法を教える。近隣の筋を弛緩させるときは相反抑制が役立つときもある。筋の縁は、腱や骨の停止など、その先までたどれることが多い。

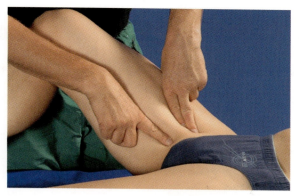

図1.6　筋の縁の触診。この図では長内転筋を触診

腱の触診

例：手関節の伸筋を構成する腱、手関節や指の屈筋（図1.7）、上腕二頭筋腱、足関節の底屈筋、つま先の屈筋、ハムストリングスの腱。体幹の筋が腱経由で骨に付着することは珍しい。筋から停止するほうが普通である。体幹に近い手足の筋には、ハムストリングスの筋頭のように触れると腱のように感じる停止が多い

テクニック：テクニックの選択は、対象となる組織の見つけやすさや触診の目的によって異なる：

- 見つけにくい腱：腱がありそうな場所に指腹を置き、筋を緊張させたり弛緩させたりする
- 見つけやすい腱：腱の縁にそって指先を置く。必要であれば筋を張らせる
- 痛みの誘発：患部と思われる場所にしっかり圧をかけ、指腹を使って横断摩擦マッサージをする

予想：硬い。筋が張っているときはとても硬い。かなりの強さで直接圧をかけても、腱はある程度の弾性を保つ。多くの場合、腱は明確な輪郭を持つ円形の構造である

コメント：腱とその停止は筋骨格系の軟部組織構造に属し、局所の外傷をともなうことが多い。そのため、張った結合組織である腱に使うさまざまなテクニックに精通しておくことが大切である。

> **ヒント**：治療や痛みの誘発のためにシライアクスの横断摩擦を使うときは、指が腱から滑らないようにすること。筋を伸張したポジションに置くと腱が安定するので、それにより腱を張っておく。

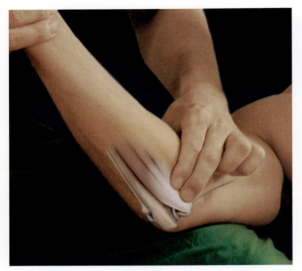

図1.7　腱の触診。この図では手関節と指の屈筋群を触診

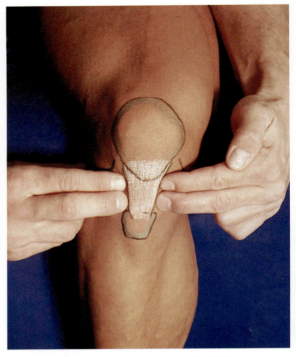

図1.8　靱帯の触診。この図では膝蓋靱帯を触診

靱帯の触診

例：膝関節の内側側副靱帯または膝蓋靱帯（**図1.8**）、足関節の距腓靱帯。脊柱の靱帯を正確に触診するのは、特別な例外をのぞけばまず不可能である。仙結節靱帯（**図1.8**）など骨盤の靱帯構造や、棘上靱帯や項靱帯だけは、体幹にある靱帯でもよく触診できる

テクニック：
- 見つけやすい靱帯：仙結節靱帯などの靱帯の縁に指先を置く
- 見つけにくい靱帯：まず靱帯を張らせ、直接圧をかけてから、項靱帯のような硬く、弾性がある部位を触診する
- 痛みの誘発：棘上靱帯などの靱帯にしっかり直接圧をかけながら、指腹で横断摩擦をする

予想：硬い。伸張したときはとても硬い。靱帯は、かなり張ってもある程度の弾性を保つ。ほかの関節包ではっきり輪郭がわかることはほとんどない

コメント：関節包は、機械的な補強の役割を果たす、密な結合組織で構成されている。腱と違い、ほとんどの靱帯は、補強されていない関節包や他の組織と簡単に区別できない。関節包の線維膜を構成しているため、はっきりした縁があることはめったにない。2つの例外は膝関節の膝蓋靱帯と内側側副靱帯である。その他の靱帯は、特徴的な方向と関連する骨のランドマークを知っておかないと位置を視覚化できない。

　上頸部にある局所の靱帯は、骨のパートナーとその生体力的な関係によって調べられる（第12章p.367の「翼状靱帯のテスト」を参照）。

> **ヒント**：輪郭を際立たせて位置を確認するために事前に他動的に圧をかけたり筋を伸張させたりしても、いつも役立つわけではない。靱帯の痛みを誘発させたり、治療目的の横断摩擦をしたりしたいときは、関連する構造を固定し、指の下から滑り出ないようにすること。そのため、関節は靱帯が張る位置に置く。患者が靱帯を過伸展させたり、部分的に断裂させたりしたばかりのときは、ゆっくりと、痛みを悪化させないよう十分注意して配置する。たいていの場合、筋を収縮させても、触診できるほど靱帯を固定させる役には立たない。

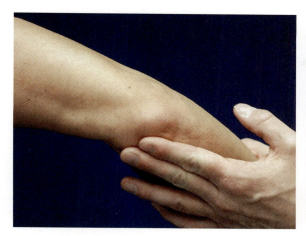

図1.9 肘関節の浸出の触診

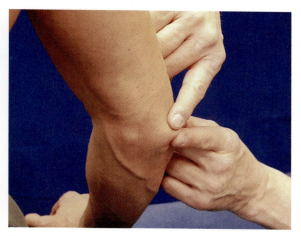

図1.10 滑液包の触診。この図では肘頭部滑液包の触診

関節包の触診

例：膝関節の大きな浸出、肘関節の浸出（**図1.9**）のテスト。頸部の関節突起間関節

テクニック：指腹全体を使い、関節包の真上に触れながらゆっくり触診する。最小限の圧をかけながら、関節包の上で指腹を繰り返し動かす

予想：とても柔らかい感触。腫れた関節包の内部では滑液の変動が予想される。関節炎の場合、正常な関節包に比べるといくぶん柔らかい感じがするだろう

コメント：関節包は靭帯の損傷部を探すために触診する。これにより関節包を補強し、関節炎の疑いがあるところでは腫れの有無を確認できる。

　前述したように、組織が柔らかそうなときは一様でゆっくりしたテクニックを使う。触診による所見、つまり腫れの存在は、局所レベルでの観察結果と一致すべきである。体温が高い場所に触れたときも通常は病状がある。

　仙腸関節、腰部と胸部の関節突起間関節、環椎後頭関節は、触診しても直接触れられない。これらの関節は軟部組織が上にあることが多いので、通常は体温や腫れを調べるために触診することはない。頸部の関節突起間関節の場合は、高さを特定するために触診で痛みを誘発することに焦点を絞る。触診の結果、圧に対して敏感なことや腫れの可能性があることがわかったときは機能評価をする（最終可動域までの組み合わせ運動）。

> **ヒント**：膝関節の関節包の腫れの触診は3つのステップで行う（第6章「浮腫の触診」p.141を参照）。

滑液包の触診

例：肘頭部滑液包（**図1.10**）、転子包

テクニック：指腹全体を使い、ゆっくりしたペースで滑液包の上を直接触診する。最小の圧をかけながら、触診の動きを数回繰り返す

予想：正常時の予想：例外的な結果はない。滑液包炎があるときは、滑液包が柔らかく、触診するたびに炎症した滑液包内の液体が変動する

コメント：滑液包の変動を感じたい理由の1つに、局所の痛みの発見がある。基本的な関節のテストで滑液包が圧迫されると、痛みが生じる。もう1つの理由は、局所の腫れが明らかに目で見えるからである。

> **ヒント**：浅層にある滑液包は、局所の腫れをはっきり見ることができる。触診時に2本の指腹を使い、交互に圧をかけると、液体の変動を感じやすい。患部の滑液包より浅層にある筋や腱（転子包の上にある腸脛靭帯）は、触診中に張らせたり伸張させたりしない。これらの組織の上から触診すると、当然ながら硬さは変化する。柔らかくなくなり、変動を感じられなくなるかもしれない。そうなると、滑液包炎が疑われる場合、このテクニックを使っても痛みを誘発するだけである。

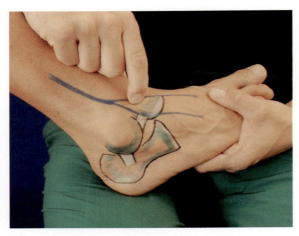

図1.11　末梢神経の触診。この図では浅腓骨神経を触診

> **ヒント：**
> - たいていの場合、神経構造を事前に張らせておかないと触診で位置は特定できない
> - 四肢の重要な末梢神経は体幹付近で特に太い
> - 神経は、直接圧をかけたり、短時間、経路を調整したりしてもうまく耐えられる。極端に警戒する必要はない。神経が耐えられなくなった症状が見られるのは、生理学的限界以上に伸張したとき、繰り返し摩擦を受けたとき、あるいは長期的に圧がかかったときである。敏感な人は、神経の予備的な張りを不快に感じたとき、「ピンや針」が刺さった感じがするという
> - 神経をはじいたときの典型的な感触を一度経験すると、どの神経でもこの感覚を得ることができる。触診によるどの所見とも似ていない

末梢神経の触診

例：正中神経、尺骨神経、脛骨神経、総腓骨神経、浅腓骨神経（**図1.11**）

テクニック：探している神経構造の経路に対して指先を直角にあてて触診する。事前に神経を張らせていた場合、神経の上に指を滑らせることもできる。これはギターの弦をはじくのに似ている。圧を小さくしすぎたり、ゆっくりやりすぎたりしてはいけない

予想：事前に張らせ、直接圧をかけると、神経はとても硬く感じられ、弾性がある

コメント：

- 患者の評価中に末梢神経の圧迫と特定される件数は増えている。このような場合、筋や腱に病変があるような印象を受けることがある。たとえば、肘関節の上腕骨内側上顆で尺骨神経が過敏なときは「ゴルファー肘」に似ている。一方、橈骨神経が過敏なときは、第1指の伸筋腱区画の滑液鞘の炎症に似ている。さらなる指標に加えて、触診でしっかり区別できるととても役立つ
- 末梢神経が腱や靱帯と並走したり、交差したりすることもある。末梢神経の不快な刺激は、病変のある腱や靱帯の痛みを「緩和」しようとして、神経に治療目的の横断摩擦をしてしまったことが原因かもしれない。そのため、やはり局所の触診は明確な定位を得るのに役立つ

血管（動脈）の触診

例：上腕動脈、大腿動脈、前脛骨動脈、後頭動脈（**図1.12**）

テクニック：動脈がありそうな位置に、ほとんど圧をかけないようにして指腹を平らに置く

予想：輪郭の位置や硬さの違いを知ることが目的ではなく、テストとして痛みを誘発することもない。動脈の触診は脈の検知、すなわち動脈が指腹をどのように押すかを

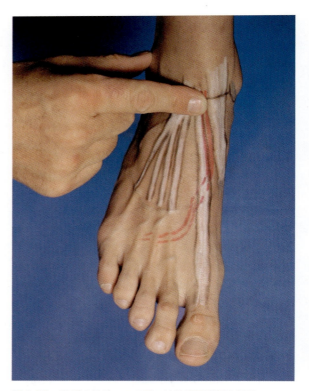

図1.12　動脈の触診。この図では前脛骨動脈を触診

調べるために行う。これは、最小限の圧をかけたときにだけわかる。圧をかけすぎると、指腹の感覚受容器は脈と周囲の組織の硬さの違いを区別できない。過剰な圧をかけると、小さな動脈を圧迫してしまい、脈の検知がさらに難しくなる

コメント： 内科の患者を診察するときに血管の位置や流れを知っておくと、腕や脚の末梢血管循環を触診評価するときに役立つ。

さらに徒手療法では、できれば神経構造や血管の圧迫は避ける。

> **ヒント：** 四肢の動脈を触診するとき、表面の組織はできるだけ弛緩させておくこと。そのため、患者にはできるだけリラックスするよう指示する。関節は、周囲の軟部組織の張りをゆるめる角度にする。だから上腕内側にある上腕動脈は、肘を軽く曲げて触診する。血管の脈をとるのが難しいときは、使う指腹をさらに1、2本増やし、接する面積を広くしてもかまわない。脈はすぐにはとれないので、触診には時間をかけること。

触診の補助

導く構造

直接触診しても、解剖学的構造の正確な位置を特定するのが極めて難しい、あるいは不可能なこともある。このような場合、ほかの解剖学的構造を使い、探しているポイントまで触診する指を導く。導く構造は、構造の位置を明らかにする腱の場合もある。筋の縁や骨のポイント（参照するポイントやランドマーク）も定位に使える。

例：

- 胸鎖乳突筋の腱から、胸鎖関節腔へ導かれる（**図2.47**を参照）
- 長掌筋の腱から、前腕の正中神経の位置が明らかになる（**図4.85**を参照）
- 舟状骨は、解剖学的かぎタバコ入れのなかにある。解剖学的かぎタバコ入れは2本の腱で構成される（**図4.42**を参照）
- 下橈尺関節腔は、小指伸筋腱のすぐ下にある（**図4.33**を参照）
- 膝蓋骨の先端はつねに、膝の関節腔と同じ高さにある（**図6.17**を参照）
- 総腓骨神経は、大腿二頭筋から約1cm離れたところを平行に走行する膝窩内にある（**図6.66**を参照）

ラインをつなぐ

直接触診しなくても、2つの骨のランドマークをつなぐラインを使って安全に定位することもできる。

例：

- 直接触診して個々の手根骨を区別するのは難しく、場合によっては不可能である。ラインをつなぐと大いに役立つ（**図4.52**を参照）。たとえば舟状骨と月状骨の関節腔は、尺骨頭とリスター結節の後面をつないだラインの中ほどにあると推測できる。最初は、これでもかなり複雑に思えるだろう。しかし、これらの骨のランドマークを正確に見つけることができれば、つないだラインを使うのは簡単である
- 2つの上後腸骨棘をつなぐラインは、S2の棘突起と同じ高さにある（**図9.60**を参照）

探している構造の位置を見つけるために、導いてくれる構造と空間的な関係をリストアップすべきときもある。

触診の確認に役立つ手法

どの構造に触れているのか確信がもてないとき、構造の位置を確認するために使える手法がいくつかある：

- 頸部の関節突起間関節腔を触診できたかどうかを確認するには、関節の1面を他動的に動かすとよい
- 椎間間隙を触診できたかどうかを確認するには、関与する椎骨を1つ他動的に動かすとよい
- 筋の停止や筋の縁は、筋を何度も短く張らせることで触診できる
- 末梢神経に触れている感じがするときは、関節の位置を変えて、神経を張らせたりゆるめたりするとよい
- 硬さの変化を感じたいとき、広域の運動を使えば触診したい靭帯（膝関節の内側側副靭帯など）を張らせることができる

これらの手法は抵抗の感触に変化をもたらし、構造の正確な位置を示してくれる。しかし、これらの助けがなくても構造を探せるようにすることがルーティンの触診の狙いである。なかには患者に使えない手法もある。たとえば関節が腫れて痛いとき、関節包内の隙を確かめるための運動は、患者の苦しみを深めずにはできないかもしれない。

構造に印をつける

解剖学的構造に印をつける必要は絶対ではないので、患者にはほとんど行わない。しかし、練習中は、構造の位置や走行に印をつけることは大変役立つ。絵を描けば、さまざまな解剖学的な形状の位置を明確にし、空間的な定位が可能になる。

また、絵を描けば、第三者が所見を調べ、正しいかどうかを確認できる。構造を書き込めば真実が明かされるのである。

本書では、触診で見つかる構造を皮膚に描きこんだ。骨の境界、筋や腱の縁などは触診できるところに正確に描いてある。これにより特定の構造がどこにあるかを視覚化する際に役立つ。

皮膚に解剖学的構造を描きこむ行為は、触診した3次元の構造を2次元の表面に写すことになる。そのため、描いた絵はつねに触診した構造の実物大より大きく見えるだろう。構造がより表層にあると、実物大に近い、信頼性のある図が描ける。

練習用の最初のポジション（練習用SP）

一般に触診テクニックは、適切なSPでパートナーと練習する必要がある。練習中は、必ずしも臨床的な状況にあてはまらないSPを使ってもかまわない。

練習用SPで自信をもってテクニックを使えるようになったら、パートナーを臨床でのように難しいポジションに置き、もう一度構造の位置を確かめてみよう。

練習問題

以下の問いを使い、序章の内容を復習しよう。

1. 関節に徒手療法テクニックをする前に、関節腔を正確に触診しておくことの利点は何か？
2. シライアクスの横断摩擦が特にふさわしいのはどのような運動器官の病理か？
3. 教育・研究で解剖学を教える際に教科書を中心として学習することの問題は何か？
4. 教科書の解剖学的図版が解剖学の基本原則に違反しているのはなぜか？
5. 本書において、体表解剖学の概念はどのような意味をもつか？
6. 診察のどの段階で詳細な触診を行うべきか？
7. 「知らないことを感じることはできない」という文章から得られる教訓は何か？
8. 見つけにくい構造を探すとき、最もよく知っている部位から始めるほうがよいのはなぜか？
9. 体表解剖学で経験を積むことの利点は何か？
10. 触診で使う力の強さを決める際の基本原則は何か？
11. 骨の縁を触診するとき、つねに垂直に触れることの利点は何か？
12. ある筋がより硬くなる理由は何か（病的状態は除く）？
13. 筋の縁を触診中、筋が自動的に伸張したらどうなるか？
14. 痛みの原因が腱にあることを確認したいときはどのテクニックを使うか？
15. 関節包を補強する靭帯の位置を触診で正確に特定しにくいのはなぜか？
16. 直接触診したときに滑液の変動を感じるのはどのような病気のときか？
17. 動脈の脈を触診することの、診断における価値は何か？
18. ランドマーク構造の活用や、ラインをつなぐとはどういうことか？
19. 体表解剖学で絵を使うとはどういうことか？
20. 体表解剖学をまず推奨された最初のポジションで実行する目的は何か？

2 肩甲帯

肩領域の重要性と機能	19
この領域の治療でよく使う方法	19
必要とされる解剖学と生体力学の基礎知識	20
全体の定位——後面	22
局所の触診——後面	24
局所の触診——側面	31
全体の定位——前面	37
局所の触診——前内側	38
局所の触診——前外側	40
練習問題	50

2 肩甲帯

肩領域の重要性と機能

この章では肩領域、すなわち肩甲帯の機能と病理を検討する。

肩甲帯は筋骨格系最大の運動複合体の1つで、以下の要素からなる：
- 肩関節
- 上肢帯（肩鎖関節と胸鎖関節）の骨の部分と関節
- スライドする肩甲胸郭関節
- 頸胸遷移から肋骨頭関節

腕は最大可動域まで動かせなければならない。肩甲帯の**機能の最も重要な原則**は、できるだけ広い範囲で腕の運動を最適化し、腕を動かすための移動性の安定した拠点を提供することにある。最終可動域で腕を挙上することは、我々の身体の最も複雑な運動の1つである。

肩甲帯の各構成要素には**複雑な相互作用**が働くため、さまざまな機能障害が生じやすい。たとえば肩の挙上の制限は、頸腕領域のどの可動結合が原因でもおかしくない。

肩／腕の痛みには、かなり**多くの原因**がある。頸椎や胸郭出口の関連痛や投影痛のこともあれば、関節炎、靭帯の弛緩や不安定性、さらには内外側のインピンジメントといった軟部組織の損傷やローテーターカフの関節唇の損傷や断裂のこともある。

「肩が悪い患者」を診るときは、肩甲帯のすべての構成要素を徹底的に評価しなければならないこともあるうえ、結果の解釈がかなり難しいことも多い。

この領域の治療でよく使う方法

この領域で使われるテクニックのなかで、触診の知識が必要なものは以下である：
- 関節の遊びテストと徒手療法テクニック（肩関節、肩鎖関節、胸鎖関節など）
- 肩関節の弛緩や不安定性のテスト
- シライアクスの局所横断摩擦を、たとえばローテーターカフ筋の腱や停止部に行う
- 筋や関節構造に局所的に電気療法や温熱療法を行う

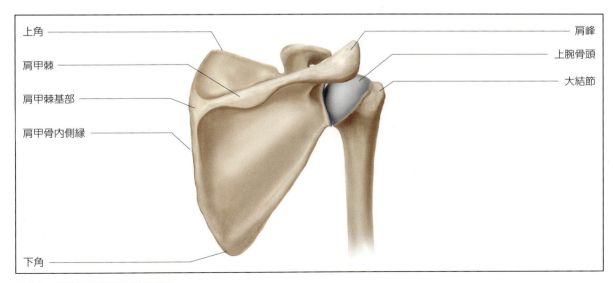

図2.1 後面の局所解剖学の概観

必要とされる解剖学と生体力学の基礎知識

療法士は、肩関節のすべての構造の位置と形状だけでなく、たとえば肩甲下筋などの臨床的に重要な筋の位置、走行、付着にも精通するべきである。特に肩関節では臨床的に重要な構造が近接しているため、空間認識能力が高いことは強みになる。肩甲棘や肩峰、上腕近位の形状、鎖骨の長さ、関節腔の位置などの知識は特に重要である（図2.1、図2.2、図2.3）。

肩関節

関節窩は上腕骨頭のソケットである。陥凹は肩甲棘の延長として肩甲棘のすぐ外側前方の、いくぶん上側にある。肩甲骨は胸郭の形に合わせて比較的扁平なので、ソケットは矢状面で前方向に傾き、関節窩の前後表面が横にならないようになっている。上腕骨頭はほぼ球状である。横断面では、上腕骨上顆を結ぶラインに向かって約30度後方にねじれている。この後方へのねじりにより、外旋・内旋の可動域が決まる。後方へのねじりが少ないと、外旋の可動域が小さい。前頭面では、上腕骨頭は上腕骨幹に対して約45度の角度である。関節包の停止が解剖

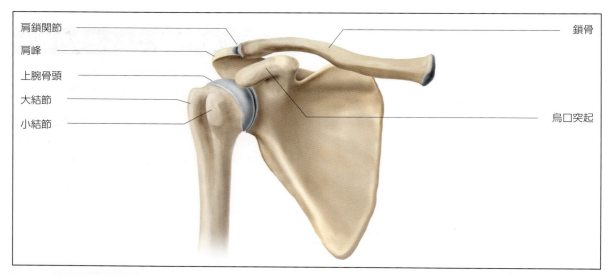

図2.2 前面の局所解剖学の概観

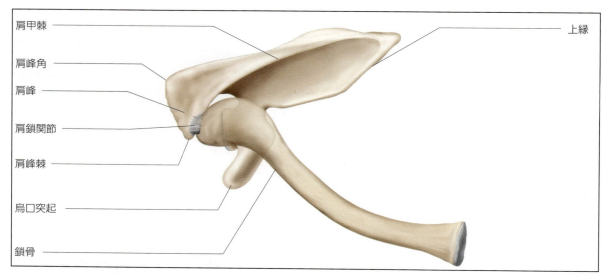

図2.3 上面の局所解剖学の概観

頸、すなわち上腕骨頭のすぐ隣にあるので、腕をたらすと関節包の上部は伸張する。関節包の上下部に同じ張力をかけたいときは、腕を約45度外転する。これが安静時のポジションである。

レントゲン写真を使った解剖学をもとにすると、肩関節はうまく適合しておらず、関節の両側の曲線の半径はほとんど合っていないといわれる。これにしたがうと、ソケットは肩関節の安定性にほとんど寄与していないことになる。しかし、解剖学の組織標本と現代のイメージング技術（CTとMRI）を研究すると、骨頭とソケットは高いレベルで適合していることがわかる。決定的な要因は、ソケットの軟骨性の縁と肩関節唇の形状である。図2.4では、肩関節の形状の相互関係として今日得られる知識をまとめた。軟骨はソケットの中央部より縁で厚みを増す。ソケットの深さとその結果生じる適合が、肩関節の安定性に決定的な役割を果たしているのだ。肩関節唇は線維性軟骨構造になっているため、接触面が広がり、吸盤のように機能する。さらに、これは上腕二頭筋の長い腱と関節唇包の起始になっている。

要するに、適合性が高いおかげで関節表面が強く固着しているため、骨頭をソケットから引き離すのはなかなか難しい。2003年、Gokeler et al.はある研究の中で14kgの力で牽引しても骨頭とソケットを離せなかったことを示せた。

図2.5は関節窩の概観で、線維軟骨性の輪（関節唇）と関節包の内側と補強構造、そしてローテーターカフ腱の位置を示している。正常な肩の関節包の線維は時計回りにいくぶんねじれており、屈曲時より伸展時のほうが線維が速く張る。関節包の表面の約半分はローテーターカフ筋の停止領域になっており、そのおかげで関節包はとても強い。肩甲下筋は最も腱の幅が広く、関節包を前方で支えている。関節包の上部には筋の停止に溝がある。ここで上腕二頭筋の長頭が関節包を離れて結節間溝へと続く。いわゆるローテーターの間隔は、烏口上腕靱帯の2本の束で補強され、包まれている。

3つの関節上腕靱帯、すなわち上関節上腕靱帯、中関節上腕靱帯、下関節上腕靱帯は関節唇の縁で生じる。これらは関節包の前下側を補強し、張りを強めることで上腕骨のある種の運動を制限する。このように張力が増すと、運動が増えても骨頭はソケットの中心にとどまる。腋窩の陥凹は下関節上腕靱帯の2つの部位の間を走行する。最も重要なセンタリング機能は下関節上腕靱帯の前部が担う。外転と外旋が強まると（物を投げる動きで後ろにスイングする段落）、この靱帯が骨頭を覆い、それによって骨頭が異常に前側にはずれないようにしている（亜脱臼）。ここでは補強にあたり、肩甲下筋が決定的な役割を果たす。

肩峰、烏口肩峰靱帯、烏口突起は肩の頂点、すなわち烏口肩峰アーチを形成する。ローテーターカフと肩峰下包（図にはない）は肩峰下の間隙に位置する。炎症プロセスでは、腱と滑液包が結節と上腕骨円蓋の間でインピンジメントを起こす（締まる）ことがある。棘上筋と棘下筋の腱は重なっている。このような外側のインピンジメントで締まらないのは、小円筋のみである。

肩鎖関節

肩鎖関節は、典型的な線維軟骨結合のすべての特徴を備えている：
- 上肢帯の運動性複合体の一部である
- 固有の筋がないため、隣接する関節と一緒にしか動かない
- 関節面がわりに平らで、靱帯がとても硬いため、可動性はあまりない

しかし、この関節はとても小さく、関節腔は約1cm長しかない（図2.6）。多くの人は関節内に円板がある。前頭面と横断面での鎖骨の肩峰側の端の形状にはさまざまな変異が見られ（De Palma 1963 and Moseley 1968）、鎖骨は凸状とは限らない。

両側が上がった特徴的な変異は火山のような形状で、関節腔の正確な位置特定がより難しい。

肩鎖関節を補強する靱帯は以下に分類できる：
- 内因性靱帯：上肩鎖靱帯と下肩鎖靱帯。上肩鎖靱帯

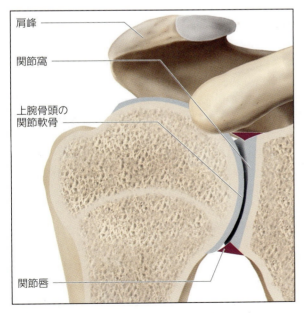

図2.4 肩関節表面の適合（after Omer Matthijs）

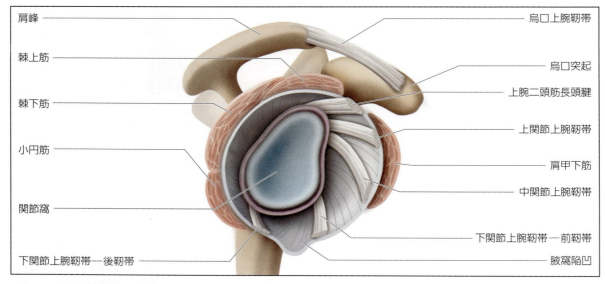

図2.5 関節上腕関節包の構造（after Omer Matthijs）

はとても強く、おもに徒手療法のずらすテストのような横方向の運動をすべて制限する（図2.41を参照）
- 外因性靱帯：烏口鎖骨靱帯（円錐靱帯と菱形靱帯）。肩を他動的に挙上するとき以外は、絶対に完全に弛緩しない。大きな横方向の力がかかったときに（内因性靱帯が断裂したときなど）安定性を保証し、肩峰と鎖骨間の垂直方向の運動を制限する

肩鎖関節は線維軟骨結合なので、運動をする固有の筋はない。それでも、僧帽筋下行部（上部僧帽筋）や三角筋鎖骨部が関節腔まで伸び、深部で関節包に接する。そのため、これらの筋は自動で関節を固定するのに適している。

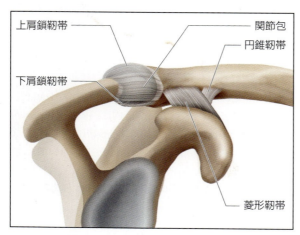

図2.6 肩鎖関節の構造（after Omer Matthijs）

全体の定位──後面

触診プロセスのまとめ

触診は肩甲骨の背面から始め、肩鎖関節に移動し、それから胸鎖関節に向かい、前外側面で終える。

この順番は継続的な教育講座での経験から導いたもので、純粋に講義に基づいた提案である。もちろん療法士はどこから触診を始めてもかまわない。

最初のポジション

上肢帯の重要な構造の位置を詳細に特定するときは、練習用の最初のポジション（SP）をとる。スツールや治療台に座り、両腕の力を抜いて脇に下す。このSPでは肩甲帯のすべての構成要素が、普通は中間位で見つかり、すべての構造に楽に触れられる（図2.7）。この領域の背面の定位は肩甲骨と脊柱、胸郭の、局所解剖学的な相互の位置の観察から始める。最もよく知られた骨のランドマーク（下角と肩峰）の位置も確かめる。このとき、療法士は患者の背後に立つ。

肩甲骨の局所解剖学的位置

Winkel（2004）とKapandji（2006）によると、肩甲骨の上角はT1棘突起と第2肋骨の高さで見つかる。肩甲骨下角ははっきり触れることができ、T7棘突起と第7肋骨の高さで見つかる。肩甲棘の三角の起始はT3棘突起の高さにある（図2.8）。

全体の定位—後面 23

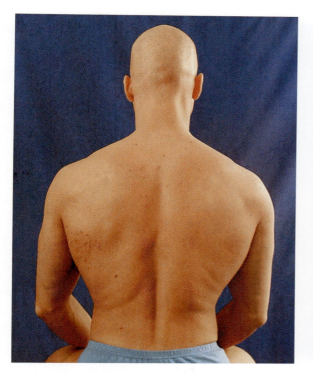

図2.7　後面の触診のためのSP

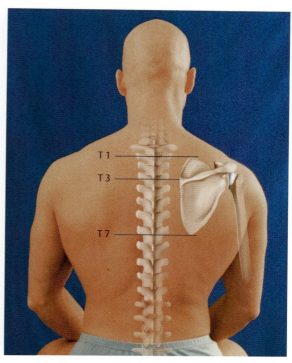

図2.8　肩甲骨と脊椎の位置関係

> 上記の相互関係は一定だが、肩が弛緩し、かつ座位か立位のSPのときにだけあてはまる。患者が位置を変え、たとえば側臥位になると、肩甲骨の位置が変わるので（より挙上、外転する）相互関係の信頼性はなくなる。

肩甲骨内側縁

　肩関節が内旋すると肩甲骨もそれについていき、肩甲骨内側縁が胸壁から離れる（**図2.9**）。このようにして腕の運動を助けることは正常である。病的と思ってはいけない。肩関節が内旋する能力については、タイミングと可動域だけを手がかりに結論を出す。肩甲骨が過剰に外側に動く場合は、肩関節の内旋能力が低いことを示している。

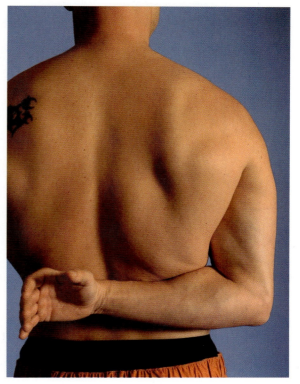

図2.9　腕を内旋させて肩甲骨を動かす

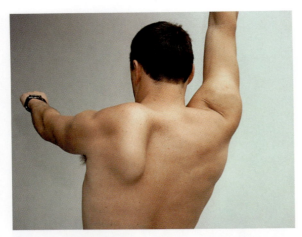

図2.10　長胸神経が損傷し、左前鋸筋が麻痺した患者

肩甲骨内側縁は、菱形筋と前鋸筋が弱く、胸郭が肩甲骨を十分に安定させられないときにだけ目に見える。これらの筋がかなり弱化したり麻痺したりすると、特に腕を挙げるときに肩甲骨が翼状になる。これを翼状肩甲という（図2.10）。

局所の触診──後面

触診する構造の概観
- 肩甲骨下角
- 肩甲骨内側縁
- 肩甲骨上角
- 肩甲棘─下縁
- 肩峰角
- 肩峰
- 肩甲棘─上縁
- 棘上筋─筋腹
- 棘下筋─腱と停止

触診プロセスのまとめ

肩の後面の定位を終えたら、まずは重要な骨性構造をいくつか特定する。最初は内側から始め、肩甲棘から肩の外側領域へ向かう。ここでは肩峰のさまざまな部位を取り上げ、臨床的に重要な2つの構造、すなわち棘上筋と棘下筋へと導く。

最初のポジション

患者のSPは前項と同じである。

各構造の触診

肩甲下角

肩甲骨の運動を評価するとき、下角は重要な参照点となる。脊柱との関係で肩甲骨を外転、内外旋しながら肩甲骨の可動域を評価するときに、この構造を使って位置を特定する。

テクニック

肩甲骨の回旋を評価するときはまず、肩甲骨下角の安静時のポジションを触診する（図2.11）。次に患者に腕を挙げるよう指示する。肩甲骨が動くのであれば、腕は屈曲でも外転でもかまわない（図2.17a,bも参照）。腕をできるだけ高く挙げたらもう一度下角に触れ、可動域を評価する（図2.12）。これを両側で比較する。広背筋が発達していると、下角の特定はより難しい。

肩甲骨の運動を分析するにあたり、関心があるのは可動域だけではない。腕の挙上を補助するときに下角が非対称、あるいは発作的な動きをした場合は、コーディネーションが悪く、前鋸筋が弱化している可能性がある。特に腕の挙上の開始時と終了時は、翼状肩甲と傾斜という2種類の運動を区別できる。翼状肩甲は、横断面で肩甲骨内側縁が少し外側にスイングする動きである。肩甲骨の傾

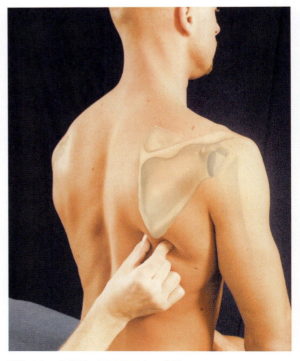

図2.11　安静時の肩甲骨下角の位置

局所の触診―後面　25

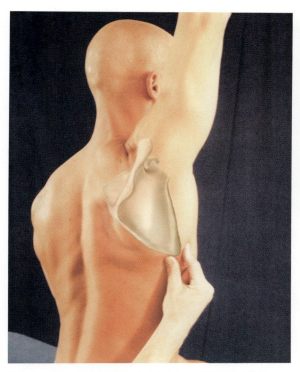

図2.12　腕を最大まで挙上したときの肩甲骨下角の位置

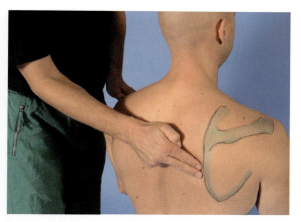

図2.13　肩甲骨内側縁の触診

斜は、矢状面で下角が少し引き上がる動きである。腕の挙上時に肩甲骨の支えがないと、全体の動きが制限されるだけでなく、肩関節のさまざまな内外側インピンジメントの原因にもなる。

肩甲骨内側縁

　肩甲骨内側縁は、垂直テクニックを使って下から上へ触診して位置を特定する。これは、このテクニックを初めて意識して使い、筋の柔らかく弾性がある感触と、骨縁の硬い抵抗を区別する機会になる。

テクニック

　触診する指先は内側に置き、縁を押す（**図2.13**）。縁の下部へのアクセスを阻む筋が少ないので、楽に位置を特定できる。頭側方向に縁をたどると、正確な触診が難しくなる。

> **ヒント**：環境のせいで縁の特定が難しいとき、肩をゆるめて内旋させ、肩甲骨内側縁を突き出させるとやりやすい（**図2.9**も参照）。とはいえこの触診の練習の目的は、どんな肩でも、どんな組織の状態でも骨縁を見つけられるようにすることだ。

肩甲骨上角

　上角は内側縁の頭側端にあり、だいたい第2肋骨の高さと同じである。そのため、通常は思っているより頭側にある。

テクニック

　僧帽筋下行部の筋腹の後方の縁で、内側縁を延長した地点に指を置き、頭側から上角に向かって触診する。

> **ヒント**：肩甲骨上角の触診はとても難しい。上角をまたぐ僧帽筋や上角に停止する肩甲挙筋が強く張っていることがあるため、筋の張りによる隆起と上角を区別しにくいからである。しかも、敏感なことが多い第1肋横突関節がすぐ頭側にある。上肢帯を他動的に挙上すれば、この問題を避けることができる。SPはどれでもかまわない。療法士は下した腕の軸を押し上げて、肩を挙上させる。すると尾側から上角が指に押しつけられるので、認識できるようになる（**図2.14**）。

肩甲棘―下縁

　肩甲骨後面を触診するとき、肩甲棘も重要な参照点である。ここから、脇にある肩峰と臨床的に重要な筋腹（棘上筋と棘下筋）にアクセスできるからだ。肩甲棘は肩関節のソケットの開口部（関節窩）に向かっており、これが徒手療法で肩関節を牽引するときの方向になる。そのため関節を牽引する前に肩甲棘を触診し、牽引する方向を決めなければならない。

テクニック

　肩甲棘の下縁と上縁は、前述した垂直テクニックを使って触診する。棘上筋と棘下筋は張っていることが多いため、肩甲棘は肩甲骨内側縁上より見つけにくい。

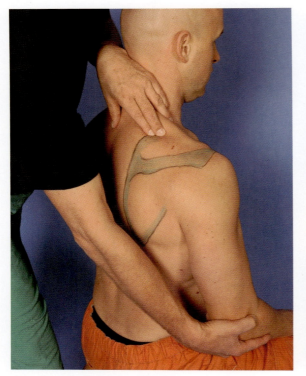

図2.14　肩甲骨上角の触診

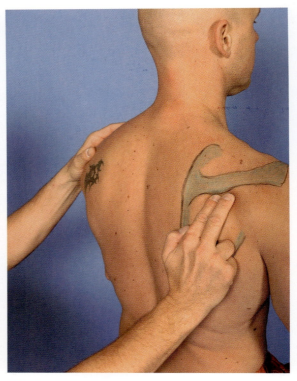

図2.15　肩甲棘下縁の触診

　下縁は内側から外側に向かって触診する。肩甲棘は転がるような、波打つような形状だが、これは僧帽筋上行部（下部僧帽筋）などの筋の付着に引っ張られた結果である。

　下縁を正確に特定するには、肩甲骨後面の皮膚と筋の弾性の抵抗を指腹で感じ、触診する指を上方向に動かし、硬い抵抗を感じる（**図2.15**）。

　棘下筋の筋腹は肩甲棘下縁、下角、外側縁が作る空間にある。

肩峰角

テクニック

　下縁の外側端には、腕を下したときに明らかに突出する角がある。これが肩峰角だ（**図2.16**）。ここでは肩甲棘の下側縁はほぼ90度に曲がり、肩峰の縁として前内側に向かう。

肩峰

　肩峰も重要な参照点である。安静時の肩峰の位置が高いと、肩が挙上していることを示す。腕を挙上するとき、肩峰も定位に使い、上肢帯の挙上の可動域とスピードを評価する。脇から観察するときは後退を評価する（**図2.17a, b**）。

> **ヒント**：肩峰の外側縁は一般に前内側からやや上に向かう。肩峰の形状と長さは個人差が大きいため、正確に触診しなければならない。これについては後述する。

局所の触診―後面　27

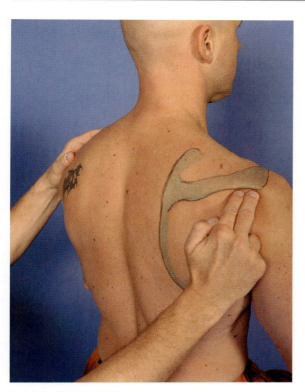

図2.16　肩峰角の触診

肩甲棘―上縁

触診の次の段階では肩甲棘の上縁を内側から外側へなぞり、鎖骨後面縁に達する。療法士は、肩甲棘が思ったよりかなり厚いことに気づくだろう。上縁と下縁を皮膚に投影して描き込んでみると、両者は平行で、かなり広く、約2cm離れている。

テクニック

触診では垂直テクニックを使うが、ここでは頭側から指腹で押し、肩甲棘の内側の起始から外側に向かって縁をなぞる（**図2.18**）。

肩甲棘は底部から肩峰までたどれる。外側にある別の硬い構造に指先が触れたときに触診を終える。これは鎖骨後面縁である。これらの骨縁（肩甲棘上縁と鎖骨後面縁）は細くなって近づき、最後は連結して後部Vを形成する（**図2.31**を参照）。

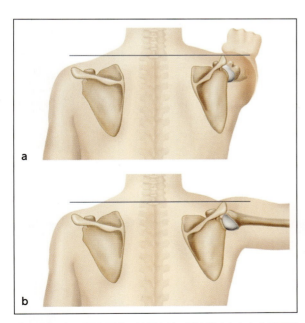

図2.17a, b　肩を屈曲・外転させて腕を挙上したときの肩峰の動き

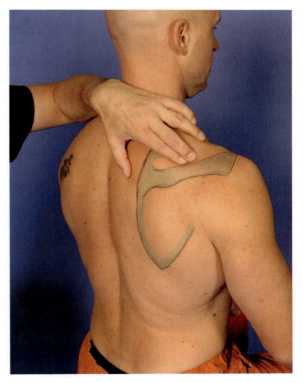

図2.18 肩甲棘上縁の触診

棘上筋―筋腹

棘上筋の筋腹は肩甲棘上縁と僧帽筋下行部の間にできた骨のくぼみにある。筋腹とさらに外側にある筋腱移行部は、上角と後部Vの間で触れられる。

この筋は筋腹や大結節への停止で問題を起こすことがある（外側インピンジメントや腱症）。

最初のポジション

筋腹の位置を特定するとき、患者はどんな姿勢でもかまわないので、座っていてかまわない。側面から肩に簡単にアクセスできるようにすること。筋腱移行部へアクセスしやすくするには、筋を他動的に外転することで肩甲骨の高さに筋を近づけるといい（骨面挙上）（**図2.19**と**図2.20**）。こうすると筋腱移行部の位置が変わり、触れやすくなる。

テクニック

棘上筋の筋腹は棘上窩の深部にあり、直接触れられるのは浅層にある細い部分のみである。そのため、狭い領域で使えながらも、患部に触れない程度の強度のテクニックを使わなければならない。

触診には横断摩擦を使う。このテクニックは評価中に使い、この構造に症状があるかどうかを確認する。また、筋腱移行部の腱炎や腱症や筋腹の損傷を治療する別のテクニックと一緒に使うこともある。

ここでの最適テクニックは、側面に立ち、中指を筋線維と平行に置いて圧をかけることである。示指は、中指の上に置いて支える（**図2.19**）。深く圧をかけながら横断摩擦をし、腕下部を回外させながら後ろから前に動かす（**図2.20**）。このテクニックは肩甲骨上角から後部Vにかけてのすべての筋に使える。

外側では筋が腱のようになる。大結節への停止は、臨床的には興味深いが、腕を中間位にした状態では肩峰の下にあるため、アクセスできない。この腱の位置は「局所の触診――前外側」の項で後述する。

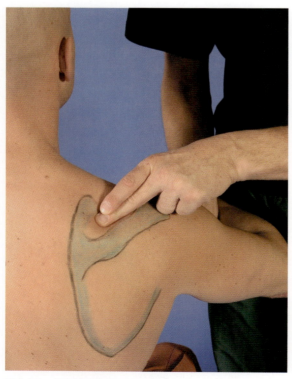

図2.19　棘上筋の筋腹の横断摩擦。最初のポジション

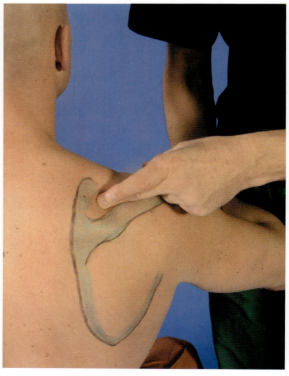

図2.20　棘上筋の筋腹の横断摩擦。終わりのポジション

棘下筋―腱と停止

最初のポジション

棘下筋の臨床的な関係部位にアクセスするには、患者に難しいポジションを取らせる必要がある（筋腱移行部、腱とその停止）。患者をうつ伏せにし、治療する側を治療台の縁に近づける。

患者は前腕で体を支え、腹部にクッションを置き、脊柱が過度に前弯して不快にならないようにする。こうすると肩関節が70度に屈曲する。さらに、関節をやや内転させ（約10度。肘は治療台の縁から手1つ分内側に置く）、約20度外旋させる（手で治療台の縁をしっかり握る）（図2.21）。こうして屈曲すると、普段は肩峰の下にあってアクセスしにくい大結節の停止が背面側に外旋する（図2.22）。

このポジションは1984年にCyriaxが表現し、1996年にMattinglyとMackareyの研究で確認された。棘下筋の腱は内転と肘の支えによって張り、上腕骨を頭側に押すことで硬さが出る。こうすると筋腱移行部と周囲の構造の境界を区別しやすくなる。治療目的の横断摩擦としてこのテクニックを使うとき、筋腱移行部と腱は治療する指の下で固定し、滑らないようにする。

最初のポジションの代案

通常のSPでは、腹部にクッションを敷いても頸椎と腰椎に不快感が生じる。この問題を避けるため、マッサージ士や理学療法士の多くは別のポジションを使っている：

- 患者はうつ伏せになる（前腕で体を支えない）。患部の腕を治療台からたらし、前腕をスツールに載せる。療法士は肩関節をやや内転させ、もう一度外旋させる（図2.23）
- 患者は治療台の頭側に置いたスツールに座る。治療台の頭側を低くし、腕を上記のポジションで、治療台の頭側に置く（図はない）。1996年のMattinglyとMackareyの研究により、これでも停止にアクセスできることが確認された

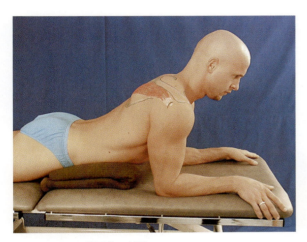

図2.21　SP－棘下筋の触診

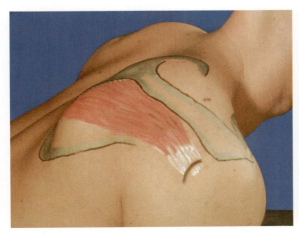

図2.22　棘下筋の位置

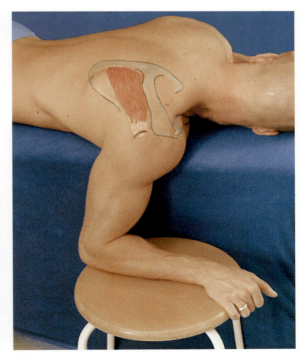

図2.23　SPの代案

> **ヒント：**最初のポジションの代案はどれも患者には快適に感じられるが、腱や停止部を見つけやすいわけではない。腱を張らせるために上腕骨にかける軸方向の圧が十分ではないという欠点があるからだ。触診する指の下では腱があまり硬く感じられず、周囲の組織や骨への停止と区別しにくくなる。横断摩擦で圧をかけると、腱は負けてしまう。

テクニック

触診はよく知っている後面の肩峰角から始める（図2.16肩峰角を参照）。棘下筋の幅広い筋腱移行部の位置は、肩峰角を腋窩方向に2cm進めたところにある（図2.24）。筋腱移行部は平らで張った構造として指に感じられ、横断方向に触診すると硬く、それでいて弾性の抵抗を感じるだろう。腱を見つけるには、肩甲棘と平行に約2cm外側へ横断摩擦の動きを続ける。指に感じる抵抗は明らかに硬くなる。大結節の面の中ほどで停止を見つけるには（図2.66を参照）、腱に沿って触診を続ける。すると次第に腱が平らになり、さらに外側方向に進むと、やがて硬い抵抗が感じられる。これが腱骨接合部、すなわち棘下筋の停止である。この触診ラインは、三角筋の粗い繊維束で何度も妨害されることがある。この束は普通、上内側に向かって斜めに走行する。

面の範囲は正確に決められる。触診する指をさらに外側に動かすと、面の縁から滑り落ちて上腕骨に載る。指を肩峰のほうに動かすと、約45度前方に滑り、棘上筋の面に達する（図2.65を参照）。指が下に滑ると、もう一度約45度傾き、小円筋の面に載る（図2.67を参照）。腱炎や腱症のときは停止のもっと浅い部分に問題が生じるが、ここを治療するときは面の外側に集中すること。

腱症の治療に関するコメント：かなり強く、双方向への圧を維持しながら横断摩擦をする。内側インピンジメントの場合に刺激を受ける腱の深部を上腕骨で治療するとき、摩擦は面の内側に行うこと。触診や横断摩擦治療には以下の2つの方法がある：

方法1

横断摩擦には2種類あり、痛みの誘発や治療に使える。1つ目の方法では、療法士は患側に立つ。母指を重ね、筋腱移行部に置く（図2.25）。その他の指は前面の烏口突起に置く。母指を皮膚に置いたままでほとんど圧をかけず、尾側のいくぶん外側方向に動かす。母指を深く押すにつれ、圧は高まる。この圧により、頭側のいくぶん内側方向に動く。この動きをするとき、両腕はやや回外する。

停止を治療するときは、摩擦をする母指は組織を深く押すだけでなく、大結節の面の中部に外側から圧をかけなければならない。

方法2

代案として、療法士は患者の前、いくぶん反対側寄りに立つ（図2.26）。母指は手の固定に使い、烏口突起に載せる。

治療は示指を重ねて行う（図2.27）。このときも、上記のラインを下に動かすときには圧をかけない。触診または治療の効果は、上方向へ動かす際に圧をかけたときに現れる。

ここでの主な運動は手関節の伸展である。このほうが難しくないので、指の屈曲を伴うテクニックより望ましい。

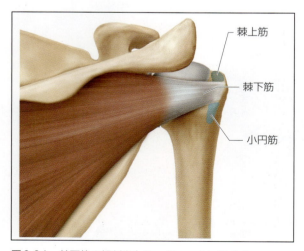

図2.24　棘下筋の解剖学（after Omer Matthijs）

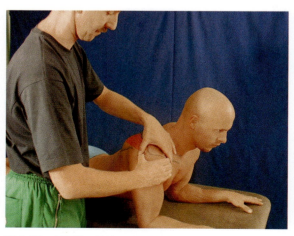

図2.25　棘下筋の触診。1つ目の方法

局所の触診―側面　31

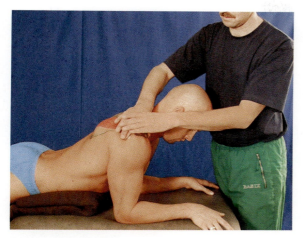

図2.26　棘下筋の触診。2つ目の方法

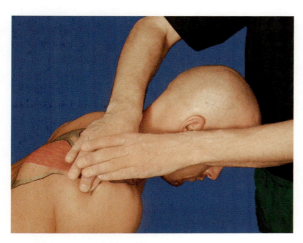

図2.27　2つ目の方法―詳細

局所の触診――側面

触診する構造の概観
- 肩峰の外側縁
- 肩峰棘
- 肩鎖関節―前面のアプローチ
- 肩鎖関節―後面のアプローチ
- 肩鎖関節

触診プロセスのまとめ

　この領域にも、臨床的に病気になるさまざまな構造へと導く、重要な骨の参照点がある。触診の中心は肩鎖関節で、この構造への前後からのアクセスを明らかにする。肩鎖関節の正確な位置は、関節包を触診し、関節の位置を描写することで確認できる。こうすると肩鎖関節の特定だけでなく、この領域の問題の診断と治療に自信がもてる。

最初のポジション

　患者は椅子か治療台に座り、上肢帯を弛緩させる。肩の外側領域に簡単にアクセスできるはずだ。このSPは触診の練習でまず使われる。評価や治療テクニックのなかには患者を仰向け、側臥位、うつ伏せにするものもある。そのため、いずれはこれらのSPでも重要な構造の位置を正確に特定できなければならない。

最初のポジションの代案

　上肢帯の痛みの原因を特定したり、肩鎖関節を治療したりするときに患者がいつも座位とは限らない。そのため、別のSPでも触診したほうがよい。いつもと違うSPで小さな関節腔の位置を特定したり、視覚に頼らずに特定したりする徒手療法の治療テクニックを行うときに、この知識が役立つ。

　少し練習すれば、上記のように座位で肩鎖関節腔の位置を特定するのは難しくない。このテクニックに自信がもてたら、ほかのSPを選んで触診を繰り返してよい：
- 側臥位での肩鎖関節の触診
- 仰向けでの肩鎖関節の触診
- どちらのポジションでも、肩を安静にして腕を完全に挙上する

　腕を挙上すると、関節腔のアライメントは劇的に変わる。肩が弛緩しているとき、関節腔は前後のアライメントをもつが、腕の挙上に伴って肩甲骨が回旋するとアライメントが変わり、顎の先端に向くようになる。

　前面の構造の全体および個別の定位に慣れたら、外側の触診を続ける（図2.64を参照）。

各構造の触診

肩峰の外側縁

　肩峰角から始め、前方に向かって肩峰の縁をたどる。縁には起伏やぎざぎざがあり、アライメントも大きく変化するので、正確に触診するのは簡単ではない。

テクニック

　ここでは垂直に触診するテクニックを使う。指先または指全体を肩峰の縁に置く（図2.28）。

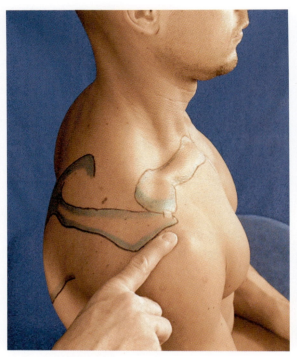

図2.28　肩峰の端の触診

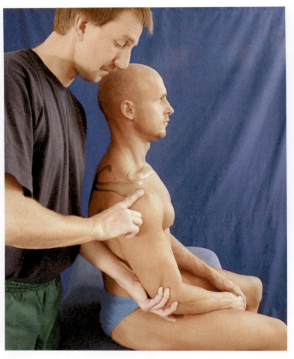

図2.29　肩峰の縁の触診。上腕骨を下方に伸延

肩峰棘

　肩峰の縁は前面の縁である肩峰棘までしかたどれない。肩峰棘は小さくて丸みを帯びた先端で、肩の前外側の定位のための重要な参照点である。

　肩峰棘を使えば、前面から肩鎖関節にアクセスし、腕を内旋の最終範囲に置いたときには棘上筋の停止部に確実にアクセスできる（**図2.71**を参照）。

> **ヒント**：療法士が上腕を下に引き、上腕骨を肩峰棘から伸延すると、肩峰の縁とその前面の先端に触れやすい（**図2.29**）。
> こうすると、これらの構造を触診し、上腕骨頭と区別するときの信頼度が高まる。徒手療法士が定位に肩峰の縁を使うのは、上腕骨頭の下方への滑りを観察するときである。

肩鎖関節—前面のアプローチ

　肩峰棘に沿って内側へ触診を続ける。まず小さなぎざぎざを感じ、次に骨を感じる。ここで指先が鎖骨に触れる。指腹は「前部V」に置かれる。V型のぎざぎざの先端は、普通後方を向いている。肩鎖関節包前部はここで終わる。

> **ヒント**：構造の見つけにくさは、肩峰棘を正確に感じ、輪郭を内側方向にたどる点にある。最もよくある間違いは、前部Vを実際よりずっと内側にあると思ってしまうことだ。示指の内側を下に向けることで指腹で肩峰棘に触れ、指先で前部Vを作るぎざぎざに触れるテクニックを使うと成功することが証明されている。

肩鎖関節—後面のアプローチ

　肩鎖関節への前面からのアクセス点は特定した。さらに肩鎖関節をたどるには、いわゆる「後部V」の特定が必要だ。肩甲棘の上縁と鎖骨後面の縁を外側に向かって触診する方法はすでに述べた。療法士は、局所解剖学の知識をもとに想像するより、鎖骨の外側端がかなり大きいことに気づくだろう。しかも、僧帽筋下行部が張り、後縁へのアクセスを邪魔することもある。

テクニック
ステップ1：鎖骨後面の縁

　触診はもっと内側の、鎖骨中部から始める。後面の縁はここで感じられる。横方向の触診テクニックを使えば、体系的に外側に導かれる。このプロセスは、僧帽筋下行部の停止にかなり妨害される。僧帽筋の張りを弱め、触診

局所の触診―側面　33

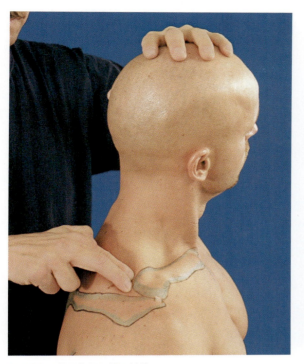

図2.30　鎖骨後面の縁の触診

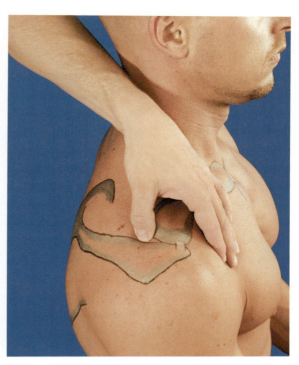

図2.31　後部Vの触診

しやすくするには、患者の頭を同側に傾けてから反対側に回旋し、筋を縮める（**図2.30**）。

ヒント： 後面の縁の位置を特定するもう1つの方法は、肩甲棘上縁から前方向に触診することだ。次に硬い抵抗感がある骨性構造にぶつかったら、それが鎖骨である。

ステップ2：後部V

後部Vとは、触れられる縁（肩甲棘の上縁と鎖骨後面の縁）が出会うところである。Vの先端は前外側に向いている。

この位置を正確に特定するときはテクニックを変え、肩甲棘の縁と鎖骨の縁の間に垂直に指を置く（**図2.31**）。

2つの縁に邪魔され、硬く弾性のある組織より指が深く入らないところが後部Vである。

鎖骨外側の全長は、前部Vに到達するまで鎖骨前縁を内側から外側にたどると決まる。

この長さは短く予想されることが多い。ここで測定する鎖骨の縁の幅は、3次元の構造を触診したものを2次元で表した結果である（**図2.32**）。

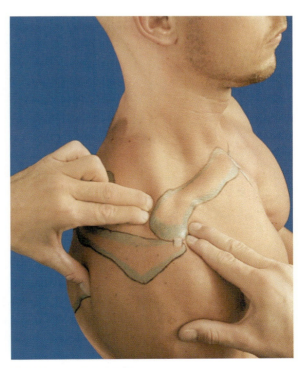

図2.32　鎖骨の前後の縁

肩鎖関節

2つのVの先端をつなぐラインは、肩鎖関節腔全体のアライメントに一致する。関節の定位では、このラインの前部（前部Vの約0.5-1cm後方）だけを使う。この情報に基づくと、肩鎖関節腔は一般に前側、そしてときにやや外側に向く（図2.33）。

この関節腔のアライメントは個人内・個人間の差がかなりあることを心に留めておくこと。アライメントの変異の程度は姿勢、胸郭の形状、対応する上肢帯の位置によるところが大きい。脊柱が後弯過剰のときは、上肢帯は保護のためにもっと下にたれ、肩鎖関節は明らかに傾き、もっと前方内側に向くだろう（図2.34）。

胸椎がまっすぐなとき（フラットバック）、肩甲骨はより内側に、脊椎に近づくこともある。こうなると、上肢帯の位置も正常な位置からはずれる。上肢帯は内転し、肩鎖関節腔はより矢状平面に近づくだろう（図2.35）。

テクニック
肩鎖関節包

前述した肩鎖関節腔を探す方法は、簡易的な定位にも、

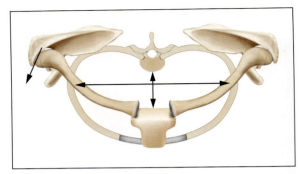

図2.35　胸郭の形が平らなときの肩鎖関節腔のアライメント

さらに正確な触診にも使える。まず鎖骨後面の縁を触診してから鎖骨の凹みを伝い、外側端が前方にカーブするのをたどる（図2.36）。

指先を鎖骨の縁に対して垂直に触診すると、次に明らかな段差を感じる。指腹が肩峰に平らにあたり、指先は鎖骨に出会う（図2.37と図2.38）。

触診する指が肩鎖関節腔のすぐ上に来ると、縁が平らになって傾いた感じになり、段差ではなくなる。この傾いた「傾斜路」は、関節包と、靱帯性の段差を埋める補強構造で形成されている（図2.39と図2.40）

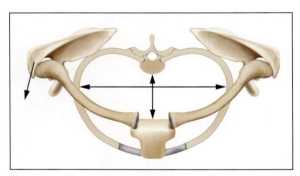

図2.33　胸郭の形が正常なときの肩鎖関節腔のアライメント

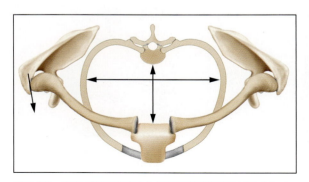

図2.34　胸椎が後弯過剰なときの肩鎖関節腔のアライメント

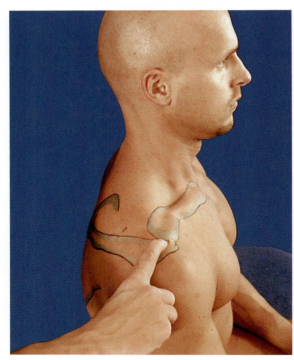

図2.36　鎖骨外側の触診。頭蓋付近

局所の触診―側面　35

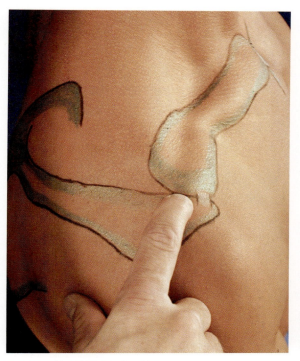

図2.37　鎖骨外側の触診。詳細

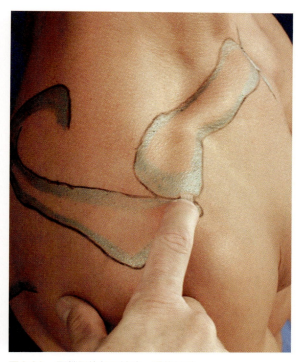

図2.39　肩鎖関節包の触診。頭蓋付近

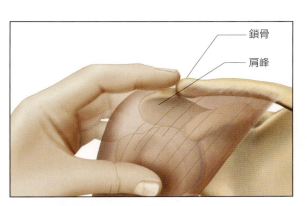

図2.38　鎖骨外側の触診。前面

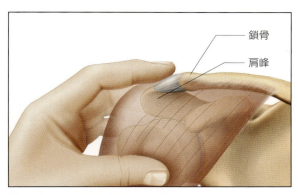

図2.40　肩鎖関節包の触診。前面

段差と傾斜路を区別する肩鎖関節包を触診で特定する方法は、肩峰上側が鎖骨に向かって内側に平らに走行するという前提をもとにしているが、必ずしもそうとは限らない。よくある変異では、肩峰の上面が波打ちながら鎖骨に向かうため、肩鎖関節を構成する2つの骨が互いに伸びた円錐状の火山のように、関節腔がふいご状の火口のように見える。傾斜路モデルでしか肩鎖関節包を確認できないのであれば、肩鎖関節はもっと内側にあると思われただろう。そのため、信頼性のある特定をするには、運動を通じて関節の位置を特定できるテクニックを選んだほうがよい（**図2.41**と**図2.42**）

評価と治療のヒント

療法士はこの領域の重要な骨の参照点を使い、臨床的に病的なさまざまな構造にアクセスする：

- 肩峰の長さや位置を確かめるには、**肩峰角**から始めてもよい。ここは大結節の前外側構造にアクセスするための信頼できるポイントでもある
- 肩甲骨と上腕骨頭（徒手療法テクニックでは重要）を区別するときは**肩峰の外側縁**を使う

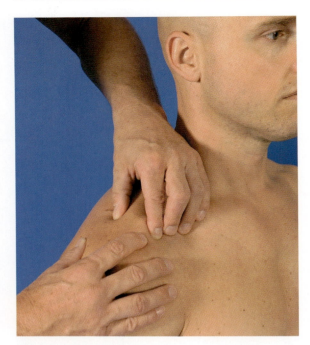

図 2.41　鎖骨の前後のずらし

- 臨床的に最も関心が高い**肩峰棘**から始めると、腕をしかるべき位置に置いたときの棘上筋の停止と、肩鎖関節の前面のアクセスが特定できる
- 関節への徒手療法テクニックや関節包へのシライアクスの横断摩擦を成功させるには、**肩鎖関節**の全体のアライメントと正確な位置を特定しなければならない。肩鎖関節の定位を知っていれば、診断を確定するテストやおだやかなモビライゼーションを実施できる

　関節に特化したテクニックを使うと、肩鎖関節の可動性に関する情報を引き出すことができる。横方向に移動させると、運動性低下の疑いがある関節包のテストのほか、関節包を補強する靱帯の安定性のテストにもなる（**図 2.41** を参照）。このテストをするには、外側の手の母指と示指で肩峰角と肩峰棘をつかみ、固定する。内側の手の母指とほかの指先は、鎖骨外側端を包み、前後方向に押す。さまざまな方向に何度か試すと、関節に最も大きな遊びをもたらす位置がわかる。これは個人差も個人内の差異も大きい。外側の手の示指を関節腔がありそうな位置に置くと、肩峰に対する鎖骨の運動が感じられる。

　垂らした上腕を押したり引いたりすると、肩鎖関節に垂直方向のストレスがかかる（**図 2.42** を参照）。これは烏口鎖骨靱帯の統一性のテストで真っ先に行うべきものだ。陽性の結果が出た場合は、固定された鎖骨に対して肩峰の垂直方向の可動性が過剰なために弛緩している。関節腔がありそうな場所を指で触診すると、肩鎖関節の正しい位置を確認し、タッチによって垂直方向の運動の程度を決定できる。

　痛みの緩和を目的としたシライアクスの横断摩擦は、過敏になった腱、停止、筋鞘だけでなく、さまざまな関節炎にも有効であることが証明されている。軽度の関節炎の場合、特に肩鎖関節包の外傷による炎症の場合は、横断摩擦が役立つ。関節包の位置を確かめたのち、頭側から関節包の上に、圧をかけながら示指腹を置く（**図 2.43**）。安定させるために、背面から母指を肩甲棘に押しつける。圧をかけたりのぞいたりしながら、示指を前から後ろに引く。このとき関節包に圧をかけながらも、皮膚の摩擦を避ける。

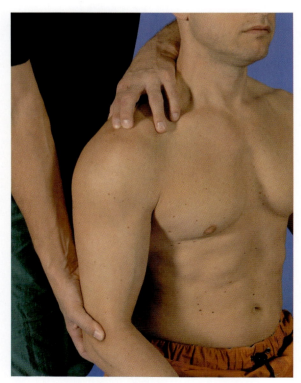

図 2.42　肩峰の上下のずらし

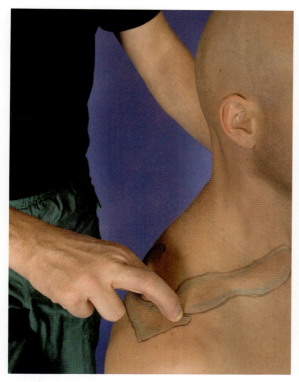

図2.43　肩鎖関節包の横断摩擦

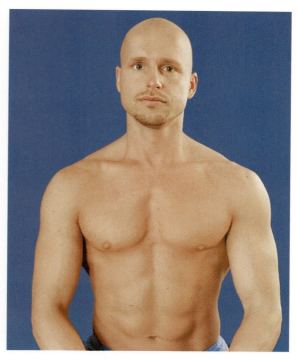

図2.44　SP—前面の全体の定位

全体の定位――前面

最初のポジション

患者は上肢帯を弛緩させて座る（図2.44）。療法士はまず、患者の正面に立つ。最適に定位してから個別の構造に対する特殊な触診を続けるには、まず肩の前面領域をざっと区分する。

鎖骨上窩と鎖骨下窩

長く曲線を描いた鎖骨は、鎖骨の上下表面の陥没によってこの領域を二分する（鎖骨上窩と鎖骨下窩）。前側の弯曲、すなわち鎖骨の凸状部位は鎖骨上窩の下縁を形成し、後ろ側の弯曲は鎖骨下窩の上縁を形成する（図2.45）。

以下の構造が**鎖骨上窩**の縁を形成する：
- 下縁＝鎖骨後面の縁
- 内側縁＝胸鎖乳突筋の鎖骨頭と斜角筋
- 後縁＝僧帽筋下行部

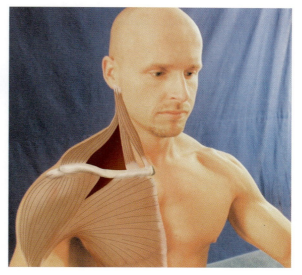

図2.45　鎖骨上窩と鎖骨下窩

鎖骨上窩の床には以下の構造がある：第1肋骨、前斜角筋隙を通る鎖骨下動静脈、後斜角筋隙を通る腕神経叢、さらにこれらの血管や神経が鎖骨の下を走行するまでの経路

以下の構造が**鎖骨下窩**の縁を形成する：
- 上縁＝鎖骨下縁
- 内側縁＝大胸筋鎖骨頭の外側縁
- 外側縁＝三角筋鎖骨部の内側縁

鎖骨上窩と鎖骨下窩の縁は、筋活動があるとよく目に見える。鎖骨下窩を視覚化するには、屈曲によってゼロ・ポジションから腕を少し上げる。すると特に三角筋が動く。このポジションから患者は軽い抵抗に抗って腕を水平内転する。するとさらに大胸筋が動く。こうして鎖骨下窩の縁を形成する2つの筋がはっきり見えるようになる。この陥没は三角筋胸筋溝、鎖骨胸筋三角とも呼ばれる。三角筋前部線維内側の窩の底部を通り、上腕に走行する血管は、鎖骨下動静脈、別名胸肩峰動静脈である。

局所の触診──前内側

触診する構造の概観
- 胸鎖乳突筋
- 鎖骨内側端
- 胸鎖関節腔
- 鎖骨下窩

触診プロセスのまとめ

上肢帯前面の構造の一部はかなり内側にあり、特に肩鎖関節の正確な位置特定に使われる。療法士はそこから前外側領域へアクセスできるようになるが、ここでは鎖骨下窩と烏口突起を正確に特定することが重要だ。

最初のポジション

患者はスツールか治療台に座り、上肢帯を弛緩させる。療法士は患者の後ろに立つ。

各構造の触診

胸鎖乳突筋

まず、患者に頭を反対側に向けてもらい、胸鎖乳突筋の胸骨頭をわかりやすくする（**図2.46**）。

さらに軽い抵抗を与えながら、患者に頭を同側に傾けてもらうと、鎖骨部が浮き出る。鎖骨頭は、鎖骨の内側1/3にある付着までたどれる。

注意事項：この筋は鎖骨上窩の内側縁と前斜角筋隙の境界を形成する。

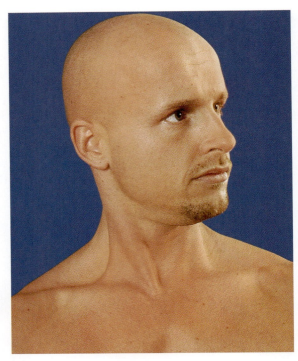

図2.46　右胸鎖乳突筋の収縮

鎖骨内側端

胸鎖乳突筋の胸骨頭の筋索や腱の外側面に触れ、そのままたどると、胸骨柄の付着に達する（**図2.47**）。

そしてすぐ内側の胸鎖関節腔に付着する。腱のすぐ外側にある骨性構造にしっかり触れたのち、腱は胸骨柄に付着する。これが鎖骨内側端の上部である。

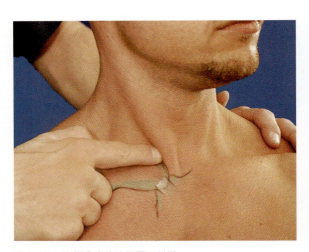

図2.47　胸鎖乳突筋胸骨頭の触診

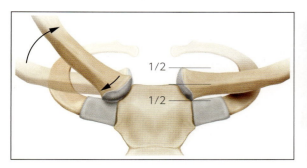

図2.48 鎖骨内側端の寸法

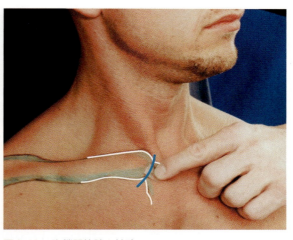

図2.49 胸鎖関節腔の触診

上肢帯を安静時のポジションにすると（肩が正常にたれる、**図2.48**）、徐々に広がる鎖骨端の半分ほどが胸鎖関節腔の上に見つかる。

関節のこれらの部位が最初に胸骨の関節表面と接するのは、腕を挙上したときである。これは、関節運動学の「凸の法則」が適応された結果、腕を挙げたときに鎖骨が下に滑るからである。

胸鎖関節腔

この情報をもとにすると、実際の胸鎖関節腔はさらに下にあることがわかる。アライメントは上内側から下外側へと表現できる。

テクニック

胸鎖乳突筋腱を正確にたどると、胸骨柄に至る。触診する指はこのとき、外側方向に向いている。

指で鎖骨内側端に触れると、関節腔が指腹のすぐ下にある（**図2.49**）。

> **ヒント：** 胸鎖関節に症状がある患者の関節包が腫れていると、この関節はとても見つけにくくなる。この場合、上肢帯を動かして位置を確認する。それには腕を近位に押し上げ、他動的に肩を挙上させるのが最適である（**図2.50**）。

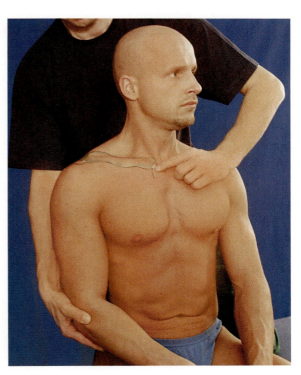

図2.50 上肢帯の挙上により触診を確認

頸切痕

鎖骨内側端と胸鎖関節から始め、鎖骨下縁に沿って外側へ触診を続ける。大胸筋鎖骨部の付着のせいで下縁の正確な特定が難しいこともよくある。さらに、胸鎖関節のすぐ尾側にある肋胸骨移行部が腫れていると、触診は難しい。鎖骨の内側から外側に向かう走行の中ほどを過ぎると、鎖骨前側の凸状部分は後ろ側への凸状に変わる。

評価と治療のヒント

胸鎖関節炎になると、局所痛のほか、肩から顎、耳にまで投影痛が出ることがある（Hasset, 2001）。さらに関節包に制限があると上肢帯と腕の挙上が部分的に大きく制限される。たとえば牽引方向など関節特有のテストをすると、局所の関節の可動性についての情報が得られる（**図2.51**）。牽引する方向に鎖骨を動かすには、鎖骨をつか

2 肩甲帯

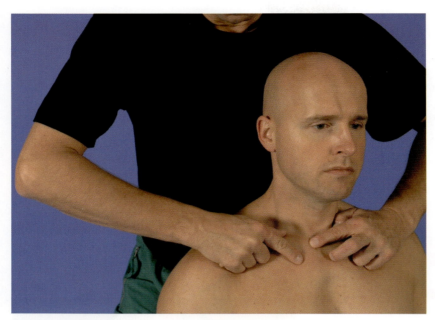

図 2.51 胸鎖関節の牽引テスト

み、母指外側を凹部にあてて支え、外側後方、かつやや上方に引っ張る。胸鎖関節の分離度合に関する情報は、指腹で関節の溝を触診するときのタッチから主として得られる。

局所の触診――前外側

触診する構造の概観
- 烏口突起
- 肩甲下筋腱
- 上腕骨小結節
- 結節間溝
- 上腕骨大結節
- 関節窩
- 棘上筋―停止

触診プロセスのまとめ

さらに外側にいくと、鎖骨が鎖骨下窩、すなわち鎖骨胸筋三角の上縁を形成する。その他の縁は三角筋の鎖骨部と胸筋である（**図2.45**を参照）。これらの構造は近接しており、区別するのがかなり難しいことがある。関節の他の構成要素を動かすときにだけ成功することもある。

触診する手を内側から外側に体系的に動かすと、ほぼ1cmごとに新しい構造が見つかる。

鎖骨下窩と烏口突起の位置を特定すると、アクセスできる。

各構造の触診

烏口突起

最初のポジション

患者は椅子または治療台に座る。腕を体のそばによせ、上腕を大腿の上に置く。療法士は患者の後ろに立つ。この図では患者の右肩を例にしているが、療法士は左手

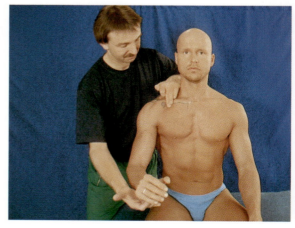

図 2.52 鎖骨下窩の実演

局所の触診―前外側　41

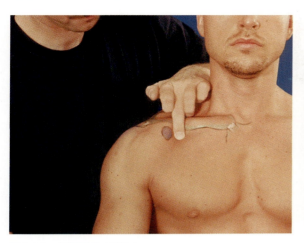

図2.53　鎖骨下窩の触診

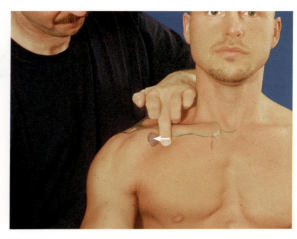

図2.54　烏口突起の触診―内側縁

で触診し、右手で患者の腕を導き、肩関節を好きな位置に動かしたり、さまざまな抵抗を加えたりする（**図2.52**）。

最初のポジションの代案

これらの練習で肩領域外側の構造を確実に見つけられるようになったら、たとえば患者を仰向けにして腕を挙げるといった、ほかの難しい最初のポジションからも触診してみよう。

テクニック

前述したように、筋活動を加えると鎖骨下窩はとくに簡単に視覚化できる。そのすぐ外側にある深い、骨の境界は烏口突起である。この重要な突起を見つけるときは、以下の手順を勧める。

筋を張らせ、触診する指（この場合は中指が望ましい―**図2.53**）を窩に置いたまま、腕を安静時のポジションに戻して弛緩させる。このとき、中指がかける圧は外側方向に強まる。すると烏口突起内側縁の骨の抵抗をすぐに感じられる（**図2.54**）。

触診する手の示指を中指のすぐ隣にそえると、指腹が烏口突起の真上に来る（**図2.55**）。

さらに外側方向に触診を続ける。左手の中指は鎖骨下窩に残す。

中程度の圧をかけながら、示指を指の幅1本分ほど外側に動かす。このとき、烏口突起外側端と上腕骨小結節の間に、明らかに触れてわかるくぼみがある（**図2.56**）。

その後は、烏口突起先端の縁を上方、下方、外側など全方向から特定できる（**図2.57**）。烏口突起がかなり大きな構造であることがわかる。

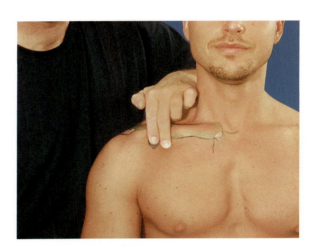

図2.55　烏口突起の触診

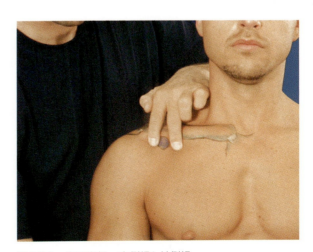

図2.56　烏口突起―内側縁と外側縁

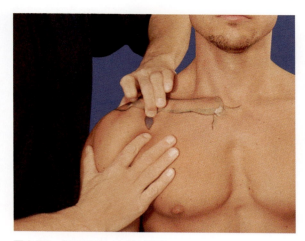

図 2.57　烏口突起—上縁と下縁

ヒント：この領域の触診で圧をかけるときは慎重に行うほうがよい。烏口突起に圧をかけると不快に感じることがあるからだ。

注意事項：肩の一部である4つの靱帯と3つの筋は烏口突起で付着する。ここは肩関節を固定する力の接合部で、上肢帯を前方に引くことができる。烏口突起の下面は関節窩の空間の位置を視覚化するときに重要な役割を果たす（**図2.68**と**図2.69**も参照）。

烏口突起のコメントと練習

　烏口突起は腕を動かしたとき、特に肩の屈曲時に、鎖骨との位置関係が変わる。この運動時の烏口突起の位置について目星をつけるには、以下の練習をするとよい。

　右手の指1本で烏口突起の上縁と鎖骨の間に触れる。もう一方の手で肩を他動的に屈曲させる。この運動をすると肩甲骨が徐々に回旋し、烏口突起の先端が鎖骨に近づくのが明らかになる。クロスチェックとして肩を伸展すると、烏口突起が鎖骨から離れるのが観察できる。しかし、肩の伸展にともなう肩甲骨の動きは、肩の屈曲時の運動よりはるかに小さいため、はっきり感じることはできない。この運動と後方の触診をするときは、三角筋鎖骨部の線維も張る。

　烏口鎖骨靱帯は、肩鎖関節の固定との関連で注目されることが多いが、今では運動における役割も明らかになっている。肩を他動的に動かすと、肩関節を取り巻く軟部組織が張り、肩甲骨がついてくる。肩甲骨がまず肩鎖関節で鎖骨の上に載ると、肩鎖関節の靱帯が張り、鎖骨が回旋し始める。烏口突起に置いた指で、この短時間の遅れに気づくことができる。

　腕を挙上すると、烏口突起は後上方に傾き、円錐靱帯が張るため、鎖骨が後ろに回旋する。肩関節を伸展するときは菱形靱帯が選択的に張り、前方回旋を補助する。鎖骨との関係で烏口突起が動くときに摩擦を防ぐために、2つの構造の間に滑液包が、珍しい例では関節がある場合もある。

肩甲下筋腱

　明らかにくぼんでいる部位は烏口突起の外側端であり、示指の下で感じられる。上腕骨小結節はこのすぐ外側にあり、位置はたらした腕を他動的に内旋・外旋動かすと確認できる（**図2.58**）。この運動時、示指の下で動くのは小結節だけである。いうまでもなく、烏口突起では運動はまったく観察されない。

　肩を外旋の最終可動域にすると、幅広の肩甲下筋腱が伸展され、皮膚の表面を前方に動くことから触診している指に押しつけられる。張った腱に示指でもっと圧をかけると、腱は非常に硬く、いくぶん弾性をもった反応を返す。

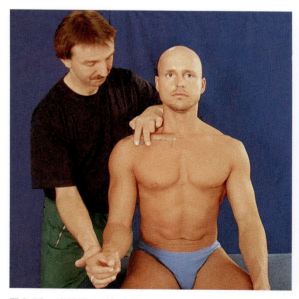

図 2.58　上腕骨小結節を探す

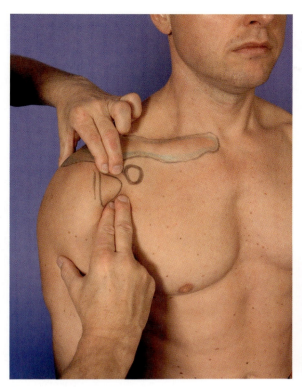

図2.59　小結節の位置と大きさ

上腕骨小結節

　小結節は涙を逆さにしたような形である。先端は下に行くほど薄くなり、停止の稜である小結節稜に合流する。結節間溝が後縁を形成する（**図2.59**）。

　肩甲下筋の停止は小結節の全表面を占めている。表層の線維はここから横靱帯として結節間溝にかかり、上腕二頭筋の長い腱が溝にとどまるようにしている。広背筋と大円筋は小結節の遠位を走行する稜に停止する。

　肩甲下筋腱の停止は、過負荷が原因で痛み、炎症を起こすことがある。また、肩の下に挟まれ、腕を挙げるときに弧が痛むことがある。

　腱の深部は、内側インピンジメントの場合に上腕骨頭と関節窩に挟まれることがある。

結節間溝

テクニック
方法1
　示指があった部位に中指を置く。溝は、示指を小結節のさらに外側に動かすと触れられる。引き続き腕を他動的に内旋・外旋すると、溝の細いくぼみが指の下で動くのが確認でき、溝の縁（大結節と小結節）を感じることができる（**図2.60**と**図2.61**）。この手法は、三角筋の一部が発達していると難しくなる。

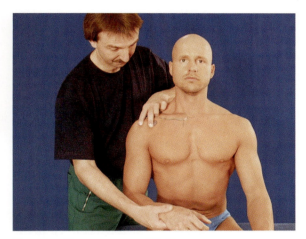

図2.60　SPポジション―結節間溝

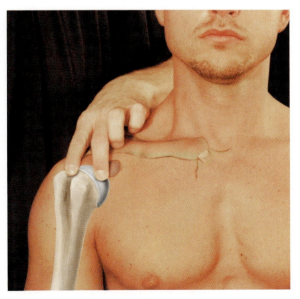

図2.61　結節間溝の触診―詳細

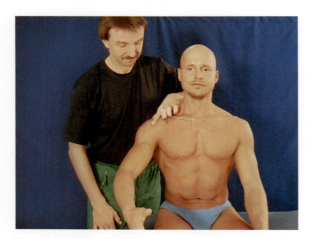

図2.62　三角筋の溝を探す

方法2

上記の直接的な方法では結節間溝が見つからないときは、間接的な方法を使ってもかまわない。関節平面で肩を自動的に外転すると（肩甲骨面挙上）、結節間溝は三角筋の溝の真下に見つかる。

患者に肩甲平面で肩を外転させておくよう指示し、三角筋の肩峰部と鎖骨部の筋間の溝を明確にする。触診する指は、筋間の溝の長い方向に沿って置く（図2.62）。右側を触診するときは、左の示指を使う。結節間溝はこのポジションの筋間の溝の真下に見つかる。示指を筋間の溝に置いたまま、腕をSPに戻す（肩関節の中間位の生理学的ポジション）（図2.63を参照）。触診する指は、探していた結節間溝の上に来ているはずだ。示指の下にある結節間溝の位置は、肩関節で腕を軽く回旋させる動きを繰り返すことで確認できる。

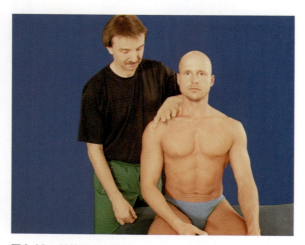

図2.63　結節間溝の触診

評価と治療のヒント

結節間溝にある上腕二頭筋長頭の腱鞘の疾患にともなう症状は、肩の軟部組織の機能障害のなかではよく知られている。治療には普通、シライアクスの横断摩擦など、局所の理学療法テクニックなどを使う。治療が成功するのは、正確に触診できたときだけである。

そのため結節間溝の位置は、別のSPの患者でも練習しておくこと。

上腕骨大結節

大結節の3つの小さな表面（面）にはローテーターカフ筋が停止する：
- 前面—棘上筋
- 中面—棘下筋
- 後面—小円筋

以下の触診は、結節の範囲を示し、3つのローテーターカフ筋の停止の正確な位置を特定することが目的である。最初のポジションを変え、臨床的により問題が多い面に簡単にアクセスできるよう理学療法テクニック（横断摩擦など）を使ってもかまわない（図2.21と図2.71を参照）。

前述の触診では、結節間溝を見つけることで大結節の内側縁を示した。3つの面はどれも、上腕骨幹との関係における典型的な位置を示している（図2.64）。
- 前面は結節間溝に垂直
- 中面は結節間溝の約45度後方下側を向いている
- 後面はこれと45度の角度を作るため、もう一度上腕骨幹と平行になり、矢状面に来る

テクニック
前面

示指を伸ばし、肩峰の縁に面する内側で支え、結節間溝と直角にする（図2.65）。肩峰の大きさは個人内でも個人間でも差があるので、この面のどこにアクセスできるかもそれによって異なる。前面は溝が境界になっている。触診する指でこの境界を感じてから、前方向に指を滑らせて溝に入れる。外側の境界は、示指を脇に滑らせたときに明らかになる。

中面

溝から全長約2cmの前面を過ぎて後方に触診すると、触診する指が後下方に45度スライドしたときに中面に到達する（図2.66）。面を表面のように感じるには、母指腹

局所の触診—前外側　45

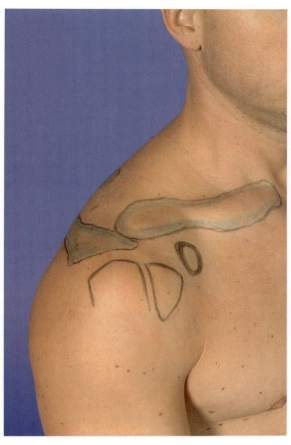

図 2.64　大結節の面の位置

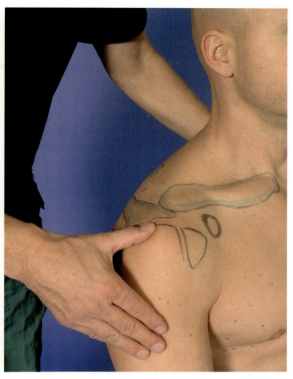

図 2.66　中面の触診

で触診してもよい。触診すると、この表面が肩峰の縁で内側に、下方向にスライドする丸みを帯びた表面で外側に分けられていることがわかる。

後面

同様に、約2cm進むと母指は後方下側に45度で縁から滑り、大結節の後面に到達する。母指は結節間溝と平行になる（**図2.67**）。

関節窩

ここまでの解説で、関節腔内の肩関節ソケットのアライメントを完全に描くために必要なすべての構造がわかったはずだ。このポジションは肩甲骨が胸郭の形状に合わせた結果である。関節窩は通常外側前方、やや上方に開いており、肩甲棘をそのまま伸ばした先にある。

関節窩は、前頭面から約20-30度前に向いている。この角度は、個々の胸郭の形状に大きく依存する。関節窩は、背中がフラットなときはより外側に、胸椎が後弯過剰のときはより前方に向く。このアライメントはSPが異なるときも変わるだろう。患者がうつ伏せ、仰向け、側臥位になったとき、胸郭上の肩甲骨の位置や、その結果としての関節窩の空間的定位は変化する。

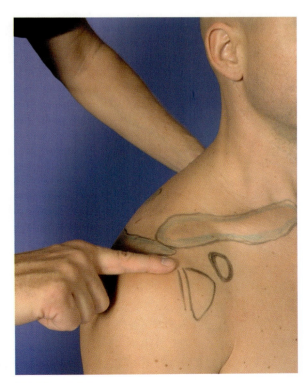

図 2.65　前面の触診

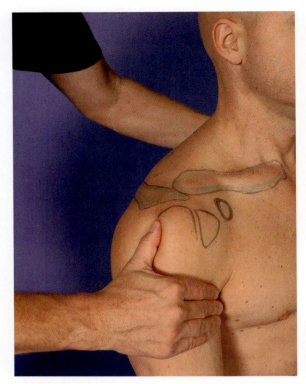

図2.67　後面の触診

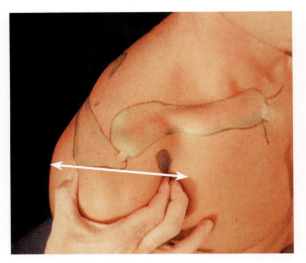

図2.68　関節窩のアライメント─頭側付近

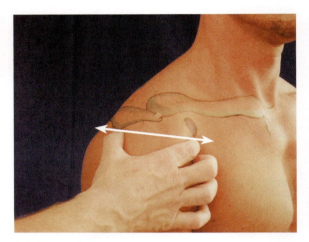

図2.69　関節窩のアライメント─外側

そのため関節ソケットの正確なアライメントの位置を確実に定位するには、ランドマークが必要である。それにはラインをつなぐしかない。このラインの両端は特定できている。すなわち肩峰角と烏口突起の下面である。

テクニック

右手の母指を肩峰の後面の角（肩峰角）に置き、示指を烏口突起の下面に置く。これらのポイントをつなぐラインが関節窩のアライメントである。

このラインは上から見ると後外側から前内側に走り（**図2.68**）、側面から見ると少し角度をつけて前方に走る（**図2.69**）。

これは矢状面での関節窩の角度を描いている。

最初のポジションの代案

肩を安静時のポジションにすれば関節窩のアライメントの特定が簡単に思えるようになったら、患者を別のSPにしたり、腕を別のポジション（完全な挙上など）にしたりしたときにつなぐラインを特定できるよう練習しよう。練習するたびに、空間内の関節窩の位置を視覚化してみるのだ。

評価と治療のヒント

関節の遊びを評価したり、徒手療法の滑らせる手法を使ったりするには、療法士が関節窩の平面を正確に特定することがとても重要である。そのため、関節ソケットでのずらすテクニックは、前、外側、そしていくぶん下方に空間的な調整をすることを重要視している。正確にラインに沿って上腕骨頭を滑らせないと、テスト結果から診断の結論を出すことはできないだろう。

ずらすテクニックを使って上腕骨を後ろに動かすとき（**図2.70**）は、もろい構造、特に関節唇が圧で損傷しないよう十分に外側で行うこと。

局所の触診―前外側　47

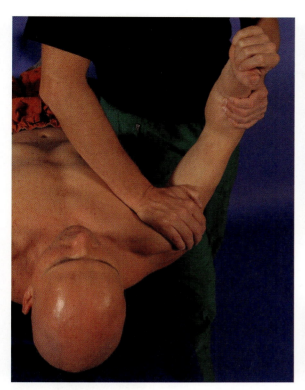

図2.70　上腕骨を後ろへずらす

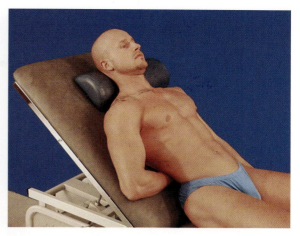

図2.71　SP―棘上筋の停止部の触診

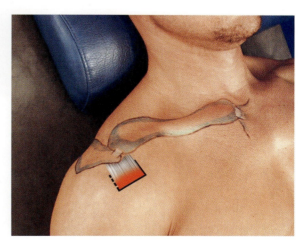

図2.72　棘上筋の位置―停止部

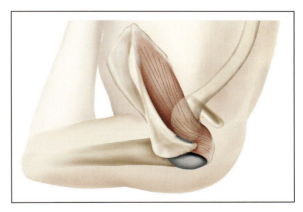

図2.73　腕を前にしたときの棘上筋の走行

棘上筋―停止

　座位では、大結節の外側部分は結節間溝の外側にある（図2.64も参照）。しかしこれらの部位は臨床的にあまり重要ではない。重要な部位である棘上筋と棘下筋の停止は、上腕が生理学的なゼロ・ポジションにあると肩峰の下にあってアクセスしにくい。

最初の部位

　このテストでは、患者の上体に角度をつけ（仰向けのポジションから約60度上げる）、治療台の足部分にもたれさせる。棘上筋の停止にアクセスできるようにするため、大結節の前面を前にもってこなければならない。それには患者の腕を伸展し（約30-40度）やや外転し、最終領域まで内旋し（約90度）、手の甲が腰椎に触れるようにする（図2.71）。このポジションはすでに1984年にCyriaxによって提唱され、1996年にMattinglyとMackareyの研究で確認された。

　1.5-2cm^{2}の臨床的に重要な停止が肩峰棘のすぐ前方内側にあり、上腕骨の小さな高原に載っている（図2.72と図2.73）。

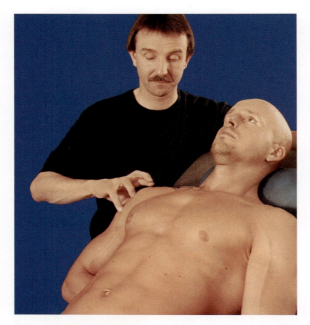

図2.74　患者と療法士のSP、手のポジション

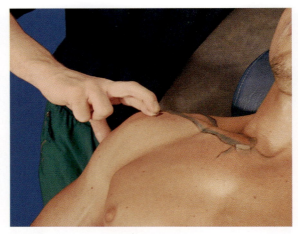

図2.75　テクニック—棘上筋の横断摩擦

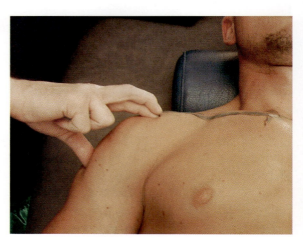

図2.76　別方向から

テクニック

停止を探すには、肩峰の縁を後ろの角から前の先端までたどる（**図2.28**を参照）。触診する示指は、指腹が骨の高原、爪が水平、示指の縁が先端を押す位置に置く（**図2.74**）。

肩峰の先端から前方向に指先を動かして前縁にもってくると、高原の端に来たときに指が下方向に滑り落ち、爪が上腕骨幹と平行になる。前面の高原の内側縁は、指が結節間溝に滑り落ちたときに見つかる。触診する指を外側に動かすとき、指が45度下に滑って中面に載ったときに高原の端が見つかる（**図2.65**、**図2.66**、**図2.67**も比較）。

評価と治療のヒント

シライアクスの横断摩擦は、評価で痛みを誘発するときや、停止腱障害の治療で使うときに管理する。示指を皮膚の上に置き、少し内側に動かすが、かける圧は最小限にする。高原に載ったら、指で組織を深く押し、皮膚をこすらないようにしながら外側に動かす（**図2.75**と**図2.76**）。痛みを誘発するには圧を高める。治療のためには1秒ごとに圧を高め、準臨床的に使う。

触診する指は絶対に停止部に直接触れてはいけないことをつねに意識すること。三角筋束と肩峰下滑液包／三角筋下包が停止の表層にある。滑液包が炎症し、痛むこともある。

この領域を触診したときに痛みがある場合、棘上筋の停止腱障害が原因であることは、肩関節の機能を適切に評価して初めてわかる。

外側インピンジメントの結果、腱障害がある場合は、高原の前縁にある腱の浅い部分が影響を受けていることが多い。

腱炎の治療

圧をかける段階での横断摩擦の方向は（内側または外側）、あまり重要ではない。外側方向に圧をかけると、人間工学的なメリットがあることは証明されている。疼痛緩和が目的のときは、強度は中程度にする。

局所の触診—前外側　　**49**

腱症の治療

　横断摩擦を一定に、適度な圧をかけながら、双方向に行う。

　内側インピンジメントを治療する際、関節側にある腱の深部にアクセスするには、肩峰の先端のすぐ前にある面に、後方に横断摩擦をする。

ヒント：

● 推奨された最初のポジションでは、肩峰の先端を見つけにくいこともある。患者のSPは座位ではなく、療法士は三角筋前部が伸展した状態で触診しなければならない。この場合、まず腕を安静時のポジションにして先端を探してから腕のポジションを変えるとよい

● 人間工学的な触診にするためには治療台を十分に高くし、療法士が患者の肩の後ろに立てるようにするとよい（**図2.74**を参照）

練習問題

1. 鎖骨下窩を形成する構造は何か？
2. 胸鎖関節腔を探すときは、どの筋を使って定位をするか？
3. 療法士は、どうしたら結節間溝を見つけやすくできるか？
4. 肩峰の先端の前面は重要な参照点である。ここから到達できる構造は何か？
5. 棘下筋腱を探すときは、どの骨の構造から探すべきか？
6. 胸鎖関節腔のアライメントはどうなっているか？
7. 下角を見ると、肩甲骨のどのような動きを評価できるか？
8. 肩峰の縁を上腕骨頭と区別するにはどうしたらいいか？
9. 大結節上にある棘上筋の停止部という臨床的に重要な部位には、どうしたらアクセスできるか？
10. 関節窩の全体のアライメントはどうなっているか？
11. 翼状肩甲や傾斜とはどういうことか？
12. 後部Ｖを触診で見つけたときの兆候は何か？
13. 肩鎖関節の触診は、どのような治療目的に使えるか？

3 肘関節

肘関節の重要性と機能	53
この領域の治療でよく使う方法	53
必要とされる解剖学と生体力学の基礎知識	53
全体の定位──前面	57
局所の触診──前面	57
局所の触診──内側	61
局所の触診──外側	67
全体の定位──上腕後面	74
練習問題	76

3 肘関節

肘関節の重要性と機能

　上肢の中間にある関節（肘関節）の機能は、手と、体や顔の距離を伸縮させることである。2つめの機能は手の回旋で、これは前腕で起きる。四肢の遠位部分の回旋が中間の関節だけで行なわれないことは、機能的にも解剖学的にも、肘関節と下肢の中間の関節、すなわち膝関節の最も顕著な違いである。屈曲と伸展はおもに腕尺関節で行なわれる。手の回旋を制御する最も重要な関節は上橈尺関節である。腕橈関節には、腕尺関節の屈曲／伸展の中心と上橈尺関節の回内／回外運動をつなぐアダプターの役割しかない。

　これら3つの関節はどれも1つの関節包内にあり、広範囲の屈曲／伸展運動を可能にするほか、肘の伸展時に外側の安定性をもたらす（側副靱帯）。さらに、橈骨の輪状靱帯は橈骨を尺骨につなげることで、上橈尺関節の安定性を直接的に保証する。

　骨性構造の大半は、外側および後方から到達できる。内側から到達できるのはわずかだ。いくつかの例外を除き、関節腔は普通、よく発達した軟部組織の下に隠れている。そのため関節の位置を特定するには、構造へ導くのに役立つ筋や空間関係を利用する必要がある。一例をあげると、橈骨前面に到達したいときは腕橈骨筋内側縁で定位し、そこから組織の深部を触診する。

　たとえば徒手療法の関節の遊びテストで手を正しい位置に置けるかどうかは、関節の構成要素の骨部分を特定し、関節表面が空間的にどう配置されているかを認知できるかどうかにかかっている。

　肘関節の特徴は、骨性構造が複雑であることに加え、数多くの、ときに細い筋が1つの伸筋（上腕二頭筋）と複数の屈曲筋に区分できることにある。腱や付着のストレス症候群（テニス肘やゴルフ肘）で症状が現れやすいのは特にこれらの構造で、療法士は病変の位置を正確に特定する必要に迫られる。これらの共同筋は上腕骨外側上顆の上または近くから始まる。

この領域の治療でよく使う方法

　肘関節の評価と治療にはさまざまなテクニックが使われる。たとえば血圧の測定、上腕二頭筋や上腕三頭筋の反射テスト、電気療法、寒冷療法などのほか、局所横断摩擦や徒手療法テクニックを関節の各部位に行う。

必要とされる解剖学と生体力学の基礎知識

　深部の構造を認識し、区別するための正確な触診は、療法士がその所見を既存の局所解剖学的関係に関する知識と関連づけられて初めて価値をもつ。そのため構造を探すときは、肘関節の骨が空間的にどの位置にあるかをしっかり理解しておく必要がある。最も重要な構造は別の視点からでも視覚化し、特定できなくてはならない。

　上腕骨の骨幹は円柱状で、次第に広く、平らになる。そして縁や稜を形成して最後に上顆を形成し、数多くの筋の起始となる。

　上腕骨の下側は肘関節の近位の本体となり（上腕骨上顆）、それが小頭と平滑面に分かれる（図3.1）。矢状面から見ると、平滑面は前面から後面にかけて凸状である。前頭面で見ると、中央に長い溝があるために凹状である。

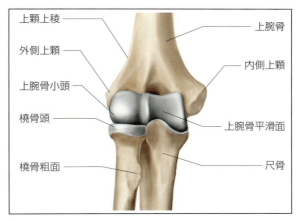

図3.1　骨の局所解剖学―前面

腕尺関節

腕尺関節は蝶番関節で、軸は屈曲と伸展で変化する。この軸は3次元なので、運動は3つの解剖学的次元で生じる。伸展時は、尺骨はつねに外反する。屈曲時の運動は決まっておらず、内反または外反する（Matthijs et al., 2003）。尺骨は遠位より近位のほうがかなり大きく、滑車切痕とともに関節表面を形成し、尺骨幹に対して約45度傾いた深部のソケットができる。腕尺関節の他動的安定性は、おもに関節表面の形状によって生み出される。深い滑車切痕は、滑車を約180度取り囲む（Milz et al., 1997）。この種の安定性はフォーム・クロージャと呼ばれ、両方の関節表面の曲線の半径が小さく、ほぼ等しいときに生じる（Matthijs et al., 2003）。

滑車切痕を覆う軟骨の解剖学は多様である。切痕の多くは軟骨性の被覆がないか、ほとんどない（Milz et al., 1997）。つまり、腕尺関節の多くは中間に接点をもたないか、切痕と滑車がいくぶん一致していないということになる。

1993年以降、Eckstein et al.は複数の出版物でこの不一致を報告してきた。彼らによると、滑車が切痕より大きいことが多く、加重のないポジションでは切痕の壁で支えられているという。負荷がかかると、滑車が切痕に深く沈み込み、不適合性が高まる（Eckstein et al., 1995）。

腕橈関節

球状の小頭は半径がとても小さく、前方遠位方向にとがっている。橈骨は、遠位端より近位端のほうがもろく、橈骨頭で上腕骨、尺骨のそれぞれと2つの関節面を形成する（図3.2）。橈骨頭の関節面は、球関節で上腕骨小頭と接する。腕尺関節と違い、他動的安定性は関節表面の骨性構造によるものではなく、いわゆるフォース・クロージャと呼ばれる関節包の靭帯の構造によってもたらされる。この場合、関節包や靭帯が伸展したときに関節表面の生理学的接触領域を維持する力を生み出すのは関節包と靭帯である（Matthijs et al., 2003）。2つの関節表面の形状が合わないため、関節包のひだが関節腔に突き出す。腕橈関節では、軸にかかる負荷の60％が前腕から上腕に移行し、伸展（外反をともなう）や回内、手の伸筋の運動が生じると圧はさらに高まる。このように、手の伸筋の活動が変形性関節炎や関節包のひだのインピンジメントによる痛みを誘発するのも理解できる。このために、把握運動時の肘外側の痛みを調べるときに識別が難しくなる。なぜなら腕橈関節のゆるみや不安定さも、肘外側の痛み

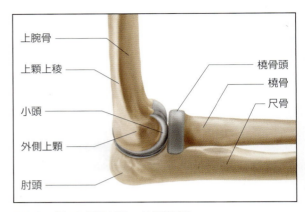

図3.2　骨の局所解剖学—外側（橈側）

の原因になりうるからである（O'Driscoll et al., 1991）。

上橈尺関節

上橈尺関節は、関節頭の役割を果たす橈骨周縁と、関節のソケットとなる尺骨の橈骨切痕と橈骨の輪状靭帯で形成される。これは車軸関節である（図3.2）。尺骨の橈骨切痕の関節表面は、前内側から後外側へ走行する。前腕を回転する運動では、橈骨頭は切痕と靭帯で構成される骨線維性の輪の中央にある。周縁全体は軟骨で縁どられていても、1カ所だけ絶対に尺骨の関節表面と接触せず、橈骨の輪状靭帯とだけ関節を形成する部位がある。橈骨の輪状靭帯は周縁の真上にあるため、接触できないのである。このように、ゆるみが生じるのは、関節包が原因の運動性低下というより、病的に運動性が変化したためと思われる（Matthijs et al., 2003）。

橈骨頭は楕円形である。楕円の長径は約28mmで、短径は22mmである。

橈骨頭は外側にオーバーハングしているため、橈骨幹の延長線上にはない。楕円の長径はゼロ・ポジションにある。このポジションでは、骨幹が橈骨方向に尺骨から離れるため、橈骨粗面（長い上腕二頭筋腱の停止と、間にある滑液包も）が前腕の2本の骨の間を通る余地がある。回内の最終域では、橈骨粗面が軟部組織から外側方向に押し出されているのを感じられるので、局所の治療介入のためにアクセスできる。完全に回外した場合、橈骨粗面は前を向き、肘窩の奥で触診できる。

軟部組織の損傷は、肘関節領域の理学療法において最もよくある不調の1つである。上腕骨外側上顆で始まる筋の名前と位置に関する知識は、療法士の解剖学的スキルでは欠かせない。触診する筋についてはこの章でくわしく後述する。現段階では、興味深い面をいくつか紹介

するにとどめておく。

上腕骨外側上顆にある筋の起始

　90度に屈曲したとき、肘外側の筋は互いにほぼ平行になる（図3.3）。臨床的には目立たないが、腕橈骨筋（上腕骨の外縁）と長橈側手根伸筋（内側上顆上稜）は同じ線上で始まる。外側上顆から直接始まる筋もいくつかある。それらの腱は互いに合流し、腕橈骨包に接触することが多い――短橈側手根伸筋、指伸筋、尺側手根伸筋、肘筋である。起始の正確な位置に関する知識は、ラボックにあるテキサス工科大学のOmer Matthijsによる標本研究をもとにしている。短橈側手根伸筋は、付着の腱障害や腱症（テニス肘）など軟部組織の過敏によって最もよく痛みを感じる構造の1つである。ここは治療の際に伸展することもある。しかし、これまで使われてきた伸展ポジション（肘の伸展と、手関節の回内、屈曲、尺側外転）は、筋節の伸長に最適なポジションではなかった。1997年、Lieber et al.は伸展が伸張するポジションではないことを述べ、Ljung et al.は短橈側手根伸筋の伸長に回内は寄与しないという考えを支持した（Ljung et al 1999）。通常の伸張ポジションで得られる引っ張られる感覚は、橈骨神経浅枝を伸張しても生じる。尺側手根伸筋、肘筋、回外筋も外側上顆から始まるが、肘では臨床的には目立たない。

上腕骨内側上顆にある筋の起始

　手関節の屈曲に寄与する上腕の浅層筋の一部は、内側上顆の遠位端にある合同腱部分（起始部）で始まる（図3.4）。それは、橈側手根屈筋、長掌筋、尺側手根屈筋、より深部にある浅指屈筋の上腕尺骨頭である。最長1cmの起始部は、肘内側の痛みの原因になりうる（ゴルフ肘）。円回内筋だけは別で、上顆前面の稜から始まる。肘関節から数cm遠位では、上腕二頭筋から前腕の筋膜に向けて腱性の鋭い縁構造が放射している。これが上腕二頭筋腱膜である（図3.12を参照）。

神経構造

　関節を治療目的で診察するとき、神経構造には特別な役割があるため、鑑別診断では大いに関心が高まる。そのため前腕と手を支配する主な3つの神経（正中神経、橈骨神経、尺骨神経）が肘関節を必ず通ることに気づくのが重要である（図3.5）。それには、ボトルネックとなりうる筋の経路1つ以上に手を走らせ、神経を圧迫しなければならない。だから末梢神経の圧迫は、テニス肘やゴルフ肘など深刻にとらえるべき軟部組織の過敏の代わりとなる。

　橈骨神経は、橈骨神経溝を上腕骨に沿って後ろに走行し、肘関節を前側でまたぎ、回外筋の2つの部位を通る。

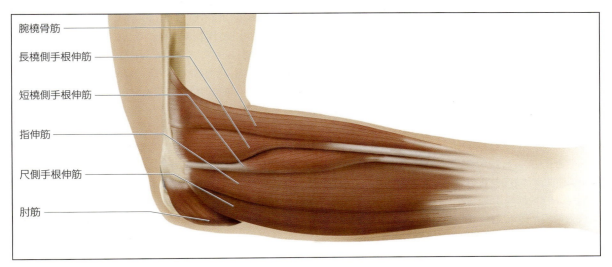

図3.3　筋の局所解剖学―外側（橈側）

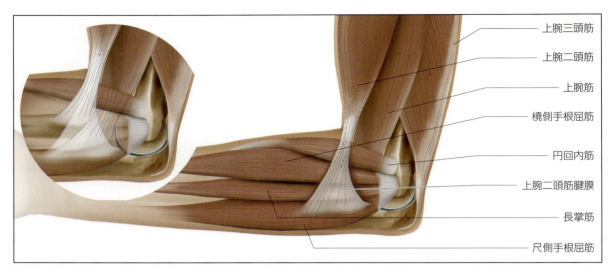

図3.4　筋の局所解剖学—内側（尺側）

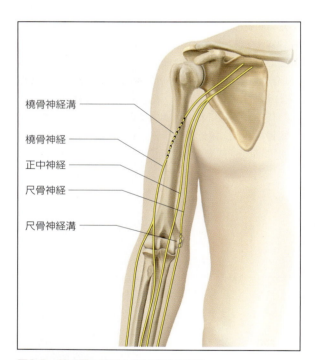

図3.5　腕の最も重要な末梢神経の経路

　血管と正中神経は、上腕二頭筋内側の軟部組織の溝——結節間溝にある。**正中神経**は肘関節の真ん中を肘窩で通り、円回内筋の2つの筋腹を貫く。

　尺骨神経が通る溝は、肘の神経経路では最もよく知られている。尺骨神経は腕の大きな末梢神経で唯一、肘を後ろ側でまたぐ。ほとんど知られていないが、肘部管の入口で神経が圧迫されることがある。Andreisek et al.（2006）は、上肢の神経圧迫症候群のなかで2番目によくあるものとして、肘部管症候群をあげている。たとえば強い屈曲という生理学的な例のように、肘部管を軽く圧迫しただけでも容量は明らかに小さくなる。Granaは2001年の単行書で、アメリカの投球競技選手の肘内側の痛みでは、肘部管症候群は内側上顆障害に続き2番目によくある原因だと記している。この症状は100年も前から知られていたが、1958年に初めて名前をつけたのはFeindelとStratfordである（Robertson and Saratsiotis 2005）。

　肘部管の非常に詳しい内容は、O'Driscoll et al.の著書に記されている（1991b）。基部は滑車と内側上顆の間の尺骨神経溝にある。管の床は、腕尺関節包とその内部を走行する内側側副靱帯で形成される（Robertson and Saratsiotis 2005）。天井は外側上顆から生じる尺側手根屈筋の上腕骨頭と尺骨頭、そして肘頭が形成する。これらは全長3cmの三角形を形成し、その上を深部の腱膜が広がり、管を覆っている。O'Driscoll et al.の標本の70％では、近位の境界は約4mmの靱帯様の支帯（肘部管の支帯、別名オズボーン靱帯）で形成されていた。これは上顆と肘頭の間に広がっている。支帯がある場合は90％の確率で触診できる。屈曲が増すとこの支帯は硬くなり、肘部管への圧を20倍にまで高める（Polatsch et al., 2007）。伸展の場合はゆるむ。支帯があると神経圧迫障害の可能性がともなう。支帯がない場合は尺骨神経が内側上顆を越えて前方にずれ、摩擦による神経炎を起こす可能性がある。さらに近位では、尺骨神経が上腕三頭筋で圧迫されるかもしれない。

全体の定位――前面

肘窩の境界

体表解剖学は、肘の屈曲部の前面で始まる（肘窩）。ここから内側の構造を触診し、次に肘の外側、最後に後面の構造へ進む。肘窩は三角形で、その境界を形成するのは次の構造である（図3.6）：
- 近位は上腕二頭筋と上腕筋の筋腹と腱（1）
- 外側は腕橈骨筋（2）
- 内側は円回内筋（3）

上腕動脈と正中神経は、上腕二頭筋腱膜の下で肘窩内を前腕の中ほどまで走行する（図3.11と図3.13を参照）。さらに進むと、上腕二頭筋と上腕筋の丸い腱が前腕の骨の対応する結節に停止する。

局所の触診――前面

触診する構造の概観
- 上腕骨――内側幹
- 上腕二頭筋
- 神経血管束
  - 上腕動脈
  - 正中神経
- 上腕筋
- 円回内筋
- 腕橈骨筋
- 上橈尺関節

触診プロセスのまとめ

肘の屈曲部を構成する様々な構造は、詳しく触診すると見つかる。まずは上腕骨内側から始め、肘窩で終える。

上腕内側の構造は、2方向へ追うことができる：
- まず肘窩内を下方前方へ触診する
- 内側上顆へ向かって内側を遠位に触診する方法は後述する

特に、内側にある神経や血管の束を探すと、肘関節の前面へ導いてくれる。

最後に、肘窩の個々の構造には個人差がある。

最初のポジション

以下の最初のポジション（SP）は練習に最適である（図3.7）。患者はスツールに座り、療法士はその脇の治療台に座る。患者の肘を療法士の大腿で支える。肘関節は曲

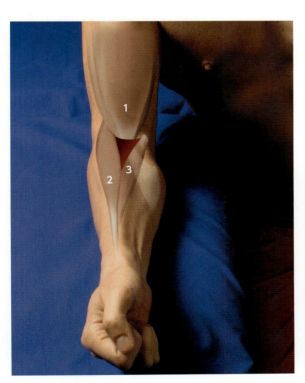

図3.6　肘窩の位置と境界

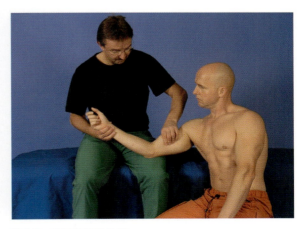

図3.7　前面の触診のSP

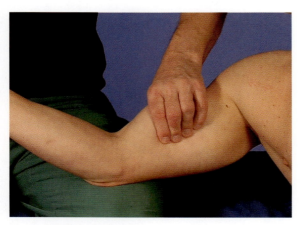

図3.8 詳細

げて、回内と回外の中間に置く。肘の屈曲部をつねに上に向け、上腕を中間位にする（図3.8）。

上腕骨内側と肘窩を触診する際、このめずらしいSPには2つの利点がある：
- 触診する領域に自由にアクセスできる
- 肘関節をほかのポジションに置きやすい

2つめの点は、関節の運動を使って触診を確かめるときや、ある筋や神経が最初は伸びて、張っているときに有効である。

最初のポジションの代案

もちろん、ほかのポジションでも以下の構造に到達することはできる。それでも、肘関節を取り囲む軟部組織をねじらないようにし、肘そのもののポジションを修正できるようにするために、つねに注意すること。肘関節をしっかり保持し、一方の手で上腕内側と肘の屈曲部に自由にアクセスできれば、自分の上腕を触診することも可能である（図3.9）。

各構造の触診

上腕—内側幹

肘の屈曲部前面の触診はかなり近位から始め、肘窩の境界に確実にアクセスできるようにする。上腕内側を触診するときは、上腕三頭筋を自由にたらし、全体的にゆるむようにすること。

テクニック

上腕骨幹内外側という広い領域は、肘の前面の屈筋と上腕三頭筋の間からアクセスできる。それには、屈筋の塊に手をフラットにつけて少し持ち上げ、指腹で少し、深めの圧をかける（図3.10）。

この触診テクニックを使うと上腕骨幹をすばやく見つけられるほか、複数の薄い構造が骨幹に沿って走行していることを観察できる。上腕の横断触診、つまり前後方向への触診をここで使う。後ろへ触診すると、上腕三頭筋の軟部組織に出会う。これは極めて硬い筋間中隔によって屈筋側と隔てられている。

> **ヒント：** これらの構造には神経と血管がともなうので、触診はフラットに行い、適度な圧をかけること。上腕骨と神経血管束は、腋窩から前腕遠位にかけての上腕のほぼどこからも簡単にアクセスできる。

上腕二頭筋

一般に上腕二頭筋の輪郭は、軽い抵抗に抗して筋を収

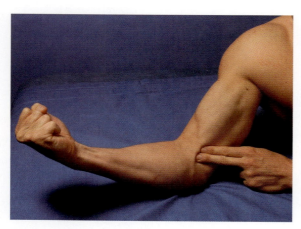

図3.9 腕の自己触診—練習用

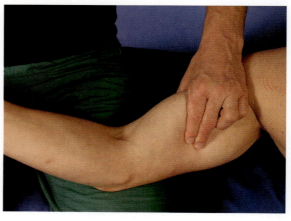

図3.10 上腕内側の触診

局所の触診―前面　59

縮させたときにとてもよくわかる。内側縁が神経血管束や肘窩のいくつかの構造に導いてくれる。

テクニック
上腕二頭筋腱膜

　筋を軽く収縮しつづけながら、上腕二頭筋の筋腱接合部を探す（**図3.11**）。筋腹は遠位で細くなって2本の腱に分かれ、それぞれ別方向に走行する。内側にひっかけると極めて鋭い縁があるが、前面を触診すると平らで広く、粗い膠原性の皿のように感じる（上腕二頭筋腱膜）。遠位内側へたどれるが、円回内筋の筋腹を覆う前腕の筋膜で見失う（**図3.11**と**図3.12**）。

上腕二頭筋腱

　上腕二頭筋の筋腱接合部を外側からひっかけると、上腕二頭筋の主な腱に到達できる。前述したSPで等尺収縮と回外を加えると、さらに腱を感じやすくなる。腱を遠位に順に横断触診していくと、触診する指が肘窩の遠位端に到達する。

橈骨粗面

　橈骨粗面に到達するには、圧を高めながら上腕二頭筋腱を深部の、肘窩の床までたどる。患者が等尺性屈曲を

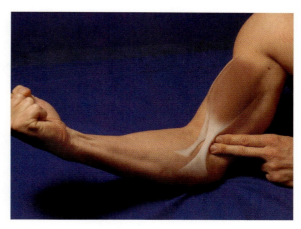

図3.12　上腕二頭筋腱膜と上腕動脈―自己触診

維持しながら前腕を回内すると、腱は消える。等尺性屈曲しながら回外すると、腱が再び現れ、より簡単に触れられる。一方、橈骨粗面自体には筋活動をしなくても到達できる。前腕を他動的に回内・回外することで、位置を特定できたかどうかを確認できる。回外すると、粗面から触診する指に圧がかかるのが感じられる。腱の停止はここで見つかる。回内すると、橈骨の周囲を包み、前腕の2本の腕の間を通って後方へ行く。そこで、同じレベルに投影して感じることができる（回内の最終域で、橈骨頭から指の幅2-3本分遠位にある）。

> **ヒント：** 腱と停止の触診は、誘発する診断用のテクニックとして使える。収縮によって肘の屈曲部前面の痛みが誘発されるときは、停止に腱障害がある。他動的に回内すると、粗面とそこに付着する軟部組織の問題のある経路がわかる。普通は、停止する腱と粗面の間の滑液包が腫れているからである（二頭筋橈骨包）。

神経血管束

　前腕と手を支配する末梢の2本の重要な運動神経と、2本の大きな血管は、上腕内側領域を通る（**図3.13**）：

- 正中神経
- 尺骨神経
- 上腕動脈
- 尺側皮静脈

　尺側皮静脈、上腕深動脈、正中神経は神経血管束を形成し、上腕全域で触診できる。尺骨神経も上腕の中ほどまではこの束に含まれるが、そこから分岐し、後方内側で肘関節をまたぐ。

　他の構造（正中神経と両血管）が上腕を走行するとき

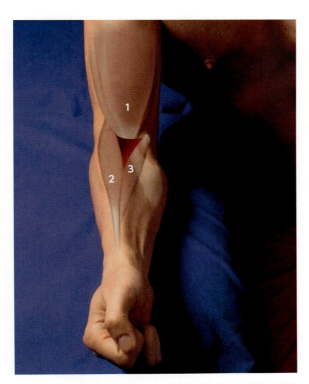

図3.11　上腕二頭筋腱膜とその周辺　(1) 上腕二頭筋、(2) 腕橈骨筋、(3) 円回内筋

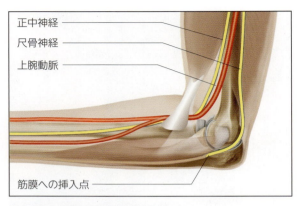

図3.13　神経と血管—内側（尺側）

は、まず結節間溝を通ってから前方内側に向かい（肘窩を通り）、肘関節を越えて前腕にいく。

これらは縦方向の構造で、上腕内側の横断触診で観察できる。

テクニック
上腕動脈

患者には、肘を中程度に等尺性屈曲し、回内した状態を維持するよう指示する。上腕と同じ横断触診テクニックを使う（図3.10を参照）。神経血管束は上腕二頭筋内側縁のやや後方の、軟部組織の溝である結節間溝で見つかる。つまり、触診する指をやや曲げ、指腹でこれらの構造に触れられるようにする。

筋をもう一度弛緩させると、上腕動脈の脈が中程度のフラットな圧として感じられる。これは肘窩まで簡単に遠位にたどれる。上腕動脈は上腕二頭筋腱膜の下を通り、肘窩の中ほどに向かう（図3.12を参照）。その後、橈骨動脈と尺骨動脈に分かれ、前腕遠位の手関節の近くに到達するまで触診では見つけられなくなる。

血圧は通常、血圧計と聴診器を使い、上腕動脈が上腕二頭筋腱膜の下を通る直前で測定する。

> ヒント：上腕動脈を見つけたかどうか自信がないときは、手関節の脈をとってから、上腕動脈がありそうなポイントの圧を高めると、触診を確認できる。予想したポイントが正しければ、手関節の脈は弱まる。深刻な血管疾患の場合を除けば、短時間圧を加えても患者へのリスクはない。

正中神経

正中神経は、肘窩の直前まで動脈の横にある。まず、上腕二頭筋腱膜の下を走行するが、まれにこれが神経を刺激することがある。前腕内側を通る前に、神経は円回内筋の尺骨頭と上腕骨頭の間を通る。この筋が非常に硬いと、正中神経の圧迫性ニューロパシーが生じることがある。

上腕にもう少し圧をかけると、上腕内側を横断触診する指の下で神経が前後に転がる（図3.10を参照）。この感触は、神経構造の触診ではよく得られる。

> ヒント：正中神経と、平行する血管の区別はわりに簡単である。当然ながら、神経は脈打たないうえ、手関節の橈骨動脈波に変化ももたらさない。神経の位置と経路は神経を触診すれば確認できる。交互に緊張と弛緩の下に置かれるからだ。末梢神経は普通、短時間の軽い圧にはかなりよく耐えるので、患者にリスクがおよぶことはない。圧をかけると、末梢に蟻走感が生じることがある。
> このSPでは、正中神経は肘の伸展と、必要であれば手関節の伸展を使って緊張下に置かれる。触診する指の下ではゆるんでくる。

上腕筋

まず、内側にある上腕二頭筋の筋腱移行部に戻る。筋腱移行部から内側上顆（図3.23を参照）まで想像上のラインを引き、そのラインに沿って前から内側に進むと、まず上腕動脈と正中神経に到達する。これらの下の、内側へのライン上に上腕筋の筋腹の一部があり、円回内筋の下にある尺骨粗面に続く。上腕二頭筋の筋腱移行部に出会うと思われるポイントに、前面から指1-2本の腹をフラットに当てる（図はない）。屈曲した筋を交互に収縮・弛緩させることで位置を確認する。

円回内筋

肘窩の内側を形成するのは、円回内筋の外側縁である。この筋は上腕二頭筋腱膜の触診ですでに見つけている（図3.11と図3.12を参照）。これは上腕骨内側上顆の近位で始まり（図3.23を参照）、前腕を近位でまたいで橈骨幹に載る（図3.14）。

テクニック

上腕筋の筋腹を遠位にたどると、円回内筋の外側縁に出会う。特定できたかどうかを確認するには、ある程度の圧をかけ、患者に自動で最終域まで回内してもらう。円回内筋の縁は肘窩の端まで遠位にたどれるが、その後は腕橈骨筋の筋腹の下に隠れる。

腕橈骨筋

橈骨神経に支配された肘関節の屈筋はこの筋だけである。細い筋腹は肘窩の外側縁を形成する（図3.15）。回

局所の触診—内側　**61**

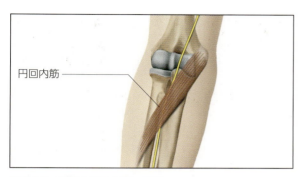

図 3.14　円回内筋の位置—前面

内／回外の中間位で抵抗に抗って収縮、屈曲するときに、特に見分けやすくなる。

テクニック

つねに収縮している筋腹の内側縁を近位にたどると、触診する指は上腕骨外側の遠位 1/3、上腕骨外縁に導かれ、橈骨神経を触診できる（図 3.39 を参照）。等尺でしっかり緊張させると、上腕外側の軟部組織を引っ張ってフラットにし、通常は筋の付着と同じ層でわかりやすいくぼみを形成する。

上橈尺関節

腕橈骨筋の内側縁は、肘窩にある橈骨頭と尺骨の連結の正確な目印になる（図 3.15）。

テクニック

触診する指を 1 本、肘窩の中ほどの、上腕二頭筋腱外側と腕橈骨筋内側の間に置く。肘窩とそのやや外側にしっかり深く圧をかけると、前腕をひっくり返したときに橈骨頭の運動を感じられる。こうすると、上橈尺関節の位置が想像できるだろう。橈骨頭の高さの、腕橈骨筋内側縁上である。

評価と治療のヒント

- 上腕内側の神経血管束の正確な位置を知ることは、どの療法士にとってもとても重要である。触診の講座で初めてこれらの構造の位置と大きさを知った同僚は、これらの構造が簡単に到達でき、だからこそ簡単に圧迫できることに驚く
- 典型的なマッサージ療法、水中マッサージ、徒手療法のテクニックのいずれを使うにしても、上腕内側と肘の屈曲部を保護し、圧がかかりつづけたり緊張したりしないようにすること。特定の領域に、局所的に正確にかける場合は例外である
- 上腕二頭筋腱の経路をよく知っておくと、停止に腱障害や滑液嚢炎があるかどうかを確認するときにとても役立つ
- 診断や治療のために尺骨や上腕骨に対して橈骨頭をずらす運動は、徒手療法士がみな使う手法の 1 つである。橈骨頭がどこまで内側に伸び、尺骨とどう境界を作るかを知ると、正しいテクニックが使えるようになる。これらのテストは、腕尺関節の固定とともに、関節包の運動低下やゆるみを確認するために使われる。上橈尺関節（図 3.16）では、尺骨を固定すると、ゆるみだけを確認できる

局所の触診——内側

触診する構造の概観
- 上腕骨—内側縁
- 尺骨神経
- 尺骨神経溝と肘部管
- 上腕の内側上顆上稜と内側上顆
- 内側上顆の付着部、起始部、円回内筋
- 外上顆炎があるときの差別化
- 前腕の簡易的な定位

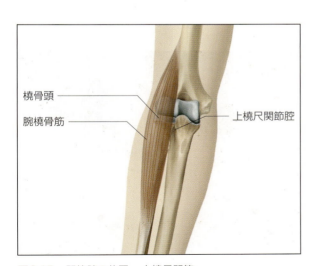

図 3.15　関節腔の位置—上橈尺関節

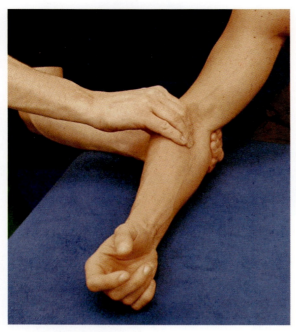

図3.16　上橈尺関節のゆるみテスト

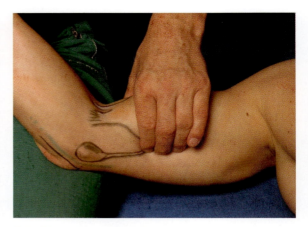

図3.17　上腕骨幹内側の触診

触診プロセスのまとめ

局所の触診をふたたび上腕骨幹内側面から始める。以前に探した神経血管束の神経構造はすでに位置が確認されたので、経路を前腕までたどる。

すると骨と筋構造が現れる。内側上顆炎の場合は、これらの構造の位置を特定し、互いに区別することに特に関心が向けられる。

Hoppenfeld（1992）は、シンプルで役立つテクニックを使い、内側上顆から始まる前腕の筋の位置を視覚化した。これについてはこの項の最後に紹介する。

最初のポジション

前面の触診のなかから練習用SPまたはSPの代案を使うとよい（図3.7を参照）。療法士は治療台に座り、患者は治療台の前に置いたスツールに座る。患者の肘を療法士の大腿に載せる。肩を屈曲し、やや外転する。肘関節を屈曲し、回内と回外の中間位に置く。

各構造の触診

上腕—内側縁

内側の局所の触診は、上腕骨幹内側に戻すところから始める（図3.17）。

テクニック

療法士は、フラットな横断テクニックを使うことで、わずかな軟部組織の下にある骨幹を感じ取ろうとすること。つかみ方は、前面の局所の触診ですでに詳しく述べた。以下のテクニックのなかには、上腕を下からつかむほうがいいものがある。定位のためには、すでに触診で見つけてある、上腕骨内側縁の結節間溝にある神経血管束内側の構造を探すとよい（図3.18）。

尺骨神経

上腕を半分ほど下りたところで、尺骨神経は神経血管束のほかの構造から分離する。そして上腕三頭筋に沿って後方に走行し、筋間中隔内側を通る（図3.19と図3.20）。この経路は約8cmである（Grana, 2001）。尺骨神経は尺骨神経溝を通り（肘部管の始まり）、後面で肘関節をま

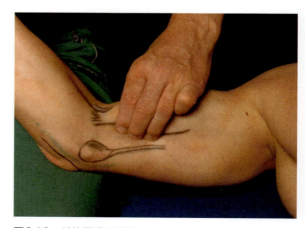

図3.18　結節間溝の触診

局所の触診―内側 **63**

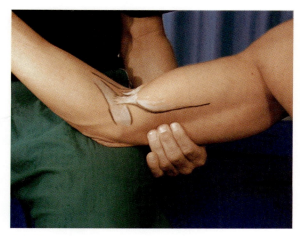

図3.19　溝の近位での尺骨神経の触診

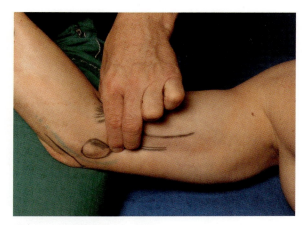

図3.20　筋間中隔内側の触診

> **ヒント**：尺骨神経を見つけたと確信できるのは、熟練の療法士だけである。自信をもつには、以下の方法を使う必要が生じることもある。肘を他動的に屈曲して尺骨を張らせ、必要であれば手関節も伸展する。すると触診するときに神経がゆるみ、指先の下で転がすと末梢神経の典型的な感触を得られる。

尺骨神経溝と肘部管

尺骨神経溝は目立って飛び出している内側上顆の後面で触れられる。尺骨神経は小さな動脈とともにこの溝のなかにある。

テクニック

尺骨神経は、肘を適度に屈曲しているときに（約40-70度）横断触診をすると最もよく触れられる。さらに屈曲すると尺骨神経は張り、触診する指を溝から外に押す。特に肘が屈曲しているときは、とがった物でしか尺骨神経を叩けないことがわかっている。ここでは習慣や外傷による神経のサブラクセーションが観察されることがある。

尺骨神経は上腕内側のもっと近位までたどることができる。遠位では、上顆の高さで肘部管に入るため、簡単に感じることはできない（**図3.21**）。70％の症例で、上顆から肘頭まで走行する神経の経路を横断する靭帯性の支帯が、肘部管の入口の目印になる。溝のなかの神経は屈曲度を高めると収縮し、固定され、伸展するとゆるむ。触診する指を上顆と肘頭の間（腕尺溝）に置き、指腹を神経に置き、指先を遠位に向けると、支帯を押し、その経路を感じることができる。最適な最初のポジションは、70-90％の屈曲である。支帯のすぐ遠位を横断触診すると神経は約3cm先を通り、尺側手根屈筋の腱膜を通って下方に向かい、尺側手根屈筋と深指屈筋の間で消える。豆状骨に至る前腕尺側の経路は、局所解剖学により知ることができ

たぎ、尺骨に向かって前腕の遠位方向にある尺側手根屈筋と深指屈筋の間を走行し（Polatsch et al., 2007）、前腕の遠位でようやくまた触れられる（第4章の手、特に**図4.71**を参照）。

テクニック

触診する指を上腕骨幹内側から後方に動かす。上腕三頭筋の筋腹は、起始の広がった膜様の表面として筋間中隔を使っている。どちらも軽く等尺性伸展すると感じることができる。尺骨神経は筋間中隔と上腕三頭筋に対して前側から触診できる。神経の真上を横断触診すると、典型的な転がるような感覚が触診する指に得られる。神経は遠位後方に向かい、横断触診すると内側上顆までたどれる。

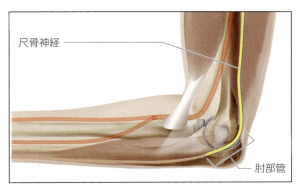

図3.21　尺骨神経溝と肘部管の経路

る。豆状骨に来ると、また触診できる。

　肘部管の床は、その経路の一部で触れることもできる。腕尺溝に指を置き、尺骨神経を越えた外側の尺骨に指先を向ける。肘頭内側表面は近位にも遠位にもたどれる。この表面の最前面の境界には腕尺関節包があり、インピンジメントを起こすことがよくある。

上腕骨の内側上顆上稜と内側上顆

テクニック

　触診はもう一度、上腕骨幹内側から始め、遠位方向に順番に骨をたどる。上腕骨が次第に幅広くなり、鋭い縁をもつことをはっきり感じられる。鋭い縁の内側上顆上稜により、よく発達した内側上顆の先端に触診が導かれる。ここが、この領域の筋の付着を触診するための最初のポイントとなる。

内側上顆の付着部（円回内筋、手関節屈筋群起始部）

　筋の付着2カ所の触診は、内側上顆の先端から始める。

テクニック
円回内筋

　先端から肘窩に向かって前方に指を滑らせると、骨稜をはっきり感じられる。これが円回内筋の付着である（**図3.22**）。自動的に回内したときに、触診する指が稜から離れたら、円回内筋を正しく特定できたことがわかる。円回内筋はほとんど上顆炎を起こさない（投球競技の選手を除く；Grana, 2001）。筋腹が長期にわたって緊張すると、この筋を通る正中神経に危険がおよぶ。

手関節屈筋群起始部

　内側上顆から手関節に向かい、遠位に指を滑らせると、幅約1cmのゆるく、丸い構造を感じられる（**図3.23**）。この構造は、すぐに柔らかい筋組織に変わる。起始の共通腱（手関節屈筋群起始部）は、3つの腱が内側上顆の遠位端で集合することで形成される。その3つとは手の橈側手根屈筋、尺側手根屈筋、それに長掌筋である（**図3.24**）。浅指屈筋の上腕骨頭は、組織の深部で手関節屈筋群起始部に加わる（触診できない）。

> **ヒント**：筋活動により、正しい位置を確認できる。患者が抵抗に抗って手関節や指を曲げたとき、腱にかかる緊張はすぐに逆圧になる。

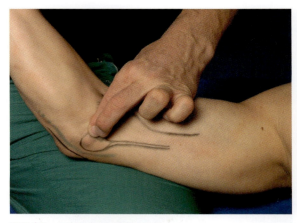

図3.22　円回内筋の起始の触診

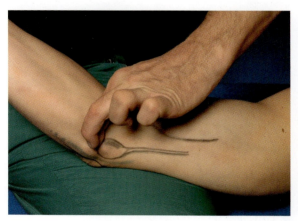

図3.23　内側上顆遠位端の触診

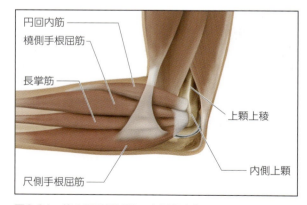

図3.24　筋の局所解剖学—内側（尺側）

その他のテクニック
手関節屈筋群起始部

手関節屈筋群起始部の寸法は、さらに2つのテクニックを使うと視覚化できる。

1つめのテクニックは、横断触診を使い、腱と腱筋接合部の厚みを判断することである（**図3.25**）。患者の肩をわずかに外旋させ、この領域を評価しやすくしてもよい。

2つめのテクニックは、示指を両端の腱に置くことで、手関節屈筋群起始部の寸法を測るものである（**図3.26**）。ここでも、指や手関節の屈筋を適度に活動させると、腱の位置特定がしやすい。

上顆炎があるときの区別

内側上顆に付着する筋構造は、ゴルフ肘症候群に関連する症状の原因になる。Winkel（2004）は、主として上記の走行に沿って生じる損傷の位置によって異なる3つの上顆炎について述べた。これらのテクニックは、評価や治療のために診断的誘発をするときに使われる。その目的は、まず最も痛むポイントを見つけ、次にこの領域をシライアクスの横断摩擦など、適切な理学療法の手法で治療することである。

内側上顆炎のタイプ

タイプⅠ＝内側上顆の遠位端にある屈筋の共通起始。炎症性の付着腱障害が多い

タイプⅡ＝手関節屈筋群起始部の腱。腱症として現れる傾向がある（ゴルフ肘によって生じる頻度が高い）

タイプⅢ＝筋腱接合部。主に炎症。

テクニック
タイプⅠ

上顆の真上にある頑丈な手関節屈筋群起始部の付着に到達するには、指腹を上顆の遠位端に向けるテクニックを使う（**図3.27**）。この場合、近位にあるほうの手の示指腹を使う。

屈筋の両端を近づけて腱を弛緩させ、付着に自由に触れられるようにする。それには、患者の手を他動的に屈曲のポジションに動かす。

示指の側面を腱に押しつけ、示指腹を上顆に向けて圧をかける。必要な場合は、中指を示指の上に載せて支え

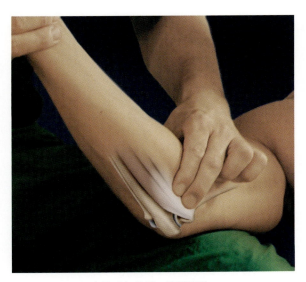

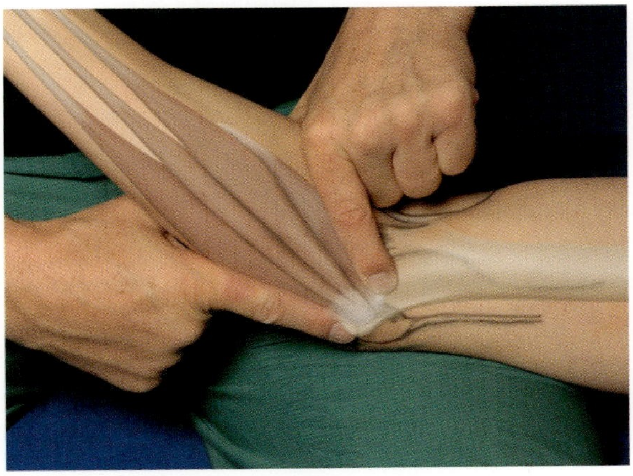

図3.25　手関節屈筋群起始部の横断診断

図3.26　手関節屈筋群起始部の境界

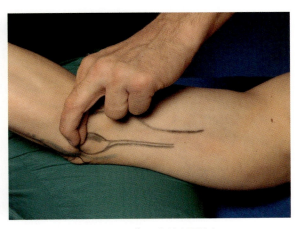

図3.27　横断摩擦―タイプⅠの内側上顆障害

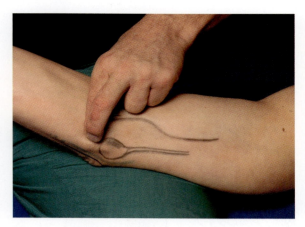

図3.28　横断摩擦—タイプIIの内側上顆障害

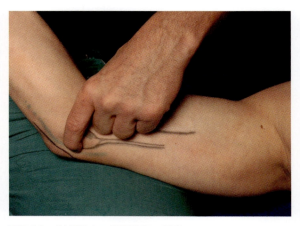

図3.29　肘部管内の尺骨神経の触診

る。示指のこのポーズを維持し、圧を高め、後方から前方に（肘窩に向かって）動かす。この位置で上顆炎があったら、患者は痛みを報告して確認する。

タイプIIとタイプIII

今度は前腕近位を回転させ、示指腹で幅約1cmの腱を真上から押してみる（**図3.28**）。直接圧迫は触診中に腱にかける。運動の方向は同じままである。

筋腱接合部にアクセスしたい場合は、触診する指を約1cmさらに遠位に滑らせる。

筋腱接合部（タイプIII）は筋そのもの（タイプII）よりかなり広く、柔らかいので、区別できる。

> **ヒント**：腱と筋腱接合部はまず張らせておき、これらの構造が触診中に組織に深く押しつけられるのを予防する。それには、手関節と肘を伸展させるのが理想的である。

> **注意**：尺骨神経は付着、腱、筋腱接合部から1cm離れた肘部管のなかを、これらの構造と平行に走る（**図3.29**）。付着などの位置を正確に特定すれば、このテクニックによって生じる痛みが本当に上顆炎に由来するものだということが療法士にわかる。これらの構造が神経に触れていないかどうかは、このテクニックを正確に、小さな運動で行ったときにしかわからない。

前腕の簡易的な定位

前述したように、内側上顆で見つかる筋は以下である：

- 尺側手根屈筋（尺骨から手関節まで走行する）
- 長掌筋（中央にある。浅層を手関節まで走行する）
- 浅指屈筋の上腕尺骨頭（中央にある。手関節まで組織内を深く走行する）
- 橈側手根屈筋（橈骨のほうに斜めに走行してから、手関節に下りる）
- 円回内筋（橈骨のほうに斜めに走行する）

これらの筋に属する腱のいくつかは、手関節を触診したときにふたたび出会う。前腕では、筋腹を互いに正確に区別できない。円回内筋を、手関節屈筋群起始部と指の屈筋から区別することしかできない。

テクニック

前腕の筋のポジションや手関節に対するアライメントは、面白い方法で視覚化できる。療法士は事前に自分の腕で試してみるとよい。

触診する前腕を、肘が軽く屈曲する位置に置く。

左手を内側上顆がある位置に置き、母指球と小指球を合わせる。指をやや広げ、前腕に置く。小指を除き、各指が上顆から始まる筋の位置と走行を表している（**図3.30**と**図3.31**）。

局所の触診──外側　67

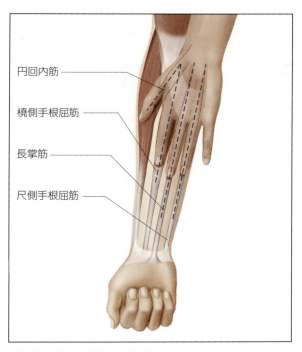

図3.30　前腕の筋の局所解剖学──前面

凡例:
- 円回内筋
- 橈側手根屈筋
- 長掌筋
- 尺側手根屈筋

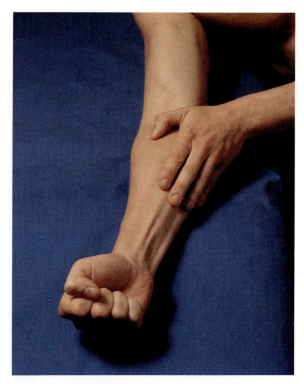

図3.31　前腕の簡易的な定位

ヒント: 筋の実際の位置は、筋収縮を使って確認できる:
- 円回内筋の筋腹は、患者が最終域で強く回内すると、左手の母指の下ではっきりわかる
- 示指は橈側手根屈筋の走行を示す。前腕遠位にある腱は、自動で手関節を屈曲し、手を外転するとはっきりわかる
- 薬指は手関節の尺側手根屈筋の上にある。手関節の屈曲と手の内転を組み合わせると、この筋が動く
- 長掌筋は誰にでもあるものではない。存在する場合は、前腕前面の中央にあり、中指がその位置を示す。詳細は第4章「手」を見ること

評価と治療のヒント

　内側に現れる症状は、腕尺関節の問題か、そこに付着する筋の軟部組織の損傷を表している可能性がある。療法士は治療中、自分がどのタイプの病状を扱っているかにすぐに気づくだろう。他動運動を評価したり、抵抗に抗うテストをしたりすることで、構造を区別する。
　ゴルフ肘として知られる軟部組織の損傷は、指や手関節の屈筋を最大限の抵抗に抗って動かすことで、簡単に確認できる。損傷を受けた構造を正確に特定するには、局所を触診するしかない。ゴルフ肘と肘部管症候群はつねに診断で区別できるようにしておく必要がある。特に、焼けるような、遠位に放射する痛みがあるときは、神経が刺激されている可能性がないか検討すること。正確に触診すれば、筋構造に対する神経の位置が見える。

局所の触診──外側

触診する構造の概観
- 上腕骨──外側縁と筋間中隔外側
- 外側上顆上稜
- 外側上顆と上腕骨外側顆
- 上腕骨小頭と肘筋
- 腕橈関節腔
- 橈骨頭と橈骨頸
- 腕橈骨筋と橈骨神経
- 長橈側手根伸筋
- 短橈側手根伸筋
- 指伸筋
- 尺側手根伸筋

68　3　肘関節

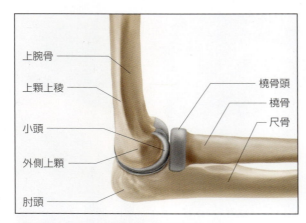

図3.32　骨の局所解剖学—外側(橈側)

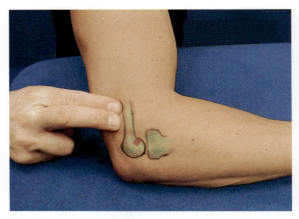

図3.34　上腕骨外側の触診

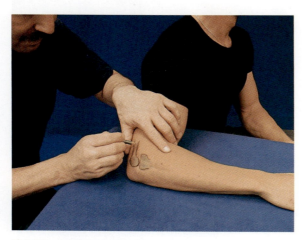

図3.33　外側面の触診のSP

触診プロセスのまとめ

　もう一度上腕を最初のポイントにして、重要な構造を個別に調べる。
　肘外側の触診では、まず腕橈関節の骨の構造に向かう(図3.32)。すると筋構造にアクセスできる。内側も同じである。上顆炎の存在を示す正確な位置を見つけなければならない。

最初のポジション

　腕を治療台に置き、肩を外転させるとよい(45-90度)。肘を約90度屈曲し、回内／回外の中間に置く。療法士は患者の外側に座る(図3.33)。

最も重要な骨性構造の位置を特定する

上腕骨—外側縁と筋間中隔外側

　内側同様、外側でも上腕骨遠位の幅が広がっていることを感じられる。上腕骨は、上腕の下1/3の、屈筋群と伸筋群の間で探す。

テクニック

　指腹を上腕外側にフラットにつけ、横方向に触診する(図3.34)。丸い輪郭の、硬い構造を探すことが目的である(上腕骨幹)。
　上腕骨を探すとき、触診する指は、硬いけれど圧に弾力的に負ける層の上を滑るだろう。これが筋間中隔外側である。内側同様、上腕三頭筋には起始の表面に膜様の広がりがある。中隔は、患者が上腕三頭筋を緊張させ、療法士が前面から筋を触診しようとするときに、特に目立つ。上腕骨は中隔のすぐ前で触診できる。

外側上顆上稜

テクニック

　上腕骨を遠位に向かって横断触診すると、触れたときの丸い感じが鋭い縁に変わる。このとき触診する指は、外側上顆上稜の上に来ていて、これは外側上顆のすぐ近位にある。ここは長橈側手根伸筋の起始で、腕橈骨筋がすぐ近位にある。

上腕骨外側上顆

テクニック

　以下の説明は、上顆の形態学と筋の付着の位置に関

局所の触診―外側　**69**

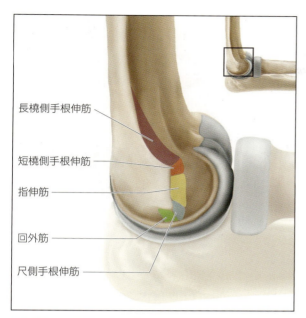

図3.35　上腕骨外側上顆の詳細の解剖学 (after Omer Matthijs)

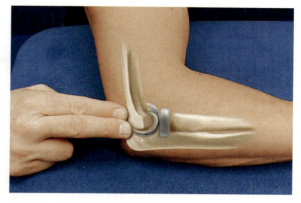

図3.36　上腕骨小頭後面を探す

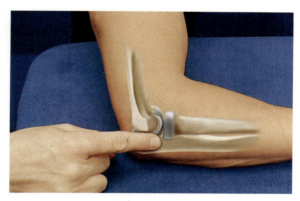

図3.37　腕橈関節と肘筋の触診

する最新の解剖学の知識と正しい解説をもとにしている。**図3.35**は、テキサス工科大学健康科学センターでDr.P.Sizer、Dr. M.Smith、Dr. J.-M.Brisméeが行った大量の肘の標本の解剖をもとに、Omer Matthijsが作成した。このイラストは、Zoner et al.（2010）が行ったMRIによる標本の研究の結果とほぼ同じであり、同じ時期に出版された。

　上顆上稜の鋭い縁はさらに遠位に続く。そして三角形に近い構造へと広がり、外側表面と3つの角をもつ（**図3.35**）。

　上縁（**図3.35**の上）も、長橈側手根伸筋の起始である。前面の平らな縁は、短橈側手根伸筋、指伸筋、小指伸筋、尺側手根伸筋の起始となる。回外筋は、後縁の狭い領域を起始とする。そのすぐ上には、外側の小さな表面のなかでは最大の隆起がある。これが外側上顆である。内側上顆に比べると隆起が小さいが、指腹を使って円を描くように触診すると見つけられる。

　この説明で特に重要な新情報は、短橈側手根伸筋の起始の位置が変わったことである。以前は上顆の上縁から始まると思われ、出版物でもそう記載されてきたが、今では前面から始まることがわかっている。このことは、テニス肘症候群で肘の軟部組織を触診するという重大事に大きな影響を与えた（**図3.47**を参照）。

> **ヒント**：外側上顆の輪郭の正確な定義は、上顆上稜とその2つの延長を遠位方向に順に追えるかどうかにかかっている。それにはそれぞれの縁の上で横断触診をすればよい。遠位の縁を覆う腱はそこに付着しており、明らかにもっと触れにくい。

上腕骨小頭と肘筋

　指1本の指先で適度に圧をかけながら、前縁から肘弯曲部に向かって前方に少し触診すると、丸い凸状の構造に出会う。これが上腕骨小頭の前面である。橈骨頭の縁は遠位方向から始まり、直接骨性の抵抗を与える。

　丸い後方端（**図3.36**）から触診を始め、凸状の構造から後ろに進むと、肘頭外側面に出会う。丸い構造は上腕骨小頭の後ろ部分で、肘関節が屈曲したときにだけその形状を感じられる。

　外側上顆、肘頭外側、腕橈関節後面の間にある外側表面は、肘筋の筋腹で覆われている。伸展時のこの筋の収縮は、筋腹を直接フラットに触診するとよくわかる（**図3.37**）。

腕橈関節腔

腕橈骨関節腔は以下の3つの方法で到達できる：
- 小頭の前面から
- 小頭の後面から
- 外側表面の遠位端から。外側上顆はつねに遠位に向く

触診するとつねに、狭いへこみや隣接する稜に到達するはずだ。そのへこみが関節腔で、稜が橈骨頭である。正しい位置かどうかを確認する方法は以下の通りである：
- **運動による確認**：触診する指の正しい位置は、前腕を他動的に回内／回外すると決定できる。橈骨頭で運動を感じたときは、関節腔の位置を正しく特定している
- **最もシンプルにアクセスできる触診**：外側上顆のある外側表面の遠位端から遠位に動かすことで腕橈関節腔に到達する場合、付着する腱のせいで触診は難しく、関節腔の形を感じるのも難しい。小頭後面から探し始めると、上を覆う伸筋の腱層がなくなり、わりにまっすぐな橈骨頭と凸状の小頭の間にある関節腔が広がっている。腕橈関節腔を探すには、ここが最善のポイントである（図3.37）
- **運動中の触診**：肘のポジションによって関節腔がいかに変化するかがわかっただろう。関節腔は、肘を伸展したときに最も感じやすい。屈曲を強めると小さな橈骨頭が揺れ、小頭にそって前方に滑り、関節包が張るので、小頭が突出して触れられるようになる

橈骨頭と橈骨頸

橈骨近位の輪郭は、以下の項で明らかにする。この構造を初めて感じた学生は、その位置と、特に橈骨頭の寸法に驚くだろう。

テクニック
橈骨頭

触診する指を腕橈関節腔に置き、少しだけ遠位に滑らせる。指腹は橈骨頭と、そのさらに浅層にある橈骨の輪状靱帯の真上に来ているはずだ。

前腕を広い範囲で回旋すると、指の下で橈骨頭が回旋するのを感じられる。橈骨頭は楕円形なので、前腕が回外から回内に移ったときに、指が押される感じをはっきりと感じ取るだろう。

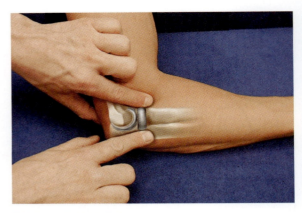

図3.38　橈骨頭の境界

> **ヒント**：軟部組織でそれ以上の触診を阻まれるまで、指を橈骨頭に置いておくことが重要である。この軟部組織は長橈側手根伸筋と腕橈骨筋なので、のちに詳しく取り上げる。今度は示指を使い、橈骨頭の前後面のアクセスできる境界をつかむと、全体の寸法がわかる（図3.38）。何より驚くのはその大きさだろう。橈骨頭は解剖学のイラストや解剖学のモデルで見るよりも、ずっと突出しているからだ。
> 注：橈骨頭は肘窩の奥でもアクセスできる（図3.15を参照）。橈骨頭の全体の寸法を認識し、橈骨頸との違いを判別することは、重要な筋の部位の位置を特定することと並んで、腕橈骨関節と上橈尺関節（図3.16を参照）の徒手療法テクニックの基礎である。

橈骨頸

さらに遠位に行くと橈骨頭が細くなり、頸になる。1本の指腹を当てて橈骨頭の輪郭を触診していた場合は、その指が深く滑り、下がって頸に行くはずだ。このポイントに来ると筋に阻まれるため、橈骨に直接触れることはできない。さらに遠位にある特徴的な構造は橈骨粗面で、回内の最終域でのでっぱりは尺側手根屈筋の筋腹を通じて感じられる（通常は後面）。

腕橈骨筋と橈骨神経

橈骨神経は屈筋側で、肘関節を外側でまたぐ。腕橈骨筋が、触診を導く構造である。

テクニック

上腕の遠位部分から、さらに触診を続ける。腕橈骨筋の筋塊は、上腕骨外側縁にあたるここで顕著になる。肘の屈曲に対して強く抵抗すると、細い筋腹が突出する。内側縁に沿って手を滑らせると、起始に到達する。ここでは活動中の筋が上腕の軟部組織も一緒に引っ張り、浅いく

局所の触診―外側　71

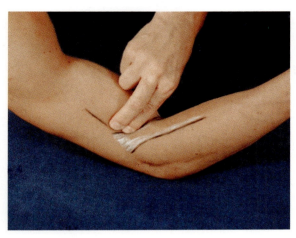

図3.39　橈骨神経の触診

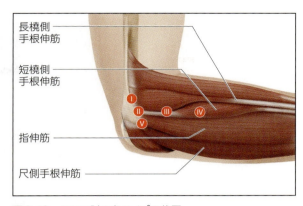

図3.40　テニス肘の各タイプの位置

ぼみを形成する(図3.39)。このすぐ近位の、上腕二頭筋の縁へ移行する部位で深部横断触診をすると、橈骨神経を感じることができる。

> **ヒント:**
> - 末梢神経を触診したときの典型的な感触は、横断触診をして骨に対してやや後方に圧をかけたときに得られる：指の下で神経が前後に転がる感触だ
> - 腕橈骨筋の遠位の浅層には枝がある。手関節から手の幅約1つ分近位では、この枝が前腕の筋膜を貫通し、表面近くにまで来るので、再び感じることができる

筋とその付着の位置特定

前腕後面の外側上顆付近にある筋の付着は、肘外側の痛み、すなわちテニス肘の原因となりうる。ところが、痛みの原因はここだけではない。鑑別診断時は、腕橈関節炎や腕橈関節腔の関節包のひだのインピンジメントも必ず考慮しておくべきである。

軟部組織の過敏の位置を特定するためには、以下の知識が必要である：
- 上腕骨外側遠位の形態学
- 短橈側手根伸筋と指伸筋が共通の平らな腱に合流し、付着する線維。手関節屈筋群起始部についても検討するため
- これらの腱は、腕橈関節の深部の関節包と接している。そのため、肘関節外側の症状の原因が軟部組織なのか関節なのかを確定するのは難しい

外側の付着の腱障害の位置特定(図3.40)

- テニス肘、タイプⅠ：長橈側手根伸筋の付着
- テニス肘、タイプⅡ：短橈側手根伸筋の付着
- テニス肘、タイプⅢ：短橈側手根伸筋の腱
- テニス肘、タイプⅣ：短橈側手根伸筋の筋腱接合部
- テニス肘、タイプⅤ：指伸筋の付着

長橈側手根伸筋

長橈側手根伸筋の筋塊は、上顆上稜でも目立つ。手関節を等尺性収縮し、手を外転して伸展させると、目立って、短く、丸い、そして通常は突出している筋腹を観察できる(図3.41)。

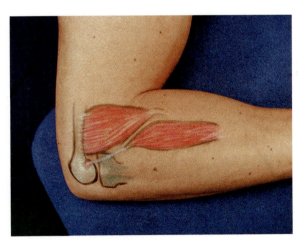

図3.41　手関節外側の伸筋の位置

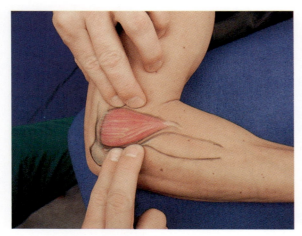

図3.42　長橈側手根伸筋の境界

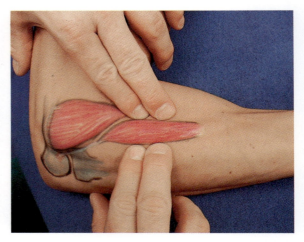

図3.43　短橈側手根伸筋の境界

テクニック

腕橈骨筋の起始にある定位点から（外側縁）、遠位に向かって上顆上稜まで触診する。

どの場合でも、筋の収縮により触診する指が上方、遠方に押される。

Winkel（2004）によると、付着の腱障害はタイプIテニス肘と呼ばれる。筋が見つかったら、さらに収縮すると境界を視覚化できる（図3.42）。

短橈側手根伸筋

上記のSPを使うと、短橈側手根伸筋の細い筋腹の位置を特定できる。これは、長橈側手根伸筋をそのまま伸ばしたところにある。

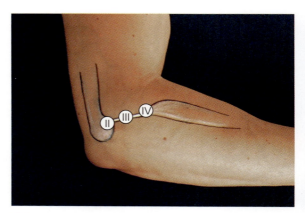

図3.44　テニス肘のタイプⅡ-Ⅳが起きる位置

テクニック

これら2つの筋が収縮しているとき、筋腹の間の接合部に浅いくぼみが感じられる。この浅いくぼみは長橈側手根伸筋の遠位で、短橈側手根伸筋の筋腹が始まるところにある。筋の位置を特定できたら、筋腹の縁に沿って進む（図3.43）。腕橈骨筋が前面の境界を、指伸筋が後面の境界を形成する。起始の腱は、筋腹の近位の開始場所から外側上顆の遠位端まで走行する。テニス肘の原因のうち3つは、短橈側手根伸筋にあるかもしれない（タイプⅡ-Ⅳ、図3.44）。

> **ヒント**：2つの橈側手根伸筋と腕橈骨筋の境界の位置を特定するのは簡単である。自動的に肘の屈曲と手関節の伸展を交互に行えば、位置を確認できる。指伸筋と接する後方の境界はそれほど明確ではなく、相反抑制の助けを借りて位置を特定する。これについては後述する。長短の橈側手根伸筋の腱は、第2区画内で手関節の橈側を平行に走行する。
> 短橈側手根伸筋の筋腹の浅層にある部位だけが、アクセスできる。筋の大部分は組織の深部にあり、隣接する筋に覆われている。

指伸筋

指伸筋は外側上顆の前縁で見つけやすく、筋腹は短橈側手根伸筋と尺側手根伸筋の間で見つかる。

局所の触診―外側　73

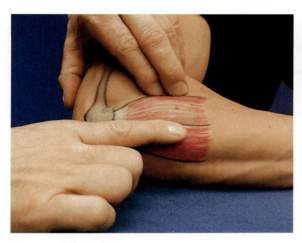

図3.45　指伸筋の境界

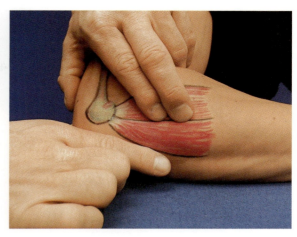

図3.46　尺側手根伸筋の境界

テクニック

周囲の構造と区別するためには、筋を収縮させるだけでいい。療法士は、手のひらに軽い圧をかけることで手関節の屈曲に対抗する。これにより手関節のすべての伸筋が相反抑制される。

指の運動を組み合わせると（ピアノを弾くときのように）、指伸筋の内側と外側を手関節の伸筋とはっきり区別できる（**図3.45**）。

尺側手根伸筋

尺側手根伸筋は、上顆の前縁の遠位面で気づくことができ、尺骨の後縁に沿って遠位に走行する。

テクニック

尺側手根伸筋は、組織の硬さの違いを感じ取れば、尺骨と区別できる。触診する指で直接圧をかけたときに筋から受ける抵抗は柔らかく、骨の抵抗は明らかに硬いからだ。

> **ヒント**：筋全体を視覚化したいときは、患者に手を伸展して収縮することと、尺側に外転することを交互に行うよう頼んでもよい（**図3.46**）。
> 上述したように尺側手根伸筋の外側縁は、手の伸筋を相反抑制し、指の伸筋を収縮することで指伸筋と区別できる。肘外側の症状に起始、腱、筋腱接合部が関与するとは言われていない。この筋は臨床では重視されないようだ。

評価と治療のヒント

タイプⅡテニス肘のための局所の触診テクニック

テニス肘の全タイプの評価と治療の項で、痛みを誘発する横断摩擦テクニックについて言及した。タイプⅡテニス肘（タイプⅤと組み合わせて）は最も起こりやすいので、タイプⅡテニス肘のためのテクニックを以下に説明する。

最初のポジション

このSPで強調したいことが2点ある：
- 患者の腕を治療台の上に置き、肩を軽く外転し、肘を屈曲する
- 肘を治療台の縁から突き出し、全方向から楽に到達できるようにする

療法士は片手で施術し、自由なほうの手は治療台に置いた患者の腕を固定する。

テクニック

治療する手の指腹を肘内側にひっかけながら、肘関節をつかむ。母指で横断摩擦をするので、指腹で固定する（**図3.47**）。

母指腹で外側上顆の前縁に触れる。

前縁にかなりの圧をかけながら、母指を肘弯曲部に向かって進ませる。母指に圧をかけずに先端まで戻すが、皮膚との接触は維持する。短橈側手根伸筋の腱性の起始は、前縁に平らに付着しているため、でっぱりとして触診することはできない。

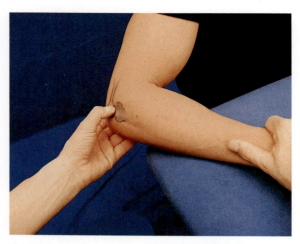

図3.47　タイプIIテニス肘の治療のための横断摩擦

温度と腫れの触診

ほとんど軟部組織で覆われていないのは、肘後面だけである。肘頭部滑液包の腫れに気づき、触診するのは、療法士なら簡単である。関節腔内に熱をもっている場合は、肘のこちら側でしか確認できない。

テクニック

体温測定には手の甲を使う。腫れは指先で探す。関節包の腫れは、肘頭のすぐ内側または外側で見つかる。療法士は指腹を直接関節包の上に置き、やさしく、ゆっくりしたペースで触診する（図3.48）。

腫れた滑液包は裸眼でも簡単に見分けられる。指で直接滑液包を触診すると、滑液が前後に移動する（図3.49）。

テニス肘の症状があるときは、触れられると痛む。そのため、治療中にかける圧の強さは調整すること。治療の管理では、炎症による刺激がある際は痛みを緩和させるというルールを用いる。強度は中程度にし、治療目的の圧は1方向にのみかけること。

ヒント：このテクニックは、たとえ数分でも療法士にとっては大変だろう。強度を必要としない、効率のよいテクニックを使うべきである。母指の関節を動かして摩擦をしてはいけない。支えていない腕をほぼ水平に置き、手関節や腕全体を使って運動をすること。別の手のポジションとして、付着に対して遠位から前後方向に押しても構わない。

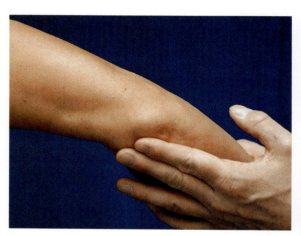

図3.48　肘関節包の触診

全体の定位——上腕後面

触診プロセスのまとめ

肘関節の後面から定位をする目的は以下である：
- 温度と腫れを触診する
- 3つの骨の隆起の関係を判断する

最初のポジション

特別なSPは必要ないが、肘の後面にアクセスできるようにすること。腕のポジションをいろいろ変えることができ、たとえば肩を屈曲、伸展させることもある。

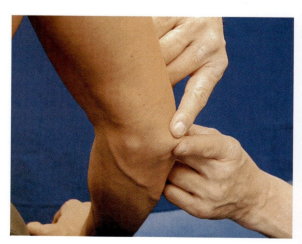

図3.49　肘頭部滑液包—触診テクニック

全体の定位―上腕後面 75

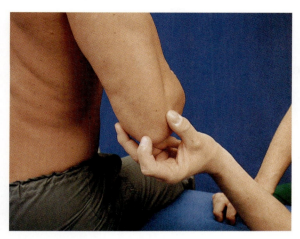

図3.50 骨の参照点の触診

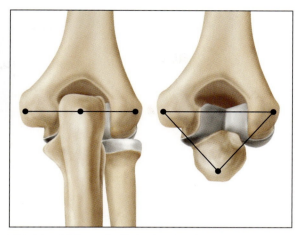

図3.51 伸展および屈曲時の参照点の位置

3つの骨の隆起の関係

さまざまな関節のポジションでの、骨の触診できる領域同士の関係を紹介する。臨床的な参照点は、肘頭の先端と上腕骨の2つの上顆である。

これらのランドマークは、肘を90度屈曲したときは正三角形に、伸展したときは一直線になるはずである（**図3.50**と**図3.51**）。

これら3つの参照点の関係を知ると、骨の各部位の位置の概観がわかる。外傷のある患者を治療するときは、これらの骨のランドマークが生理学的な位置にあるかどうかを知ることが重要である。正常からはずれていることに気づいたときは、動かす前に放射線医学によって明らかにすることを勧める。

練習問題

1. 肘関節の機能面での2つの役割は何か？
2. 肘関節包内にある3つの関節は何か？
3. 肘窩の境界を形成する筋は何か？
4. 前腕の筋膜に放射する上腕二頭筋の内側腱の名前は何か？
5. 外側に引っかけられる上腕二頭筋腱の付着部はどこにあるか？
6. 橈骨粗面を触診できるのはどこか？
7. 結節間溝を走行する血管と神経構造は何か？
8. 上橈尺関節を見つけるためには、触診はどこから始めたらよいか？
9. 内側上顆の手関節屈筋群起始部を形成するのはどの筋か？
10. 手関節屈筋群起始部のすぐ後ろで、内側にすぐに触れる構造は何か？
11. 上腕骨外側遠位の部位の名前を挙げよ
12. 腕橈関節腔を最も明確に感じられるのは、肘がどのポジションのときか？
13. 腕橈関節腔の位置を療法士はどうやって確認するか？
14. 短橈側手根伸筋を指伸筋と区別するには、触診中にどのような神経生理メカニズムを使えばよいか？
15. 正中神経を最も触診しやすいのはどこか？
16. （触れられる筋のなかで）どの筋が外側上顆の真上に来ているか？
17. 肘関節の後面で体温と腫れを触診すると、どのような病変を確認できるか？

4 手

手の重要性と機能	79
この領域の治療でよく使う方法	80
必要とされる解剖学と生体力学の基礎知識	81
全体の定位──背面	85
背面の軟部組織の局所の触診	89
手根骨背面の局所の触診	93
全体の定位──掌側	99
手掌の軟部組織の局所の触診	100
手根骨手掌面の局所の触診	103
練習問題	110

4 手

手の重要性と機能

手や足の**骨の構造**は、長い進化の過程で同じように発達した。現在でも手と足の骨格には多くの類似点が見つかる。直立歩行と二足歩行を獲得したことで上肢の骨格が下肢の骨格と完全に異なるものになったことはよく知られている。

手の機能は主に3つある：つかむ、触れる、ジェスチャー／コミュニケーションである。

上肢の末端の器官である手はよく発達した道具であり、**きわめて精緻な、多様な機能**をもつ。Kapandji（2006）は把持のタイプをいくつかあげている。そのなかで、力強い握りや正確なハンドリングに加え、はさむこと（母指と示指を使った2本指での握り）を最も重要な機能としている。

視覚障害者がさまざまな物の表面、素材、硬さを正確に認識できることにはいつも驚く。手の皮膚、とりわけ指先に機械受容器が高密度に分布しているおかげで、人間はごく狭い領域でも差異を認識するすばらしい能力をもつ（識別能力）。手を支配する感覚神経の大きさは、感覚野における手の部位の存在に投影されている。

手は非言語コミュニケーション、すなわちジェスチャー、模倣、体のポーズにおいて重要な役割を果たす。典型的でよくある国際的に通用するジェスチャーや手の位置は誰もがよく知っている。たとえば母指と示指で円を作り（「O」型）、残りの指をまっすぐに伸ばすか楽にするジェスチャーは、すべて順調ということを示す。

手が多様な機能をもつ理由

- 手関節と指に**数多くの関節**があり、その一部は極めて可動域が大きい。手関節の骨（手根骨）がみごとな相互作用をするのは、手のひらの前後運動（手関節の屈曲と伸展）や横運動（手関節の尺側、橈側へのずらし）の際にすべての骨が3次元運動をするからである。手には2つの関節ライン（橈骨手根関節と手根中手関節）があり、手根骨のおかげで屈曲と伸展で最大180度という驚くような可動域をもつ
- **母指とその他の指の対立**。母指の骨をほかの指の骨に向ける（対立させる）能力は、霊長目に共通する。こ

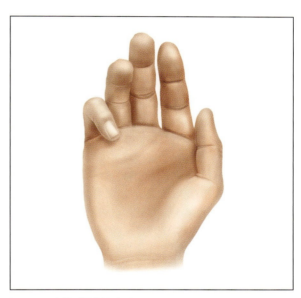

図 4.1　小指が母指を向く

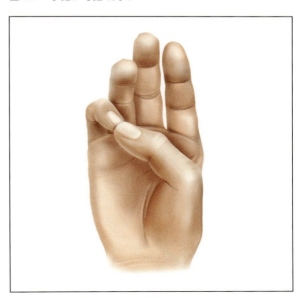

図 4.2　母指と小指の対立

の能力の主たる要因は、特に大菱形骨と、手根骨のほかの骨の空間配置にある。安静時に母指を楽にすると、手掌方向に約35度、橈側に約15度向く（Zancolli et al., 1987）。これら2つの特徴と、母指の特殊な筋活動の組み合わせにより、対立が可能になる。母指だけでなく、その他の指も対立できる。伸展した手の手掌面を見ながら指を1本ずつ曲げると、このことが明らかになる。指を屈曲させると、指先はどれも手根中手関節に向くからだ（図4.1）。母指で小指を触るときにも、指の対立がわかる。母指と小指は、指の側面ではなく腹同士で接触するからである。第5中手骨には、独自の対立筋もある（図4.2）

- **把持の基礎としての安定した骨の中心**。安定した基礎がなければ、可動性、表現、機能面での多様性は実現しない。各種の把握や筋力強化は、手の中心に固定点がなければほぼ不可能だろう。この固定点は手根骨（ここでは手根骨の遠位列を指す）と第2-5中手骨底の移行部（手根中手関節ライン）にある。この領域は、関節性連結の硬さによって特定できる。ぎざぎざの関節ライン、複雑な構造の関節表面、厚みのある靱帯といった解剖学的な要因はすべて、可動性ではなく固定性を示している。手根骨と中手骨の接合部は、骨性の横アーチも形成している。これは足の横アーチと位置も、重要性も、進化発達のポイントも同じである。これが手根管（手根溝）の骨性の基礎である
- **手のひらのしなやかさ**。中手骨の近位端は、互いに、そして手根骨と硬く連結する。遠位は靱帯結合し、互いにとても自由に動く。そのおかげで手のひらは開いて平らにできる——力強い把握には重要——し、丸くすることもできるのだ——指を使った正確なハンドリングに重要。さらに、足底の短い筋とは対照的に、手のひらには干渉する筋塊がない。最後に、補強された手の筋膜（手掌腱膜）は、これを硬くするために特にデザインされた筋（長掌筋）で硬くなる

- **選択的な筋の制御**。主たる運動中枢である中心前回で手が驚くほどの存在感をもつことと、自立運動系の経路として最も新しく発達したことは、機能的多様性の運動面での基礎になっている。機能的に欠かせないはさむ動きだけでも、小さな運動ユニットに基づく微調整されたコーディネーションを必要とする（図4.3）

この領域の治療でよく使う方法

治療が必要な手の症状は無数にあり、手術後、外傷性、非外傷性の症状がほぼすべてそろっている。

骨格のこの部位の特徴は、臨床的に関連する構造が狭い領域に近接していることである。大半の症状の原因は、手根骨またはその付近で探すことになる。前腕や指では非外傷性の不調はめったに見られない。そのため手根骨領域とその周辺の解剖学的構造が、手の正確な触診の大部分を占める。

手のよくある病状

- **関節炎**。主な原因はリウマチや外傷である。関節の炎症は手関節だけでなく、下橈尺関節や第1手根中手関節にも見られる。橈骨や尺骨の症状を鑑別診断する際はこのことにも留意すること
- **可動性の制限**。主な原因は、たとえば骨折後に関節付近を動かさなかったことにある（コリーズ骨折）。可動性に制限がある手を見たときは、制限されたポイントを見つけることが肝要である。療法士は、橈骨手根関節の治療から始めるべきか、局所の手根骨をまず評価すべきか？
- **手の領域の不安定さはよくある原因である**。これはさまざまなポイントで現れる：
  - 手根関節ラインで全体的に：手根骨中部の不安定さの原因は、2列の手根骨の間にある手根中央関節にある（Lichtman, 2006）。橈骨手根関節の手掌側のずれは普通、関節リウマチが原因である
  - 手根骨内に局所的に：ここでは月状骨に注目する。月状骨は、舟状骨と三角骨で作る近位列内にある固有靱帯で固定されている。外傷の結果、これらの靱帯の1つが断裂したら、月状骨はずれる構成要素とともに手掌方向にずれることが多い
  - 下橈尺関節や手根中手関節では、さらなる不安定性も見られる。療法士にとっての課題は、局所の生体力学の知識や、連結する骨の位置を正確に特定することで、原因となるゆるみ、ひいては症状が出た

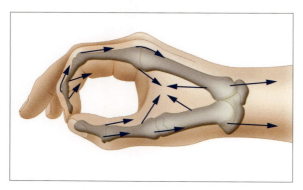

図4.3　はさむ握りの筋制御

理由を見つけることである。このために必要な土台は、局所解剖学と形態学の十分な知識に基づいた、局所体表解剖学の知識である
- **軟部組織の状態**。たとえば区画や手根管などを通る腱の経路や、手関節の長筋の固定点では、オーバーユース症候群が起きやすい。腱鞘炎、筋腱鞘炎、付着の腱障害など、病症の全スペクトラムがここに現れる。背面では、腱は腱区画内を走行する。手掌面では9本の腱と1本の神経が束になり、手根管を通る。この領域の症状は、正確に施術すれば改善することが多い
- **神経圧迫**。肘同様ここでも、3本の太い末梢神経が手関節の管やその近辺で圧迫されることがある。正中神経は手根管内で傷つくことがある。手根管症候群のための各種の誘発テストは、圧迫されたポイントを注意深く特定することを基礎としている。サイクリストは、ギヨン管(「ハンドルバー麻痺」)で尺骨神経を圧迫することがある。橈骨神経は、前腕の筋膜から浅層の組織に入るときに圧迫されることがある

手の体表解剖学の利点は、患者が症状を正確に表現できることである。神経過敏を除けば、関連痛が四肢の遠くまでおよぶことはない。診断に関していえば、機能評価以外にも痛みの報告が関連する構造の特定に大きな役割を果たす。

必要とされる解剖学と生体力学の基礎知識

局所の触診のための指示を理解するには、重要事項に関してある程度の背景知識が必要である:
- 手と指の骨格の構成。特に、手根骨と手の縦方向の区分の名前と位置
- 手関節を横断する腱の名前と位置
- 伸筋区画の長い腱を保持する支帯と手根管の位置と寸法
- 手の末梢神経の細い経路の位置と構造。特に、手根管

手の骨格の軸方向の区分とその臨床的重要性

ダ・ヴィンチ(15-16世紀の画家、建築家、彫刻家)やヴェサリウス(16世紀の解剖学者)の時代から、手は解剖学的に正確に描写されてきた。解剖学を解説するにあた

り、最もシンプルでわかりやすい背面図は当時から変わっていない(Berger, 2010)。手を手根、中手、指節に水平に分ける解剖学的区分はなじみがあるが(**図4.4**)、手の骨格を軸方向に区分することもできる(**図4.5**)。いわゆる柱状デザインはNavarroが1937年にすでに言及している(Matthijs et al., 2003)。

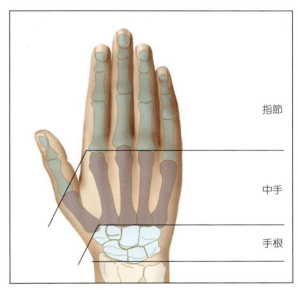

図4.4　手の骨格の水平区分

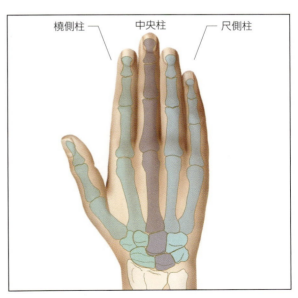

図4.5　手の骨格の軸方向区分(放射線概念)

この分類は、臨床面に言及する際に経験的に得られた結果である。各柱は1-2本の「放射線」（中手骨と指節骨）と、それに対応する縦方向に配置された手根骨からなる：

- **橈側柱：** この柱は第1-2放射線と、大菱形骨、舟状骨（遠位極）で構成される。経験的に、関節の変性が最もよく見つかるのはここである。舟状骨は隣接する4つの手根骨と橈骨と連結し、有頭骨と月状骨の生体力学を制御する。特に舟状骨の可動性低下と骨折は橈側柱で最もよく生じる。大菱形骨の特殊な配置により、この柱の中でも母指の骨格はほかの手根骨とは区別されるため、母指は別に考慮する。そのためここでは第1放射線と大菱形骨と舟状骨を含む（**図4.6**）
- **中央柱：** 中央柱を構成するのは手の主要な放射線（第3中手骨と中指）と有頭骨、舟状骨（近位極）、月状骨である。この柱の臨床的特殊性は、運動性低下が生じる部位であることに加え、特に月状骨で局所の不安定性が頻繁に生じることである。このとき非生理学的ポジションやストレス下に置かれることでずれが固定している可能性もある。最後に、ずれは橈骨遠位の矢状面の角度（手掌の傾斜）や深部の手掌靱帯の配置によって促進される（**図4.7**）。個々の手根骨の位置を正確に特定できれば、月状骨と隣接する関節パートナーの関節結合で局所の運動性テストを行うことにより、局所の安定性をテストできる
- **尺側柱：** 第4-5放射線、有鉤骨、下橈尺関節円板の対面にある三角骨の連結は可動性過多で知られ、症状の原因になりうる。尺側柱の安定性は、三角線維軟骨複合体が無傷なことによるところが大きい

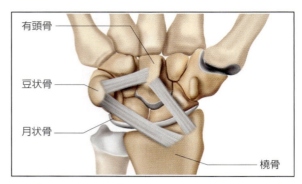

図4.7　深部外在性の手掌靱帯

手根

8つの手根骨が2列に並ぶ配置は、手根骨の解剖学的構造の基礎である。この列状配置のなかでは、近位列が特に重要である。尺側手根屈筋を除き、この列に直接付着する外在筋がないからである。豆状筋は手根骨に分類されているものの、生体力学的には近位列に属していない。

このように筋の影響を受けないことで、近位列は2つの硬いもの（前腕遠位と中手骨の遠位手根列）をつなぐ分節として機能する。掌背屈運動（伸展と屈曲）と内・外転運動（尺側および橈側外転）中に大きな他動運動を付随させると、近位列はこの機能を発揮できる。手関節の掌背屈と内外転は2つの関節列に割り当てられている。それは橈骨手根関節と手根中央関節で、ここでは各手根骨の運動の程度はそれぞれ異なる（De Lange et al., 1985）。内・外転運動の可動性は前腕の位置による。完全に回外した状態では、前腕骨間膜の線維の一部の収縮により前腕が遠位に引っ張られ、橈側外転の程度は完全な回内より小さい。舟状骨と月状骨は橈骨の対応する関節溝と連結し（舟状窩と月状窩）、三角骨は尺骨の関節円板と連結する。橈骨は縦軸に対して2つの角度をもつ。尺側と手掌の傾斜である（**図4.24**を参照）。

遠位列は手根中央関節で近位列と連結する。どちらの列も全体として凸状である。舟状骨と2つの菱形骨の間の曲線は、橈側にしか向かない。これにより小菱形骨と大菱形骨は伸展時（橈側外転をともなう）に舟状骨の上に滑ることができ、これにより運動の最終域では橈骨遠位のすぐ近くにくることになる。手根中央関節は蝶番関節で、斜めの軸の周囲で橈側の伸展と尺側の屈曲ができる。文献ではダーツを投げる運動として知られている（Moritomo et al., 2007）。

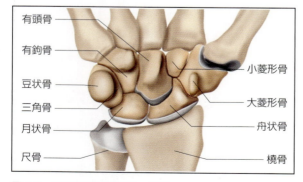

図4.6　手根の局所解剖学—手掌

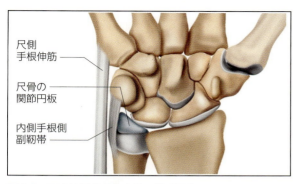

図4.8　三角線維軟骨複合体の構成要素

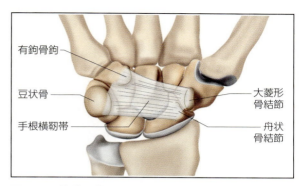

図4.9　手根管の境界

三角線維軟骨複合体

手根尺側と下橈尺関節の安定性は三角線維軟骨複合体に制御される（**図4.8**）。

機能
- 尺骨と橈骨で手根を固定する
- 荷重
- 下橈尺関節を固定する

主な構成要素
主な構成要素は、下橈尺関節の関節円板、内側手根側副靱帯、深部の尺手根靱帯、尺側手根伸筋腱の滑液鞘である。円板は尺骨茎状突起から下橈尺関節の橈側関節表面の縁にあり、靱帯に支えられている。

三角線維軟骨複合体の縁には血管と侵害受容がある。そのためにここは痛みの直接的な原因になったり、手関節尺側の症状の原因になったりしやすい。

手根管の構成

2列の手根骨が横アーチ、すなわち手根管を形成する。「列」という言葉は、実は混乱を招きやすい。手掌側に突出する骨の部位を調べると、手根アーチの構成が明らかになる（**図4.9**）：
- 橈側：舟状骨結節と大菱形骨
- 尺側：豆状骨と有鉤骨鉤
- 溝の床には月状骨と有頭骨がある。手根横靱帯がこの手根アーチに蓋をし、手根管を形成する
- Schmidt and Lanz（2003, p.31）は、管の直径を8-12mmとしている

以下の構造が手根管を通る：
- 深指屈筋の4本の腱（**図4.10**）
- 浅指屈筋の4本の腱（**図4.11**）
- 長母指屈筋腱（**図4.12**）
- 正中神経（**図4.12**と**図4.13**）

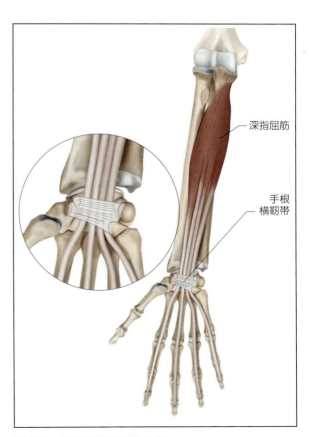

図4.10　深指屈筋の位置と走行

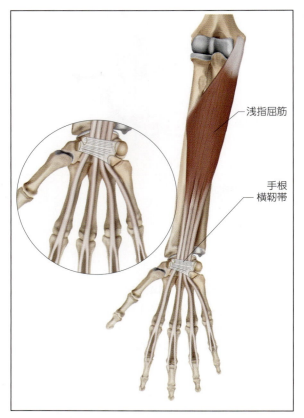

図4.11　浅指屈筋の位置と走行

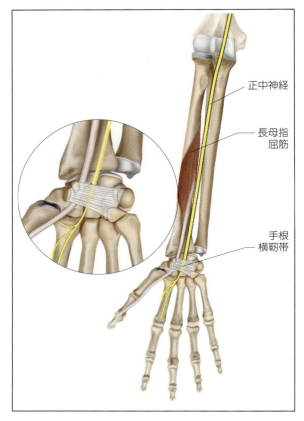

図4.12　長母指屈筋の位置と走行

　以前は、橈側手根屈筋腱も手根管を通ると考えられていた。局所解剖学では、靭帯の下を通るこの腱の走行は別の経路とされている（Beckenbaugh in Cooney, 2010）。

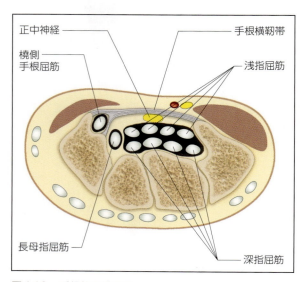

図4.13　手根管の横断図

伸筋腱とその区画

　手指の骨格を動かす長い（外在）筋の腱は、手掌面と背面、そして前腕の側面で、前腕深部の厚い筋膜（屈筋支帯と伸筋支帯）によって橈骨と尺骨に密着させられている。

　支帯は、手や前腕を大きく回転させるときでも、前腕に対してすべての腱の位置を維持している。伸筋支帯は橈骨と尺側手根屈筋腱の間に伸び、それぞれの腱区画の間にある骨に付着している。そのため、腱の通り道として小さな骨線維性の管が形成される（**図4.14**）。腱鞘はここで、運動時の摩擦から腱を保護している。

　腱が通過する6つの管は腱区画と呼ばれる（**図4.15**）。

橈側から尺側の腱区画
- 第1区画：長母指外転筋と短母指伸筋
- 第2区画：長橈側手根伸筋と短橈側手根伸筋
- 第3区画：長母指伸筋
- 第4区画：指伸筋と示指伸筋
- 第5区画：小指伸筋
- 第6区画：尺側手根伸筋

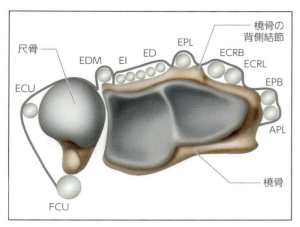

図4.14　伸筋腱と伸筋支帯—遠位側(after Omer Matthijs)。
FCU：尺側手根屈筋、ECU：尺側手根伸筋、EDM：小指伸筋、EI：示指伸筋、ED：指伸筋、EPL：長母指伸筋、ECRB：短橈側手根伸筋、ECRL：長橈側手根伸筋、EPB：短母指伸筋、APL：長母指外転筋

全体の定位——背面

触診プロセスのまとめ

　手の構造を探すための説明は背面から始まる。まず、手根とその近位・遠位の境界の寸法全体の印象をもつことで、手根と中手の大きさについて正確な情報を得る。それから骨の目立つ縁やポイントを探す。これが土台となって、腱鞘内の伸筋腱というごく局所的な位置や個々の手根骨が見えてくる。

最初のポジション

　手を触診する際は、筋活動なしで維持できる楽なポジションに手を置く。骨性構造を触診するときは、手と前腕を平らな表面に置くことであらゆる筋収縮を防ぐことが欠かせない（**図4.16**）。これができていないと、より浅層にある腱が緊張し、さらに深部にある構造を包む鞘が探しにくくなる。療法士は手の尺側に座る。

> 以下の指示では橈側（母指へ）、尺側（小指へ）背側（手の甲へ）、手掌側（手のひらへ）などの言葉を使う。慣れるまでに時間がかかるだろうが、正確な用語を使うことで理解が深まる。たとえば下橈尺関節腔は尺骨頭の橈側にある。

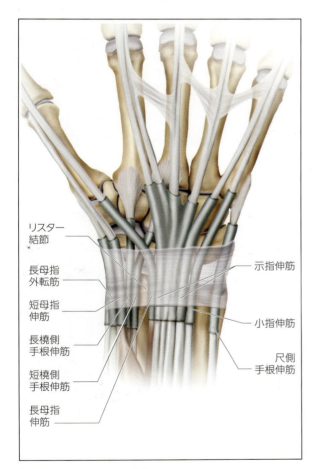

図4.15　手関節と指の伸筋腱区画

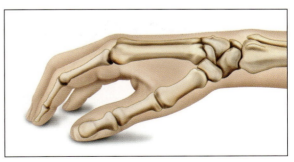

図4.16　骨の局所解剖学—橈側

手根の近位の境界（橈骨手根関節ライン）

手根骨の近位列と前腕の境界は、橈骨手根関節腔の目印になる。特に、関節ラインは橈骨と尺骨の縁に来る。

テクニック

触診する指をまず遠位から動かし、指先が橈骨と尺骨頭に出会うようにする（図4.17の横断触診）。手の橈側の手根にあるくぼみ（解剖学的かぎタバコ入れ）から始めると最も効率がよい。これについては後述する。

ここで横断診断をすると、橈骨の縁に到達したときに目立って硬い抵抗にあう。もう少し手掌方向に動かすと、橈骨茎状突起、すなわち橈骨の橈側および右手掌側の境界に出会う（図4.18と図4.19）。橈骨茎状突起の上には第1伸筋区画の腱があり、V字型の外側手根側副靱帯が手根骨の先端から橈側へ走行する（舟状骨と大菱形筋）。

同じテクニックを使って橈側から尺側へ触診し、手根の境界の位置を特定する。手関節で各区画を走行する丸い腱は、より尺側で次第に触診に干渉する（図4.20）。触診する指が第2-3放射線から近位に動くと、尺骨頭の高さで橈骨に到達したときに、リスター結節と呼ばれる橈骨背面の飴型の結節を感じる（図4.21）。このすぐ遠位に橈骨縁がある。さらに尺側にいくと、橈骨と尺骨の移行部がある。下橈尺関節腔の高さでは、橈骨の直線状の縁が

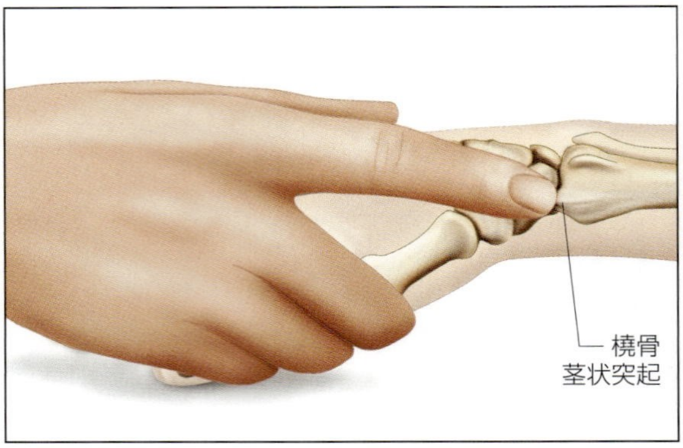

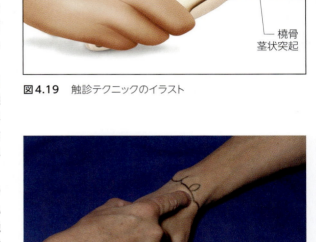

図4.19　触診テクニックのイラスト

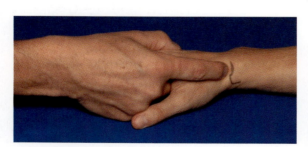

図4.20　橈骨遠位橈側

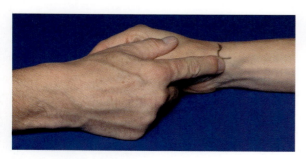

図4.17　橈骨を遠位から触診する

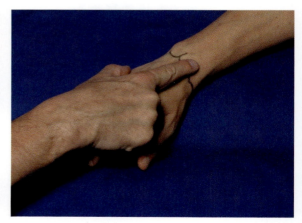

図4.21　橈骨の背側結節の触診

図4.18　橈骨茎状突起の触診

全体の定位―背面　**87**

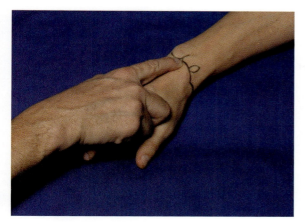

図**4.22**　下橈尺関節の触診

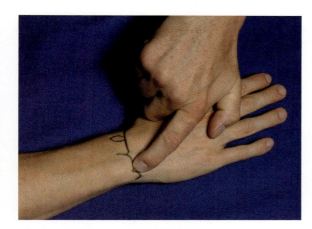

図**4.23**　尺骨頭遠位と尺骨茎状突起の触診

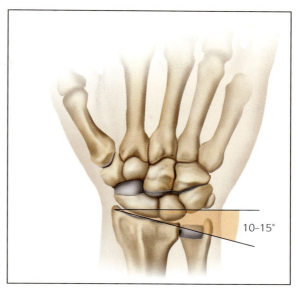

図**4.24**　橈骨手根関節腔のアライメント

次第に凸状になり、触診すると小さなV字型のくぼみとして移行部が感じられる（図**4.22**）。触診は尺骨頭と、尺骨頭の側面（尺側背面）にある尺骨茎状突起の遠位で終える（図**4.23**）。

> **ヒント**：橈骨縁の触診を腱が妨害する場合は、手関節をやや伸展し、手を楽にする。すると骨の近位列が手掌方向に消え、軟部組織構造がゆるむ。尺骨頭の高さでの小指伸筋腱の位置により、下橈尺関節腔の位置が確認できる。

橈骨手根関節腔のアライメント

橈骨手根関節腔に対応する近位の境界の位置をすばやく特定するには、別の構造を探す必要がある。橈骨茎状突起と橈骨の背側結節の遠位面を尺骨茎状突起とつなぐと、橈骨手根関節腔の走行と位置を再現するラインがすぐに描ける。

すぐにわかるが、関節腔の配置は前腕に対して完全な垂直ではない。実際、橈側から尺側に見ていくと、近位に向かって斜めに走行する（図**4.24**）。文献により、その角度はさまざまである。Taleisnik（1984）は、この角度は平均22度（12-30度）で、左右差は平均1.5度でとても狭いと述べている（Hollevoet, 2000）。ここでは取り上げないが、矢状面での橈骨遠位の関節表面は側面から見ると背面遠位から手掌近位へと小さくなる。この手掌側への傾斜は平均11-15度（Taleisnik, 1984, Zanetti et al., 2001）で、個人差は平均2.5度あるという（Hollevoet, 2000）。さらにZanettiは、前腕の位置によって手掌側への傾斜が変わることを報告した。完全な回外では29度だが、完全な回内では13度しかない。この領域がこれほど正確に調べられているのは、手全体を橈骨手根関節で動かす徒手療法のモビライゼーションテクニックが、世界的に数多くあるからである。これらを活用するときは、関節表面がどう曲がり、どう異なるか、空間的な理解が必要である。

手根の遠位の境界（手根中手関節ライン）

手根の遠位の境界は、近位の境界よりはるかに感じにくい。最初のポジションは同じである。触診する手の指先は近位方向に向ける。まず、第3中手骨底と有頭骨の関節ライン、または第4中手骨と有鉤骨の関節ラインを特定する。これは、中央のここでしか正確に行えない。さらに橈骨に向かうと、第2-3中手骨が突出しているために関節

ラインに直接到達できないからである。

テクニック

触診する指腹を、第3中手骨幹の真上または第3-4中手骨の間で近位方向に動かすと、底が隆起として感じられる（**図4.25**）。この隆起の上に、探していた極めて狭い関節腔が見つかる。そのため今度は指の先端をつけて、ごく局所的に、ある程度の圧をかけ、関節腔を細い溝として感じる（**図4.26**）。このテクニックは第3中手骨と有頭骨の関節腔や第4中手骨と有鉤骨の関節腔にも使える。

これとほぼ同じ高さに、第5中手骨と有鉤骨の関節腔がある。第5中手骨底は、もう1つ別のとても役立つ解剖学的特徴にもなる。すなわち尺側手根伸筋が停止する粗面である。これは、近位から垂直に簡単に感じられる。

橈側にある関節腔は、同じテクニックを使って第2中手骨で触れられる。前述したように、第2中手骨の尺側面と第3中手骨の橈側は合流して近位に突出した隆起、すなわち一種の茎状突起になる。短橈側手根伸筋はここに停止する（Rauber and Kopsch, 2003）。

手根中手関節ラインが描けると、橈骨手根関節ラインとともに手根骨全体が示される（**図4.27**）。2本の関節ラインの間の空間は患者の指の幅2本分ほどである。これが、手の背面にある個々の手根骨の位置を特定するための基礎になる。

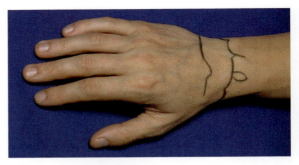

図4.27　手根の近位と遠位の境界

> **ヒント：** 指の先端を使って触診しても第3-4中手骨の高さで関節腔を見つけるのが難しい場合は、患者が手を橈側外転すると見つけやすくなる。この関節は可動性が低いため、ほかの運動では確認の役には立たない。

評価と治療のヒント

橈骨手根関節ラインは、一度見つかれば、複数の徒手療法テクニックの絶対的な定位点になる。だから橈尺関節ラインや背手掌関節ライン（手掌の傾斜）の角度を見つけて、観察すること。図の例（**図4.28**）は、評価と治療で

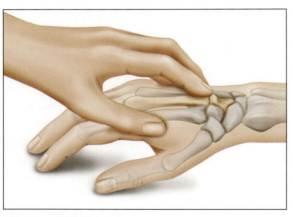

図4.25　手根中手関節ラインを探す

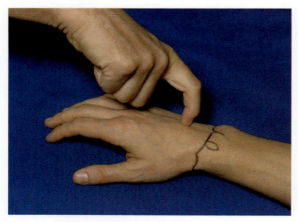

図4.26　手根中手テクニック

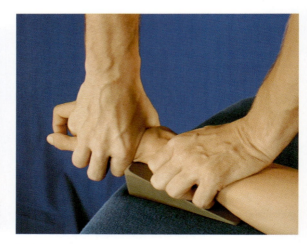

図4.28　ずらすテクニック—手根から手掌へ

使う、橈骨手根関節をずらすテクニックを示している。ここでは、手根骨の近位列を手掌方向に橈骨に押す。この場合、療法士は前腕の下の補助具を活用して手掌の傾斜を相殺するよう試みることで、手の遠位を手掌方向へほぼ垂直に押すことができる。

明らかに、補助具の表面に前腕を正しく置き、ハンドリングをするには、関節腔と関節を構成する骨の位置とアライメントに関する正しい知識が必要である。

背面の軟部組織の局所の触診

触診する構造の概観
- 解剖学的かぎタバコ入れ
- 伸筋腱とその区画
- 橈骨神経、橈側皮静脈、橈骨動脈

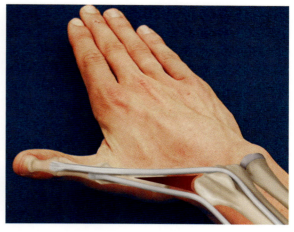

図4.29　解剖学的かぎタバコ入れの位置

触診プロセスのまとめ

手根とその境界の寸法が明らかになったら、軟部組織（腱、血管、神経）が手の背面の局所の定位の中間点になる。触診はもう一度橈側から始めて尺側で終え、伸筋腱の正確な位置を明らかにする。

最初のポジション

患者は手と前腕を楽にし、できるだけ水平な補助具に載せる。一般に療法士は脇に座る。手のひらを下に向け、手関節の背面と尺側面を正確に触診できるようにする。より橈側の構造を探す場合は、小指を下に向けて手を置く。

各構造の触診

解剖学的かぎタバコ入れ

手根の境界の触診をする際に最初のポジションとしてすでに使っているが、手根の橈側領域に三角形のくぼみがある。このくぼみは「解剖学的かぎタバコ入れ」と呼ばれる（**図4.29**）。手関節の炎症が原因でこの部位が腫れているとき、療法士は簡単に観察し、触診できる。

解剖学的かぎタバコ入れの境界を形成するのは以下の構造である：
- 近位＝橈骨遠位
- 背側＝長母指伸筋腱（第3腱区画）
- 手掌側＝短母指伸筋腱（第1腱区画）

テクニック

通常は関与する筋を収縮させ、境界を形成する腱の位置を特定し、解剖学的かぎタバコ入れを見つける。患者の手を小指を下向きにして置き、母指を天井方向に上に動かすよう患者に指示する（母指の伸展）。

解剖学的かぎタバコ入れがまだはっきり見えないときは、横断触診テクニックを使うことで、境界を形成する母指の伸筋腱を特定できる。

母指伸筋の2本の腱は遠位で近づく。橈側柱の構造はこのくぼみの床にある（舟状骨と大菱形骨）。

伸筋腱とその区画

復習として、p.84の**図4.15**を参照すること。

橈側から尺側の腱区画

- 第1区画：長母指外転筋と短母指伸筋
- 第2区画：長橈側手根伸筋と短橈側手根伸筋
- 第3区画：長母指伸筋
- 第4区画：指伸筋と示指伸筋
- 第5区画：小指伸筋
- 第6区画：尺側手根伸筋

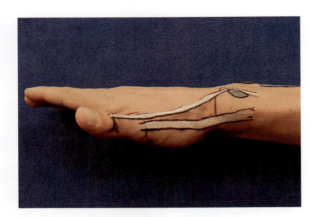

図4.30　第1、第3区画の腱

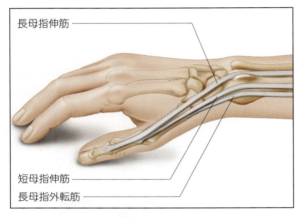

図4.31　尺側の腱の局所解剖学（第1、第2区画）

テクニック
第1区画

患者の手の尺側はまだ下向きで、母指の筋を動かすことで解剖学的かぎタバコ入れを見やすくする（**図4.30**と**図4.31**）。ここで示す手掌腱束のほとんどは、横断触診を使って位置を特定する。次に患者が母指をゆるめると、腱束は近位についていき、最後に橈骨の骨性の抵抗が感じられる。ここで両方の腱が第1区画内で支帯の下を通る。ここは橈骨茎状突起の真上にある。

> **ヒント：**
> - 橈骨上の腱を感じにくいときは、母指をリズミカルに伸展し、腱を何度も張らせるととてもわかりやすい
> - 腱の遠位は解剖学的かぎタバコ入れで互いに区別できる：
>   - **短母指伸筋**：患者は母指を伸展する。手関節は中間位にする
>   - **長母指外転筋**：この腱は、触診するのはおろか、見るだけでもはるかに難しい。母指を手掌方向に強く外転すると触診できる（手のひらに垂直）。このとき、手関節を軽く屈曲する。この腱は、第1中手骨底へ導いてくれる

第1区画は最も腱鞘炎になりやすい部位で、ここでの炎症はデケルヴァン腱鞘炎という。

第2区画

橈骨の背側結節を最初のポイントとして、さらに第2区画と第3区画を区別する。

触診する指をこのポイントから橈側方向に進める。手をごくわずかに、リズミカルに伸展・屈曲し、1本の指腹で直接触診すると、長橈側手根伸筋と短橈側手根伸筋の腱の収縮をもう一度感じられる。どちらの腱も第2腱区画を利用している。患者が筋を動かしつづけているときに、これらの腱をさらに遠位にたどると（約2cm）、2本の腱がV字型に分かれ、そのすぐあとに長母指伸筋腱の下をまたぐ。同じ触診テクニックを使って、これらの腱を付着までたどることもできる。長橈側手根伸筋腱はより橈側で第2中手骨底に付着し、短橈側手根伸筋は手根中手関節ラインの茎状突起で第2中手骨底と第3中手骨底の間に付着する（**図4.27**を参照）。

第3区画

橈骨の背側結節が長母指伸筋腱の滑車になる。ここでは前腕遠位から来た腱が方向を変え、母指の指節骨に向かう（**図4.32**）。母指の伸展を続けながら結節のすぐ尺側で触診すると、腱の緊張を感じられる。

第4区画

第4区画の腱は長母指伸筋腱のすぐ尺側で見つかる。指伸筋腱は簡単に触診できる。それには、ピアノを弾くときのように、患者に指を1本ずつ持ち上げてもらう。腱区画と思われる部位に触診する指を置くと、腱によってすぐに真上に押される。この腱区画を使う示指伸筋腱は個別に示すことはできない。

> **ヒント：**示指伸筋腱は手の背面の、第2中手骨頭のすぐ近位で触診できる。このとき示指を伸ばし、橈側から尺側に動かす。こうすると、直接的な触診をしたときに指先で感じられるし、目に見えることもある。

背面の軟部組織の局所の触診　91

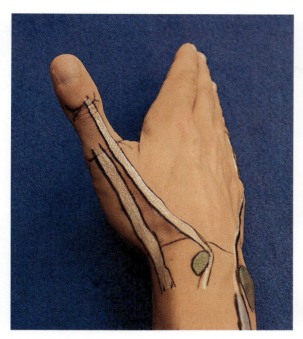

図4.32　橈骨背側のリスター結節と母指伸筋腱

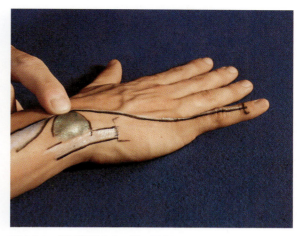

図4.34　尺骨頭は2本の腱に囲まれている

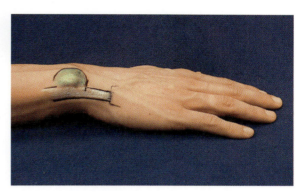

図4.35　尺側手根伸筋腱の位置

下橈尺関節腔と第5区画の触診テクニック

　手の背面の軟部組織の触診は、前腕を下向きにして楽にし、尺骨頭に向かう。

　尺骨頭は2本の腱にはさまれる。小指伸筋腱は、尺骨頭の橈側で感じられるが、このとき筋を軽く、リズミカルに収縮させ、さらに近位と遠位に進む（**図4.33**）。尺骨頭のすぐ橈側を通る走行は、その下にある下橈尺関節腔の位置の目印になる。第5区画の腱は、関節腔の位置を見つけたり確認したりする際に導いてくれる（**図4.21**を参照）。

> **ヒント：**小指伸筋腱と指伸筋腱を混同しないようにするために、指伸筋の相反抑制を使うとよい。患者の第2-4指腹を補助具の表面に押しつけてもらってから、小指を伸ばす（**図4.34**）。

第6区画

　尺側手根伸筋腱は、尺骨頭のすぐ尺側で見つかる。筋をリズミカルに収縮すると（手を尺側外転しながら伸展する）、手根骨の高さではっきり感じられる。遠位にたどると第5中手骨底の付着に、近位にたどると尺骨頭の横を通る。腱は、浅い骨性の溝にある第6区画を通る（**図4.35**）。

　尺骨頭の隣のポジションで腱に指を2本置いておき、前腕を回外すると、尺骨頭が腱の下で向きを変え、腱が尺骨頭の背面にあるように見える。この印象にだまされてはいけない。橈骨がスイングしても溝の腱は同じ場所にある。尺骨頭は肘の屈筋側にあるままだ。回内すると、より見や

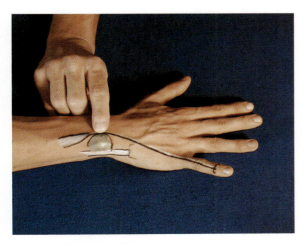

図4.33　小指伸筋の触診

すく、アクセスしやすくなる。極度に回外したり、下橈尺関節が不安定になったりしたときは、橈骨の尺側縁が腱鞘をはさみ、刺激することがある。

橈骨神経、橈側皮静脈、橈骨動脈

平均して橈骨茎状突起の約8cm近位で（Robson, 2008）、腕橈骨筋腱と長橈側手根伸筋腱の間の溝を通る前腕の筋膜を橈骨神経の浅枝が貫通する（Balakrishnan et al., 2009）。これが前腕の中部と遠位1/3の移行部で、第1区画の短い筋の筋腹のすぐ近位橈側にある。これは皮膚のすぐ下を通って遠位に向かい、第2区画の腱の隣で感じられる。

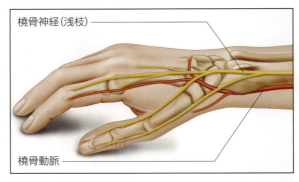

図4.37　橈骨動脈の走行

テクニック
橈骨神経

最初は、母指伸筋の収縮した筋腹の位置を特定する。手でこぶしを握り（母指も含めて）、尺側へずらし、手関節を伸展する（フィンケルスタインテスト）。橈骨神経は、筋腹のすぐ近位橈側で横断触診をする指先のすぐ下を転がる。

橈骨神経は、橈側全体をたどることができる（図4.36）：
- 前腕の筋膜を通った神経は、初めてここで感じられる
- 次に、第1区画の腱を横断する
- 橈骨遠位では、第2腱区画を走行する。Robson（2008）は、橈骨の結節までの距離を約1.5cmとしている
- 橈側皮静脈は、解剖学的かぎタバコ入れで橈骨神経とともに走行し、浅層で溝を横断する。ここは介入的アクセスの部位としてふさわしい。静脈が皮膚のすぐ下にあり、到達しやすいからだ。橈骨動脈の1本の枝の弱い脈は、骨性の床（舟状骨）に軽い圧をかけながら窩の深部を触診すると感じられる（図4.37）。橈骨動脈は経路の72％で橈骨神経とともに走行する（Robson, 2008）
- 最後に、神経と静脈は長母指伸筋腱をまたぐときまでたどれる：ここでも、軽い圧をかけながら横断触診すると指腹で神経が前後に転がるのを感じられる

> **ヒント**：肘を伸展し、手を屈曲すると、橈骨神経の張りが増す。橈骨神経は浅いところにあるので、きついブレスレットや重い腕時計による圧迫や摩擦に負けることがある（ヴァルテンベルク症）。

評価と治療のヒント

これまで強調してきたように、伸筋区画を通る腱と腱鞘は炎症を起こしやすい。第1区画は、腱鞘炎が最もよく起きる部位である。デケルヴァン病として知られる腱鞘炎は、伸筋支帯の高さ、筋腱移行部の近位で見つかる。

テクニック
第1区画の横断摩擦

横断摩擦は、誘発診断または腱鞘炎の治療で用いる。まず患者の手と母指を痛みがない位置に置き、伸展して尺側にずらす。摩擦をして圧をかけるときに、腱や腱鞘が組織の深部に消えたり、指の下から転がって消えたりしないように、腱と腱鞘を十分張らせる。

自由なほうの手で患者の手の甲を持ち、母指を固定する。示指を患部の上に置き、中指に軽い圧をかけて示指の上に載せ、サポートする（図4.38）。摩擦は手掌側から背側に、腱線維に垂直に行う。圧をかけずに指を最初のポジションに戻すが、皮膚の接触は維持すること。刺激されるスポットが5cm近位の筋腱移行部にあるときも、このテクニックを使う。

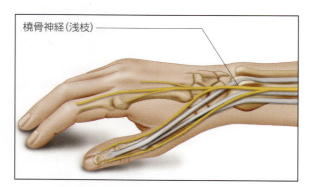

図4.36　橈骨神経の枝―尺側

手根骨背面の局所の触診　93

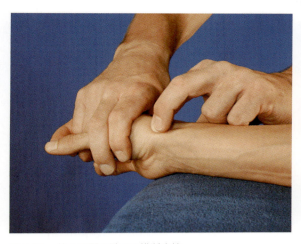

図4.38　第1区画の腱での横断摩擦

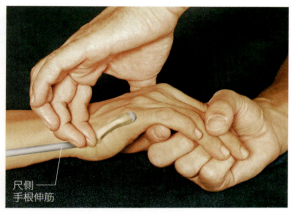

尺側
手根伸筋

図4.40　横断摩擦―橈側

第6区画の付着の腱障害のための横断摩擦

もう1つ、手の局所の触診例をあげる。第5中手骨底にある尺側手根伸筋の停止に横断摩擦をするのである。

腱は近位から来て底に直接停止するので、療法士は停止部に到達するという難しい課題に直面する。

これは以下の2点を考慮すると達成できる：
- 腱を手根骨上の組織に深く押しつける
- 触診する指腹を近位から進め、中手骨底で止める

腱に他動的にアプローチできる位置に治療される手を置き、触診する手を前腕を回外した位置に置くと、どちらも成功する（**図4.39**）。

実際の横断摩擦は、手掌から背面へ圧をかけながら行う（**図4.40**）。

第6区画の腱鞘を中心に治療したいときは、第1区画

同様のテクニックを使う：
- 手関節を橈側にずらし、屈曲することで、腱と腱鞘を緊張させる（図はない）
- このテクニックを腱に垂直に行う：手掌から背側へ動かすときに圧を加える

この基本的な手順は、腱鞘のすべての症状に対して使える。

手根骨背面の局所の触診

触診する構造の概観
- 橈側の手根骨：
  - 解剖学的かぎタバコ入れの骨（舟状骨、大菱形骨）
  - 第1手根中手関節
- 中央の手根骨：
  - 有頭骨
  - 月状骨と舟状骨の背面付近
  - 舟状骨と小菱形骨
  - 月状骨
- 尺側の手根骨：
  - 三角骨
  - 有鈎骨

触診プロセスのまとめ

手根と中手の寸法の概略はわかった。手の背面と縁の浅層の軟部組織構造は位置が特定された。

次のステップは、組織の深部を触診し、手根の骨を区別

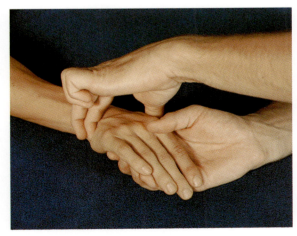

図4.39　第6区画の腱での横断摩擦

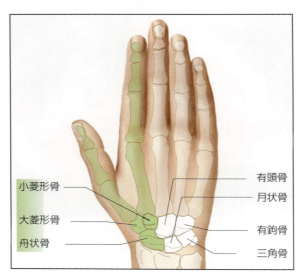

図4.41　橈側の構成要素

することである（**図4.41**）。そこで手の縦方向の区画、すなわち柱、放射線（中手骨と指節骨）、手根骨で定位する。触診は橈側から始め、尺側で終える。

最初のポジション

　患者の手と前腕を楽にして、できるだけ水平にした補助具の上に置く。一般に療法士は脇に座る。手のひらを下に向け、手関節の背面と尺側面を正確に触診できるようにする。より橈側の構造を探すときは、小指を下に向けて手を置く。

各構造の触診

橈側の手根骨

解剖学的かぎタバコ入れの骨

　解剖学的かぎタバコ入れは、母指を横に伸ばしたときに形成される。療法士は、腱と骨からなる境界についてはよく知っているだろう。手根骨は解剖学的かぎタバコ入れの床で触診できる。

テクニック
舟状骨

　触診する手の示指を遠位から進め、近位に向かって母指をストロークし、解剖学的かぎタバコ入れに示指腹を置く。示指の先端で橈骨の縁をはっきり感じ、腹は舟状骨の橈側面の真上に置く（**図4.42**）。

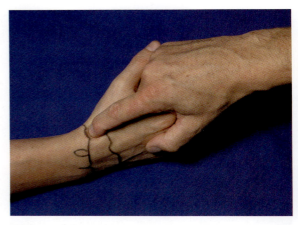

図4.42　舟状骨の位置

> **ヒント**：手を他動的に橈側・尺側にずらすときの舟状骨の運動パターンを使って触診を確認する。舟状骨を尺側外転すると、示指腹は解剖学的かぎタバコ入れから押し出されるが、橈側外転するとより深くに落ち込む。

大菱形骨

　大菱形骨の境界を触診するには、触診する手を180度回旋することで示指の先端の向きを変え、母指の先端に遠位に向ける。示指腹をもう一度、解剖学的かぎタバコ入れの浅いくぼみに置く。指の先端が手に触れ、大菱形骨の骨性の抵抗にあう（**図4.43**）。

> **ヒント**：正しい位置かどうかは、小さな運動で確かめることができる。母指を小さく、他動的に伸展するとき、示指の先端は運動を感じてはいけない（**図4.44**）。
> 小さく橈側にずらすとき、舟状骨はまた組織の奥深くに消え、大菱形骨のわかりやすい縁が触診できる。

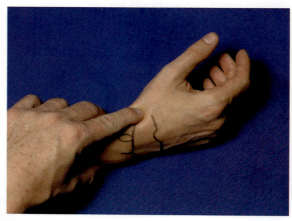

図4.43　大菱形骨の位置

手根骨背面の局所の触診　95

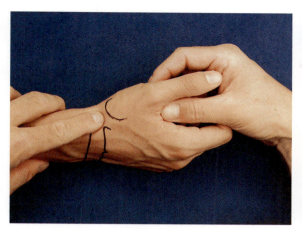

図4.44　運動を使い、大菱形骨の位置が正しいかどうかを確かめる

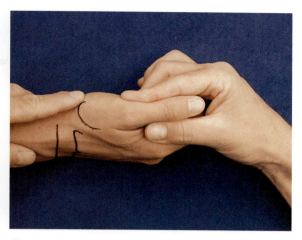

図4.46　第1手根中手関節腔の手掌側の触診

第1手根中手関節

母指の手根中手関節は、可動性低下にしても関節炎にしても、橈骨の症状の原因となりうるので、位置をぜひ確認しておこう。

まずは、示指を舟状骨に置き、先端を大菱形骨に置く。触診する示指を数ミリメートル遠位に滑らせる（**図4.45**）。

患者の母指を他動的に伸展すると、運動を感じられるはずだ。第1中手骨底は触診する指を押し返す。ここが、橈側から見た関節腔である。

母指をわずかに動かしつづけると、底全体を感じることができる。母指の背側および手掌側への運動（外転、内転）は、手のひらで底をたどりたいときには役立つ。母指を内転すると、底が手掌方向に突き出る（**図4.46**）。

この運動中、局所の生体力学における凹凸の法則にしたがい、底は転がしたり滑らせたりする動きにしたがう。

評価と治療のヒント

以下に、橈側の局所の触診の活用例を示す：

- 手根骨の位置を特定したら、隣接する骨とともに特に関節内を手掌・背面に動かすことができる。両側を比較すると、運動性の変化、すなわち運動低下や運動過多に関する情報を得られる。特に、手関節の運動性のわずかな制限や最終域での制限を特定できる。1例は、橈骨と舟状骨の独立した運動である（**図4.47**）。このときは患者の手の尺側を体に置き、手を固定する。片手で橈骨の周りをつかみ、固定する。もう一方の手で舟状骨の背面と手掌面をつかむ。すると舟状骨が背面と手掌面にずらされ（橈骨の手掌の傾斜を考慮す

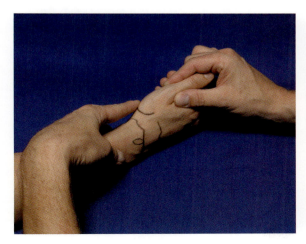

図4.45　第1手根中手関節腔の位置

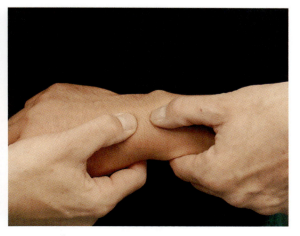

図4.47　ずらすテクニック。橈骨と舟状骨

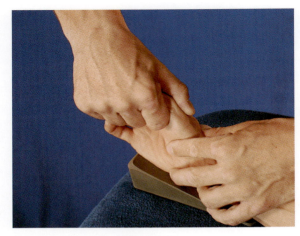

図4.48　第1手根中手関節の牽引

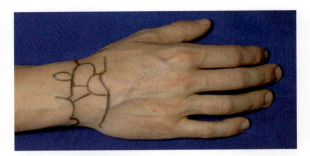

図4.49　有頭骨の位置

る）、もう一方の手と可動域を比較できる
- 似たような運動性の変化が、しばしば痛みともなう母指の手根中手関節の炎症にも見られる（急性基関節炎）。ここで使える徒手療法テクニックは、手根中手関節の牽引で（図4.48）、第1中手骨を引っ張ることで関節包の弾力性の現状を評価する。局所解剖学の正確な知識をもつことの利点は、大菱形骨を正確に固定するときに現れる
- 第1手根中手関節包に横断摩擦をすると、疼痛緩和に効果があることが証明されている。これは、療法士が触診で関節腔を見つけられたときにだけ可能である

中央の手根骨

触診で背面から手根骨の位置をこれ以上特定するのは難しい。手根骨は、尺側面から個別に触診することでしか互いに区別できない。そのため、導いてくれるラインや空間関係を手の甲に描く必要になる。手根の境界を描き込むこと。

テクニック
有頭骨

触診は遠位から始める。療法士は、患者の手の軸の延長線上に手を置く。

手の背面では、有頭骨は手根中手ライン（第3中手骨底で終わる）から橈骨までの距離の2/3まで伸びる。有頭骨両側の幅は、第3中手骨底より約1mm広い。有頭骨はこの幅も含め、近位の凸状の曲線とともに描き込む（図4.49）。

月状骨と舟状骨の背面付近の位置

手根骨をさらに区別するためのランドマークは、橈骨の背側結節と下橈尺関節腔である。舟状骨は有頭骨と橈骨の背側結節を結ぶラインの中ほどにあり、月状骨は有頭骨と下橈尺関節を結ぶラインの中ほどにある。もう1本のラインは月状骨と舟状骨の境界を示す。このラインを形成するには橈骨の背側結節を下橈尺関節腔と結ぶ。このラインの中ほどに2つの手根骨をつなぐ関節がある。

舟状骨と小菱形骨

舟状骨は解剖学的かぎタバコ入れで見つけた。月状骨との境界もわかっている。最後に、橈側と遠位方向の距離を見つけなければならない。舟状骨を背面から見たときの橈側の境界は、すでに知っている位置（有頭骨から橈骨の背側結節までの中ほど）に軽い圧をかけ、手根の橈側縁まで触診するとみつかる。舟状骨の縁は、触診する指を背面から橈側に滑らせると到達できる（図4.50）。これは第2中手骨底と橈骨の背側結節の間にある。ここに境界を描き込む。橈骨縁から第2中手骨底までの距離の約2/3まで遠位に伸びる（図4.49）。

この境界から、舟状骨と第2中手骨までの空間を埋め、小菱形骨の位置を表していく。小菱形骨は、遠位では第2中手骨と同じ幅をもつ。背面から大菱形骨の位置を表現することには意味がない。なぜなら、ほかの手根骨の

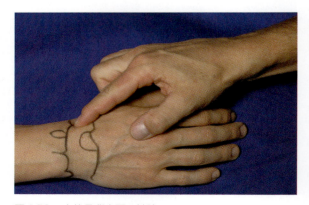

図4.50　舟状骨背表面の触診

手根骨背面の局所の触診　97

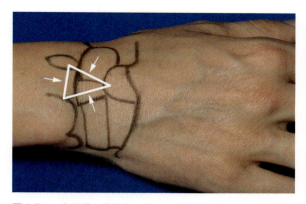

図4.51　舟状骨と月状骨の位置

平面に対し、手掌側に約35度傾いているからだ。

月状骨

　月状骨の位置が有頭骨と下橈尺関節を結ぶラインの中ほどであることはすでに確認した。そこで、月状骨の位置を描き込む。月状骨は舟状骨から下橈尺関節腔まで伸び、ここから有頭骨まで広がる（**図4.51**）。

　橈骨縁との正確な境界は、手を屈曲・伸展すると見つかる。1本の指腹で月状骨を直接触診すると、手を伸展したときに月状骨が手掌方向に消え、橈骨縁に触れられることが明らかになる。

評価と治療のヒント

　特に、有頭骨または橈骨に対する月状骨の可動性を評価すると、中央柱のなかで月状骨が不安定になっているかどうかの情報を得られる（**図4.52**と**図4.53**）。

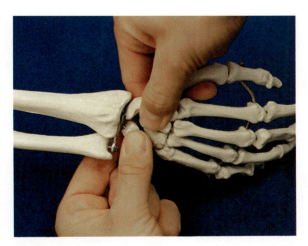

図4.52　骨格モデルで、有頭骨に対する月状骨の可動性をテストする

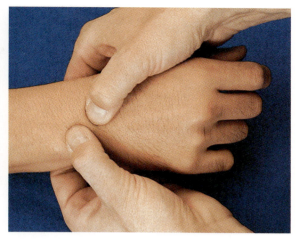

図4.53　体表で、有頭骨に対する月状骨の可動性をテストする

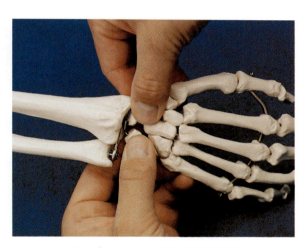

図4.54　骨格モデルで、月状骨と舟状骨の可動性をテストする

　月状骨と舟状骨の関節では可動性が制限されていることがあり、手根骨の近位列と手関節全体の運動の両方で可動性に干渉することがある（**図4.54**と**図4.55**）。

尺側の手根骨

　触診は近位から、前腕から始める。療法士に勧めるポジションは手の母指側で、こうすると尺側へ自由にアクセスできる（**図4.56**）。

テクニック
三角骨

　最初のランドマークは尺骨頭である。そこから、再び尺骨茎状突起を見つける。尺骨頭の遠位にある次の骨性構造は三角骨である。三角骨への移行部にはくぼみがあり、それが関節円板の位置を示す。このくぼみを狭い凹部

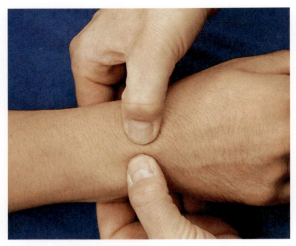

図4.55　体表で、月状骨と舟状骨の可動性をテストする

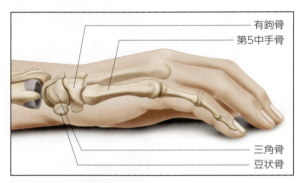

図4.56　尺側の局所解剖学

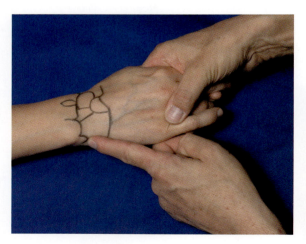

図4.57　三角骨の位置

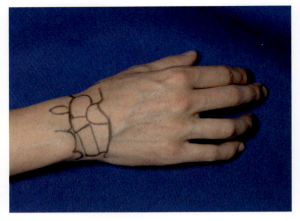

図4.58　三角骨と有鉤骨の位置

（尺骨と三角骨の向かい）として指先で感じるとき、三角骨は指腹の下にある（図4.57）。ここは凸状で、尺骨に向かって曲線を描く。このでっぱりは、橈側外転すると増え、尺側外転をするとかなり減る。このように、運動によって正しい位置を確認することができる。この凹部の尺側の境界は月状骨と連結し、これが三角骨全体の広がりを示す（図4.58）。三角骨の近位の境界と尺骨頭の狭い溝が残ることが明らかになる。これが三角線維軟骨複合体、特に尺骨円板の位置である。

母指と示指で三角骨背面と豆状骨手掌面をつかみ、尺骨頭の向かいにある関節円板で背面手掌方向にこれらの骨を動かすのは簡単である（図4.59）。

この運動は、前述した手根骨内の運動に比べるとつねに広範である。可動域はゆるみの有無を示し、ひいては三角線維軟骨複合体が尺側柱を固定する能力も示す。

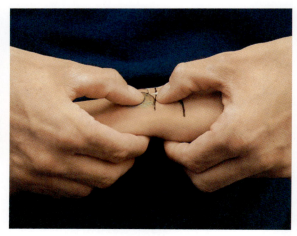

図4.59　体表で、尺骨頭と三角骨を区別する

> **ヒント**：原理的には、三角骨の位置を特定するのはわりに簡単である。なぜなら尺骨頭の遠位にある最も目立つ手根骨だからだ。しかし、さらに確認を要する状況もある。以下の可能性を活用し、位置を確認する：
> - 療法士は三角骨背面を触診し、手関節を他動的に屈曲・伸展する。三角骨は屈曲時に背面に突き出し、伸展時に手掌方向に消える
> - 手関節を橈側・尺側にずらすと、正常に転がり、滑る運動には回転がともなうことが明らかになる。三角骨は、橈側にずらすとより突き出し、尺側にずらすと手掌方向に消える。これにより尺側方向への可動域が大きくなり、第5中手骨底が尺骨に近づける

有鉤骨

有鉤骨は尺側ではあまり目立たないが、有頭骨に向かって橈側にいくにしたがい目立つようになる。この骨は主に三角形で、有頭骨に面する面は広い（**図4.60**）。

有鉤骨は三角骨と第5中手骨底の間を埋め、手の尺側縁の別の凹部でも感じられる。

> **ヒント**：
> まとめると、尺側面から触診するすべての骨の輪郭は波状である：尺骨は凸状で、円板が狭い凹部にあり、三角骨は明らかに凸状で、有鉤骨は凹状に感じられ、第5中手骨は明らかに凸状である。
> 局所の可動性の評価やモビライゼーションテクニックに有鉤骨を含めたいときは、第4中手骨底のすぐ近位で有鉤骨の位置を特定するとよい（**図4.59**を参照）。

評価と治療のヒント

手の可動性過多の拠点はこの尺側にある。理学療法士は、局所的に圧がかかる手のかかとの尺側で自分の体を支えなければならないことがよくある。そのため、専門教育中に尺側が不安定になり、症状が悪化しても驚くことではない。尺側をサポートする特殊なバンドを手につけたほうがいい場合も多い（Wrist restore, www.iaom.de）。

全体の定位——掌側

触診プロセスのまとめ

手掌の触診で次に大きな項目は、個々の手根骨の特定と、手根管の視覚化である。以下の触診で前腕遠位と手関節の移行領域を網羅する。

一般に前腕遠位の表面はさまざまな腱、血管、神経構造が横断する。問題となるのは、実際の前腕遠位の骨性の境界の位置と、触診によって互いに識別できる軟部組織構造の特定である。

さらに遠位の領域は通常、手のかかとと呼ばれ、母指球と小指球が集合する。ここは第1指と第5指の無数の短い内在筋の骨性の固定点（起始）である。この領域に手根管があり、最も頻発する末梢神経の圧迫性神経障害の1つ、手根管症候群が起きる部位として知られている。手根管の位置と範囲は触診で正確に判別できる。

最初のポジション

以下の触診では、前腕を中間位かやや回外したポジションにして平らな表面に置くとよい（**図4.61**）。療法士は手の脇にいること。自分の手根骨を触診するときはこのポジションを修正して手を垂直に置く。

橈骨縁

前腕の遠位縁を感じるにはかなりのスキルと経験が必要である。橈骨の境界は2-3の点でしかうまくアクセスできないからだ。厚い腱が多数あるため、ほかの境界には自由にアクセスできないのである。スキルを活用し、わずかに圧をかけながら腱を避けて通るしかない。

もう一度、解剖学的かぎタバコ入れからアクセスを試みる。橈側方向へ垂直に触診すると橈骨が見つかり（**図4.42**）、腱の上を手掌方向に進むと、橈骨茎状突起の上にくる。第1区画の腱のすぐ手掌側なら橈骨にアクセスしやすい。橈骨縁の形もここならよくわかる。さらに前腕中

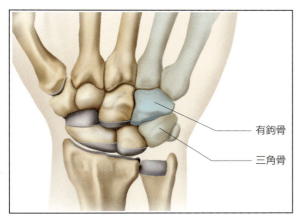

図4.60　尺側の有鉤骨の位置

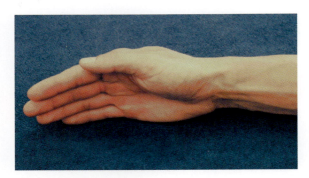

図4.61　手掌の位置特定のSP

ほどや尺骨に向かって触診すると、屈筋腱がとても邪魔になる。

ヒント：橈骨縁をもっと触診したいときは手を大きく屈曲させ、何より重要なこととして、他動的に屈曲させる。次に療法士は触診する指を垂直に置き、腱の間を触診し、橈骨縁の周辺を引っ掛けるよう試みる。触診に成功すると、橈骨手根関節ラインが現れる。関節ラインは背面に比べてやや角度をつけて走行するので、尺側では近位に、橈側では遠位に近づく（**図4.62**）。

手掌面のラインは背面のラインと比べるとやや近位にずれており、手掌側より背側のほうが、橈骨がやや長いことがわかる（手掌の傾斜）。このことは、手根全体の運動であろうと各手根骨と橈骨の運動であろうと、療法のずらすテクニックで重要になる。

手根の遠位の境界は触診では見つからない。以下の項では、手根骨のうち手掌側でアクセスできる隆起について解説する。これらは手掌の手根中手関節ラインの相対的な拠点になる。

手掌の軟部組織の局所の触診

触診する構造の概観
- 橈側手根屈筋と舟状骨結節
- 橈骨動脈
- 長母指屈筋
- 長掌筋
- 浅指屈筋
- 尺側手根屈筋と豆状骨
- 尺骨動脈と尺骨神経

触診プロセスのまとめ

手関節を屈曲してこぶしを握るよう患者に指示する。療法士は手関節領域の腱を調べる。この段階で、手関節の中ほどに3本の腱が見えていることがよくある（橈側手根屈筋、長掌筋、浅指屈筋）。

これらの腱とその他の軟部組織構造のうち手関節をまたぐものを互いに区別し、特定する。ここでも触診は橈側から始め、尺側で終える。

Netter（1992）は、橈側にある構造を**橈側トリオ**と名づけた（**図4.63**）。以下に橈側から尺側に紹介する：
- 橈骨動脈
- 橈側手根屈筋腱
- 長母屈筋腱

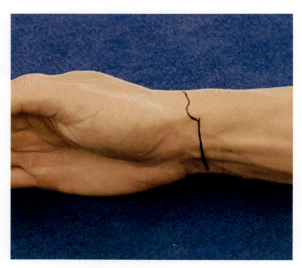

図4.62　橈骨手根関節ライン―手掌面

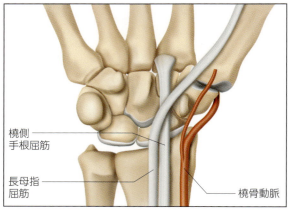

図4.63　Netterの「橈側トリオ」

手掌の軟部組織の局所の触診　101

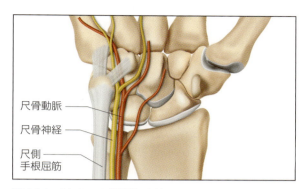

図4.64　Netterの「尺側トリオ」

Netterは、前腕手掌面の尺側領域を**尺側トリオ**と名づけた（**図4.64**）：
- 尺側手根屈筋腱
- 尺骨神経
- 尺骨動脈

各構造の触診

橈側手根屈筋と舟状骨結節

患者はこぶしを握り、最小限の活動で筋をつねに収縮させながら屈曲しておく。

触診は橈側から尺側に行い、まず橈側手根屈筋の厚い腱の位置を特定する。これが最も橈側にある腱である。手関節の屈曲に橈側へのずらしを加えると、この腱はさらに突出する（**図4.65**）。

腱をさらに遠位にたどると、触診する指が重要な参照点に導かれる。舟状骨結節である。腱はこの結節の上には

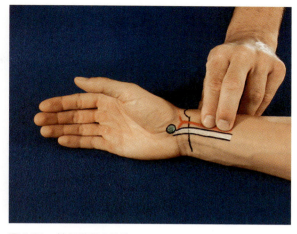

図4.66　橈骨動脈の触診

なく、その尺側を通り、そこから手根管とは別の区画を経由して手根横靱帯の下を走行し、第2中手骨底に付着する。

橈骨動脈

触診で心拍数を判断するときは、橈骨動脈で脈をとる方法が最もよく使われる。橈骨動脈は、橈骨の平らな高原上の、橈側手根屈筋のすぐ橈側で最もはっきり触診できる（**図4.66**）。

ここから先は部分的にしか触診できないが、療法士は局所解剖学の知識があるためによく知っている。手関節では舟状骨結節のやや近位で背側にそれ、第1区画の腱と舟状骨の間の解剖学的かぎタバコ入れに沈み、長母指伸筋腱の下をまたぎ、第2-3中手骨の間を背面方向に走行する。橈骨神経の浅枝をともなうことも多い。

長母指屈筋

橈側の3つの構造の最後は、長母指屈筋腱である。橈骨動脈同様、この腱は橈側手根屈筋腱のすぐ橈側にあるが、橈骨動脈よりやや深部にある組織で見つかる。母指の関節を何度も屈曲すると、はっきり感じられる。筋腹の収縮はもう少し近位ではっきり感じられる。この腱は手根管を通る10個の構造の1つである。

> **ヒント**：腱の識別がまだ難しいときは、手関節を自動で伸展し、相反抑制によって手根屈筋をゆるめる。

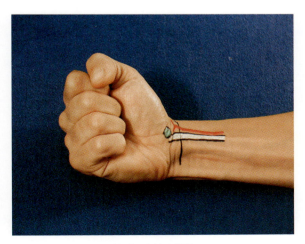

図4.65　橈側手根屈筋腱と舟状骨結節

橈側の全構造のまとめ

手の橈側で触診できる構造は、背側から手掌に向けて以下のように並ぶ：
- 長母指伸筋腱（第3区画）
- 橈骨の背側結節
- 長橈側手根伸筋腱と短橈側手根伸筋（第2区画）
- 橈骨神経の浅枝と橈側皮静脈
- 短母指伸筋腱と長母指外転筋腱（第1区画）
- 橈骨動脈
- 長母指屈筋腱
- 橈側手根屈筋腱

長掌筋

患者がこぶしを作ると、まず中央にある3本の腱が見える。真ん中の腱が長掌筋腱で、手根管から手掌腱膜へ走行する。母指と小指を対立させると、この腱はさらにはっきり視覚化できる（**図4.67**）。この腱がランドマーク構造となって、腱のすぐ下から手根管を通る正中神経の走行がわかる。

長掌筋は、運動器官の解剖学のなかで最も変異性の高い筋である。文献によると、15％の症例で存在しないという（Mbaka and Ejiwummi, 2009）。長掌筋腱は、外科医が自家移植の素材として好んで使う。

浅指屈筋

もう一度、患者にきついこぶしを作ってもらう。療法士はさらに尺側に触診し、別の腱の位置を特定する。この腱は患者が第4-5指から手のひらにかける圧をさらに高めると、とくに楽に触診できる。これが浅指屈筋腱である。浅指屈筋、深指屈筋、そして4本の腱が手根管を走行する。

尺側手根屈筋と豆状骨

もう1本の腱を感じるには、こぶしを繰り返し収縮して屈曲し、かなりの抵抗をかけながら手を尺側外転するか、尺側に手を大きく動かす（**図4.68**）。尺側手根屈筋腱がかなり尺側にあり、触診する指を遠位で豆状骨に導く。

> ここでは前腕の筋膜がとても柔らかいため、腱はごくまれにしか見えない。そのため腱の位置を特定するには、激しい筋活動をし、豆状骨のすぐ近位で触診する必要がある。

尺骨動脈と尺骨神経

尺骨動脈は、橈側ほど楽には触れられない。そのため、手掌側の腱と筋を完全に弛緩させ、辛抱強く触診する必要がある。

指腹をこの領域に置いて軽い圧をかけると、浅指屈筋と尺側手根屈筋の間で尺骨動脈の脈を感じられる。その先は手根管の上を通り、枝がギヨン管に入る。主動脈は手掌腱膜の下を弧を描いて走行し、中手骨の上を通り（浅掌動脈弓）、そこでさらに分枝する。

前腕遠位では、尺骨神経は尺骨動脈のすぐ尺側にある（**図4.69**）。ここの触診では、指はふたたび尺側手根屈筋腱と浅指屈筋腱の間に垂直に置く（**図4.70**）。尺骨神経は、腱とほぼ同じ直径のため、たるんだ腱と間違えることがある。浅層を垂直に触診すると、触診する指の下で神経が前後に転がり、指を自動で屈曲してもその位置や硬さは変わらない。

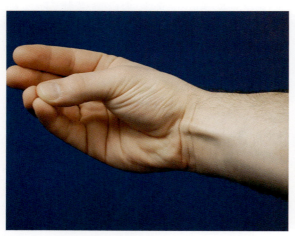

図4.67　長掌筋腱を見せる

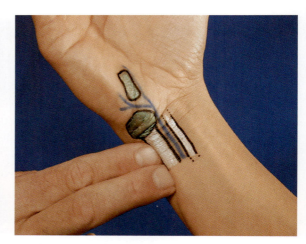

図4.68　尺側手根屈筋の触診

手根骨手掌面の局所の触診　103

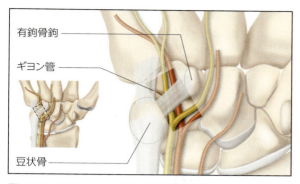

図4.69　尺側トリオとギヨン管の局所解剖学

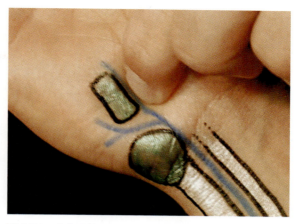

図4.71　有鉤骨鉤に隣接する尺骨神経の触診

尺骨動脈と尺骨神経は指の幅3-4本分は近位にたどれるが、その後、指屈筋腱に覆われる。尺骨神経はさらに遠位にたどれる（**図4.71**）。尺骨神経は豆状骨のすぐ橈側で手関節をわたり、2本の枝に分かれる。1本は尺骨動脈の枝とともに豆状骨と有鉤骨の間でギヨン管に消える。もう1本は有鉤骨の橈側を走行し、手の内側表面に入る。有鉤骨の隣では、尺骨神経も触診できる（**図4.71**）。

尺側の全構造のまとめ

前腕遠位の尺側で触診できる構造は、背面から手掌に向けて以下のように並ぶ：
- 小指伸筋腱（第5区画）
- 尺骨頭と尺骨茎状突起と三角線維軟骨複合体
- 尺側手根伸筋腱（第6区画）
- 尺側手根屈筋腱
- 尺骨神経と尺骨動脈
- 浅指屈筋腱

評価と治療のヒント

ギヨン管は、隣接する骨性構造である豆状骨と有鉤骨鉤、そして浅層にある豆鉤靱帯で形成される。この靱帯は、豆状骨に起始がある尺側手根屈筋の2本の腱のうちの1本である。

ギヨン管内の尺骨神経の圧迫性神経障害は「ハンドルバー麻痺」として知られる。これらの圧迫障害は、手の尺側に重みがかかり、手関節が伸展し、手が橈側にずれるときに生じる。

手根骨手掌面の局所の触診

触診する構造の概観
- 豆状骨
- 有鉤骨鉤
- 舟状骨
- 大菱形筋
- 尺骨頭と橈骨手根関節腔
- 月状骨と有頭骨
- 手根横靱帯と手根管
- 正中神経

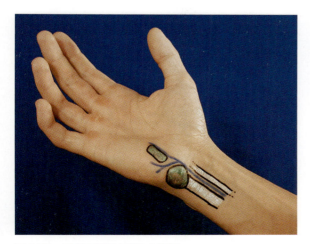

図4.70　手掌面橈側の構造の概観

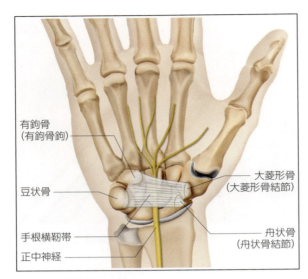

図4.72　手根管の境界と正中神経

その構造が驚くほど大きいことに気づく。ここでも、解剖学モデルの描写と比べたときの違いがわかるだろう。

豆状骨は、靱帯の引きを有鉤骨鉤と第5中手骨底に伝える。その点では、豆状骨は手の外在筋腱が付着する唯一の手根骨といえる。豆状骨は、明らかにほかの手根骨や尺骨より高い位置にあるため、尺側手根屈筋腱の中に含まれ、種子骨のような機能を果たす。この腱には鞘がないが、手をどんな位置に置いても、手や前腕の骨格による摩擦にさらされることはない。

さらに、豆状骨は小指球筋の中央にあり、たとえば小指外転筋の骨の固定点になっている。手を楽にし、小指を伸ばしてリズミカルに内転・外転するよう患者に指示すると、このことが明らかになる。外転筋を収縮すると豆状骨が遠位に引っ張られ、この方向から尺側手根屈筋腱を張らせる。

手を楽にすると、豆状骨を母指と示指でつまみ、さらに背面にある三角骨の上まで横に動かせる（図4.73と図4.74）。一方、手を大きく広げると、尺側手根屈筋と豆中手靱帯の間にはさまれる。療法士はこの状況を利用して、手の局所を圧迫することがある。しかし、豆三角骨の変形性関節症もときに報告される。

> **ヒント**：豆状骨はどの面からもアクセスできる。縁は、豆状骨と有鉤骨鉤の間の空間でも触診できる（ギヨン管）。そのため、触診する指をほぼ垂直に置き、手関節をやや屈曲して楽にする（図4.75）。ギヨン管の局所を圧迫したときに小指球にうずくような感覚が生じる場合は、尺骨神経の枝に触れている。

触診プロセスのまとめ

手掌からアクセスできる手根骨を触診する目的は、尺側と橈側の骨のランドマークを見つけて手根管の位置を示すことである（図4.72）。次に、手根管の骨性の境界点を表面でつなぎ、手根管の範囲を明らかにする。

最初に橈側と尺側の骨の壁が見つかる。次に、前腕遠位の境界をもう一度触診して定義し、構造へ導くラインと空間的定位から、手根管の床にある手根骨（月状骨と有頭骨）の位置を定義する。最後に、手根管の天井として手根横靱帯を描き込む。

最初のポジション

手掌の軟部組織の触診のためのSPは、ここでも標準のSPである。いくつかの部位は、位置を確認するために手を垂直にして動かすこともある。ここでは手を十分に楽にすることが重要である。前腕遠位の腱の収縮や、母指球や小指球の筋腹の収縮で手根の触診が邪魔されないようにするためである。

各構造の触診

豆状骨

まず豆状骨から始める。豆状骨は、すでに尺側手根屈筋の端で見つけ、触診している（図4.68）。豆状骨は小指球の底にあり、まず見逃すことはないだろう。療法士は指先を垂直に立ててこの周辺を触診する。縁を触診すると、円に近い構造が見つかる。手に輪郭を描いてみると、

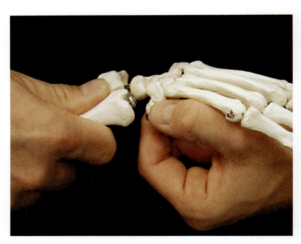

図4.73　骨格モデルでの豆状骨の位置

手根骨手掌面の局所の触診　105

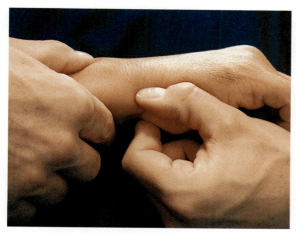

図4.74　体表面での豆状骨の位置

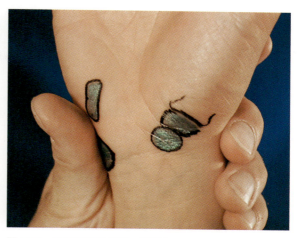

図4.76　有鉤骨鉤の位置—段階1

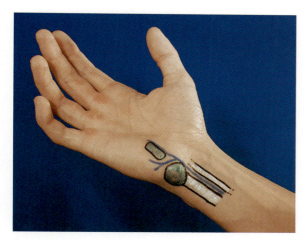

図4.75　豆状骨と有鉤骨鉤の位置

有鉤骨鉤

　手の尺側からアクセスできるもう1つの手根骨は、有鉤骨である。この骨は、鉤と呼ばれる目立つ突起で認識できる。これは、Hoppenfeld（1992）に記載された技を使えばすぐに見つかる。この技は自分の手の触診でも使える。

　療法士は母指の指節間関節ひだの中央を豆状骨の上に置く（図4.76）。母指の先端を手のひらの中ほどに向ける。このポイントから有鉤骨までの距離は、母指の末節骨の長さとほぼ同じである。

　母指腹で軽い圧をかけると、有鉤骨鉤の骨性の抵抗がすぐに感じられる（図4.77）。

　療法士は、豆状骨縁の触診で使ったテクニックで有鉤骨鉤の境界の位置を探す。

　豆状骨と有鉤骨鉤は、手根管尺側で骨性の境界を形成する。

　この2つの間にはギヨン管があり、その中を尺骨神経と尺骨動脈が走行する。垂直触診と横断触診テクニックを使うと、ここでもギヨン管に到達できる。鉤のすぐ橈側では尺骨神経の枝の1本を感じられる。

舟状骨

　舟状骨と大菱形骨は手根管橈側の境界を形成する。どちらの骨にも結節があり、手の手掌面を触診するとすぐに見つけられる。舟状骨結節は、手掌の軟部組織の触診ですでに見つけてある。ここでは橈側手根屈筋が導く構造となる（図4.78）。

　結節の位置を正確に特定するには、手のひらを屈曲してこぶしを作り、手の橈側の張りを強調させることで、まず橈側手根屈筋を表す。

　橈側に突出した腱から横断触診すると、舟状骨結節のわかりやすい骨のランドマークに至る。結節の周囲を円

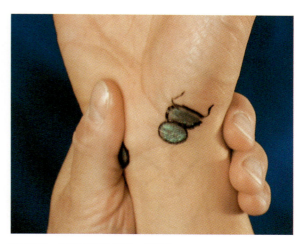

図4.77　有鉤骨鉤の位置—段階2

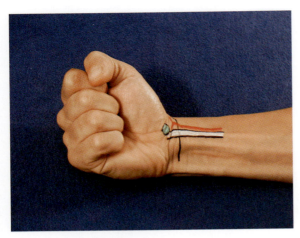

図4.78　橈側手根屈筋腱は舟状骨結節へ導く

指をほぼ垂直に置くこと。この溝は肩鎖関節の前部Vと似た感触があり、手根中央関節ラインの一部として舟状骨と大菱形骨の関節腔の目印になる。この結節も、丸く硬い構造として特定できる。

　隣接する2つの手根骨の運動パターンは、位置の確認に利用できる。局所の関節運動の凹凸の法則のほか、手関節の運動にともなって各手根骨で生じる回転に基づいている（DeLange, 1987）。

　中指腹を橈側方向から進め、舟状骨の上に置く。示指腹をそのすぐ隣の大菱形骨の上に置く（図4.80）。

> **ヒント：**
> - まず、手関節を自動的または他動的に伸展・屈曲させる。指腹は手の動きにあわせる。2つの手根骨は対立するように動く。手関節を伸展すると、舟状骨はさらに突出し、大菱形骨はさらに目立たなくなる。屈曲すると、大菱形骨が突出し、舟状骨は背側に消える。2つの骨の間の溝はさらに目立つようになり、近位から大菱形骨を引っ掛けることもできる
> - 結節に指腹を残したまま、手を尺側または橈側にずらす。橈側へずらすときは舟状骨がより浅層に来て、手から中指を押し離す（図4.80）。手を尺側へずらすと、逆の運動が見られる（図4.81）。

を描くように触診すると、正確な位置と大きさが明らかになる。

　結節は丸い骨性のポイントとして判別でき、手を伸展して橈側外転するとさらに目立つ。

　腱は結節上にはなく、触診をこのポイントに導いているという点を療法士は忘れてはいけない。

　橈側手根屈筋は手根管に隣接する独自の管を通り、第2中手骨底に載る（図4.79）。

大菱形骨

　大菱形骨結節は舟状骨の母指側の隣にあり、ごく小さな溝で舟状骨と隔てられている。この溝を触診するには、

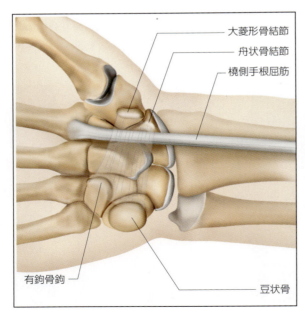

図4.79　手根管の骨性の境界と橈側手根屈筋腱

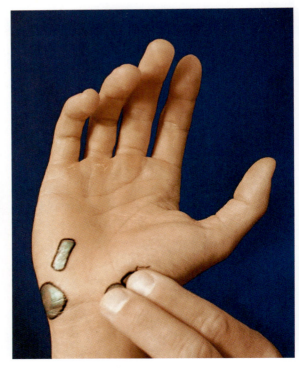

図4.80　手を橈側にずらしたときの舟状骨の位置

手根骨手掌面の局所の触診　　**107**

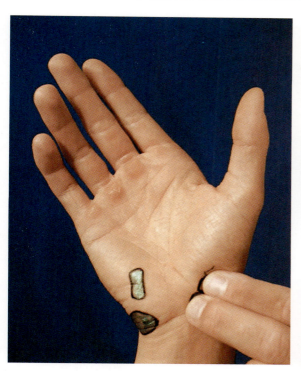

図4.81　手を尺側にずらしたときの大菱形骨の位置

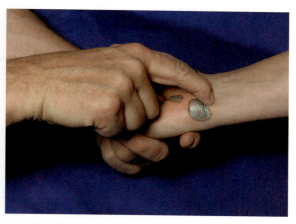

図4.82　尺骨頭手掌面の触診

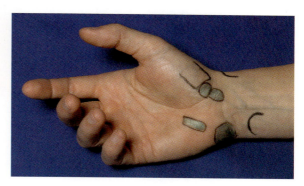

図4.83　手掌からアクセスできる構造の概観

　手根中手関節腔は、小菱形骨結節を母指の骨の方向にまっすぐ伸ばしたところにある。第1中手骨底は、母指を外転すると背側ですぐ視覚化できる。この運動中、底は手掌方向に突き出る（**図4.46**）。

尺骨頭と橈骨手根関節腔

　手根管の骨性の壁は定義でき、手根管の床を形成する手根骨（中央）も見つかった。
　正確な位置を視覚化するには、補助ラインと空間的定位が必要である。月状骨と有頭骨は軟部組織に覆われ、直接触診できないからだ。
　まず橈骨手根関節腔の正確な位置を示すことで視覚的に補助する。橈側縁を見つける方法は手掌全体の位置特定の項で説明した。そこで今度は、触診する指をこのラインの尺側の豆状骨のすぐ近位に置く（**図4.82**）。尺骨頭は円を描く触診で探す。橈側の境界には、また下橈尺関節がある。遠位の境界が橈骨手根関節腔の一部を形成する。これで月状骨を見つけるための準備が整った（**図4.83**）。

月状骨と有頭骨

　月状骨の近位の境界は橈骨手根関節腔で、これは橈骨茎状突起と下橈尺関節腔の遠位面の連結により形成される。この連結のほぼ中ほどで、中程度の圧をかけて垂直触診し、少し待つと、橈骨が舟状骨と作る関節面の溝（舟状骨窩）と月状骨と作る関節面の溝（月状骨窩）の間の境界がわずかな隆起として感じられる。これは橈側手根屈筋腱のすぐ尺側にある。これにより、橈側方向の月状骨の範囲が定義される。背面の位置特定同様、下橈尺関節腔が橈側の境界となる。遠位は、橈骨茎状突起と豆状骨中央を結ぶラインによって視覚化できる（**図4.84**）。
　有頭骨はこのすぐ遠位にある。豆状骨と大菱形骨結節を結ぶラインの中ほどで、間接的に到達できる。

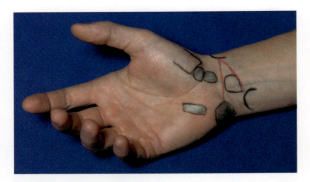

図4.84　月状骨の位置

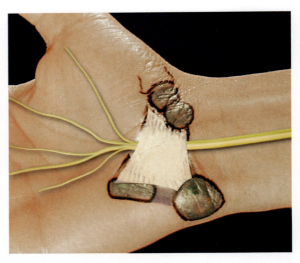

図4.85　手根横靭帯と正中神経の投影

手根横靭帯と手根管

　骨性の壁と床の手根骨が見つかったので、手根アーチを覆って管を形成する手根横靭帯を加える。直接触診をしても正確ではないので、ここでも補助ラインを使って正確な視覚化を試みる。この領域の硬さは強く弾性があるため、硬い手根骨や手のひらの柔らかい構造と区別できる。それでも触診で境界を明らかにすることはできない。Beckenbaugh（2010）は、手根管は月状骨遠位面から始まると述べている。手根管の視覚化に信頼性をもたせるには、視覚化した手根骨の間に手根横靭帯があるはずだと結論づけたのだ。これについては文献で支持されている。

　手根横靭帯の寸法は、尺側の豆状骨と有鉤骨鉤の間と、橈側の舟状骨結節と大菱形骨を結ぶラインを引くと明らかになる。

　皮膚に描いた絵をよく見ると、特に2つの事実が明らかになる：

- 靭帯はかなり大きい
- 靭帯は四角形ではなく、尺側縁が広く、小菱形骨に似ている

　とはいえ、描かれた靭帯の大きさに惑わされてはいけない。手根管の骨の両壁の距離は小指の幅と同じである。

正中神経

　この狭い手根管を通る9本の腱に加え、正中神経もこの管のかなり浅層の経路をたどる（図4.85）。この走行を触診でたどることはできないので、導く構造や局所解剖学からの情報が必要である。長掌筋が前腕遠位で目印となる。正中神経は長掌筋腱のすぐ下にあり、手根管の浅層を走行し、主に小指球の運動神経を支配する。

　手根管内の神経の位置は一定ではない。指、手、さらにはひじや肩の近位や遠位の運動によっても変化する。手を60度伸展すると平均して遠位に19.6mm、65度屈曲すると近位に10.4mm位置を変える。最大伸展から最大屈曲まで指を動かすと、正中神経は合計9.7mm偏倚運動をする。肘を90度屈曲し、肩を外転・内転させると、手根管の神経はさらに2.5-2.9mm動く（Wright et al., 1996）。

評価と治療のヒント

　手掌面で手根骨の位置を特定するメリットは、以下の2群に分類できる：

- **手根骨の正確な位置。** 局所のテストや手関節の治療で個々の骨を正確に識別する必要があるときは、特に役立つ。舟状骨の背面と手掌面の位置を例にとると、手掌側と背面側に置いた指が互いに正反対の位置にあるわけではないことがわかる。舟状骨は背面より遠位方向に走行しているからだ。骨のランドマークの位置を正確に特定しないと、テストは不確実なものになってしまう
- **圧迫性神経障害の誘発。** 手の神経圧迫症候群の有無は、細い経路を局所的に圧迫し、症状を誘発することで証明できる。これは手根管症候群と、ギヨン管の尺骨神経の圧迫に利用できる。局所の体表解剖学の知識は、手根管領域でティネル徴候テストとテトロテストをするときに役立つ

ティネル徴候テストでは、手根管を叩き、患者の症状を誘発する（図4.86）。

1998年、Tetro et al. は新しい手根圧迫テストについて述べた。これは手を屈曲した状態で継続的に手根管を局所圧迫する方法である（図4.87）。肘を伸ばし、前腕を回外して腕を置く。手を60度屈曲し、2本の母指で手根管を圧迫する。30秒以内に症状が現れたら、結果は陽性である。このテストは感受性85％、特異性95％で、臨床診断では最も信頼性の高いものの1つである。

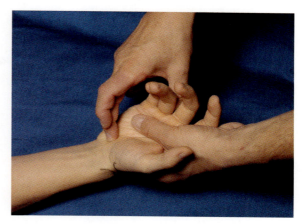

図4.86　ティネル徴候テスト

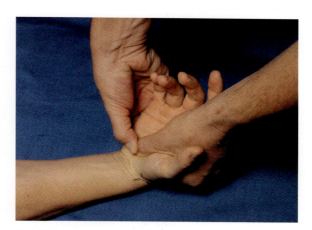

図4.87　テトロテスト

練習問題

　この章の内容を学べば、以下の問いは簡単に答えられるだろう：

1. 手の骨格はどのような柱に区分できるか？
2. 手根管を通る構造は何か？
3. 解剖学的かぎタバコ入れの境界を形成する腱は何か？
4. 背面遠位から手掌近位に向かう橈骨遠位の鋭角の部位の別名は何か？
5. 尺骨頭から第5中手骨にかけての一連の手根骨の輪郭は特徴的な形をしている。どんな形か？
6. 解剖学的かぎタバコ入れで長母指伸筋をまたぐのはどの構造か？
7. 橈骨の背側結節で走行からそれる腱は何か？
8. 橈骨遠位で見つかる神経は何か？
9. 背面の触診で下橈尺関節腔に導く腱は何か？
10. 長母指屈筋腱は前腕遠位のどこにあるか？
11. ギヨン管を走行するのはどの構造か？
12. 月状骨はどうやって見つけたらよいか？
13. 触診でどうやって尺骨神経にアクセスするか？
14. 手根管橈側の境界を形成するのはどの手根骨か？
15. 手根管橈側の壁のなかで、手を橈側外転したときにはっきり触れる手根骨はどれか？
16. 舟状骨は3面から見つけられる。背面、橈側、手掌面からどうやって位置を特定するかを述べよ。

5 股関節と鼡径部

股関節と鼡径部の重要性と機能 ⋯⋯⋯⋯⋯⋯⋯⋯⋯⋯⋯⋯⋯⋯⋯⋯ 113
この領域の治療でよく使う方法 ⋯⋯⋯⋯⋯⋯⋯⋯⋯⋯⋯⋯⋯⋯⋯⋯ 113
必要とされる解剖学と生体力学の基礎知識 ⋯⋯⋯⋯⋯⋯⋯⋯⋯⋯⋯ 113
局所の触診──外側 ⋯⋯⋯⋯⋯⋯⋯⋯⋯⋯⋯⋯⋯⋯⋯⋯⋯⋯⋯⋯⋯⋯ 118
局所の触診──背面 ⋯⋯⋯⋯⋯⋯⋯⋯⋯⋯⋯⋯⋯⋯⋯⋯⋯⋯⋯⋯⋯⋯ 120
局所の触診──前面 ⋯⋯⋯⋯⋯⋯⋯⋯⋯⋯⋯⋯⋯⋯⋯⋯⋯⋯⋯⋯⋯⋯ 122
練習問題 ⋯⋯⋯⋯⋯⋯⋯⋯⋯⋯⋯⋯⋯⋯⋯⋯⋯⋯⋯⋯⋯⋯⋯⋯⋯⋯⋯ 131

5 股関節と鼠径部

股関節と鼠径部の重要性と機能

腰・骨盤・股関節(LPH)領域は、股関節、骨盤結合、腰椎で構成された機能的ユニットである。本書は四肢の関節の正確な触診について解説するので、外側前面の股関節複合体はこの章でとりあげて詳述する。後面の股関節・骨盤領域は第9章で論じる。

LPH領域は、下肢の全構成要素と同じく二足歩行の原則にしたがう。これらの原則で最も重視されるのは保持と歩行である。

以上のことを念頭に置いてほしいが、LPH領域の第1の役割は下肢と体幹をつなぐことである。上肢と体幹をつなぐ繊細な胸鎖関節と比べると、仙腸関節はとても大きくて固い。傾斜がとても急な関節表面と、仙骨の傾斜した位置により、仙腸関節の構造や靱帯性の安定はさまざまな点で複雑化している。

仙腸関節と恥骨結合で見られる小さな運動は、加重移動のクッション、すなわち緩衝材として特に必要である。緩衝材の原理は骨盤だけでなく下肢全体でも見られる。

下肢と脊柱の複雑な結合によっても、股関節の運動が脊柱に直接移行することになる。骨盤の運動と骨盤表面で起きる運動も、LPH領域のほかの構成要素に影響する。股関節伸展の例を見ればこのことは明らかである。股関節伸展の正常な範囲は10-15度である。この運動は非常にすばやく骨盤の連結(仙腸関節と恥骨結合)に伝達され、そこからすぐ腰椎下部に伝わる。

この領域の治療でよく使う方法

日々の実践で出会う股関節の症状は件数が多く、しかも多様である。殿部や鼠径部の痛みを繰り返す場合、痛みを引き起こす部位の機能的な鑑別が診断上の課題であり、その解決にはかなりの時間と努力を要することがある。痛みは腰椎、骨盤結合、股関節で生じる可能性がある。骨盤と股関節では関節包、軟骨下骨、寛骨臼唇、筋の付着、腱、滑液包、末梢神経といったさまざまな組織が痛みを引き起こす可能性がある。さらに複雑なのは、体幹

付近で痛みを引き起こす部位が関連痛や脚への投影痛として症状を伝達することがあるため、痛みを感じる領域が増えることだ。だからLPH領域を調べるときは、症状の原因となりうる全運動器官の構成要素も診断に含めるべきである。

股関節のよくある病的症状

股関節外側の症状:大転子上の軟部組織の症状(腱障害、大転子滑液包炎)と股関節内の関連痛。

股関節後面局所の症状:坐骨部の付着腱障害、梨状筋症候群、ハムストリング症候群、大腿・寛骨臼インピンジメント、寛骨臼唇の損傷

鼠径部の痛み:付着腱障害(内転筋など)、恥骨結合の刺激、腰椎や仙腸関節で引き起こされた関連痛、そして当然ながら股関節の症状(関節症、関節炎、唇の損傷、大腿・寛骨臼インピンジメント)、圧迫性神経障害

上記は理学療法士がよく見る股関節と鼠径部の症状の一部にすぎない。骨盤背面の症状は、脊柱や仙腸関節で痛みを引き起こす原因から生じることも多い。

評価時に特殊なテストをすれば、股関節と鼠径部の症状の大半は鑑別できる。それでもテストが役に立たないときや、損傷部位の正確な位置を特定し、確認する必要があるときは正確な触診が求められる。

必要とされる解剖学と生体力学の基礎知識

局所の触診に関する指示を理解するには、以下の基本的な背景知識が必要である:

- 骨盤、特にアクセスできる骨の隆起の構成
- 大腿骨近位、特に大腿骨頸前傾の角度の構造
- 股関節をまたぐ筋の名前と位置。特に伸筋群と内転筋群

骨の解剖学

骨盤

骨盤帯の驚くべき点は、大きな骨が3次元構造でリングを形成していることである。これを療法士のために2次元の図版で表すのはとても難しい。そのため、さまざま視点からリングの構造を視覚化する力を高めることが重要である。

骨盤帯のランドマークは主に前面にある。正確な位置はこの項で後述する（**図5.1**）。

これらがまとまって、腸骨・恥骨前面からアクセスできる部位になる。

骨盤後面の深部構造の局所解剖学も、股関節領域の触診の項で後述する（**図5.2**）。

後面の参照点として探すのは坐骨結節だけである。その他の構造については第9章で論じる。

恥骨結合

恥骨結合は骨盤運動の重要な構成要素で、股関節の骨をしっかり制御し、仙腸関節に強く影響を与える。つまり恥骨結合は、骨盤の運動による影響に最大の抵抗を示すのである。

恥骨結合はとても長く、4-5cmあるが、前頭側から背尾側に約45度傾いているため、わかりにくい（**図5.8**）。恥骨の癒合した2本の枝の間には線維軟骨円板がある。恥骨間にあるこの円板は厚みや発達度合いが変化し、10歳から次第に広い関節窩になり、30歳以降は滑膜が発達する。恥骨結合は上恥骨靭帯と恥骨弓靭帯で固定される。恥骨弓靭帯は最も重要な固定要素である。これは弓状に走行する厚い線維で構成され、恥骨枝の上で薄筋の付着（起始）のすぐ内側に付着する。大きなずらす力が働くと、ここが刺激される。こうしたずらす力は、片脚に負荷をかけるときに生じる。歩行時は垂直に2.2mm、腹側に1.3mmずれる（Meissner, 1996）。

恥骨結合にはさまざまな神経が通るため（腸骨鼡径神経、陰部大腿神経、T12-L2、そして陰部神経、S2-S4）痛みを引き起こす可能性があり、下腹部、肛門、生殖器領域、そして大腿内側にかけて、片側性あるいは両側性の痛みを知覚することがある。恥骨結合の関節症は4段階に分けられ、不安定性をともなうことも多い（ずれが増加する）。内転筋に症状があり、刺激されている筋構造の位置を触診によって特定するときは、癒合性の刺激の可能性も検討すること。

股関節

股関節の骨の配置は、股関節の病状の素因になりうる。それは寛骨臼唇の損傷をともなうことも、ともなわないこともある大腿・寛骨臼インピンジメントと、変形性股関節症である。股関節は発達途上で何度も変化し、大腿骨頭と寛骨臼の空間配置が個人間で異なることはあたりまえである。

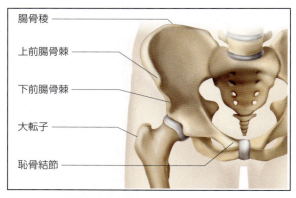

図5.1 骨盤の構造―前面

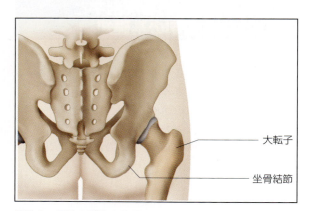

図5.2 骨性の構造―後面

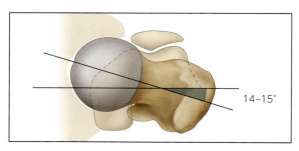

図5.3 大腿骨頸の前捻角

頭・頸・骨幹（CCD）の角度が人によって異なることはよく知られている。この角度は、骨幹に対する大腿骨頭の上内側の配置を示す。出生時は約150度である。加齢にしたがって角度はせばまり、15歳で133度、大人になるとさらにせばまるが、これは個人間でも個人内でも差が大きい。全体として文献では約120度以下が内反股だとされている。こうなると大腿骨頸と寛骨臼縁の間で大腿・寛骨臼インピンジメントが生じやすいのである。CCDの角度が135度を超える外反股は、早くに変形性股関節症が起きる素因であるが、寛骨臼上縁で唇に過負荷をかける危険性もある（Matthijs et al., 2003）。

前捻角（ATA）は、股関節の回転度を決める要素の1つである。ATAが大きいほど、軟部組織（関節包と筋）の弾性が正常な場合は内旋の許容度が大きい。ATAにより、骨幹に対する大腿骨頸の前捻角が決まる。図版では、大腿骨遠位で顆を横に結んだ線で幹の位置を表す（**図5.3**）。

子どもはATAが大きく、ときに股関節を驚くほど内旋できる。骨格が成長するとATAは小さくなり、平均して14-15度になる（Lanz and Wachsmuth, 2004）と、さまざまな文献で報告されている。幼少時には35度あったATAの減少（Matthijs et al., 2003）は、個人内、特に個人間の差異をもたらす。

左右の股関節で回旋度に差があることがわかったとき、ATAを測定すると面白い。内旋・外旋の角度はつねに同じはずである。ATAにより、内旋気味か外旋気味かの分布がわかる。しかし、理学療法分野では大多数の教師が同意していたこの意見に対し、2005年にTavares Canto et al.が疑問を突きつけた。彼の研究では、ATAと回旋度に有意な相関はなかったため、関節唇の配置などの追加要素が股関節の回転に影響しているという結論が引き出された。

大転子外側を触診してATAを徒手で測定することは、脳性麻痺の子供の減捻骨切り術前の診断では特に重要である。このテストの正確度を確認するための検証研究もさまざまな著者が行っている（Ruwe et al., 1992; Chung et al., 2010）。

大腿骨では大転子が特に触診しやすい。ほかの構造は厚い軟部組織層に隠されているか、導く構造を使ってしか特定できない。

生体の大転子の大きさには驚く。たとえば、大転子と坐骨結節外側縁の間の後部領域は指の幅2-3本しかないのである。

図版や解剖学モデルで描かれる大転子が小さすぎ、骨盤との空間関係が大きすぎるために、ここでも混乱が生じる。

最近では股関節唇の位置も確証されている。全3平面で角度が与えられている。前頭面では、子供の場合は約60度、大人の場合は横方向に約45度である（**図5.4**）。横断面では、一様に矢状面から外側に出ていないこともある。上部が約20度、下部が約45度のため、唇はかなりねじれている。矢状面では、唇は約30度後方に向いており、そのために寛骨臼縁の切痕が下前面に向く。

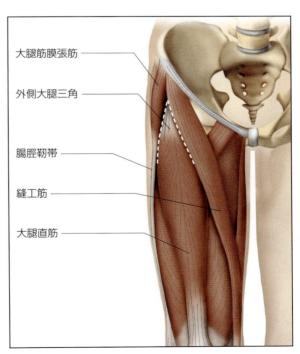

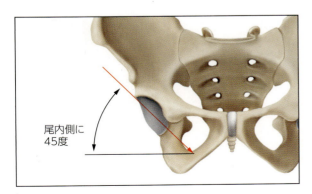

図5.4 寛骨臼の角度

図5.5 外側大腿三角

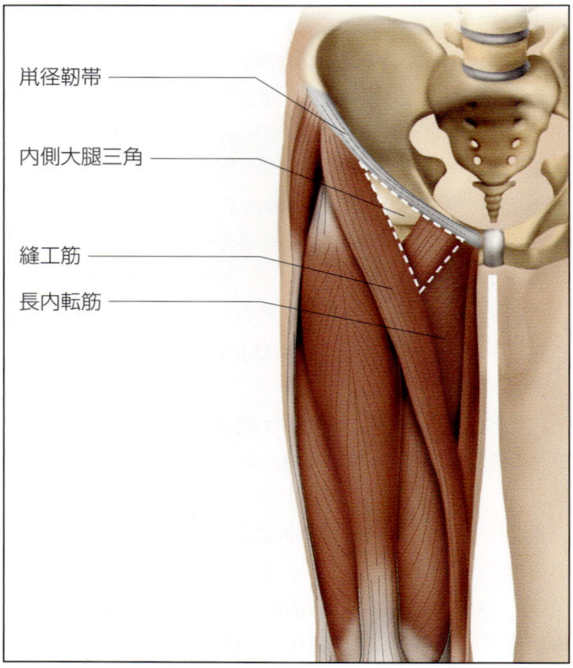

図5.6 内側大腿三角

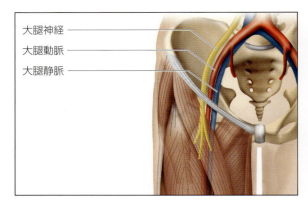

図5.7 鼠径部の神経血管束

関連する前面の軟部組織

前面の筋の位置は通常、以下に分類される：
- 外側大腿三角（図5.5）
- 内側大腿三角（図5.6）

このように局所解剖学的に分類すると、前面の位置の特定に役立つ。

外側大腿三角の境界は以下である：
- 大腿筋膜張筋（筋腹の内側縁）
- 縫工筋（筋腹の外側縁）

この領域は実際は三角ではなく、先端が上を向いた矢じり形である。三角には3番目の辺がない。三角を形成する2つの筋が上前腸骨棘（ASIS）に接する。これが骨盤前面の最も重要な骨性の基点である。

下前腸骨棘（AIIS）と大腿直筋はこの三角の深部にある。

内側大腿三角は正式な大腿三角で、初めて言及したのはイタリアの解剖学者アントニオ・スカルパ（1752-1832）である。これはきちんとした三角形で、以下の構造で形成される：
- 縫工筋（筋腹の内側縁）
- 長内転筋（筋腹の内側縁）
- 鼠径靱帯

前述したASISに加え、恥骨結節も位置特定に重要な骨性のポイントである。

この三角の知識があると、臨床で重要な屈筋群と内転筋群の損傷の位置特定に役立つ。さらに、股関節のすぐ前を通る大きな神経血管束も特定できる。

構造（外側から内側へ）は以下の通りである（図5.7）：
- 大腿神経
- 大腿動脈
- 大腿静脈

血管は一緒に骨盤腔を離れ、鼠径靱帯の下を通って血管裂孔に入る。一方、大腿神経は腸腰筋とともに筋裂孔を通る。鼠径靱帯は前外側の筋膜の集合のため、いわゆる本物の靱帯とは言えない。ASISともう1つの重要な骨性のランドマークである恥骨結節の間に広がり、とても平

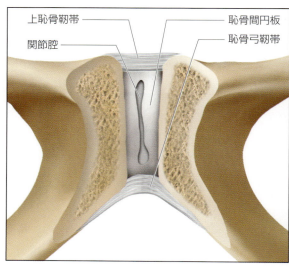

図5.8 恥骨結合の構造

らでらせん状に内側に向かう走行に沿って、目に見えて細くなる。痩せた人の場合、鼠径部だけが鼠径靱帯に接する。体脂肪がわずかにでも増えると、鼠径部は鼠径靱帯の高さより下に落ちる。鼠径部には浅鼠径リンパ節がある。これについてはここではこれ以上言及しない。

関連する後面の軟部組織

ハムストリングと坐骨結節への起始部の付着は、触診に重要な股関節後面の軟部組織構造である（図5.9）。

大腿二頭筋腹、半膜様筋、半腱様筋は近位で合流し、共通の起始腱を形成する。

一般に考えられているのと異なり、筋腹は大腿骨近位の中央に並んでいるのではなく、内側方向に角度を変える。この走行変更の理由は、結節がもっと内側にあることにある。

起始腱からの線維（特に大腿二頭筋腱の線維）は、仙結節靱帯にまで合流することもあり、そのため理論的には仙腸関節に直接影響をおよぼす（Woodley, 2005）。

この筋群の機能的重要性は、求心性作用（股関節の伸展、膝関節の屈曲）に限ったことではない。ハムストリングスは近位では、他の筋が矢状面で骨盤を制御するのを助け、骨盤が前面下方に傾くのを防いでいる。膝関節にかけては、遊脚相の終わりで最も収縮を強める。また、踵接地の直前で脚前方へのスイングを減速し、他動的に関節に過負荷がかからないようにしている。

股関節の屈曲と伸展では、坐骨神経が外側結節と起始部に沿った走行を動く。特に内転したとき、隣接する構造に押しつけられる。筋損傷、長時間の座位、速いランニング、坐骨と脚の筋の過剰なストレッチ後に瘢痕が形成されると、摩擦や伸展を通じて坐骨神経が刺激されることがある（ハムストリング症候群；Puranen and Orava 1991）。

滑液包

骨の隆起や縁に沿った筋の走行や付着には、さまざまな部位で多数の滑液包がある。図5.10は滑液包炎の場合に臨床的に関心が高いものや、間接的にしか触診できないものを概観している。たとえば以下のものがある：

- **腸恥包**。腸腰神経の下面と腸恥枝の間にあり、鼠径靱帯を通るときに筋が摩擦を受けないよう保護する
- **大転子の包**。ここでは、小殿筋と中殿筋の付着の下に、それぞれ下腱包がある。外側表面の腸脛靱帯の縁にあるのが転子包である（Pfirrmann et al., 2001）
- **大殿筋の坐骨包**。坐骨結節の下方内側面にあり、筋と結節の摩擦を低減している

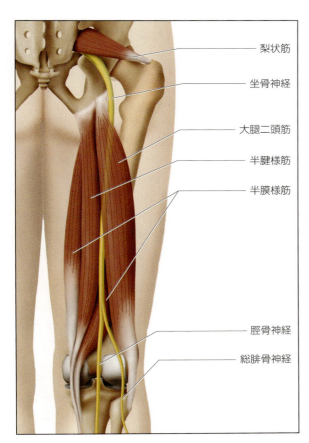

図5.9　後面の重要な軟部組織構造

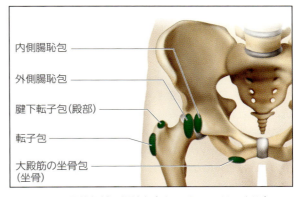

図5.10　股関節領域の滑液包（after Omer Matthijs）

局所の触診——外側

触診する構造の概観
- 大転子
- 大腿骨頸前捻角度(FNA)と寸法
- 大転子の付着と滑液包

触診プロセスのまとめ

この触診には、簡単にアクセスできる構造を見つけることも含まれる。まず、大転子の全表面の位置を特定し、触診する。大転子を触診すると、局所的に炎症を起こした軟部組織の痛みを誘発し、大腿近位の形状で最も重要な点の1つである大腿骨頸前捻角度を特定できる。

最初のポジション

患者はうつ伏せになり、両腕を体側に置き、足関節の下にフットロールを置いてもよい。うつ伏せのポジションは、股関節や腰椎の症状に苦しむ患者の場合だけは修正する。

大転子の境界や表面の位置を特定し、ATAを決定するには、股関節を回転させるために膝を曲げる。療法士は反対側に立つ。

各構造の触診

大転子

大転子は、大腿近位でほぼ唯一直接アクセスできる構造のため、股関節外側領域の重要な基準点となる。ここは骨盤からくる複数の小さな筋が付着するほか、小殿筋のためのレバーを長くしており、ここでの触診により大腿の形状に関して結論を出すことができる。

大転子は普通、外側で見つかり、肛門裂の始まり付近にある仙骨先端と同じ高さである（図9.32を参照）。大転子は腸骨稜から約手の幅1つ分下にある。

テクニック

大転子は、前述した領域で中程度の圧をかけ、硬い抵抗を感じながら触診すると、見つかり、識別できる。垂直に触診すると、上、前、後ろの境界をはっきり感じられる（図5.11）。前後の境界を母指と示指でつかむと、大転子の幅が明らかになる。同じ平面のすぐ外側では、大転子の広い表面を感じられる。小殿筋はいくつかの滑液包に守られながら、そこに付着する。

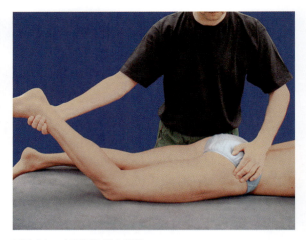

図5.11　大転子先端の触診

> **ヒント**：この領域は太りすぎていることが多いため、触診は難しいかもしれない。その場合は以下の補助を使って位置を確認する必要がある。
> 療法士は同側の膝を曲げ、脚をてこのように使って股関節を交互に内旋・外旋させる。すると大転子は触診する手の下で前後に転がるので、外側面と上面を楽に触診できる。
> これを背側の触診のスタート地点として、触診を続ける。

大腿骨頸前捻角度、寸法

FNAの角度がわかると、股関節の内旋の程度の決定に役立つ。角度が大きいほど、股関節が内旋する能力が高い——ただし軟部組織(関節包と筋)の弾性が正常な場合である。

脳性麻痺の子供の場合、減捻骨切り術を行う前に角度を測定する。FNA（ATAともいう）を徒手ですばやく測定する方法は、Drehmann (1909) にまでさかのぼり、大転子の最外側の前向きの曲線を触診したときの、推定または計測した角度に基づいている (Ruwe et al., 1992)。このすばやい測定は驚くほど正確性が高い。Ruwe et al. (1992) によると、大転子の隆起の角度テストと手術時の計測の平均的な差異は約4度で、被験者間の誤差は5度である。このテストの有効性と信頼性は、Chung et al. (2010) でも確認されている。

テクニック

療法士は患者の股関節を中間位に置き、膝を屈曲する。手を平らにして大転子上を外側に触診する（図5.12）。

脚を矢状面で外側に動かすことで、股関節を内旋させる。内旋の運動中、大腿骨頸のまわりで大転子が大きな

弧を描いて動くのが見えるはずだ。

触診を続けていると、大転子を最も外側に感じたポジションで内旋が止まる（**図5.13**）。

このとき大腿骨頸は前頭面にあり、前捻角度を測定できる（角度を推定するか、角度計を使う）。予想される平均角度は約10-16度である（Schneider et al., 1997）。数値は、視覚化の手順や個人内（約5度；Schneider et al., 1997)、個人間の差異にも影響される。

大転子の付着と滑液包

大転子での腱障害や滑液包炎は股関節外側の痛みの原因としてよく知られている。Omer Matthijsから引用した**図5.14**は、Robertson and Pfirrmann（2001）の研究をまとめてあり、殿部の付着や滑液包の位置を明らかにしている。

後面から前面を見ると、滑液包と付着には連続的な変化が見られる。小殿筋の各付着には固有の滑液包があり、摩擦から保護されている。最大の包は大転子後面、中殿筋腱の遠位外側、外側広筋起始の近位を覆っている（Pfirrmann et al., 2001）。この滑液包で滑液包炎が起きた場合は、特に患者を側臥位にして大転子に直接圧をかけるとはっきり確認できる。International Academy of Orthopedic Medicineは、これまでの発見をもとに股関節の様々な位置で直接誘発的な触診をすることで、付着の腱障害と滑液包炎を鑑別している。最初のポジションでは患者を側臥位にする（図はない）：

- 触診すると大転子上で痛む部位が見つかる
- 自動的に外転させながら触診を繰り返す

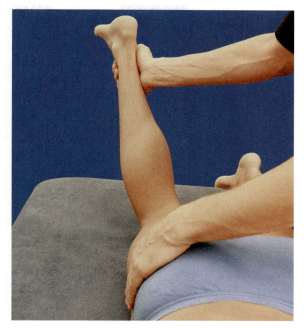

図5.13　FNA角度を示す一段階2

外転しても痛みの強度が変わらない場合は腱障害である。痛みが減る場合は、大転子包炎である。付着の腱障害は指を平らにして大転子を横断摩擦すると治療できる。

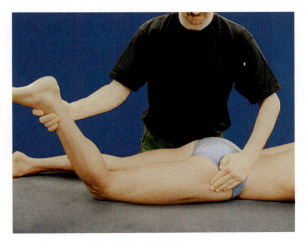

図5.12　FNA角度を示す一段階1

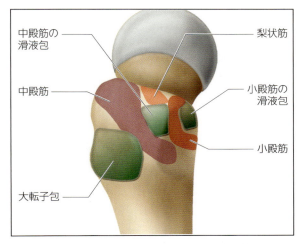

図5.14　大転子の滑液包（after Omer Matthijs）

局所の触診——背面

触診する構造の概観
- 坐骨結節
- 坐骨と脚の筋

触診プロセスのまとめ

次からは、もう1つの見つけやすい構造、坐骨結節を探す。これは仙腸関節の保持に役立つ厚い靭帯（仙結節靭帯）と強い伸筋（坐骨から起始する筋）の重要な固定点である。これらの筋の腱部分は結節で合流し、大きな合同腱として感じられる。

最初のポジション

患者をうつ伏せにし、腕を体側に置き、足関節をフットロールで支えてもよい。股関節や腰椎に症状がある患者の場合だけは位置を修正してよい。

坐骨・脚の起始で腱を触診するときは、患者に股関節を屈曲して側臥位になってもらうとやりやすい。

各構造の触診

坐骨結節

坐骨本体と枝の間の後面にある肥大した骨端は、坐骨結節と呼ばれる。全体として非常に後方にあるため、背もたれに背を預けた状態で座るときにだけ体重がかかる。骨盤が垂直のとき、結節の長軸は下方内側から上方外側へ向かう。内側では、縁全体が仙結節靭帯の付着となり、外側縁は大腿方形筋の起始にある。楕円形の後面は4分割できる（図5.15）；Standring, 2008）。Standring, 2008の図で示した坐骨から起始する筋は結節の上半分に付着していることが明らかになる。下内側には大殿筋の坐骨包と大内転筋の一部が付着する。

テクニック
方法1

触診する指を大転子後面から転子窩に落とす。ここは指2本分ほどの幅があり、坐骨結節外側が内側の境界になっている（図9.94を参照）。この溝では、大腿神経［原文は大腿方形神経ですが大腿神経では？］と坐骨神経が結節の縁付近を通るため、そこで病的な摩擦を起こすことがある。

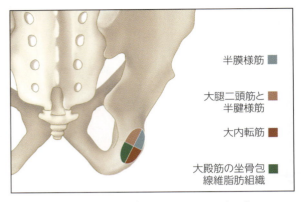

図5.15　坐骨結節の付着（After Omer Matthijs）
- 半膜様筋
- 大腿二頭筋と半腱様筋
- 大内転筋
- 大殿筋の坐骨包線維脂肪組織

方法2

フォークを握るときのように（母指を内側にする）して、殿溝を内側方向にたどると、母指が結節に出会う（図5.16）。触診で主として関係する特徴は結節の頂である。

坐骨から起始する筋

ここでの目的は、筋の境界と付着を触診することである。抵抗に抗って筋を収縮して膝を屈曲すると、筋腹がはっきりする（図5.17）。

テクニック
筋腹

収縮を維持するか、リズミカルに収縮と弛緩を繰り返すと、境界を楽に触診できる。大腿後面の筋は下肢の軸に従わず、斜めの走行をたどることに気づく。そして、坐骨結節に向かって近位内側に走行する。

> **ヒント**：うつ伏せで筋を近位に近づけるとき、筋の痙攣を防ぐため、膝を曲げすぎたり、筋を強く収縮させすぎたりしてはいけない。ある程度の活動をさせて腱障害や付着腱障害を誘発することが目的の場合、効果的な最初のポジションは患者をうつ伏せにし、脚を治療台から垂らすことである。こうすると股関節を屈曲させたまま膝を屈曲できるからだ。このように坐骨から起始する筋を事前に近位に伸展しておけば、誘発しやすいうえに痙攣が起きにくい。

大腿四頭筋の外側広筋はハムストリング、なかでも大腿二頭筋の外側の境界を形成する。外側広筋は大腿の後方ではなくもっと前面で見つかりそうなものなので驚くだろう。実は大腿四頭筋は腸脛靭帯の前方外側にあるのではなく、かなり後方にもあるのだ。

局所の触診―背面　**121**

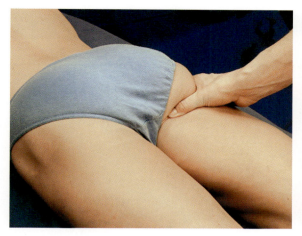

図5.16　坐骨結節の触診

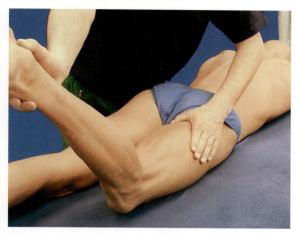

図5.17　坐骨から起始する筋腹を示す

起始の腱

　筋の縁は、もっと近位では楽にたどることができる。筋は合流して起始部になるため、互いに識別できなくなる。起始の合同腱は結節の外側面で見つかりやすい。腱自体は母指と示指での触診（方法1、**図5.18**）や両手を使った触診（方法2、**図5.19**）により、周囲の軟部組織と区別できる。

> **ヒント：** 大殿筋の収縮により触診が妨害されるときは、患者に膝を治療台まで押し下げてもらうことで大殿筋を相反抑制すればよい。

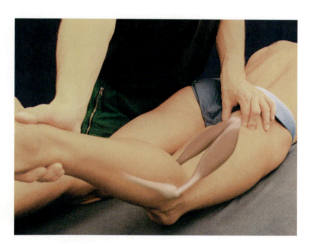

図5.18　起始部の触診―方法1

評価と治療のヒント

　特に筋損傷のある運動選手の場合、付着や付着付近の腱障害、坐骨から起始する筋の局所痛が起きることがある。局所の触診により、損傷した構造の位置を正確に特定する。

　誘発や治療のための横断摩擦は、患者を側臥位にして行うほうがよい。Askling and Thorstenssonは2007年、坐骨・脚の損傷は患者のスポーツ歴によって分類でき、損傷の程度がリハビリテーションに必要な期間の長さに影響することを示した。高位の損傷（ダンサーのように結節の1-3cm下）のほうが下位の損傷（スプリンターのように結節の7-10cm下）よりリハビリテーション期間は長い。彼らによると、損傷した部位の高さを触診することで、リハビリテーション期間に関する情報が得られるという。

テクニック

　療法士は、股関節が明らかに屈曲する最初のポジション（SP）を選ぶ。起始の腱をやや張らせ、摩擦中もその状態を保たせるためである。必要であれば、膝をさらに少し伸展してもよい。

　手で坐骨結節の遠位を触診し、横断摩擦をする。内側から外側に向かうときにより圧をかける。

　このテクニックで疲れないように、圧をかけるときにもう一方の手でサポートするとよい（**図5.20**）。

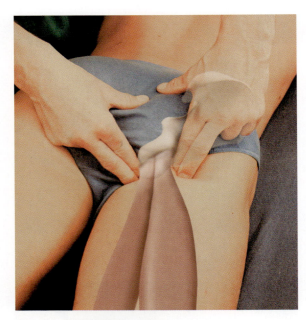

図5.19　起始部の触診―方法2

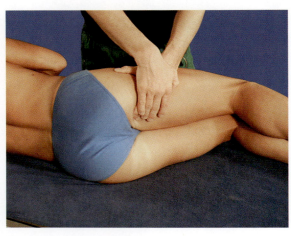

図5.20　起始部の横断摩擦

局所の触診――前面

触診する構造の概観
- 外側大腿三角：
  - 縫工筋
  - 大腿筋膜張筋
  - 大腿直筋と下前腸骨棘
- 内側大腿三角：
  - 縫工筋
  - 長内転筋
  - 上前腸骨棘、鼠径靭帯、外側大腿皮神経
  - 大腿神経、大腿動脈、大腿静脈
  - 腸腰筋と腸恥包
  - 恥骨筋の近位付着
  - 恥骨結節の近位付着、長内転筋、短内転筋
  - 薄筋

　この領域は2つの三角に分け、位置を特定しやすくする。これらの三角の境界とその内部にある構造を探すのである。

外側大腿三角：
- 縫工筋
- 大腿筋膜張筋
- 大腿直筋腱
- 下前腸骨棘（AIIS）

内側大腿三角：
- 縫工筋
- 長内転筋
- 鼠径靭帯

触診プロセスのまとめ

　股関節前面領域の局所の触診では、特に軟部組織構造、すなわち特に臨床的に重要な筋腹と筋の付着を見つけることが目的となる。

　触診は外側大腿三角から始める（**図5.21**）。境界となる筋とその縁は、正確に特定できる。組織の深部にある構造は、導く構造と筋収縮を利用して特定する。

　次に内側大腿三角の触診へと進める。まず境界の位置を特定してから、三角内の構造（たとえば神経血管束）を触診する。

局所の触診―前面　123

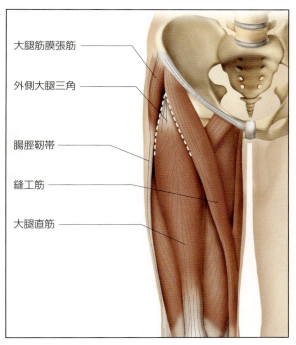

図5.21　外側大腿三角

- 大腿筋膜張筋
- 外側大腿三角
- 腸脛靭帯
- 縫工筋
- 大腿直筋

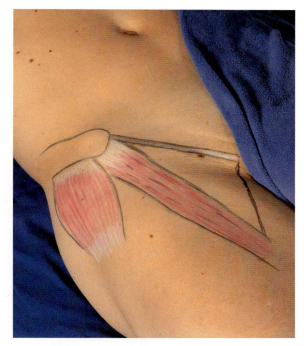

図5.22　外側大腿三角の構造の図

最初のポジション

患者を中間位で側臥位にする。膝の下に補助用のロールを入れる。腕は楽にし、体側に置く。患者は必要なだけ衣服を脱ぎ、鼡径部にもアクセスできるようにする。位置を特定するために股関節を自動的あるいは他動的に屈曲・伸展しなければいけない場合もある。

各構造の触診

外側大腿三角

外側大腿三角の境界を形成するのは以下の構造である：

- 縫工筋外縁
- 大腿筋膜張筋の前縁

この領域は実際には三角ではなく、先端が上を向いた矢じり型である（**図5.22**）。この三角には3つめの辺がない。ASISは矢の先端にあり、最も重要な骨性構造である。

テクニック
縫工筋

縫工筋は中央にある筋で、位置の特定に使われる。大腿を斜めに走行し、三角の外側と内側を隔てている。筋活動をせずにこれらの筋の縁を認識できることはまれで

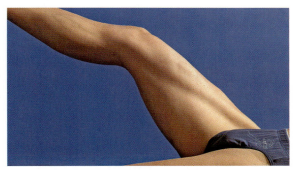

図5.23　縫工筋―全走行

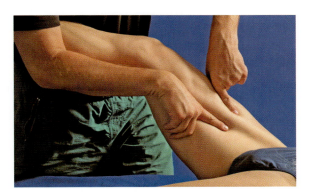

図5.24　縫工筋―筋の縁の触診

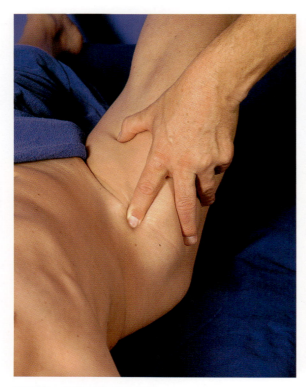

図5.25　外側大腿三角の先端

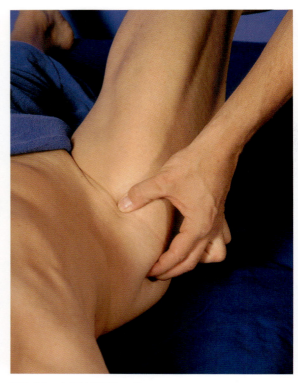

図5.26　大腿筋膜張筋の縁

ある。そのため、筋の境界——そして大腿の中ほどに到達する縫工筋——を視覚化するには、適切な筋を収縮させる必要がある。

縫工筋と大腿筋膜張筋は股関節屈曲筋である。股関節を自動で屈曲するとそれぞれ位置を描ける。それには股関節の中間位から脚をやや上げるよう患者に指示する。このとき膝がやや屈曲するだろう。

さらに股関節を外旋すると、縫工筋が目立つ。大腿の中ほどに至る走行に沿って筋腹が見えることが多い。大腿遠位半分での位置は、非常に痩せた患者でしか見えない(図5.23)。

内側縁は内側大腿三角の境界を、外側縁は外側大腿三角の境界を形成する(図5.24)。

縫工筋外側縁はより近位にたどることができ、触診する指は外側面の柔らかく弾性がある抵抗に出会う。これが大腿筋膜張筋の前縁である(図5.25)。

大腿筋膜張筋

患者が曲げた脚を外旋から内旋すると、大腿筋膜張筋が特に目立つ。

大腿筋膜張筋の前縁はかなり触診できるが、後縁は普通大腿の筋膜に合流する(図5.26)。

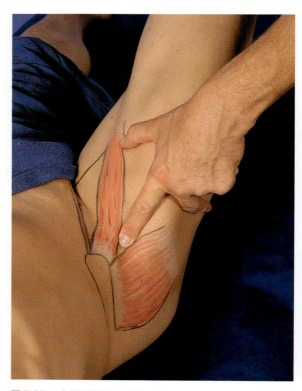

図5.27　大腿直筋腱の位置

局所の触診―前面 **125**

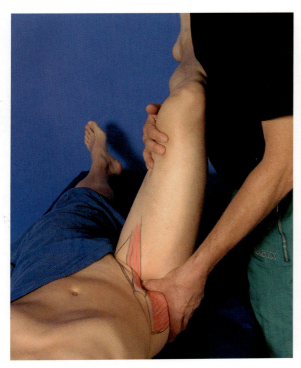

図5.28 大腿直筋腱の起始の触診

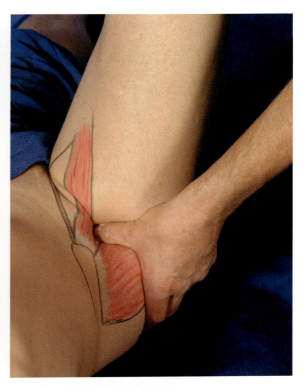

図5.29 下前腸骨棘(AIIS)の触診

筋腹をたどると筋の起始にいたる。解剖学の教科書では起始はASISだけとなっているものが多いが、腸骨稜のかなりの部分も含む。

大腿直筋と下前腸骨棘

大腿筋膜張筋と縫工筋の縁は上で出会い、矢じりのような逆V型を形成する。先端はASISのすぐ下、縫工筋の下で見つかる。大腿直筋はこの不完全な大腿三角の床を形成する(**図5.27**)。

大腿筋膜張筋と縫工筋の縁が出会うところでは、起始の大腿直筋腱がAIISに向かうときに組織の奥に消える。

この付着に到達するには、触診する脚を他動的に約90度股関節屈曲させ、脚を水平にする(**図5.28**)。

このとき、患者は完全に足の力を抜く。自由なほうの母指を使い、中程度の圧をかけながら、三角の先端で深部の組織を触診する。次に、大腿直筋腱の位置を特定してみる。この腱は周囲の組織よりいくぶん硬い。大腿直筋の触診は、ASISから手の幅1つ分遠位のところで始める。ASISの約5-6cm遠位で、大腿直筋は縫工筋の下にもぐり、ASISの約4cm遠位内側にあるAIISに付着する(**図5.29**)。

> **ヒント:** 天井に向けてボールを蹴るときのように、患者がリズミカルに膝の伸展・屈曲を行うと、大腿直筋腱はすぐに特定できる。この運動中、周囲の股関節屈筋群は楽にし、大腿直筋だけが動くようにする。
> 腱を見つけたら、AIISまで腱をたどる。骨性の構造を感じたらそれがAIISである。指を平らにし、ある程度の圧を棘にかけながら、骨盤全体を少しだけ動かす。

内側大腿三角

内側大腿三角の以下の構造を触診する(**図5.30**):
- 鼠径靱帯
- 長内転筋外側縁
- 縫工筋内側縁

特に以下の構造の位置を特定する(三角内を外側から内側へ):
- 腸腰筋の一部、腸恥包
- 大腿神経、大腿動脈、大腿静脈
- 恥骨筋の近位付着(起始)
- 長内転筋の近位付着(起始)
- 薄筋の走行

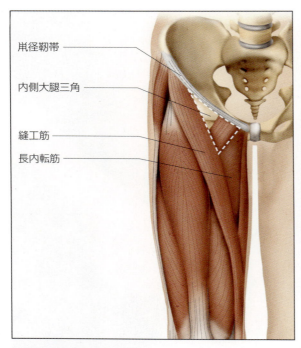

図5.30 内側大腿三角

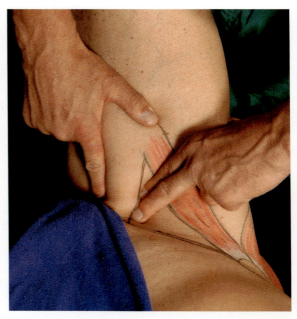

図5.32 長内転筋の縁

テクニック
縫工筋
　縫工筋は、内側大腿三角の位置の特定でも必要な、重要な構造である（**図5.31**）。縫工筋の位置は前述したテクニックを使って特定する。内側縁をできるだけ遠位までたどると、少なくとも大腿中部にまではいく。

長内転筋
　患者は大腿を中程度に屈曲してから下ろし、股関節を45度前後外転する。患者が脚をこの位置で保持すると、全内転筋群が等尺で作用する。
　長内転筋はこの筋群のなかで最も目立つ（**図5.32**）。長内転筋の前縁は内側大腿三角の明確な境界である。

> **ヒント**：この活動をしても筋腹を視覚化したり触診したりできないときは、手を膝関節内側に置き、手を押し返して等尺収縮するよう患者に指示をしてもよい。すると筋全体を目立たせることができる。

上前腸骨棘、鼠径靱帯、外側大腿皮神経
　内側大腿三角の境界を形成する最後の構造である鼠径部の靱帯（鼠径靱帯）の走行を明らかにする。鼠径靱帯はASISから恥骨結合のすぐ上外側にある恥骨結節まで伸びる。鼠径靱帯は複数の筋膜層が融合したものなので、垂直触診をしても明確な縁がない。
　ASISは硬さによって靱帯と区別する。

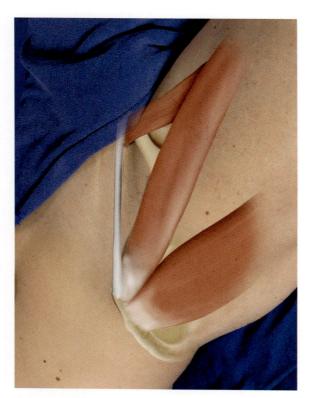

図5.31 内側大腿三角を示す

局所の触診―前面 **127**

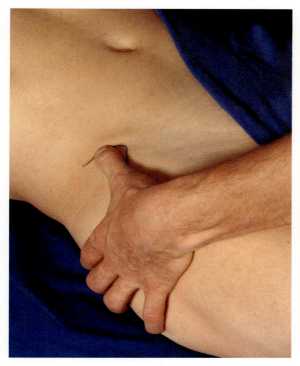

図 5.33 ASISの体表の触診

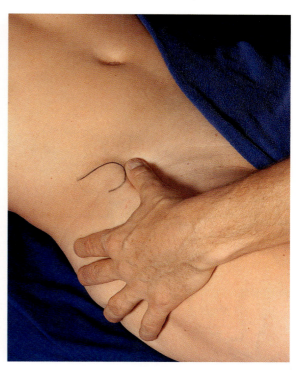

図 5.35 鼡径靭帯の体表の触診

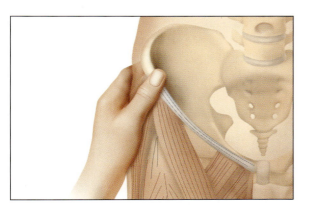

図 5.34 ASISの触診

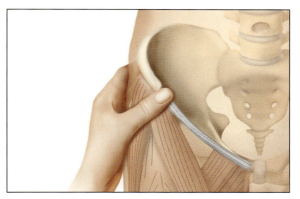

図 5.36 鼡径靭帯の触診

触診は指1本、またはここで示すように母指腹で行う。まずよく知っている腸骨稜から触診を始め、遠位内側へ向けて横断触診する。母指が腸骨稜やASIS上にある限り、直接圧迫したときに丸い構造や骨の硬さを感じる（**図5.33と図5.34**）。棘から母指を滑り下ろすと、直接圧迫したときの感触が平らで弾性のある表面に変わる。ここまでくると遠位からASISを引っかけ、鼡径靭帯の位置を特定できる（**図5.35と図5.36**）。

ASISのすぐ内側、鼡径靭帯の下を横断触診すると、大腿に向かう外側大腿皮神経を細い紐として感じられる（直径約3mm）。文献では、骨のランドマークに対する位置としてASISから約0.7-1.6cm（Dias Filho et al., 2003; Doklamyai et al., 2008）、大腿動脈から5-6cm離れているとされている。

この神経を見つけたら、横断触診をして指の先端の下で前後に転がす。腸骨筋とともに走行し、鼡径靭帯のかなり外側で下を通る。ASISでは大腿外側に方向を変え、手の幅くらいの広さの領域で感覚神経を支配する（Trepel, 2004, p.38）。しかし神経の走行と枝は多様なので（Doklamyai et al., 2008）、神経が見つからないことも、やや別の場所で見つかることもある。鼡径部外側を長期的に圧迫すると、過敏を繰り返すことになる（感覚異常

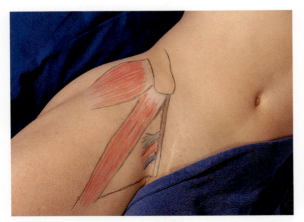

図5.37　内側大腿三角にある大腿動脈、大腿静脈、大腿神経

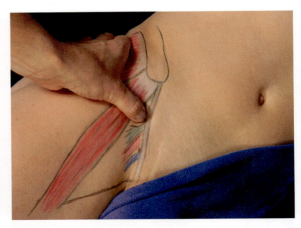

図5.39　腸腰筋へのアクセス

性大腿神経痛）。

上記の特殊な構造は三角の床にある。これらの構造の特定については、次に説明する。

大腿神経、大腿動脈、大腿静脈

内側大腿三角の位置特定をさらに進めるにあたり、大腿動脈は適切なランドマークである。この構造から神経血管束の他の構造や、他の筋を見つけられるからだ（図

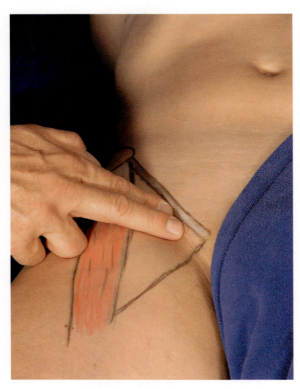

図5.38　大腿動脈の触診

5.37）。

大腿三角内の走行は鼠径靱帯中ほどから内側大腿三角の先端まで続く。そしてこれは大腿骨頭の位置の目安になる。股関節内側は、大腿動脈の真下にある。大腿骨頭の中心は大腿動脈の15-24mm外側にある（Sawant et al., 2004）。

触診では、指1-2本の腹を平らにして鼠径靱帯の中央に置き、わずかに圧をかける（図5.38）。

すぐに指腹で動脈のリズミカルな脈拍がとれるはずだ。局所解剖学によると、大腿神経は大腿動脈のすぐ外側に、大腿静脈はすぐ内側にあるという。

腸腰筋と腸恥包

腸腰筋の一部は、神経血管束の外側にある、大腿内側の外側上方角から到達できる。この角は鼠径靱帯と縫工筋内側縁で決まる。触診する母指をここに置く。股関節を屈曲すると小転子と大腰筋の筋腹が前に動き、筋にアクセスできるようになる。通常は45度の屈曲で十分で、足をベンチに載せたり大腿を他動的に固定したりしてもよい。これらの変数を使い、図5.39とこのテクニックを比較する。このすぐ下では、腸恥包が腸恥隆起上にあるが、深い圧をかけるときに間接的に特定できるだけである。滑液包炎の場合、ここに圧をかけると痛みが生じる。滑液包の下には股関節包がある。

恥骨筋の近位付着

恥骨筋の付着は大腿動静脈のすぐ内側にある恥骨筋線の鋭い縁の上で触診できる。ここを触診するには、療法士は前腕を回内して触診する指腹を恥骨上枝に向ける。圧をかける方向は、だいたい患者の反対側のASISである。指を鼠径靱帯に並行に置くのが最適である。この

局所の触診—前面　129

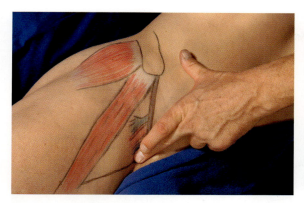

図5.40　恥骨筋の触診

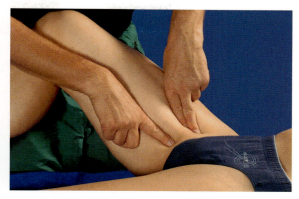

図5.42　長内転筋の縁

触診では、内側から外側に向けて摩擦する（図5.40）。

> **ヒント**：触診の圧を不快に感じることもよくあるので、このテクニックを行うときは慎重に圧をかける。本書で紹介するすべての筋の触診同様、このテクニックも痛みの誘発や腱炎の治療に使える。

恥骨結節の近位付着と長内転筋、短内転筋

長内転筋は近位付着や腱、筋腱移行部で刺激されることがある。まず、恥骨結節で長内転筋の近位付着を見つける。それには触診する指を恥骨筋線のいくぶん内側にもっていく（図5.41）。恥骨結節は、恥骨結合の上側の境界にある。恥骨結合は大きく、明らかに突出している

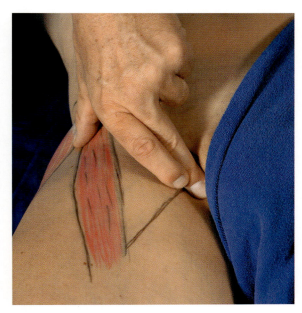

図5.41　恥骨結節の触診

ので、どの方向からも認識できる。内転筋腱は恥骨結節の下部に近位の固定点がある。筋をゆるめると付着にアクセスできる。前腕を回内し、ある程度の圧をかけながら触診する指を結節のほうへ動かす（反対側のASISへ）。横断摩擦では、上方内側に圧をかけ、後ろから前に動かす。筋収縮を利用して、位置が正しいことを確認する。筋が収縮すると、指は付着から押し返される。付着の腱が丸い構造として見つけられなくても、上記の方法（図5.42）で長内転筋の筋腹を示し、近位付着までたどることはできる。

付着の腱は多様で、2本に分かれることもある。腱と筋腱接合部は簡単に識別できる。筋腱接合部は、腱よりかなり柔らかいからである。腱はぴんと張った膠原質の構造で、かなり固い。内側大腿三角の境界についてはすでに説明したので、筋腹の位置はすでに分かっているだろう。

短内転筋は、深く圧をかけることで長内転筋の後ろにある窩から到達できる（図はない）。ここから、長内転筋の付着のいくぶん前にある、短内転筋の付着までたどれる。

薄筋

長内転筋と薄筋の位置と走行を区別するには、長内転筋の筋腹を示す必要がある。

患者は脚を屈曲し、それが側面に落ちないよう等尺収縮で保持する。すると長内転筋の筋腹の縁は、周囲の軟部組織から簡単に区別できる。

次に患者にかかとを治療台のほうへ押すよう指示する（そして殿部へ）。薄筋は膝の屈筋なので、このときに張るはずだ（図5.43）。薄筋の筋腹が目立ち、恥骨結合下縁の下枝にある付着までたどれるはずだ。薄筋の付着での横断摩擦は、長内転筋同様のテクニックを使う（広い表面で）。

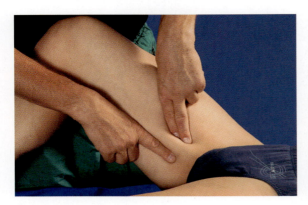

図5.43　薄筋の縁

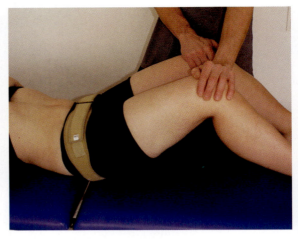

図5.44　恥骨結合の病理の鑑別テスト

ヒント: この方法では薄筋の位置をはっきり特定できないときは、ここでも相反抑制の原理を活用する。股関節と膝をやや屈曲し、膝を脇に下すよう患者に指示する。療法士は、膝外側に軽い抵抗をかける。こうなると患者は外転筋群を収縮させるので、全内転筋を相反抑制することになる。
次に、もう一度膝の屈筋を収縮するよう患者に指示する(今度は隣接する膝関節の二つめの作用を使う)。このとき、薄筋の筋腹が周囲の構造から突出する。

局所解剖学のヒント: 内転筋群の起始となる恥骨の枝は、馬蹄型である。近位付着の位置を覚えるには「PELOGRAM」という文字を使うとよい。
PEは恥骨 (pectineus)、LOは長内転筋 (adductor longus)、GRAは薄筋 (gracilis)、Mは大内転筋 (adductor magnus)を表す。短内転筋だけはここに含まれていない。

評価と治療のヒント

　内転の抵抗テストにより筋が痛みの原因だと示された後は、評価の際に全筋腹と付着の触診を構造の識別に使うことができる。これらのテクニックはサイリアクスの横断触診として使われ、軟部組織の病状の治療に使うこともある(付着腱障害など)。

　しかし、恥骨結合が関与していないことが明らかになったときは、まず腱障害や付着腱障害の有無を検討すること。恥骨結合の刺激で痛みを知覚する領域は、恥骨結合を超えて下腹部、生殖器、肛門領域、そして内転筋にまで広がることがあるからだ。

　股関節を中間位または屈曲した状態で、股関節に抵抗を与えながら内転させたときに陽性反応が出たら、骨盤にベルトを巻いてテストを繰り返すとよい(**図5.44**)。徒手療法でよく使う固定ベルトが最適である。抵抗テストをして鼠径部や内転筋が痛むときや、ベルトを使わないと陽性の場合は、ベルトを使って繰り返すこと。

　テストを繰り返すことで明らかに痛みが低減した場合は、予想が的中し、恥骨結合または仙腸関節が症状の原因だと言える。

練習問題

　この章の内容を学べば、以下の問いは簡単に答えられるだろう：

1. 内反股と外反股によって促進される病状はそれぞれ何か？
2. 大腿前面全体の位置特定で重要な筋はどれか？
3. 内側大腿三角の境界をなす構造はどれか？
4. 鼡径靭帯で連結している骨のランドマークはどれか？
5. 外側大腿皮神経はどこで鼡径靭帯を通過するか？
6. 大腿直筋の付着にはどうしたら到達できるか？
7. 腸恥包はどこで見つかるか？
8. 鼡径靭帯の下を通り、血管裂孔と筋裂孔に入るのはそれぞれどの構造か？
9. 股関節や大腿骨頭の位置を示す構造はどれか？
10. 恥骨から坐骨結節までの内転筋の起始の名前と順序は、暗記できる。PELOGRAMは何を表しているか？
11. 短内転筋にはどうしたら到達できるか？
12. 薄筋と長内転筋を区別するときに使う筋収縮とは何か？
13. 坐骨結節腔の配置はどうなっているか？
14. 抵抗に抗って内転筋を収縮したときに痛みを感じる場合、内転筋の症状と恥骨結合の病理は除外できない。これら2つの問題はどうやって識別すればよいか？

6 膝関節

膝関節の重要性と機能	135
この領域の治療でよく使う方法	136
必要とされる解剖学と生体力学の基礎知識	136
体温上昇の触診	140
浮腫の触診	141
局所の触診——前面	142
局所の触診——内側	147
前内側の軟部組織の局所の触診	149
局所の触診——外側	155
局所の触診——後面	162
練習問題	165

6 膝関節

膝関節の重要性と機能

膝関節は、体内で最大の関節であるだけではない。最も複雑な生体力学を持つ関節でもある。最長の骨を互いにつなぎ、最大の関節腔を持ち、最大の種子骨（膝蓋骨）を持ち、最大の関節包を持つからだ（Matthijs et al., 2006）。療法士は日常業務のなかでこの関節を扱わなければならない。外傷後や手術後の関節の治療は、ほぼすべてのリハビリテーション・クリニックや理学療法治療でワークの一部になっている。

比べてみると、膝関節の手術件数は並外れて多い。よく手術的介入を指示する例は、関節表面での関節の変性と、複雑な靭帯構造や半月の損傷である。アメリカでは、年間30万件以上の膝関節形成術が行われている（Chimutengwende-Gordon, 2012）。ドイツでは、膝の手術の平均頻度は人口10万人あたり213件である（OECD Health Data, Eurostat Statistics Database, 2012）。

療法士は、かなり洗練されてきた術後の適切な治療をすることに加え、最初は分類しにくく、全身を技術的に正確に診断しないとわからない、外傷性および非外傷性の関節の症状にも出会う。目標指向の触診と、全身の問診と診断を組み合わせることが、症状の位置と原因を特定するときに中心的な役割を果たす。

下肢の関節機能の基本的な原則の1つも、膝関節で明らかになる。それは、下肢をロックして、体重を支える安定した柱に変えつつ、かなりの可動性をもたせることである。

このように**膝関節が可動性**をもつには、膝は大きく屈曲し、足と体の距離を縮められなければならない。スクワットをしたり、脚を高く上げて階段を上ったり、車に乗ったりするといった日常的な状況で、強い屈曲が必要な理由がわかる。

可動性の第2の形態は**膝関節の回旋**である。この運動は膝関節の屈曲の角度と関連し、約20-130度でしかできない。20度の屈曲と最大伸展の間で、膝関節は最終回旋にロックされる。脚に負荷をかけ、伸展の最終域にするとき、大腿骨は内旋し、脛骨はオープンチェーンのなかで最終域まで外旋する。伸展の最終域で自動的に回旋できるときは、おそらく伸展したポジションでは特に重要な、安定性が損なわれる。

足の回旋能力は、主に膝関節が固定している。残りの回旋は距骨足根骨関節と横足根関節からなる運動複合体で生じる。

膝関節で脛骨を回旋できるということは、膝関節で連結する骨の構造に、特殊な要求を課す。膝関節での脚の軸回転には、中央の回旋柱（主に後十字靭帯）、平らな回旋板（脛骨の近位端）、そしてほぼ1点で接する関節表面が必要となる。

この平らな回旋板が、**関節表面間の不適合**度の大きな原因である。脛骨の関節表面がもっと曲がっていたら、膝も回旋できないだろう。不適合があると回旋は促されるが、安定性と負荷の移動が損なわれる。半月はこの関節を補完し、動く関節窩を形成し、関節表面同士の接点のバランスをとり、関節を滑らかにしている。

骨はもう**安定性**を提供できないので、内外の靭帯構造（十字靭帯と側副靭帯）や関節包に放射する筋構造の一部（活性化）がこの機能を担う。これらすべての靭帯は、機能的に支えあっている（Matthijs et al., 2006）。

十字靭帯は矢状面で、膝関節の安全を主に担う。この機能は、矢状面で行うテスト、引出し試験、ラックマンテストで調べられる。これらの靭帯は、張りを調整し、屈曲時の関節運動を制御し、内旋を制限する。

前頭面での膝関節の固定は、側副靭帯と関節包の後面の両方が担う。

関節にあるさまざまなコラーゲン構造の**活性化（dynamization）**は、膝関節に限ったことではない。しかし、この領域ではとくに目立つ。ここでいう活性化とは、ときには腱も含む筋が、関節包や半月に付着することである。これらの筋が収縮すると、関節包のさまざまな部位が張り、強化される。膝を自動で動かすとき、大腿骨顆が脛骨上の半月の上を前後方向に転がるだけではなく、筋収縮により半月が引っ張られて動く。

この領域の治療でよく使う方法

股関節のよくある病理

膝関節に見られる病気やけがの種類をすべて挙げることは、本書の範囲や目的を超える。そこで、最も重要なグループだけを以下に挙げる：

- 運動時の、関節包と関節包以外による制限
- 弛緩または不安定性
- 外傷または変性による半月の病理、半月の角のインピンジメント
- 靭帯の損傷やオーバーユース症候群
- 筋の損傷やオーバーユース症候群（腱と付着を含む）
- 大腿脛骨関節軟骨の疾患（たとえば変形性関節炎や骨軟骨症）
- 膝蓋大腿の病理（たとえば膝蓋軟骨軟化症や膝蓋大腿痛症候群）

よくある評価と治療テクニック

- 既存の可動性の制限の評価とモビライゼーション
- 不安定な症例では、関節の筋のトラッキングを改善
- 靭帯や筋の損傷や過負荷に関連する症状の治療

靭帯、腱、滑液包では過敏や損傷がよく生じるので、ランナー膝（腸脛靭帯摩擦症候群）、ジャンパー膝（膝蓋骨尖での膝蓋靭帯の付着腱障害）、ハウスメイド膝（膝蓋前滑液包炎）といった独立した言葉が使われている。

必要とされる解剖学と生体力学の基礎知識

膝関節とその周辺の重要な構造の位置を個々に特定するには、解剖学の基礎知識が必要である。療法士は訓練／勉強や専門家としての経験から、骨や靭帯構造の大半はよく知っている。関節の構造をさまざまな視点から検討できるように、空間センスを養っておくことが重要である。膝関節の構造の複雑さを紹介するのは、本書の範囲を超えている。そこで、以下では基礎的な概念だけを論じる。

膝関節は、大腿脛骨関節と膝蓋大腿関節に分類できる。

大腿脛骨関節の構造

発生学的には、膝関節は内側コンパートメントと外側コンパートメントの2つの構造から発達する。滑膜性の分離壁は発達の過程で徐々に消え、滑膜ひだとしてだけ残る。しかし、もともとの分離は解剖学的、機能的理由から保つことができる。つねに外側コンパートメントのほうが、可動性がある。脛骨外側顆のやや凸状の形や、さらに可動性が高くてO型で、変形した外側半月が、それを補っている。前面から見ると、膝関節は3つのレベルに分けられる（Matthijs et al., 2006）：

- 大腿脛骨関節：大腿骨顆と脛骨顆の間の選択的、直接的な接触
- 半月大腿関節：大腿顆と半月の接触
- 半月脛骨関節：脛骨顆と半月の接触

関連する関節包の部分も同様に、半月大腿包部分と表現される。

大腿骨は遠位端で広がり、顆が2つある（**図6.1**）。そのため膝関節を楕円関節と呼びたくなるかもしれない。しかし、屈曲、伸展、内旋、外旋といった運動をするので、車軸蝶番関節と分類すべきである。大腿骨内側顆は外側顆より長く、斜めになった大腿骨の位置を補っている。それとは対照的に、外側顆はいくぶん前寄りに出て、膝蓋骨の外側の抵抗として働く。

大腿骨顆はどちらも膝蓋大腿関節の一部として、膝蓋骨表面に溝を作る。遠位後方では2つの顆が分かれて顆間溝を作るが、その幅は約20-22cmで（Wirth et al.,

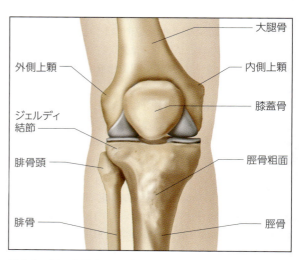

図6.1 骨の参照点の局所解剖学。前面

必要とされる解剖学と生体力学の基礎知識 **137**

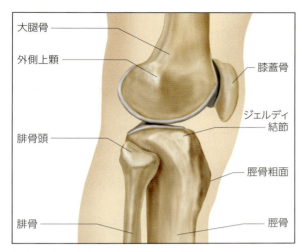

図6.2 骨の参照点の局所解剖学。側面

2005)、十字靭帯がそこに来る。大腿骨顆はどちらも凸状である。矢状面では、後ろに行くほど曲線が大きくなり（図6.2）、外側顆ではさらに目立つ。したがって、大腿骨顆と脛骨顆で作る関節表面は、伸展時より屈曲時のほうが小さい。大腿骨顆には印象線、すなわち分界溝があり、伸展の最終域で脛骨と半月の前角を指し示す。負荷がかかるポジションでは、半月と脛骨にかかる圧が、外側への終末回旋のきっかけになり——内側顆がより長く、なめらかな動きで後方に滑る——、ひいては大腿骨を内旋させる。関節本体の近位には、大腿骨には内側上顆と外側上顆があり、側副靭帯がそこに付着する。

棍棒のように肥大した**脛骨近位**には、（図6.1）、軟骨に覆われた2つの関節面（脛骨顆）、顆間隆起のある顆間領域がある。これらは半月と十字靭帯の付着である。前面から見ると、脛骨の関節面はどちらもややくぼんでいる。矢状面では、内側の関節表面はくぼんだままである。対照的に、外側の関節表面はやや出ていて、外側コンパートメントで関節運動の転がり要素を促している。さらに、矢状面から見ると、脛骨の高原は脛骨の長軸の高さから約10度落ちている（Matthijs et al., 2006）。胎児では、この角度は45度で、個人差によってさまざまな角度に減る。そのため、これは変化に富んでいる。脛骨近位では、強い靭帯が付着する大きな粗面が2つある。脛骨粗面は膝蓋靭帯の、ジェルディ結節は腸脛靭帯の主な付着である。2つの粗面と腓骨頭で、正三角形を作る。

ときに、膝関節に別の種子骨が見つかる場合がある。ファベラというこの骨は、大腿骨外側顆の高さで、腓腹筋の外側頭の腱に埋まっている。ファベラが骨として存在する頻度は8-20％と報告されている（Petersen and Zantop 2009）。ファベラが骨として存在しない場合、繊維性、あるいは線維軟骨性の構造として存在することがある。これは関節包の後面の重要な靭帯（斜膝窩靭帯、弓状膝窩靭帯、腓腹筋頭種子骨腓骨靭帯に接している。

動くコップともいえる**半月**は、大腿骨顆と脛骨の不適合性に釣り合いをもたらし、関節に負荷がかかるときに体重を支え、運動中に連結する顆の関節軟骨に滑液を押しつけ、それにより関節の栄養の基礎を築く。

十字靭帯は、中央の柱、すなわち関節包内の靭帯として膝の関節運動を制御し、矢状面での関節の統一性を確保し、内旋を制限する。通常は大腿骨顆間窩から脛骨の顆間領域へ走行する。張力の強い複数の束、らせん状のI型コラーゲンからなり、滑膜に包まれている。厳密にいえば、このように線維性の関節包（関節内）内にあり、滑液とじかに接していない（滑液外）。十字靭帯の一部は、関節がどのような位置のときも、同じ張力を保つ。ほかの部分は徐々に運動の最終域に使われる（Fuss, 1989）。

関節包はいろいろな方法で、さらに分類できる。浅部と深部で区別することも、方向によって区別することもできる。そのため、以下のように分類されている：

- 関節包の内側と、それを補強する内側側副靭帯（関節包の高さを除く）
- 関節包の外側と、それを直接的には補強しない外側側副靭帯
- 関節包の前面と膝蓋靭帯、縦と横の支帯、膝蓋半月靭帯。関節包の前面は膝蓋上の陥凹を作り、それが膝蓋底の後ろ半分に付着し、屈曲が強まると膝蓋骨を最大8cm下にずらす
- 関節包の後面の強化。たとえば外側は弓状膝窩靭帯、内側は斜膝窩靭帯が担う

前頭面では、**側副靭帯**と関節包の後面が保護する。どの要素も、伸展すると緊張が高まる。関節包の後面が主として完全な伸展から保護するのに対し、側副靭帯は主に軽い屈曲時に始まる内反と外反の応力に対して主に安定性を提供する。2つの側副靭帯は形が異なり、外旋を制限する際には共同で作用する。

内側側副靭帯は大腿骨内側上顆と内転筋結節に起始があり、関節腔の高さでかなり幅が広がる（3-4cm）。Liu et al.（2000）によると、関節腔からさらに約6.2cm走行し、脛骨の内側表面の、浅部の鵞足の下に達するという。この靭帯には浅部（前面）と深部（後面）がある。浅部は膝の屈曲時にねじれ、関節腔の上でくぼみとして触れられる。後面の部位は内側半月底と接する。

外側側副靭帯はわりに短く（約5cm）、丸くて薄い。関節包とも半月とも接していない。固定点は大腿骨外側上顆と腓骨頭である。

膝蓋大腿関節の構造

人体で最大の種子骨である膝蓋骨は、正面から見ると基本的に三角形である（図6.3）。丸みをおびた膝蓋骨底は厚みが約1.5cmで、後面は膝蓋上包の付着として、前面は大腿四頭筋の最大の付着として機能する。膝を90度屈曲するとき、膝蓋骨底は平らで、大腿骨幹と平行になる。だから底の前縁はとても触れやすく、後縁はとても触れにくいのである。底は突出した角で外側と仕切られている。これが膝蓋骨の内側と外側の柱である。膝蓋骨はここから、一般に大腿骨脛骨関節腔の高さにある尖に向かって細くなる。遠位1/3は膝蓋靭帯の付着で、縁や、それよりは少ないが前後の表面に付着する。膝蓋骨後面の中央には、縦の稜線があり、そこから内側面と外側面が広がる。これらすべてを含めて、膝蓋骨の関節表面なのである。縦方向の隆起は、大腿骨膝蓋骨表面の溝と関節を作り、伸展時は関節のパートナーになる。屈曲が強まるにつれ、膝蓋骨の外側表面が大腿骨顆の上を滑る。強く曲げるとき、膝蓋骨の外側面は大腿骨顆の上を滑る。しっかり屈曲したときは、膝蓋骨は以下の動きをする：

- 最大8cm、下方向へ滑る
- まず内側に、ついで外側に横方向の運動をする
- 縦軸に対して傾く
- 脛骨の終末内旋に合わせて、膝蓋骨尖が内旋する

近位脛腓関節

肘関節と対照的に、下肢で体幹に近い大腿骨と関節を作る下肢内側の関節は、脛骨だけである。腓骨は、脛骨の後外側頭と線維軟骨結合を作る。この関節腔は前外側から後内側に向かって約45度の位置にある（図6.2を参照）。場合によっては、関節窩が大腿脛骨窩と関連を持つことがあり、その場合は膝関節の一部とみなすべきである。機能的には、近位脛腓関節は脛骨・脚運動複合体の一部で、足の伸展と屈曲、その他のすべての関係する運動にともなって、特に前後方向に動く。この関節はフォース・クロージャを提供する靭帯に守られ、複数の筋の付着点になっている。なかでも重要なのは大腿二頭筋である。大腿二頭筋は基本的に、近位脛腓関節を脱臼させる効果を持つ。

膝関節の筋

膝関節の伸展においては**大腿四頭筋**が最も重要である（図6.4）。大腿四頭筋の線維の一部は膝蓋骨底前面に付着し、縦の支帯として、膝蓋骨やその脇を経由して脛骨に着く。内側広筋の一部は大内転筋腱を起始とし（Scharf et al., 1985）、外側方向への動きやすさに対して自動的に抵抗する。それは、膝蓋骨内側の主な安定装置である膝蓋大腿靭帯に付着するからである（Panagiotopoulos et al., 2006）。おそらく体内で最大の筋である外側広筋は、膝蓋骨底の外側面に5cmの腱で付着する。収縮時に筋腹の厚みが増すと、腸脛靭帯を内側から外に広げる。大腿直筋の下では、中間広筋の枝と

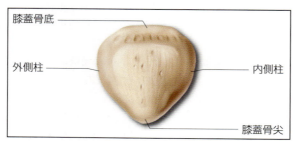

図6.3　膝蓋骨の部位。前面

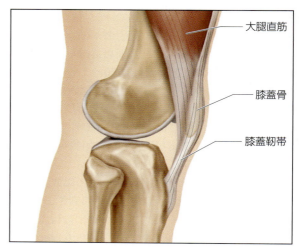

図6.4　膝の伸展時の大腿直筋、膝蓋骨、靭帯

必要とされる解剖学と生体力学の基礎知識　**139**

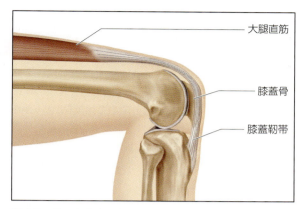

図6.5　膝の屈曲時の大腿直筋、膝蓋骨、靱帯

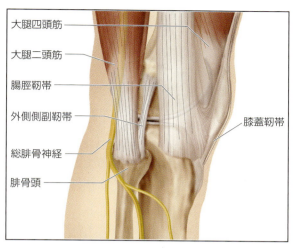

図6.6　関連する外側の軟部組織

して膝関節筋がある。この筋の線維は膝窩に放射し、自動で膝を伸展したとき、陥凹を広げ、大腿膝蓋のインピンジメントを防ぐ。

膝関節の屈筋は、よりはっきり区別できる。これらは内外旋をするグループである（**図6.5**）。坐骨から起始する筋（ハムストリングス）を拮抗筋、鵞足のほかの部位（縫工筋、薄筋）や腓腹筋頭、膝窩筋頭を共同筋とみなすことができる。坐骨から起始する筋の大腿遠位での分布により、菱形の膝窩の近位半分が作られる。

主に外旋を担う大腿二頭筋は、付着する腱の位置が多様である。主には腓骨頭（**図6.6**）、下腿筋膜、脛骨に付着する（Tubbs et al., 2006）。大腿二頭筋の線維は外側側副靱帯を覆う。線維の一部は弓状膝窩靱帯と膝窩筋腱に放射する（同上）。外側半月の後角へ放射するという報告もある。

もう1つ重要な構造は、腸脛靱帯の外側にある。腸脛靱帯は大腿筋膜張筋、大殿筋、外側広筋に活性化され、筋間中隔外側の近くにある、大腿外側の筋膜の補強として機能する。すぐ近位には、大腿骨から放射された靱帯が来ている（カプラン線維）。遠位の主な付着は、脛骨頭の前外側にあるジェルディ結節である。もう1つの付着は、足の伸筋の筋膜と近位前面の膝蓋骨（腸骨膝蓋骨靱帯）で、これも膝蓋骨を一方に動かす傾向がある。膝関節を約30-40度屈曲したとき、腸脛靱帯は外側上顆のすぐ上に来る。伸展していくときは、伸筋の役割を果たす。屈曲していくときは、屈筋の共同筋として働く。さらに、膝関節を外旋する効果もある。

内側では、鵞足の筋が解剖学的構造として優位である（**図6.7**）。縫工筋、薄筋、半腱様筋の筋線維が鵞足の浅部に付着することはよく知られている。これらは、関節の近位でははっきり区別できる。関節腔の遠位では、幅の広い付着腱として一緒に走行し、脛骨内側面に付着する。

屈曲／伸展軸の後ろで膝関節をまたぎ、それによって屈筋と内旋筋として働く。一連の小さな関節包が、内側側副靱帯と脛骨骨膜との摩擦から付着板を守っている。鵞足深部は5つの付着束に分かれた半腱様筋腱で作られる。脛骨に付着する2つに加え、膝窩筋の筋膜、内側半月の後角、後内側の関節包（斜膝窩靱帯）に放射するものがある。この腱は、屈曲時に大腿後面ではっきり目立つ。

後面にかけての表面では、腓腹筋が優位である。腓腹筋は2つに分かれた筋腹で、菱形の膝窩の遠位半分を作る。腱の深部は、関節包の後面に放射する。膝窩筋の起始は脛骨後面の近位にあり、筋肉が多い。筋腹は腓腹筋内側頭の前にあるため、直接触れることはできない。上に走行して近位外側に向かう腱は3つに分かれ、内側半月に付着し、関節包の後外側に放射する。実際の付着

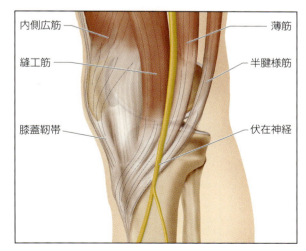

図6.7　関連する内側の軟部組織

腱は、外側側副靭帯と関節の構成要素の間にある関節腔を、大腿脛骨方向にまたぎ、外側上顆の約0.5cm遠位前面に付着する。

　冒頭から膝関節の筋の項までを読むと、運動機能に加え、関節包、筋膜、半月への放射が解剖学的に重要であることがよくわかる。これによって、筋収縮によりこれらの構造が張る効果が得られ、これを活性化と呼ぶ。肩関節などほかの関節でも、活性化は知られている。しかし、筋と関節構造の接触の違いは、特に膝関節で顕著である。**表6.1**にすべての活性化をまとめた。

神経構造

　最も重要な神経構造は、膝の後ろを通る。内側で関節をまたぐのは、大腿神経の大きな枝である伏在神経だけである（**図6.7**を参照）。この神経の位置はさまざまである。通常は縫工筋と薄筋の間で表面に現れ、皮下を遠位に走行する(Lanz and Wachsmuth, 2004d)。

　膝関節から手の幅1つ分ほど近位後面で、坐骨神経が2つに分かれる。脛骨神経は膝窩の中ほどを通る。予想される太さは鉛筆から小指の間くらいである。脛骨神経から分枝した総腓骨神経は外側を走行し、大腿二頭筋腱と並んで腓骨頭に達する。腓骨頭の遠位では、前外側に向かい、再び分枝する。この神経は、大腿二頭筋腱の高さで、約1cm内側に移る。

体温上昇の触診

　体温の上昇は、関節包が過敏になっている印かもしれない。療法士は、左右で比べたり、膝と近位・遠位の軟部組織を比べたりすることで、これに当てはまるかどうかを判断できる。正常なときは、当然ながら左右の膝の体温は同じはずだ（**図6.8**）。しかし、周囲との関係のなかで関節を調べてみると面白い。病理のない関節は、近位・遠位／外側の軟部組織と比べると、周囲より体温が低く感じられるだろう。

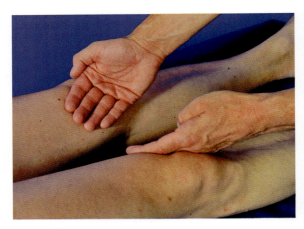

図6.8　熱のテスト

表6.1　筋の付着と活性化される構造

大腿四頭筋	関節包の前面(膝蓋靭帯とさまざまな支帯)、半月(膝蓋半月靭帯経由)
長内転筋	内側側副靭帯
大腿二頭筋	外側側副靭帯と外側半月
膝窩筋	関節包の後面(弓状膝窩靭帯)と外側半月
半膜様筋	関節包の後面(斜膝窩靭帯)、内側半月、内側側副靭帯
腓腹筋	関節包の後面

浮腫の触診

触診プロセスのまとめ

たとえば関節包、半月、十字靭帯などが関与する関節疾患やけががあると、腫れが見られる。外傷を受けてから1時間以内に腫れたときは、ほぼ出血性関節症だろう。関節浸出液がゆっくり現れるときは、おそらく滑液だと思われる。応力を受けた直後から非外傷性の腫れが生じるときは、軟骨が損傷した印である。一方、応力を受けたあと、徐々に腫れていく場合は、変性の半月障害の可能性が高い。いずれにしても、腫れは関節疾患の印である。詳しい診断に加え、必要であれば安定性を確かめるために痛みを誘発する関節テストをするが、それ自体が浸出の原因となり、症状を悪化させ、関節周囲の体温を上げることもある。

関節に浮腫があるかどうかを特定するテクニックは、以下に関連して説明する：
- 大量の浸出
- 中程度の浸出
- 少量の浸出

最初のポジション

患者は仰向けになるか、足を治療台に伸ばして座る。患部の膝関節を、痛みを強めないようにしながらできるだけ伸ばす。しかし、少量の浸出を特定するときは、膝を完全に伸展する必要がある。そうしないと、テストで偽陰性が出るだろう。

大量の浸出

関節がひどく腫れているときは、視診や触診で確認するのは難しくない。伸展時、関節包は後面、外側で硬くなる。関節内の浸出では、液体が前面の膝蓋骨の下に集まり、膝蓋骨を持ち上げることもある。

テクニック

このテストの目的は、膝蓋骨の下に滑液を集め、膝蓋骨に圧をかけることで浮腫の程度を判断することである。

両手の母指を外転させる。遠位の手を膝の関節腔の上に置く。こうすることで、滑液が膝蓋骨の遠位や外側に広がらないようにする（図6.9）。

近位の手で、膝蓋骨の10cmほど上で大腿をストロークし、滑液を膝蓋上包から押し出し、膝蓋骨の下に貯める。これにより、膝蓋骨が盛り上がる。近位の手指を1本、膝蓋骨の上に置く。膝蓋骨がもう一度大腿骨の滑走面に触

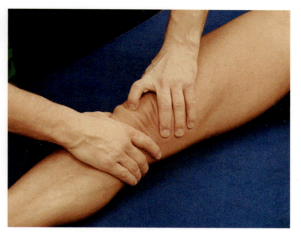

図6.9　大量の浸出のテスト

れるまで、後方に圧をかける。

両側の腫れを比べるための基準は、膝蓋骨が大腿骨に接するまでに要する時間である。

ヒント： このテストは「膝蓋跳動テスト」、「浮球感テスト」、「膝蓋骨タップ」テストとも呼ばれる。テストのやり方は実にさまざまある。液体が膝蓋骨の下に集められ、膝蓋骨に後方への圧を直接かける間、そこに保たれるのであれば、どのようなやり方でも構わない。

中程度の浸出

「膝蓋跳動」テストはよく行われる。中程度の浸出を調べるテストは、それほど頻繁には使われない。

テクニック

近位の手を、ここでも遠位にストロークする。遠位の手の母指と示指できついV字型を作る。このV字で遠位から膝蓋骨外側縁をサポートし、指腹を関節腔に置く（図6.10）。

ストローク中、滑液は遠位に押され、膝蓋骨の下に来る。滑液が外に広がると、V字にした手が圧の高まりを感じる。

このテストの基準は、両側で感じる圧の大きさの違いになるだろう。

少量の浸出

膝関節で中程度から大量の浮腫を見つけるのはとても簡単である。少量の浸出に気づくには、特殊なテクニックが必要だ。最初のポジションでは、他動的に膝を完全に伸展する。

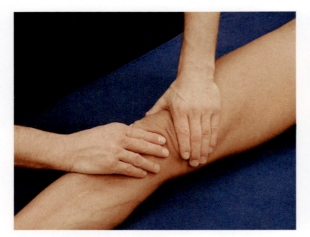
図6.10　中程度の浸出のテスト

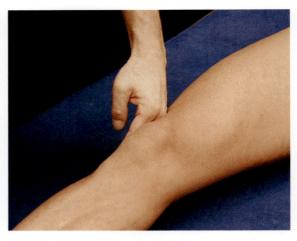
図6.12　少量の浸出のテスト。段階2

テクニック

段階1

療法士は、膝関節の内側を近位から遠位に3回以上大きくストロークする(図6.11)。こうすると、滑液が関節の別の部位に移る。

段階2

そのすぐ後に、膝関節の外側面を一度近位方向に、広い範囲でストロークすると、滑液が関節腔に入り、内側に行く(図6.12)。療法士は、膝蓋骨に隣接する内側の関節腔を同時に観察する。通常ここは、ややくぼんでいるはずだ。正常な関節では、浸出テストが陰性であれば、くぼみはくぼんだままになっている。関節に少量の浸出があるときは、膝の外側面をストロークしたときに、内側のくぼみに小さな「ふくらみ」ができる。

局所の触診——前面

触診する構造の概観
- 膝蓋骨底
- 膝蓋骨の縁
- 膝蓋骨尖
- 膝蓋靱帯、区別
- 脛骨粗面

触診プロセスのまとめ

前面を触診すると、膝蓋骨の境界と、脛骨との連結の位置が特定できる(図6.13)。

最初のポジション

患者は、治療台の縁など、高いところに座る。療法士は患者の前か、やや横に座る(図6.14)。

可能であれば、足をソファーから垂らし、療法士が手で動かしたときに、自由に膝を曲げられるようにする。

この最初のポジション(SP)では、膝関節の前面、内側面、外側面の触診すべき構造に自由にアクセスできる。このポジションを変えるのは、膝の後面を触診するときだけにする。患者はこのポジションを保つ努力はせず、すべての筋を弛緩させる。膝蓋靱帯が軽く張り、膝蓋骨底全体にアクセスできる。

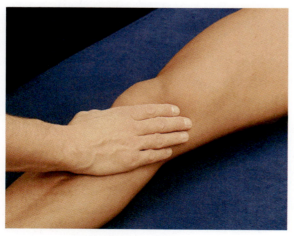
図6.11　少量の浸出のテスト。段階1

143 局所の触診—前面

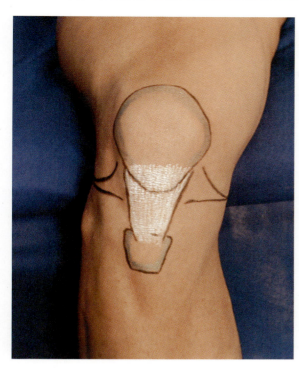

図6.13 前面でアクセスできる構造

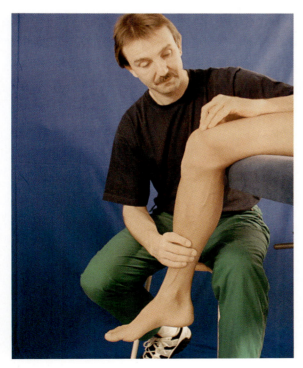

図6.14 前面の触診のためのSP

最初のポジションの代案

上記の最初のポジションは、主に練習時に使う。日常的な膝関節の評価と治療では、別の最初のポジションを使う必要があるときもある。そのようなときは、別の角度から膝にアプローチし、膝の屈曲度も変えることになるだろう。

以下の触診を勉強のパートナーや患者に正しく行うことができたら、修正した形でも繰り返してみること。
- 完全な伸展
- 屈曲度を高める
- 患者を側臥位にする
- 目でコントロールしない
- 関節炎の膝や腫れた関節

膝を完全に伸展すると、膝蓋骨底と柱の触診は楽になるが、膝蓋骨尖と靭帯は、外側に飛び出た膝窩下のホッファ脂肪体から触診するのが難しくなる。

前側の構造の収縮により、屈曲が強まると、すべての輪郭が見つけにくくなる。関節炎に関連して生じた浮腫や骨の変性があると、個々の構造の予想される硬さや輪郭は変わる。

各構造の触診

膝蓋骨底

膝蓋骨の境界は、底から探しはじめる。膝関節の局所解剖学で述べたように、膝蓋骨底はとても厚く、前後に境界がある。

膝を伸展すると、膝蓋骨底の前縁だけには簡単に触れられる。ここは、曲線で両側の柱をつないでいる。尖に圧をかけると、膝蓋骨底が上に傾き、後縁もアクセスできる（図はない）。

後縁は、屈曲時の最も重要な境界である。触診の目的は、この縁を見つけ、大腿骨と周囲の軟部組織から区別することである。膝関節を屈曲すると、膝蓋骨底は大腿に平行になり、大腿骨の膝蓋骨側の表面の形に従う。そのため、境界に触れるためには、膝関節を他動的に軽く伸展／屈曲するしかない（図6.15）。

テクニック

膝蓋骨の内側柱と外側柱をつないだラインの約3-4cm近位で、大腿に何本か指の先を置く。指先は遠位に向け、縁の横断触診をする。もう一方の手で関節を小さく、他動的に動かす。すると膝蓋骨もその近位で小さく動き、触診する手の指先に膝蓋骨の後縁が押しつけられるので、位

144　6　膝関節

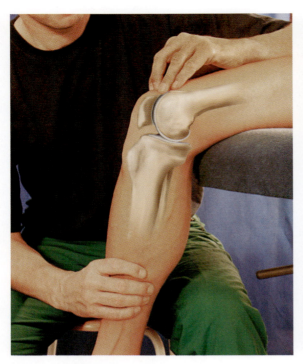

図6.15　膝蓋骨底の触診

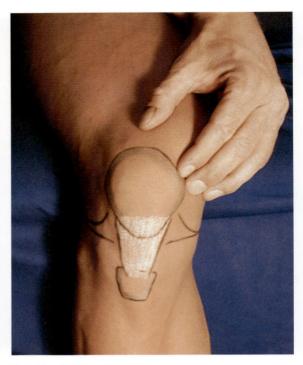

図6.16　膝蓋骨内側柱の触診

置を特定できる。後縁は内側柱、外側柱までそれぞれたどれる。

> **ヒント：**脚の運動を促すときは最小限にし、完全に他動的に動かすこと！　大腿四頭筋を収縮しただけでも、膝蓋骨底の位置特定はとても難しくなる。

膝蓋骨の縁

横断触診で輪郭をたどり、両側の柱から尖に向かうと、膝蓋骨の境界を決められる（図6.16）。

テクニック

膝蓋骨の内側に比べ、外側柱の境界を正確に特定するのはかなり難しい。大腿骨外側顆は内側顆よりさらに前方に突き出しているし、輪郭は膝蓋骨とよく似ている。膝蓋骨と大腿骨外側顆を区別するには、膝関節をときどき動かさなければならない。以前に紹介した垂直テクニックを触診に使う。

膝蓋骨尖

膝蓋靭帯は、尖を含め、膝蓋骨の遠位1/3を近位の付着として使う。そのため膝蓋骨の遠位の境界は、靭帯を経由してしかたどり着けない。

テクニック

触診する手は、ここでも垂直テクニックを使って尖にアプローチする。最初は膝蓋靭帯にしっかり圧をかけると、かなりしっかりした硬さで反応がある。靭帯にかける圧を維持したまま、触診する指で尖のより近位に触れてみる。尖はより硬くなり、縁がはっきりするだろう（図6.17）。靭帯の付着領域における膝蓋骨の縁は、同じテクニックを使って簡単に見つけられる。

ここでは、膝蓋靭帯の軟部組織の病理のいくつか（腱障害、ジャンパー膝）の位置を特定できる。そのため、ピンポイントで特定できるテクニックを練習しておくととても有利である。これらの症状の治療については、後述する。

> **ヒント：**屈曲したポジションでは、靭帯はかなり張っている。そのため、靭帯にしっかり圧をかけること。尖と靭帯を区別できないときは、膝を伸ばしてさらに努力する。

局所の触診―前面　**145**

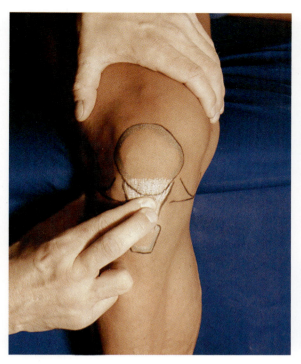

図6.17　膝蓋骨尖の触診

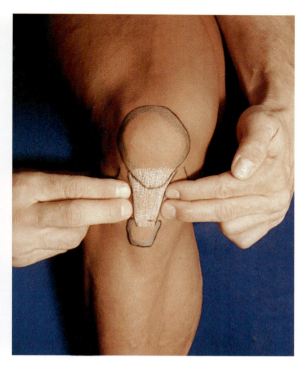

図6.18　膝蓋靭帯の縁

膝蓋靭帯、区別

　膝蓋靭帯は、起始（膝蓋骨尖）と停止（脛骨粗面）の骨性の固定点と区別すること。さらに、外側の輪郭も区別できる。そのための2つのテクニックを以下に紹介する：

　方法1：尖から触診を始め、少しだけ遠位に動かし、指が靭帯の真上に来るようにする。両側の境界をこのポジションから探すことができる。

　方法2：膝関節の膝蓋骨尖の高さに、浅いくぼみが2つあるが、どちらも腫れたり関節炎になったりしているわけではない。前面の膝関節腔は、ここからアクセスできる。これらのくぼみから始め、前に触診していくと、硬いけれどいくぶん弾性がある膝蓋靭帯に出会う。

　靭帯の縁は膝蓋骨から脛骨粗面上までたどれる（**図6.18**）。触診すると以下のことがわかる：

- 靭帯はとても広い
- 互いに近づき、細くなり、脛骨粗面に至る

脛骨粗面

　脛骨粗面は遠位に向かって細くなり、脛骨前縁に合流する。この境界は脚の全長に沿って簡単に触れられる。内側面では、脛骨は脛骨内側面の後ろに、境界のある表面をもっている。脛骨粗面の外側近位にある、腸脛靭帯の付着で、粗い領域が見つかる（ジェルディ結節）。

テクニック

　膝蓋靭帯は、膝蓋骨尖と同じテクニックを使い（硬さの違いを調べる）、脛骨粗面と区別する。

　靭帯を直接圧迫すると、硬いけれど弾性が感じられる（**図6.19**）。遠位方向に触診を続けると、明らかに硬い抵抗があるので、粗面の位置がわかる。弾性のある部位から硬い部位へ移行するところが、脛骨粗面の近位の境界である。指先を平らにつけて円を描くように触診すると、かなり大きいことがわかる。無菌の骨壊死によって変形したときには、特によくわかる（オズグッド・シュラッター病）。

> **ヒント**：靭帯の遠位付着における腱障害は、よく知られているものの、わりにまれである。関節包炎のためにこの領域が痛むことはときどきあり、炎症を起こした深部の膝蓋下包（靭帯の付着の下）や脛骨粗面の皮下包（粗面のすぐ上）を感じることができる。

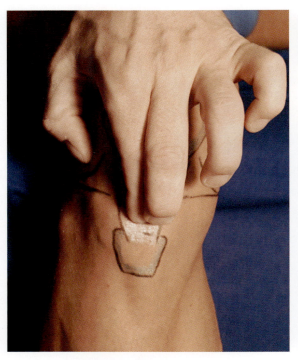
図6.19　膝蓋靭帯と脛骨粗面の接合部の触診

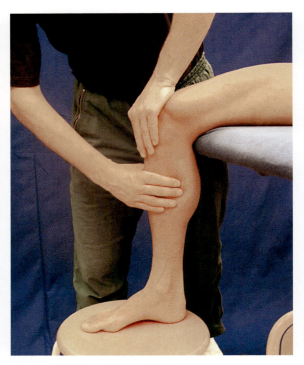
図6.20　膝蓋骨から下に滑らせる

評価と治療のヒント

膝の前面領域で使う触診テクニックは、2つの一般的な評価と治療テクニックに使う：
- 膝蓋大腿関節の可動性の評価
- 膝蓋靭帯と膝蓋骨尖の横断摩擦

膝蓋大腿関節でのテクニック

膝蓋骨の大腿骨側との滑りの可動性の評価や回復は、手術後の治療や、膝の屈曲の維持や回復のためには重要である。

手術後の治療のごく初期の段階では、膝がほぼ完全に伸展したときにこのテクニックを使える。このポジションであれば、周囲の構造が最もゆるんでいるので、膝蓋骨を全方向に動かしやすい。

治療の目的は、関節包の弾性、特に膝蓋上包の弾性を保持することにある。そのため、遠位方向に膝蓋骨の可動性を維持することが最も重要である。

必要であれば、手術後の治療の後の段階で、可動性を回復するためにストレッチを使う。これは、膝を最大に屈曲したポジションにしたときにだけ意味がある。そのため、膝をまずこのポジションで評価し、必要であれば動かす。

体表解剖学のテクニックを使うと、膝蓋骨底の位置を正確に特定でき、関節がまだ腫れていても効率よく治療ができる。このプロセスでは、遠位の手の指先か、近位の手のかかとを膝蓋骨底に置き、遠位に押す（図6.20）。

膝蓋靭帯の横断摩擦

膝蓋靭帯の腱の疾患（特に腱障害）は、膝関節の軟部組織の損傷のなかでもよく起きる。爆発的な膝の伸展や、偏心的な膝の屈曲をともなうジャンプ競技でよく起きる（Tan and Chan, 2008）。Van der Worp et al.（2001）は評価のなかで、競技バレーボールでは最大45％の頻度で起きると報告している。

横断摩擦は、この大きな構造の患部の位置を正確に特定し、治療するために使われる。

テクニックを使う対象が靭帯本体の場合、横断摩擦をする指の圧に靭帯が負けないようなポジションに関節を置く。そのため、最初は靭帯を張らせるために、膝を屈曲するポジションを選ぶこと（図6.21）。

中指を示指の上に置き、示指でテクニックを行う。摩擦テクニックの安定性を担うのは、側面をサポートされた母指で、これが筋線維に横から圧をかける。

局所の触診——内側　147

うにする。膝蓋骨底にもう少し圧をかけ、尖が前に傾くと、アクセスしやすくなる。

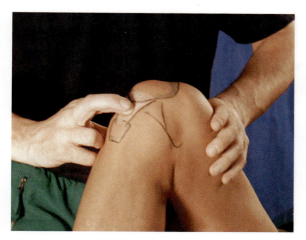

図6.21　膝蓋靭帯の横断摩擦

局所の触診——内側

触診する構造の概観
- 関節腔の境界：
  - 脛骨高原
  - 大腿骨内側顆

触診プロセスのまとめ

膝の前面の触診が終わったので、次は膝関節の側面領域について論じる。内側面で信頼できるポイントを探し、関節腔にアクセスする。できれば、関節を作る骨を膝の前面から後面にたどる。位置を特定すべき軟部組織は以下である：

- 内側膝蓋脛骨靭帯
- 半月大腿靭帯
- 中央膝蓋滑膜ひだ
- 浅部の内側側副靭帯
- 浅部の鵞足の付着

最初のポジション

患者は、治療台の縁など、高いところに座る。療法士は患者の正面の、やや横に座る（**図6.23**）。

ヒント： 症状を誘発するために評価でこのテクニックを使うときは、忍耐強く、何か所かを触診してようやく靭帯の患部（最も痛む）を見つけられることも多い。療法士は膝関節のやや近位に立ち、体が触診する手の邪魔にならないようにする。

膝蓋骨尖の横断摩擦

靭帯と膝蓋骨尖の接合部を触診するのは簡単ではない。骨の縁に到達したいときは、まず靭帯を組織に深く押しつける。これは、関節が屈曲しているときに部分的に可能である。

そのため、膝をほぼ完全に伸展したほうがいいが、過剰な伸展によりホッファ脂肪体が突き出し、テクニックの邪魔にならないようにする。横断摩擦をする指腹は、尖に向ける。靭帯と尖の複数のポイントに持続的に圧をかけ、膝蓋骨の側面の縁に触れる（**図6.22**）。

もう一方の手で膝蓋骨の近位を固定し、脇に動かないよ

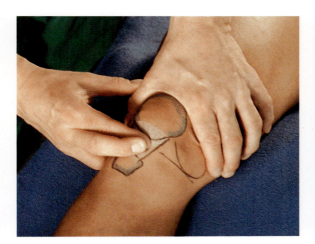

図6.22　膝蓋骨尖の横断摩擦

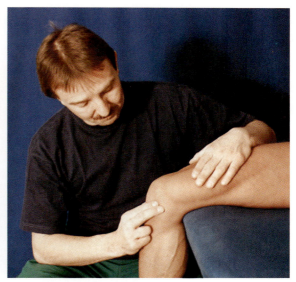

図6.23　内側面の触診のSP

可能であれば、足を治療台から垂らし、療法士が手で動かしたときに、自由に膝を曲げられるようにする。この最初のポジションでは、膝関節の内側面の触診すべき構造に自由にアクセスできる。

最初のポジションの代案

上記の最初のポジションは、主に練習時に使う。日常的な膝関節の評価と治療では、別の最初のポジションを使う必要があるときもある。そのようなときは、別の角度から膝にアプローチし、膝の屈曲度も変えることになるだろう。

各構造の触診

関節腔の境界

大腿骨内側顆と脛骨高原の内側面は、関節腔の境界をなす。練習すれば、関節腔をかなり後面までたどり、鵞足の筋の軟部組織に到達できる。

脛骨高原の縁は一般に、大腿脛骨関節腔の空間配置を説明するときに使われる。

触れると柔らかい2つのくぼみ、あるいは少なくとも2つの領域が、つねに膝蓋骨尖の高さで、内側と外側に見つかる。関節の構成要素の輪郭を視覚化するとき、これらは最も信頼できるアプローチである。

膝蓋下ホッファ脂肪体（膝蓋下脂肪体）が膝蓋筋腱の内外側に突き出すのは伸展の最終域だけだが、そうなると構造はさらに見つけにくくなる。

テクニック
脛骨高原

脛骨高原の縁を正確に触診したいときは、垂直テクニックを使って近位から片手で触診し、もう一方の手で脚を制御する。

触診する指腹は、膝蓋骨尖の内側のくぼみに置く。脛骨縁の硬い抵抗に抗して、指の尖端で遠位に押す（**図6.24**）。

このテクニックを使うと、脛骨高原をこの点からかなり後ろまでたどることができる。触診は、後方遠位に向かう直線をたどるとよい。

> **ヒント：** さらに後方に触診すると、内側側副靭帯があるために、脛骨縁を見分けるのが難しくなる。自信を深めるには、脚を動かして触診を確認するとよい。他動的に膝を少し伸展し、触診する指の尖端を脛骨で押すようにすると、脛骨の前面で確認できる。さらに後方の触診を確認するには、かなり膝を回旋するとよい。

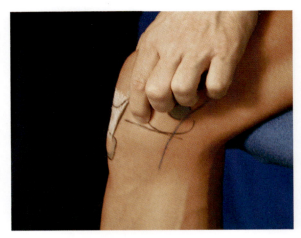

図6.24　脛骨縁の触診

大腿骨内側顆

触診する手は、遠位のポジションから、膝蓋骨尖の内側のくぼみに来た（**図6.25**）。指先をくぼみに押しつけ、上部の骨性構造に触れてみる。硬く感じられる抵抗は、大腿骨内側顆の関節表面を覆う軟骨のコーティングである。触診する指をここからさらに近位に滑らせると、ゴムのような縁、顆の軟骨・骨の境界に来る。膝が関節炎を起こしている場合は、関節包を引く力が強まる結果、明らかにここが盛り上がる。最初に硬いものに触れた点から始め、さらに後方に行くと大腿骨顆に触れる（**図6.26**）。触診は、凸状のラインを作る大腿骨顆をたどる（**図6.27**）。

脛骨高原の縁を触診する場合、3-4cmは大腿骨の縁を区別するのが難しい。内側側副靭帯が、ここでも直接のアクセスを邪魔するからだ。

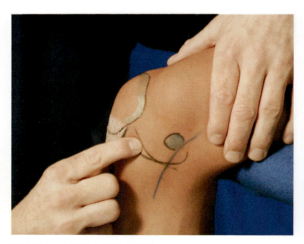

図6.25　大腿骨内側顆の触診

前内側の軟部組織の局所の触診　149

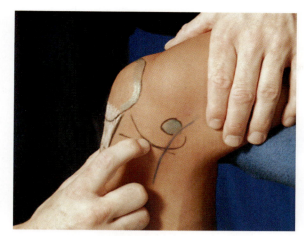

図6.26　大腿骨顆の縁を後ろにたどる

> **ヒント**：療法士が脚を持ち上げ、大腿の筋が垂れると、関節腔をさらに後方までたどれる。触診する指は、後面でも大腿骨顆に楽に触れられる。

前内側の軟部組織の局所の触診

触診する構造の概観
- 大腿骨内側上顆
- 内転筋結節と大内転筋腱
- 伏在神経
- 内側側副靭帯
- 鵞足の筋群

　膝蓋骨のすぐ内側にあるほぼ三角形の関節腔では、さらに多くの軟部組織構造に触れられる。中程度の圧をかけ、指先を垂直にし、内側から外側に小さく動かすと、前面の関節包の中間層の一部である、細い内側側副靭帯に触れることができる。伸展時に軽く等尺性収縮をすると、靭帯が張る。

　大腿骨内側顆のさらに近位では、膝蓋骨縁のすぐ隣に、中央膝蓋滑膜ひだがある。ひだの大きさには個人差があり、最小で幅5mmである。膝蓋骨内側縁でインピンジメントが起きた結果、ひだが炎症し、厚みを増し、膝の前側に痛みを起こすこともある。膝を30度屈曲し、膝蓋骨内側縁に圧をかけると、痛みを誘発できる。

　関節包の深層の半月脛骨結合は、脛骨縁に圧をかけると、三角形の内側関節腔から到達できる。構造としては認識できないが、炎症を起こすと痛みを誘発する。膝関節を90度屈曲し、はっきり外旋し、近位から脛骨にかなりの圧をかけると、特によくわかる（**図6.42**）。

各構造の触診

大腿骨内側上顆

　この構造は、内側側副靭帯の走行を視覚化するための、近位の固定点である。

テクニック

　内側上顆はとても強く、平らな隆起で、大腿遠位の内側面を探せば簡単に見つかる。この領域の上に指腹を何本か置き、円を描くようにやさしく触診する（**図6.28**）。最もはっきり隆起している部位が、内側上顆である。そのすぐ近位には内転筋結節がある。2つの目立つ隆起を感じ

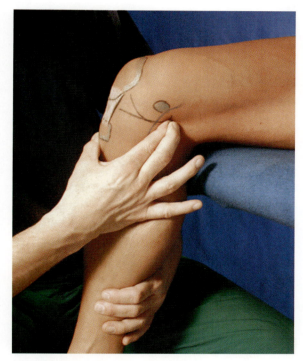

図6.27　大腿骨顆の後面の触診

> **ヒント**：指を膝の表面に垂直にあて、爪で触診するほうがよいと思えるときもある。こうすると、骨の縁はさらに明らかになる。

　指はさらに後面でいくつかの柔らかい構造に出会う。これは、鵞足の近位に付着する筋である。

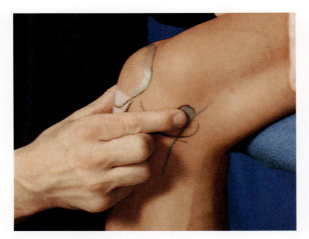

図6.28　内側上顆の触診

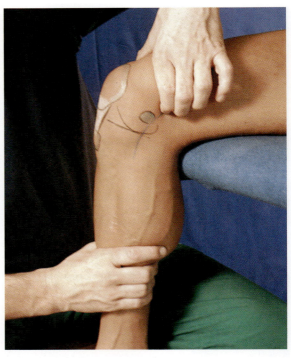

図6.29　大腿を持ち上げてから触診する

たら、遠位の隆起が上顆である。Lanz and Wachsmuth（2004d）は、内側上顆のすぐ遠位にある内側側副靱帯の滑液包が、膝の運動時に靱帯と大腿骨顆の摩擦を減らしていると論じている。

内転筋結節と大内転筋腱

内側上顆周辺の骨の領域はかなり広い。大内転筋の腱は近位から来て、上顆の近位に付着する。付着部はかなり突出しており、文献では内転筋結節と呼ばれる（Schünke et al., 2005）。

テクニック
内転筋結節

この構造の位置を特定するには、大腿の内側面に手を平らにして置き、中程度の圧をかけ、遠位方向にストロークする。最初に出会う骨性構造が、探していた結節である。この隆起の正確な寸法を測定するには、局所を円を描くように触診する（**図6.29**）。

大内転筋腱

この腱は結節のすぐ近位で見つかり、中程度の圧をかけて横断触診するとはっきり感じられる（**図6.30**）。

> **ヒント**：治療台の縁に座ると、大腿後部の軟部組織が前外側に押し出される。鵞足の筋が腱の触診を邪魔する場合は、大腿を持ち上げて筋を垂らす（**図6.29**）。すると、腱にしっかりアクセスできる。

伏在神経

最も重要な神経構造は、膝の後面を通る。大腿神経の1本の大きな枝だけが、膝関節を内側面でまたぐ。それが伏在神経である。伏在神経の位置はさまざまである（Lanz and Wachsmuth, 2004d）。そのため図示した位置は、この個人の一例に過ぎない。

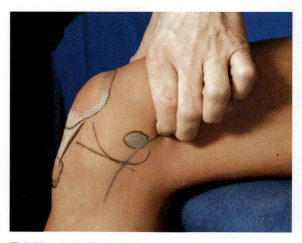

図6.30　大内転筋腱の触診

前内側の軟部組織の局所の触診　　**151**

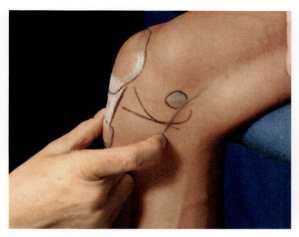

図6.31　伏在神経の触診

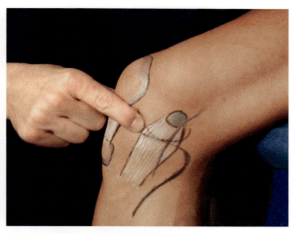

図6.32　内側側副靱帯の前縁の触診

テクニック

触診で神経構造の位置を特定するには、かなり特殊なテクニックが必要である。末梢神経やその枝の動きを知るには、その神経をひっかけて、ギターのゆるんだ弦のようにはじくとよい。最初は指先を平らにし、次は垂直にして、内側顆または関節腔内側で前後方向に動く薄い構造を見つける。神経を探すのはとても難しい。触診する指の下で薄い構造が前後に転がったら、それが神経である（図6.31）。

内側側副靱帯

骨性構造を視覚化するときは、側副靱帯のせいで縁をたどるのが難しかった。内側側副靱帯は、膝関節腔の高さでは幅が約3-4cmある。ここでは、できるだけ完全に内側側副靱帯を視覚化する。大腿骨の固定点である内側上顆は、もう見つけてある。まだわかっていないのは、関節腔上の前後の広がりと、脛骨の固定領域だけである。

テクニック

触診する指腹で、膝蓋骨尖の内側にあるくぼみにかなりの圧をかける。指先は関節腔と並び、水平に向いている（図6.32）。

脛骨の縁に沿って後方に触診すると、触診する指は、とても硬く、ときに鋭い縁を持つ平らな構造によって、組織から押し返される。この構造のせいで、関節腔の境界に触れにくいはずだ。

この縁が、浅部の内側側副靱帯の前縁に対応する。原理的には、関節腔をはっきり感じられない部分では、側副靱帯が関節包を補強し、骨性構造に直接触れられないようにしているのである。

浅部は、目立った構造として触れられる。この部位を前後に横断触診すると、屈曲したポジションでは凸状の隆起が目立って感じられ、伸展したポジションではあまり感じられない。この凸状の隆起の後縁が浅部の束の印となり、側副靱帯の後部（または深部）への移行を表している。側副靱帯の後部へと触診を続ける。

内側側副靱帯の後縁へは、関節腔をもう一度はっきり感じられたときに到達する（図6.33）。この領域では、内側側副靱帯が、内側半月に最も近づく。

> **ヒント：**靱帯がもうなくなり、関節を作る大腿骨と脛骨を別の構造に邪魔されずに触れられるようになったときに、後縁の位置を特定できる。関節腔を触診するときは、脚を押し、大腿を治療台から軽く持ち上げ、筋が垂れるようにする（図6.34）

この靱帯の全体の寸法を測るには、関節腔と内側上顆の高さで縁の間にラインを引く。さらに遠位の走行を視覚化するには、靱帯が関節腔からさらに平均約6.2cm遠位に（Liu et al., 2010）、いくぶん前方に走行していると想像すること。脛骨内側面の前半分で、浅部の鵞足の下に行き、骨膜に入る。靱帯の全体の走行は遠位・前方に向かい、靱帯とともに関節包を補強するコラーゲンの塊があることを考えると、靱帯が関節の外反応力と外旋の主なブレーキになっていることが理解できる。

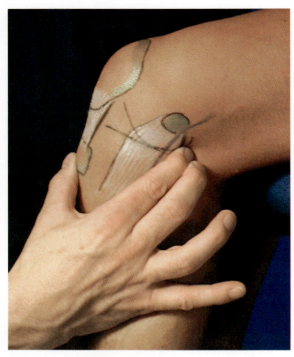

図6.33　後方の境界の触診

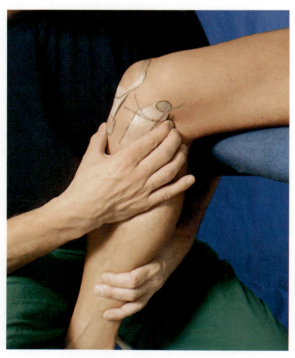

図6.34　大腿を上げた後の後方の境界の触診

鵞足の筋群

後面から関節付近の構造を探すときに、邪魔になる構造が何かがわかった。これには、鵞足に付着する筋群も含まれる。各筋を前から後ろに並べると以下になる：

- 縫工筋
- 薄筋
- 半腱様筋

Helfenstein and Kuromoto（2010）では、付着の位置は関節腔の5cm遠位という。ここの症状（滑液包炎と腱炎）を訴えるのは、主に長距離ランナーである。

テクニック
付着領域

局所を触診したり、解剖学の標本を調べたりしても、鵞足領域で腱を区別することはできない。付着領域の下縁を見つけられるだけである。

触診する手を平らにして、脚の内側面に置く。母指を脛骨の前縁に置く。脚を遠位から近位にストロークすると、指はまず腓腹筋の凸状の形に触れ、次に浅いくぼみに触れる。指がもう一度軽い凸状の領域を見つけたら、それが浅部の鵞足の遠位縁である（図6.35）。

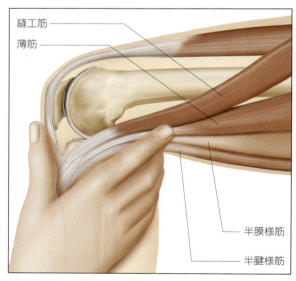

図6.35　鵞足筋の付着領域を示した図

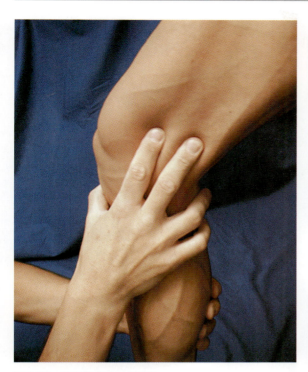

図6.36　膝関節近位での区別

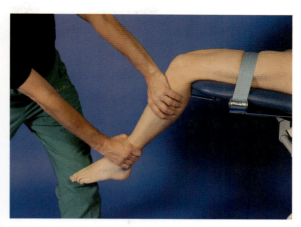

図6.37　大腿骨に対して脛骨を前後に滑らせる

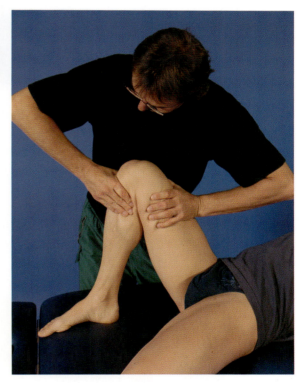

図6.38　膝を最終可動域にして滑らせる

筋の区別

　膝関節の近位では、各筋を区別できる。これは内側広筋の後ろが最もやりやすい（**図6.36**）。膝の屈曲により、筋はグループとして収縮する。必要であれば、膝を内旋させてもよい。屈曲時に等尺性収縮をしたときに最も目立つ腱は、半腱様筋腱である。

> **ヒント**：各筋は、もう一方の関節である股関節を選択的に動かすと、位置を特定できる。療法士は以下のように位置を特定できる：
> - 股関節を自動で屈曲すると、縫工筋がわかる
> - 股関節を自動で内転すると、薄筋がわかる
> - 股関節を自動で伸展すると、半腱様筋がわかる

評価と治療のヒント

なぜ関節腔の位置を特定する必要があるのか？

　前述したように、関節腔の空間配置は脛骨高原を使って判断する。これは、徒手療法のずらすテクニックを使うときに、位置を定めるのにとても重要である。関節腔は、脛骨の長軸に対して完全に垂直ではない。約10度、下方遠位に傾いている。

　図示した例では、脛骨を後ろに滑らすときに関節腔を特定しておくことがなぜ大切かを示している。このテクニックは、膝が自由に曲がるよう、大腿脛骨を前後に必要なだけ滑らせられるようにするために使われる。

　関節の位置が約100度の屈曲でも（**図6.37**）、最終域にあっても（**図6.38**）、平行に力をかけられるよう、正確な空間配置に注意すること。

154　6　膝関節

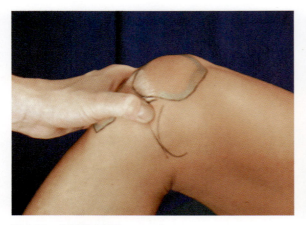

図6.39　関節腔の触診

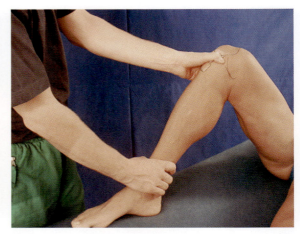

図6.41　スタインマンテストII、段階2

関節腔内の前内側の構造

　半月は、膝を屈曲したときは脛骨高原上を後ろに動き、膝を伸展したときは前に動く。膝を完全に伸展したとき、半月の前角は膝蓋骨尖の隣にある関節腔内で触診できる。

　スタインマンIIテストは、半月の前角で痛みを誘発するテストである。このテストをするには、まず膝関節を完全に伸展する。テストする手の母指で、膝蓋骨尖の隣の関節腔にかなりの圧をかける（**図6.39**）。半月の前角に損傷があると、痛みを感じる。

　次に膝関節をゆっくり動かして完全な伸展から屈曲させる（**図6.40**と**図6.41**）。同時に、半月は脛骨上を後ろに滑り、母指の圧から逃げる。圧によって生じた痛みが消えるときは、半月前角に損傷があったことがわかる。

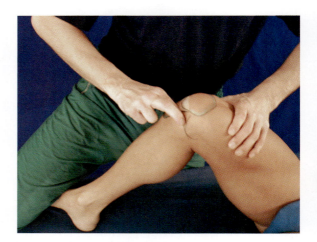

図6.42　半月脛骨靱帯の横断摩擦

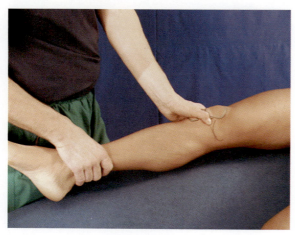

図6.40　スタインマンIIテスト、段階1

半月脛骨靱帯の横断摩擦

　膝蓋骨尖の隣のくぼみは、大腿骨と脛骨の関節表面の位置を特定するためのスタート地点になるだけではなく、半月脛骨靱帯の触診のスタート地点にもなる。膝冠状靱帯は、膝の前内側の症状の原因になることが多く、とくに外傷による半月の損傷の場合は原因になる。この靱帯は、関節腔の数mm遠位に付着する（Bikkina et al., 2005）。

　これらの靱帯には、横断摩擦テクニックを使って到達する。触診する示指を膝蓋骨尖の隣のくぼみに置き、指腹は脛骨高原、すなわち遠位に向ける（**図6.42**）。脛骨高原へのアクセスを促すには、膝を外旋させ、高原をさらに突出させる。

　脛骨に圧をかけながら、膝蓋骨尖まで後ろから前に横断摩擦をする。このテクニックは患部の構造の痛みを誘発するためにも、治療のためにも使える。

局所の触診—外側　155

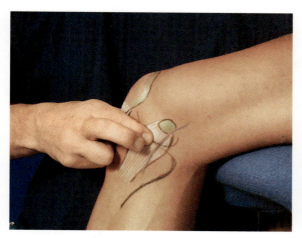

図6.43　内側側副靱帯の横断摩擦

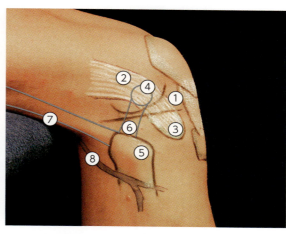

図6.44　膝関節外側面の構造。(1) 関節腔の境界、(2) 腸脛靱帯、(3) ジェルディ結節、(4) 大腿骨外側上顆、(5) 腓骨頭、(6) 外側側副靱帯、(7) 大腿二頭筋、(8) 総腓骨神経

内側側副靱帯の横断摩擦

内側側副靱帯は、よく損傷する。経験からいうと、損傷の大半は、全長9cmのこの靱帯の関節腔の高さで生じる（Lie et al., 2010）。

靱帯の患部の位置を正確に特定するには、前述したテクニックを使って靱帯の前縁の位置を特定する（図6.43）。すると、関節腔の高さで触診することになる。次に、5mm幅で、靱帯の全幅を前から後ろに横断摩擦する。

最初のポジション

患者はここでも、治療台の縁など、高いところに座る。療法士は患者のやや内側に座るが、正面にいること。

可能であれば、足を治療台から垂らし、療法士が手で動かしたときに、自由に膝を曲げられるようにする（図6.45）。この最初のポジションでは、膝関節の外側面の触診すべき構造に自由にアクセスできる。

局所の触診——外側

触診する構造の概観
- 関節腔の境界：
  - 脛骨高原
  - 大腿骨外側顆と外側膝蓋脛骨靱帯
- 腸脛靱帯
- ジェルディ結節
- 大腿骨外側上顆と膝窩筋腱の付着
- 腓骨頭
- 外側側副靱帯
- 大腿二頭筋
- 総腓骨神経

触診プロセスのまとめ

手順のほとんどは内側と同じである。最初は、外側の信頼できるポイントを探し、関節腔にアクセスする。関節を作る骨は、関節の前面から後面にたどる。関節腔をまたぐ構造を特定し、名前を覚える（図6.44）。

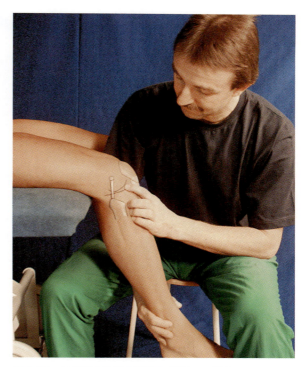

図6.45　外側面の触診の最初のポジション（SP）

最初のポジションの代案

上記の最初のポジションは、主に練習時に使う。日常的な膝関節外側の評価と治療では、別の最初のポジションを使う必要があるときもある。そのため、触診スキルを向上させるために、いつも使う最初のポジションで何度も触診を繰り返しておくこと。

各構造の触診

関節腔の境界

ここで使う手順とテクニックは、内側の触診に対応する。関節腔に楽に到達するには、もう一度、膝蓋骨尖の位置を確かめる。これは、大腿骨外側顆と脛骨高原の外側面に囲まれている。

テクニック
脛骨高原

近位から近づけた手で垂直テクニックを使い、脛骨の縁を正確に触診する。もう一方の手を使って、脚を制御する。

触診する指腹を膝蓋骨尖の外側にあるくぼみに置く。指先を脛骨高原の縁の硬い抵抗に抗って、遠位に押す（図6.46）。

このテクニックを使うと、脛骨高原をここからかなり後方までたどることができる。繰り返すが、触診は直線をたどり、膝の後面でやや下方向に傾けるつもりでいること。

> **ヒント：** さらに後ろになると、2つの軟部組織構造があるせいで、脛骨高原の縁は簡単に区別できなくなる。触診の信頼性を高めるには、脚を動かして位置を確認することもできる。関節を他動的に軽く伸展し、しっかり回旋するのが理想的である。

大腿骨外側顆と外側膝蓋脛骨靭帯

触診する手を遠位から近づけ、もう一度、膝蓋骨尖の外側にあるくぼみに置く。指先でくぼみを下に押し、近位の骨性構造に近づく（図6.47と図6.48）。硬い抵抗を感じたら、それは外側顆の関節表面を覆う軟骨のコーティングである。さらに近位に少し滑らせると、別の縁に到達する。これが、軟骨と外側顆の境界である。

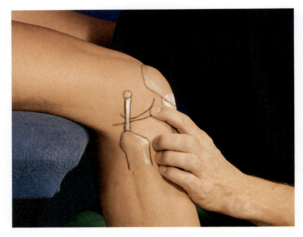

図6.47　大腿骨顆の前面の触診

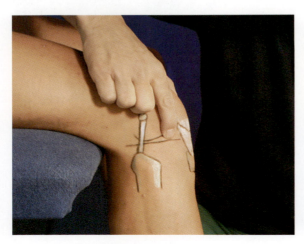

図6.46　脛骨縁の触診

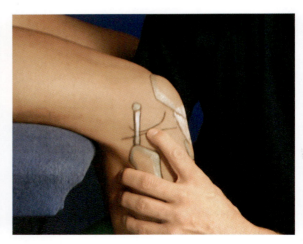

図6.48　大腿骨外側顆の触診

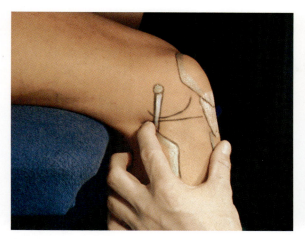
図6.49　大腿骨顆の後面の触診

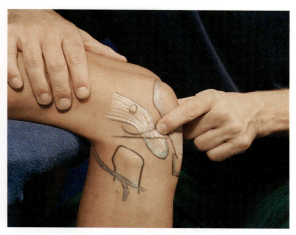
図6.50　腸脛靭帯の触診。前縁

　内側膝蓋脛骨靭帯のように、外側膝蓋脛骨靭帯は尖の内側にある溝に入り、急に下に向かい、膝蓋靭帯とほぼ平行になり、脛骨に至る。深い圧をかけて内側・外側に指を横方向に動かすと触れられるはずだが、必ず触れられるわけではない（図はない）。

　最初に触れた硬いポイントから始めると、大腿骨顆はさらに後ろで触れられる（図6.49）。触診では大腿骨顆の形をなぞり、内側より小さな半径で凸状のラインになるはずだ。

　一般に、関節腔の骨の境界は、内面より外面のほうが触れやすい。それでも外側の触診が難しければ、指の爪を立てて使うといい。すると骨の縁を感じやすくなる。

　外側面では、軟部組織が関節腔後面の触診の邪魔になることはない。そのため、脚を上げて筋を垂らす必要はない。

腸脛靭帯

　腸脛靭帯は（図6.6を参照）、膝関節をまたぐときは平らで幅広く、硬い、弾性のある構造である。関節腔のすぐ遠位の、粗い領域（ジェルディ結節）に付着する。

　全体として腸脛靭帯は、関節腔の内側の同じような位置で関節をまたぐ内側側副靭帯の浅部ほど広く、硬くはないように見える。腸脛靭帯の前縁も、内側側副靭帯ほど鋭くない。

テクニック
関節腔にて
　触診する指腹で、膝蓋骨尖の外側にあるくぼみにしっかり圧をかける。指先は関節腔と並ぶ。

　大腿骨顆や脛骨顆の上を外側に触診すると、指はすぐに浅層で関節腔から押し出される（図6.50）。ここが腸脛靭帯の前側の境界である。腸脛靭帯が関節腔をまたぐところでは、関節の構成要素は、はっきり感じられない。腸脛靭帯の後ろ側の境界も、同様に判断する。

膝関節の近位

　筋の強い収縮によってコラーゲン構造の腸脛靭帯が張ると、靭帯全体の幅を特定できる。関連する筋は、外側広筋（膝の伸展時）と大腿筋膜張筋（屈曲時と内旋時）である。

　横断触診をすると（図6.51）、腸脛靭帯の縁は膝蓋骨底の近位付近で視覚化できる。かなりの量の靭帯の線維が腸脛靭帯の前面から膝蓋骨の近位縁に走行し、外側広筋腱のいくぶん遠位に付着する。屈曲時は、これらの線維（腸骨膝蓋靭帯）は屈曲したポジションで等尺性収縮をすると張らせることができ、広筋の線維とはっきり区別できる。

ジェルディ結節

　腸脛靭帯の脛骨の主な付着には、ジェルディ結節、外側脛骨結節、腸脛靭帯結節といった名前がついている。

テクニック
　この粗い領域とその境界の位置を特定するのは簡単で、ここでも何本かの指を平らにし、関節腔のやや下で、脛骨の前外側面をストロークする（図6.52）。この隆起は、脛骨高原の縁のすぐ下にある半円状の構造として触診できる。脛骨結節と腓骨頭とともに、正三角形を作っている。

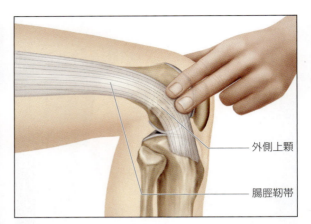

図6.53　大腿骨外側上顆の触診

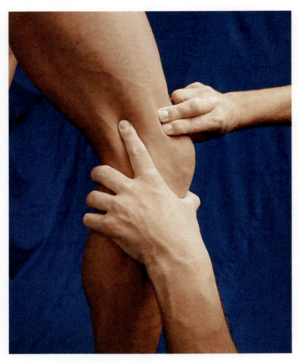

図6.51　膝関節の近位の触診

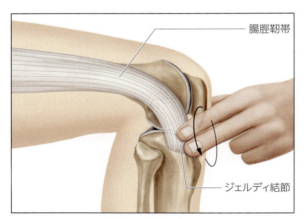

図6.52　ジェルディ結節の触診

大腿骨外側上顆と膝窩筋腱の付着

外側上顆は内側上顆ほど突出していないが、同じテクニックで見つけ、触れられる。そして外側側副靱帯を探すときに、ランドマークとして使える。

テクニック
上顆
内側面と同じ触診手順を使う。数本の指の先を平らにして、軽く圧をかけながら、この領域を触診する（図6.53）。

最も目立って隆起しているのが、外側上顆である。

膝窩筋腱
膝窩筋の腱様の付着は、外側上顆の尖端の約0.5cm遠位、0.5cm前方を触診すると、触れられる。側副靱帯と関節包の間を走行する腱の付着は、目立った構造として触れられることはほとんどない。そのため、正しい位置は、患者に膝を軽くリズミカル曲げ伸ばししてもらうことで確認できる。そうすると、触診する指で収縮を感じられるからだ。しかし、この位置特定プロセスは難しい部類に入る（図はない）。

腓骨頭
膝関節外側で次に触診するのは、腓骨頭の全寸法である。ここは外側側副靱帯と大腿二頭筋の付着点であるだけでなく、近位脛腓関節の構成要素でもあるので、面白い。

テクニック
まず、指腹を平らにして触診すると、脛骨高原の後外側の位置を、特に問題なく見つけることができる。次に、腓骨頭の前、近位、後ろの輪郭の位置を特定する。ここでも垂直の触診テクニックを使う。

初めて腓骨頭を見つけるときは、その大きさに驚くはずだ（図6.54）。また、腓骨頭の先端の形は個人差が大きく、外側側副靱帯と、大腿二頭筋のかなりの部分を見つけるための印になることもわかるだろう。

ヒント：それでも腓骨頭を見つけるのが難しく、全体を触診できないときは、目立つ大腿二頭筋腱を遠位までたどると、腓骨頭の先端がある。

局所の触診—外側

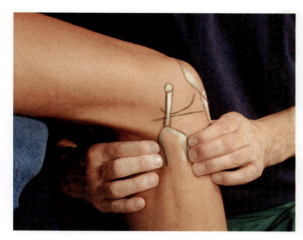

図6.54 腓骨頭の境界

外側側副靭帯

外側上顆と腓骨頭をつなぐラインを描くと、外側側副靭帯の走行と寸法の印をつけることができる。

テクニック

膝関節外側の触診の最初のポジションでは、靭帯はわりにゆるんでいるので、横断触診で直接位置を確かめる方法がいつも成功するとは限らない（**図6.55**）。

> **ヒント**：靭帯をもっと区別しやすくする方法は2つある：
> - SPを変えて、位置を確認する。1本の指は、靭帯がありそうな領域に触れておく。触診する脚をもう一方の脚に載せ、股関節を屈曲、内転、外旋の状態にすることで、「パトリックテストのポジション」（または「フィギュア・フォー・テスト」）にする（**図6.56**）。膝が他動的にぶら下がると、関節に内反の負荷がかかり、側副靭帯に張りが生まれる。こうなると、側副靭帯は短く、厚く、丸い構造として触れられる。指を靭帯に残したまま、脚を最初のポジションに戻す
> - 関節を他動的にかなり外旋させると、側副靭帯の位置の確認はずっとやりやすくなる。靭帯が下に伸び、後ろに向かうので、このポジションでは靭帯が張り、位置を特定しやすくなる（図はない）

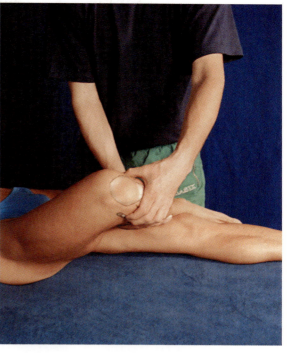

図6.56 パトリックテストのポジションを利用して触診する

大腿二頭筋

大腿二頭筋は、膝関節で唯一、効果的に動く屈曲筋兼外旋筋である。

腱は、筋が等尺性収縮をするときに、特に視覚化しやすい（**図6.57**）。線維の一部は外側半月上ではっきりわかるか、外側側副靭帯を抱える。腱の大部分は腓骨頭に付着する。

テクニック

広くて目立つ大腿二頭筋腱の境界は、前後面の横断触診によって見つけられる（**図6.58**）。1つ前にある構造は腸脛靭帯で、1つ後ろにある構造は総腓骨神経である。腱は、腓骨頭の付着まで簡単にたどれる。

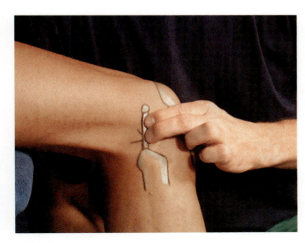

図6.55 外側側副靭帯の触診

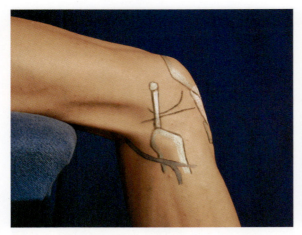

図6.57　大腿二頭筋の収縮

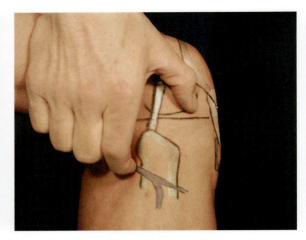

図6.59　総腓骨神経の触診

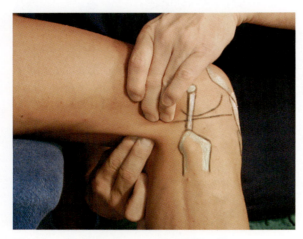

図6.58　膝関節の近位にある大腿二頭筋の縁

総腓骨神経

総腓骨神経は、膝関節をまたぐ大きな神経の1つである。局所解剖学を勉強した療法士は、この神経の経路をよく知っているはずだ。総腓骨神経は、関節から手の幅1つ分ほど近位で、脛骨神経から分かれる（図6.65を参照）。次に、大腿二頭筋腱と並び、腓骨頭の下で腓骨をまたぎ、深枝と浅枝に分かれる。

テクニック

指先を垂直にし、腓骨頭から遠位に向かって滑らせると、骨性の厚みとして腓骨頭を感じなくなり、軟部組織だけを感じるようになる。総腓骨神経はこのポジションのやや後ろにあり、小さく横方向に動かすと（近位・遠位）、「はじく」ことができる（図6.59）。初めて見るときは、神経の厚みに驚くだろう。

評価と治療のヒント

テクニック
関節腔

徒手療法の滑らせるテクニックを使うとき、関節腔外側の触診も外側で使う。これらのテクニックでは、滑らせる角度を正確に保つこと（図6.37）。

外側半月

スタインマンテストIIを内側と同様に使い、外側半月の前角の症状を誘発する。

外側側副靭帯の治療

内側と同様、横断摩擦を使って外側側副靭帯の痛む部位を確かめ、治療できる。

外側側副靭帯を見つけるには、以下の3つの方法がある：

- 関節腔に沿って横断触診をする
- 靭帯の骨性の附属から触れる（上顆と腓骨頭）
- 脚をパトリックテストのポジションにする

経験から言うと、仰向けになり、膝を90度屈曲したSPが患者には向いている。膝を最小限だけ外旋させ、摩擦をする指の下から靭帯が簡単に滑り出さないようにすると、靭帯をもう少し張らせることができる。ほかのSPでも構わない（図6.60）。

療法士は、患側の反対側に立つ。片手で脚のポジションを固定し、もう一方の手で摩擦をする。摩擦をする示指の上に中指を載せ、母指は膝の内側に置いて手を固定する。

局所の触診—外側　　**161**

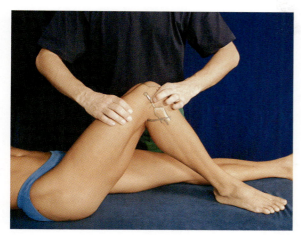

図6.60　外側側副靭帯の横断摩擦のSP

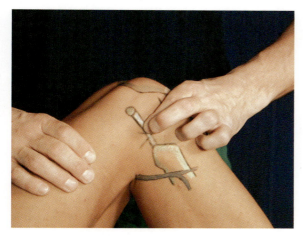

図6.61　横断摩擦の詳細図

異常に内反した関節の静力学なども、病因として存在する。

　腸脛靭帯と上顆の間で、腸脛靭帯か滑液包に摩擦が起きていることを確認できると、体表解剖学の利点がよくわかる。膝の患部をさらに評価し、治療するための道筋をつけるときは、これらの問題の原因は（より治療しやすい）関節周辺にある、という結論を出すことが重要である。

近位脛腓関節炎

　もう1つの症状は、膝領域の前外側面の痛みで、腓骨頭と脛骨後外側面の間の関節炎に関連する。通常、これには大腿脛骨関節が含まれないことも、とても重要である。

　脛腓関節は機能的に、重要な関節である足に関係する運動チェーンに属する（脛足根複合体）。特に腓骨は、足の屈曲と伸展時に動く。もちろん、これは近位でも生じる。「足関節を捻じった」ことに関連する外傷は、足関節の靭帯を痛めることがあり、その結果、腓骨が位置を変えて後ろ側がゆるみ、ときには近位脛腓関節で脱臼することもある。その状態が長く続くと、どちらの症状も前外側の痛みとして現れ、関節包の過敏につながる。

　このような特定のけが以外、痛みをほかの要因に簡単に結びつけることはできない。

　関節前面の局所を触診するか、脛腓関節できちんと関節の遊びテストをしなければ、これらの症状の原因は確認できない（**図6.62**）。

　靭帯を見つけたら、患部の位置を正確に特定するために横断摩擦をする（**図6.61**）。いくつかの小さい区画に分けて、腱を評価する。痛みを軽くするには、適度な圧をかけながら同じテクニックを使う。

腸脛靭帯摩擦症候群

　膝外側の痛みの原因は数多くある。症状の多くが、大腿脛骨関節や外側半月のせいだと思われる。そのため、関節の病理とは関係ない病理を2つ取り上げる。体表解剖学の知識は、症状の原因に気づき、病名を挙げるためには欠かせない。

　運動中に膝をきわめて頻繁に曲げ伸ばしする選手は、「ランナー膝」ともいわれる腸脛靭帯摩擦症候群になることがある。これは、曲げ伸ばしのときに外側上顆の上で腸脛靭帯が繰り返し擦れることが原因である。多くの場合、

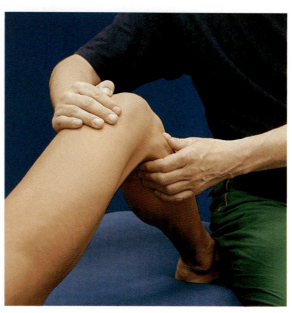

図6.62　脛腓関節の遊びテスト

局所の触診――後面

触診する構造の概観
- 膝窩の神経構造
  - 脛骨神経
  - 総腓骨神経、後面
- 大腿二頭筋腱
- 鵞足の筋の腱
  - 半腱様筋腱
  - 薄筋腱
  - 縫工筋腱

触診プロセスのまとめ

膝のくぼみ（膝窩）は、局所解剖学と膝関節後面の触診の特徴をなす。ここは菱形のくぼみで、筋が境界を作る。

体表の触診の目的は、膝窩の境界とその中の構造にアクセスすることである。膝窩内の位置特定には、軟部組織構造（筋と神経）を張らせ、輪郭をはっきりさせるとよい。

最初のポジション

患者は仰向けになる。療法士は、脚を伸ばして上げるテストと同じポジションに脚を持っていくが、ポジションの流れは少し異なる（図6.63）。

練習用には以下の組み合わせが望ましい。股関節を軽く曲げ、膝関節を伸ばし（この患者の場合、約50度の屈曲）、足を軽く伸ばす。

このSPの利点は、邪魔されずに膝のくぼみを見られることと、触診する手が自由にアクセスできること、そして軟部組織構造に最初に張力がかかることである。

片手で脚のポジションを固定する。ハンドリングにより、足関節をさらに背屈させてほかの筋や神経構造を引き締められるようにする。もう一方の手で、探している構造を自由に調べる。

最初のポジションの代案

このSPは患者にはあまり快適ではないので、練習時のみにとどめるべきである。言及した構造の位置をしっかり特定できるようになったら、別の、もっと患者が快適に感じるSPで練習すること。筋構造のポジションは、筋を選択的に収縮させて確認する。

各構造の触診

膝窩の神経構造

以下の神経血管構造が膝窩を通る（図6.64）：
- 脛骨神経
- 総腓骨神経
- 膝窩動脈、膝窩静脈

上記のSPを使い、足関節をさらに背屈させると、膝窩の神経構造の位置を簡単に特定できる。股関節を最終域まで屈曲し、膝を伸展するだけで、これらの末梢神経をほぼ

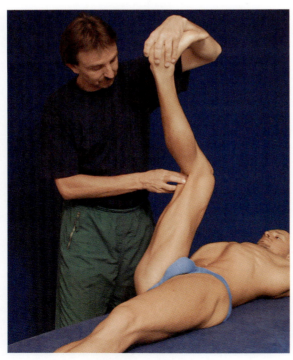

図6.63　後面の触診のSP

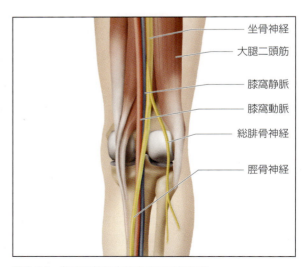

図6.64　後面の神経血管束の局所解剖学

局所の触診―後面　**163**

伸ばしたことになる。足のポジションによって、最大限に張ることになる。

テクニック
脛骨神経

坐骨神経は、膝関節から手の幅1つ分近位のところで2本の枝に分かれる。脛骨神経は、膝窩の中央で直接観察できる。伸びた神経は、直接触れてみるととても硬く、弾性がある(**図6.65**)。脛骨神経の予想される直径は、鉛筆の太さから小指の太さまで幅広い。

> **ヒント：**指定された脚のポジションでは、神経を十分に伸ばせず、硬い構造として見つけることができないときは、股関節の内転・内旋を追加してもよい。こうすると神経に他動的な張力がかかる。

総腓骨神経、後面

総腓骨神経は、脛骨神経から分枝した後、外側を通り、大腿二頭筋腱と並んで腓骨頭まで行く。腓骨頭の遠位までさらに前外側に走行してから、分枝する。

総腓骨神経の幅は約1cmで、大腿二頭筋腱の高さではもっと内側寄りで見つかる。神経が張っていると、簡単に大腿二頭筋腱と区別できる(**図6.66**)。

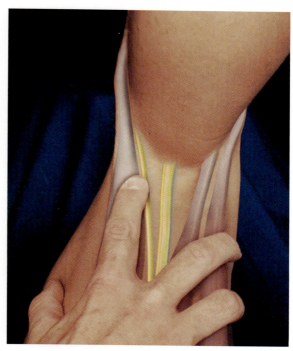

図6.66　総腓骨神経の触診

> **ヒント：**総腓骨神経が十分に伸びていないせいで硬い構造として感じられないときは、足のポジションを変えて張力を高めてもよい。それには内転と回外が理想的である。理論的には、背屈も張力を高めるが、そうすると隣接する腓腹筋がゆるみ、神経と周囲の構造を区別しにくくなるので、ここでは適切ではない。

大腿二頭筋腱

大腿二頭筋腱は、膝窩の外側の境界をなす。このSPでは大腿二頭筋腱はよく張り、よく目立つので、見損なうことはない。遠位方向に腱を触診すると、もう一度腓骨頭に至る。近位では、腱のはっきりした輪郭が消えるところが、短頭の筋腹の始まりの印である。

鵞足の筋の腱

膝窩の内側の境界をなす筋を区別するのは、かなり難しい。

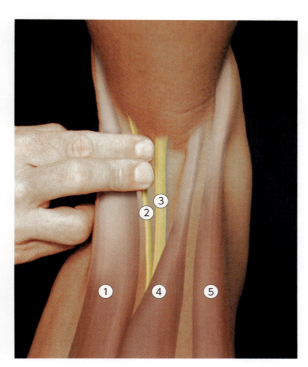

図6.65　脛骨神経の触診。(1) 大腿二頭筋、(2) 総腓骨神経、(3) 脛骨神経、(4) 半腱様筋、(5) 薄筋

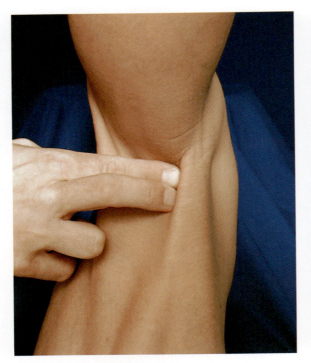

図6.67　半腱様筋腱の触診

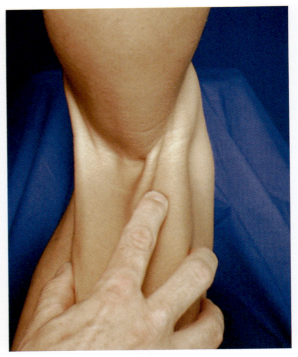

図6.68　半腱様筋と薄筋の区別

テクニック
半腱様筋腱
　半腱様筋は、この筋群のなかで最も目立つ腱を持つ。膝窩の中央から内側に進み、指先でひっかけると簡単に見つかる（**図6.67**）。この腱はもう少し遠位までたどることができる。輪郭は、膝の内側で、コラーゲン板のような浅部の鵞足のなかに消える。

ヒント：組織の状態のせいで、腱の位置を正確に特定するのが難しい場合、患者に自動で股関節を伸展してもらうと、腱がはっきり突出し、位置を確認できる。

薄筋腱
　薄筋腱は、半腱様筋腱のすぐ内側で直接触診できる。これは患者が股関節を内転すると、やりやすい（**図6.68**）。これらの腱は小さな溝で分かれている。

縫工筋腱
　もう1つ筋間の小さな溝を通過すると、さらに内側で、触診する指が縫工筋の平らな構造に触れる。

　縫工筋と薄筋腱を正確に区別するには、抵抗に抗って股関節を屈曲する。すると薄筋がもう一度ゆるみ、縫工筋がより目立つ（図はない）。

評価と治療のヒント

注意：膝窩

　末梢神経やその隣にある血管といった、膝窩のとても敏感な構造に簡単に触れられることがわかれば、療法士は膝窩に過剰な圧をかけないはずだ。たとえば膝窩筋に水中圧迫マッサージや局所の摩擦テクニックをするときや、膝関節付近のふくらはぎに圧をかけてモビリゼーションをするときには、この領域が危険にさらされる。

　横断摩擦は、大腿二頭筋腱か筋腱接合部にきわめて正確に施さなければならない。これらのテクニックをするときは、これらの構造と総腓骨神経を区別することがきわめて重要である。生体の正しい解剖学の知識があれば、必要な基礎スキルを身につけることができる。

練習問題

この章の内容を学べば、以下の問いは簡単に答えられるだろう：

1. 膝関節を構成するパーツは何か？
2. 膝関節はなぜ車軸蝶番関節に分類されるのか？
3. 膝関節はほかにどのような下位分類ができるか？
4. 半月の機能は何か？
5. 十字靱帯の機能は何か？ 十字靱帯はどのように分類できるか？
6. 屈曲を強めたとき、膝蓋骨はどのような動きをするか？
7. 菱形の膝窩を作るのはどの構造か？
8. 膝関節において中程度の関節包の炎症はどうやって認識するのか？
9. 内側半月の前角はどこにあるか？
10. 膝蓋靱帯と脛骨粗面は、どうしたら触診で区別できるのか？
11. 内側側副靱帯の特徴を挙げよ。
12. 膝窩の構造のなかで、大腿二頭筋腱から約指の幅1本分離れたところにあるのは何か？
13. 外側側副靱帯の付着の印になる骨の参照点は何か？
14. 外側側副靱帯をはっきり視覚化するときはどのようなポジションを使うか？
15. 腓骨頭のポジションはどのように表現できるか？
16. 内側上顆の近位にある、特に目立って幅広い場所には、名前がついている。ここの名前は何か？ また、ここに付着する構造は何か？
17. 膝の外側で知っている構造をすべて描き込め（図6.69）：

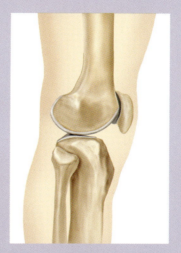

図6.69　膝の外側面

7 足

足の重要性と機能	169
この領域の治療でよく使う方法	171
必要とされる解剖学と生体力学の基礎知識	172
足の内側縁の局所の触診	174
足の外側縁の局所の触診	183
足背部の局所の触診	191
脚の遠位後面の局所の触診	196
練習問題	199

7 足

足の重要性と機能

機能

● **体重を下の表面に移す：**歩くときと2本の足で立つとき、足の構造により衝撃が吸収され、体の負荷を下の表面に移すときの衝撃が和らぐ。二重足レバーともいわれる足底は、安静時の脚の軸に対して垂直で、体重を広い表面に分散できる

● **衝撃の吸収：**この基本原理は、下肢全体と脊柱にも及ぶ。足での衝撃の吸収は、以下のように行われる：
  - 足底の複数の空間
  - 骨の構成。柔軟性のないアーチというより、クッションシートに似ている
  - 足根関節の驚くほど広い可動域

● **移動：**歩行サイクルは、筋骨格系の運動パターンのなかで最も複雑で、腕の完全な挙上と頸椎上部の生体力学がそれに続く。下肢での足の機能は、接地し、体重を支え、水平でない地面に適応し、安定した支えになる表面となり、運動を促進することである。この活動には2種類のパターンがある：
  - 踵接地期（負荷反応）は、足は完全に外転する（完全な回内）。踵骨は外反し、前部（横足根関節）が伸展、外転、回内する。するとそれにともなって距骨が内旋し、それによって脛骨、そしてのちに大腿骨を内旋させる。この連鎖反応は踵骨で始まり、だいたいT8で終わる
  - 踵離地期（完全な回外）に入るための連鎖反応の準備は、近位で始まる。もう一方の脚が前にスイングすると、立っている脚の股関節が短い間、内旋し、骨盤・大転子の筋と関節包の緊張を吸収したのち、大腿骨の外旋に移行する。最後に、この大腿の回旋により、脛骨と距骨が引っ張られ、踵骨が反応して内反・内旋する。それに続いてひねることにより、足の前部が硬くなり、踵骨が地面を離れるときの負荷の移行に備える

● **感覚機能：**関節、靭帯、足底にある数多くの機械的受容器からの情報は、起立や歩行の調整に役立つだけでなく、平衡を生み出す。足根洞内の、距骨と踵骨の間にある深部の内在靭帯などの構造が、反転などの外傷により損傷すると、慢性痛になり、とくに踵接地中に不安定さを感じることがある（Karlsson et al., 1997）。

骨の構造の特殊な特徴

系統発生学的な発達において、手と足の骨格には類似点が多い。そのため、手と足の横の関節――根、中央、末端の要素――を比較して述べることができる。手の骨格の構成に比べ、足根骨は骨の塊が明らかに大きいことと可動性の低さにより、周囲とは異なっている。

骨格アーチは手の構造にもあるが、縦アーチと横アーチがあり、中央のアーチが側面より高い足のほうが目立つことは、世界的に認められている。系統発生学的には、踵骨は平らなポジションから発達し、距骨を引っ張りながら垂直のポジションになった。これにより、こわばらずにかなりの弾性をもって体重を下の表面に伝える縦アーチができた。足底腱膜、足底の靭帯（長足底靭帯）、脚の短い筋を通じて、縦アーチは張った束として確保されている。

中足骨領域の進化では、母指の放射線が第1放射線とともに、残りの中足骨とも連結していることに注目する。こうして発達したことで、足が体を支え、踵・足指歩行に参加する能力が改善したが、つかむ能力は損なわれた。霊長類の足と比べると、大きな損失である。

2方向に向かう足の骨格と脚の軸の角度はほぼ垂直で、「二重足レバー構造」と言われている。これにより、足底で移動し、脚から始まる長い筋に長いレバーを提供することができる。

距骨は例外的な地位をもつ。付着する筋がないからである。外在筋の腱はすべてここを通過するし、ここから始まる内在筋の腱もない。負荷がかかる状況では、距骨は体重を足の前部と踵に分散する。手の手根骨の機能のように、距骨は適応性のある介在区画として機能する（Landsmeer, 1961）。距骨は足の伸展・屈曲能力に大いに貢献することに加え、脚の回旋を足に伝え、逆に足の回旋を脚に伝える。

用語の特徴

足の骨格は脚に対してほぼ垂直な関係にあるため、構造の位置や定位を正確に表すための用語を修正する必要がある。その結果、以下のようにポジションの名前を提案し、足特有の構造も説明できるようにした。距骨より上で使う用語は、普通と同じである。距骨から下は、通常の用語ではなく、足専門の用語を使う。**図7.1**では、距骨の真ん中に横線を引き、2つの用語の境界を示した。

特殊な生体力学的特徴

足が生体力学的に並外れた特徴をもつのは、距腿関節、距骨下複合体、横足根(TT)関節からなる運動複合体が形成されているからである。この関節複合体は、常に1つの機能的ユニットとして見るべきである。関節の要素はつねにともに作用するが、特に閉鎖運動連鎖での運動ではそうなる。

横足根関節と、この関節が生体力学的に足関節と距踵舟関節と連結することは、足の可動性と柔軟性において、また別の重要な役割を果たす。運動連鎖内の機能障害──すべてショパール関節ライン沿いにある──は、各関節で「関節の遊び」テストをして特定するしかない。

踵接地時の距骨下複合体のアライメントは、踵離地時に遠位から近位へ連鎖反応が起きるためには絶対に必要である。踵骨の位置と、それが自由に動けることが、その後の進展にかかわる。そのため、距骨下複合体は重要な関節としても知られている。

距骨と踵骨は対照的な動きをするが、横足根関節はつねに踵骨の運動に従う。踵接地期には、踵骨は外反のポジションで外側に傾く。遠位端は外側にスイングし、外転する。同時に、距骨頭は内側に向くが、これは内旋、あるいは内転と呼ばれる。踵離地期に踵骨が反転するとき、どちらも運動パターンは逆になる。遠位足根骨を押してこわばらせ、今度はそれが、踵が持ち上がるときに体重を支える準備をする（**図7.2**）。距骨の回旋と、踵骨遠位端の外側への運動は気づかないことも多く、評価が低いことがあるが、摩擦のない動きに欠かせない運動要素である。特に距骨の外旋は、距腿関節が最も負荷のかかった屈曲と伸展のポジションになるときに関連して生じる、決定的な要素である（Van Langelaan, 1983; Huson, 1987, 2000; Lundberg, 1989）。

この運動複合体の各要素は互いに影響し合っており、可動性に影響が出ている場合は、1つのユニットとして観察し、評価し、必要であれば治療する。可動性低下や可動性過多の部位は、よく互いに隣接して見つかる。そこで、可動性の異常がある場合は、すべての関節を個別に評価すべきである。各関節の位置を特定するには、関節腔の位置の正確な知識が必要である。

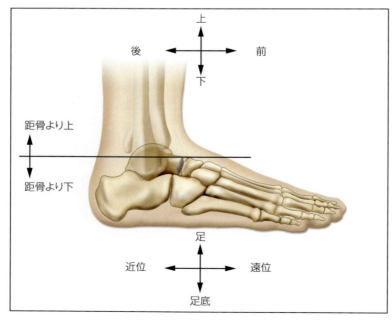

図7.1 足の特別な用語

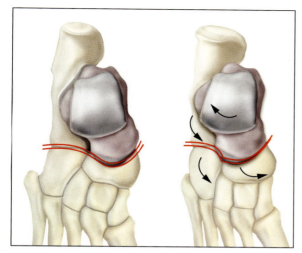

図7.2 距骨下の生体力学

この領域の治療でよく使う方法

足の感覚、可動性、運動制御に機能障害が起きると、下肢のより上の部位、骨盤、脊柱に影響する。そのため、足の症状には特に注意すること。

よくある足の症状

関節炎：関節炎は主に、外傷やリウマチが原因で生じる。外傷性の関節炎は主に、よくある捻挫や足関節の外傷から生じる。足関節包の前外側面を補強する前距腓靭帯は、筋骨格系で最もよくけがをする部位の1つである。この靭帯の損傷を治療しながら管理するには、以下が必要である：

- 外傷後の炎症の徴候を観察
- さまざまな合併症が起きる可能性があるので、それを見つけ、治療する
- 負荷のかかった脚の中心が後ろにずれ、距骨に載らないように、生理学的ポジションで靭帯を治療する

体表解剖学を基礎として、けがによる局所の痛みを緩和したり、腓骨筋腱鞘や二分靭帯の過剰なストレッチといった合併症を見つけたりする。

可動性の制限：たいていは固定や炎症などの結果、足関節の可動性が低下することはよくある。運動の制限を調べるときは、この運動複合体のほかの側面も考慮に入れなければならない。横足根関節の関節腔の位置と定位の正確な知識などをもとに調べる。

ゆるみと不安定性：距腿関節が外傷を受けた後、靭帯性の腱がゆるむことはよく知られている。足関節の前側の靭帯には、荷重時に脛骨を距骨の上で支える役割がある。靭帯が極度にゆるむと、脛骨を支えることができなくなり、脛骨は距骨の中心の上後方にいられなくなる（Hintermann, 1999）。荷重時に背屈するとき、機能障害がある足関節の関節運動は可動性が制限され、混乱する。

その他のゆるみは、足関節のほかの構成要素、距踵舟関節と横足根（ショパール関節）関節の運動複合体に隠れたままかもしれない。距骨と踵骨の間の骨間靭帯が外傷を受けると、足根洞症候群につながり、患者は足後部が不安定な感じがするといった症状を、特に踵接地時に訴える（Akiyama et al., 1999）。横足根関節で靭帯がゆるむと、踵接地期(完全な回内)に足の運動を止めるのが遅れ、立脚相の中ほどで足の回内過多をもたらす。

軟部組織の病的状態：靭帯の損傷に加え、アキレス腱や足の外在（長い）筋の滑液鞘の炎症は、特に痛みが強い。これは、外在筋腱が方向を変えるところで、足の両側に起こりうる：

- 外側—腓骨筋群
- 前面—足関節の背屈筋群、足指の伸筋群
- 中央—足関節の深部の底屈筋群、足根管にある足指の屈筋群

付着腱障害は、足の骨格の内側と外側で見られる。ここでは主に、第5中足骨底に短腓骨筋が、舟状骨粗面に後脛骨筋が付着する。

局所の足底の痛みは踵骨棘とも呼ばれる。ふつうこれには、足底筋膜の付着での症状も含まれる。

足では**神経構造が圧迫されたり、伸ばされすぎたり**することもある。最も影響を受けやすい末梢神経は次の2本である：

- 足根管にある脛骨神経（内果の後ろ）。足の長母指屈筋、長指屈筋、後脛骨筋も走行する足根管の細い部分で、主に神経構造が圧迫される(Hudes, 2010)。脛骨神経は、足根管を出たあとに2本の足底神経に分かれる
- 浅腓骨神経の中間の枝（中間足背皮神経）。この神経の枝は脚の前外側・遠位の表面にとても近いところを走行する。この神経は内果の腓側で距腿関節をまたぐ。捻挫による過剰な伸張や、医原性の損傷（Blair and Botte 1994）や、距腓靭帯を不注意に横断摩擦したときなどに損傷する

神経過敏の特徴はいつも同じで、たとえば焼けつくよう

な痛みや、神経の支配領域での感覚障害などである。

必要とされる解剖学と生体力学の基礎知識

足を触診するときは、局所解剖学の確かな知識が必要である。以下の解説をきっかけとして、局所解剖学の学習を深めてほしい：

骨性構造

療法士は、足の骨の構成と各セクション、関節ライン、そして各足根骨の名前と可動性の連結もよく知っておく必要がある（図7.3）。足の骨格を趾節、中足、足根で横に分類することはよく知られている。リスフラン線はわりに硬い関節で、中足と足根を分ける。ショパール関節線の関節（内側は距骨と舟状骨の間、外側は踵骨と立方骨の間）は、横足根関節の一部である。

負荷のかかった足の運動で機能的な関係が重要であることを強調するために、関係する関節を合わせて、脛足根複合体とする（Padovani, 1975）。この運動複合体には、距腿関節、距骨下複合体（距踵関節）と2つの関節腔、横足根関節が含まれる。機能的には、遠位の靱帯結合と近位脛腓関節もこの複合体の一部である。

筋構造

筋構造には、足の長い筋（外在筋）の腱と腱鞘、特にこれらが脛足根複合体と付着を通るときを含める。図7.4は、足根管内の内側と足底の走行を示した。この空間は3本の腱、2本の血管、そして脛骨神経の通り道になっている。屈筋支帯に覆われ、管状になっている。図7.5では腓骨筋としょっちゅう走行を変えるその腱が、外果の後ろと腓骨筋滑車を通り、立方骨に至るようすを示した（長腓骨筋）。足と足指の伸筋は、距腿関節の後ろを通る（図7.6）。これらの腱の位置により、二次的な機能がわかる：前脛骨筋と長母指伸筋が足を内転、回外させるのに対し、足の唯一の外転筋である長指伸筋とその枝（第三腓骨筋）

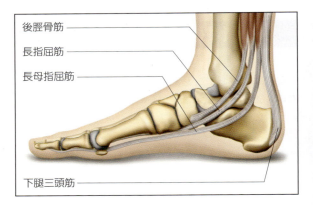

図7.4　外在筋—内側面

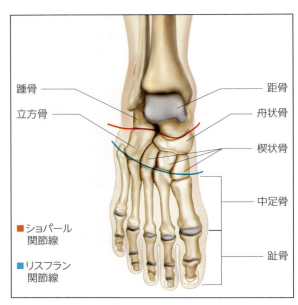

図7.3　足の骨格の局所解剖学

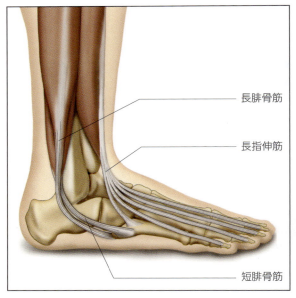

図7.5　外在筋—外側面

必要とされる解剖学と生体力学の基礎知識 **173**

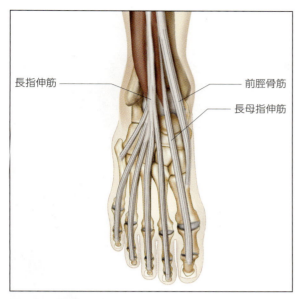

図7.6 外在筋―背面

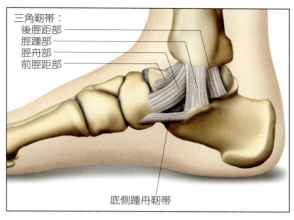

図7.8 足関節内側の重要な靭帯と横足根関節

は外転と回内もさせる。外在筋のすべての腱(アキレス腱を除く)は、支帯で足の骨格につながれ、摩擦から守るために全長数cmの腱鞘を必要とする。

靭帯構造

機能的にも臨床的にも重要な足の装置である靭帯は、くるぶしから外側と内側に広がる(**図7.7**と**図7.8**)。距腓靭帯が足関節天蓋の位置を制御する一方、踵腓靭帯は距骨下関節の上にある。三角靭帯は粗いコラーゲン板で、内果から距骨、踵滑、舟状骨に伸びる。4本の靭帯を解剖学的標本で見ることもできる。この靭帯複合体は外側面より厚く、安定している。内果は足底までは伸びず、さらに踵接地期には靭帯複合体が回内のブレーキとして機能する。踵舟靭帯は、距骨、踵骨、舟状骨の間にある足底の関節空間を閉じ(踵舟靭帯、底側踵舟靭帯)、ほかの足底の靭帯と短い内在筋とともに、内側の縦アーチの確保に役立っている。

神経構造

脛骨神経は足根管内側を通り、内側足底神経と外側足底神経に分枝し、足底の内在筋を支配する。足根管で圧迫性神経障害が起きる可能性については、すでに述べた。深腓骨神経と浅腓骨神経は脚の背面を走行する。深枝が背面の内在筋を支配するのに対し、浅枝は完全に感覚神経である。これらの神経は脚の筋膜の下で距腿関節の約10cm近位に現れ、分枝し、足背部に走行する。中間足背皮神経の走行については、後の章で説明する。

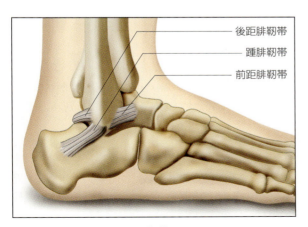

図7.7 足関節外側の重要な靭帯

足の内側縁の局所の触診

触診する構造の概観
- 内果
- 載距突起
- 距骨頭と頸
- 距骨後突起(内側結節)
- 後脛骨筋腱
- 舟状骨粗面
- 内側の靭帯の位置：
  - 三角靭帯
  - 底側踵舟靭帯
- 長指屈筋腱
- 長母指屈筋腱
- 脛骨動脈と脛骨神経：
  - 後脛骨動脈
  - 脛骨神経
  - 前脛骨筋腱
- 足の内側縁の関節腔：
  - 距骨・舟状骨の関節腔
  - 舟状骨・内側楔状骨の関節腔
  - 内側楔状骨・第1中足骨底の関節腔
  - 第1中足指節関節腔

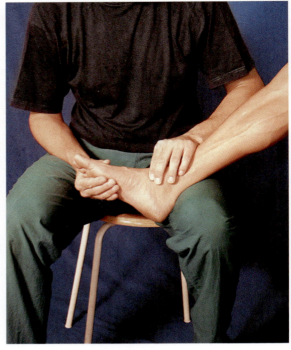

図7.10　内側面の触診のSP

触診プロセスのまとめ

まず、足関節領域の関連する構造すべての位置を特定する。骨の参照点と臨床的に重要な軟部組織構造が興味深い。

次に、内側のすべての関節腔を触診し、第1中足指節関節へ進む(**図7.9**)。触診を始める前に、**図7.1**の脚と足の方向の用語を見直すとよい。

最初のポジション

患者は、たとえば治療台の縁など、高い位置に座る。療法士は足の外側に置いたスツールに座る。患者の足の遠位を療法士の大腿に置いて脚を固定し、足自体は支えず、自由に動くようにする(**図7.10**)。

この最初のポジション(SP)は、触診をするときに強制する必要はない。療法士は、患者を別のポジションにしてもかまわない。上記の最初のポジションでは、患者は快適に座る一方、療法士は自由に動き、ほぼ中間位に置いた足に両手でアクセスできる。

各構造の触診

内果

触診ではまず、内果の周りを円を描くように触れる。垂直触診テクニックを使い、内果縁の骨性構造の位置を特定する。

テクニック

内果の後ろの境界(アキレス腱に面する)と足底の境界は、近位から示指で触診し、前の境界と距腿関節腔への移行部は、遠位から示指で触診する(**図7.11**)。

一般に、境界へは楽にアクセスでき、横断触診ではっき

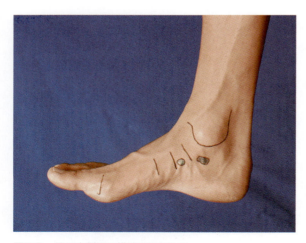

図7.9　足の内側面に構造を描き込む

足の内側縁の局所の触診　175

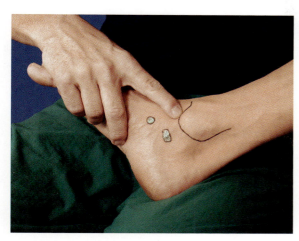

図7.11　内果の周りで円を描く

- 距骨は、載距突起と内果の間の内側面で直接触れられる

テクニック

載距突起は、下方向からはっきり特定できる。距骨との接合部の位置を見つけるのはとても難しい。

下の境界には、足底から内果に向かって軟部組織を触診していくとアクセスできる。載距突起は最初に触れる骨性構造で、固い感触がある（図7.12）。

内果の下側の先端と載距突起の間にやさしく指を1本置き（下にある距骨上に置くことになる）、背面の丸い境界の位置を特定し、小さく動かして踵骨を内側（内反）と外側（外販）に傾ける。こうすると、可動性のある載距突起と、動かない距骨を区別できる。

内反・外反運動中に触れた変化は、浅層にある軟部組織（支帯と三角靭帯）が張ったりゆるんだりしていることの表れである。

り印をつけられる。縁の一部をまたぐ腱は1つだけで、これが触診の邪魔になることがある。前縁から距腿関節腔への移行部は単純ではない。前脛骨筋腱が前脛骨筋へのアクセスを邪魔するからだ。

内果の周りを触診すると、内果の最も後ろ、下、前にある部位を見つけられる。

最も突出している点は以下である：

- 遠位は、内果の前方先端として後述する
- 下は、内果の下方先端として後述する
- 近位は、内果の後方先端として後述する

> **ヒント:** 内側の軟部組織を事前に伸ばしすぎないようにする。伸ばしてしまうと、内果の骨縁へのアクセスを軟部組織が邪魔することがあるからだ。関節の中間で足を調べるには、遠位から手を近づけるとよい。内果の縁を慎重にたどったら、遠位の先端に小さな切痕がある。このV字型の切痕が内果を前部と後部に分ける（Weigel and Nerlich, 2004）。

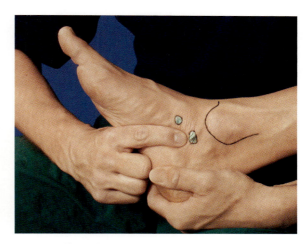

図7.12　載距突起の触診

載距突起

次の骨性構造は、内果の足底先端の約1cm下にある載距突起である。これは踵骨の隆起で、内側に突き出ている。載距突起は局所解剖学と機能解剖学の面でとても興味深い：

- 距骨頭の内側にあり、バルコニー状の隆起を持つ
- 足根管が、距骨下関節の2つの空間を分け、それが載距突起の近位の境界で終わる。長母指屈筋腱がその下を交差する
- 載距突起には2本の靭帯が付着する。三角靭帯の一部と、スプリング靭帯とも呼ばれる踵舟靭帯である

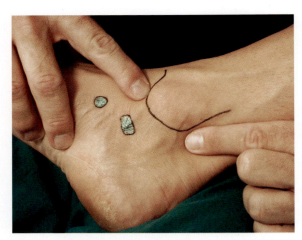

図7.13　距骨の頸と後突起の位置を特定する

載距突起の前後の境界も特定する。この構造は幅約1cm、長さ約2cmである。遠位では距骨頭が、近位では距骨後突起の内側結節が、これと連結する（図7.13）。

距骨頭と頸

載距突起から遠位に触診すると、2つの骨の隆起に続いて出会う。これが距骨頭と舟状骨粗面である。距骨頭は、載距突起のすぐ隣で内側に突き出ている。触診する指の先端を正しい位置に置くと、動かして正確な位置を確かめられる。それには、踵を内側に傾けると、距骨下の生体力学が正常であれば、距骨頭がすぐ外側に向くはずである。踵骨を元のポジションに戻すと、距骨頭はふたたび内側に突き出る。

距骨の部位には、内果の前後の先端からアクセスできる（図7.14）。前の先端からさらに遠位に触診する指を動かすと、すぐ距骨頸に出会う。

三角靱帯の最前部分にある前脛距靱帯が、ここに付着する。内果のすぐ近位にある距骨後関節面は、それほどはっきり感じられない。これらは、距骨後突起の後突起のすぐ上にある。

距骨後突起（内側結節）

内果の近位・足底には、もう1つ骨の参照点がある。距骨後突起の内側結節が、載距突起のすぐ隣に接しているのである。

テクニック

触診する指で内果の後ろの先端に中程度の圧をかけ、徐々に後方、やや下方に動かす。内側結節を見つけるにあたり、載距突起から近位に触診する方法もうまくいく。円を描くように触診すると、別の骨の隆起として結節が見つかる（図7.13を参照）。ここには三角靱帯の別の部位、後脛距靱帯が付着する。

> **ヒント：** この構造を正確に特定するためには、構造を動かす。空いている手で、足関節の背屈と底屈を交互に行う。距骨後突起は、背屈時は徐々に触診する指を押し返し、底屈時は組織の中に消える。この運動時に距骨が転がり、滑る運動をし、それに関連して空間配置が変わるからである。

後脛骨筋腱

この腱は、内側で最も目立つ腱である。屈筋支帯により、足と脚の骨格につながれる腱の1つである。この腱の走行の並外れた特徴は、内果の深部の分離された溝（Lanz and Wachsmuth, 2004d）の、距腿関節の屈曲・伸展軸のすぐ下にあることである。

この腱を使うと、足の内側面の重要な骨の参照点の最後の1つである、舟状骨に導かれる。

テクニック

理論的には、腱がゆるんでいても、指を平らにして横断触診をすると、内果の上にこの腱が見つかるはずである。実際には、そううまくいかないことも多い（図7.15）。

足を内反し（底屈、内転、回外）、筋を等尺性収縮したり、リズミカルに収縮したりすると、腱が目立ち、触診しやすくなる。こうすると、脚の遠位から舟状骨粗面の主な付着まで、腱を全長にわたってなぞることができる。

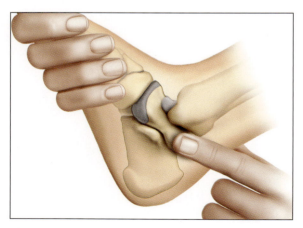

図7.14　距骨後突起の触診

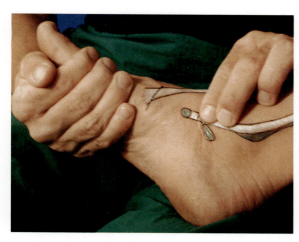

図7.15　後脛骨筋腱の触診

舟状骨粗面

　後脛骨筋腱を順番に遠位にたどると、骨の隆起である舟状骨粗面に到達する。周囲を円を描くように触診すると、その大きさがわかるはずだ。この構造の位置を正確に特定するには、筋をゆるませ、腱に張力がかからないようにする。舟状骨粗面は、目立つ、丸い隆起である。圧をかけると、固く感じる。それとは対照的に、腱はもう少し弾性のある反応を示す。同じく近くで隆起している距骨頭と区別するには、踵を内側に傾けて、距骨頭を外側にスイングさせ、舟状骨の近位の境界を強調する。ここに距舟関節腔がある。円を描くように触診すると、粗面の範囲を足の内側縁や足底でも感じられる。

内側の靭帯の位置

　三角靭帯の一部や底側踵舟靭帯は、足の内側で最も重要な靭帯である（図7.8を参照）。
　内果のすぐ近くにある骨の参照点を見つけると、三角靭帯の位置を確かめるために必要なすべての参照点の位置を特定したことになる。
　三角靭帯は、いくつかの解剖学的区画に分けられる。各靭帯の名前は、骨の固定点にちなんでいる。
　前（遠位）から後ろ（近位）に並べると、以下の通りである：

- 前脛距靭帯：内果の前側先端・距骨頸
- 脛舟靭帯：内果の前側先端・舟状骨粗面
- 脛踵靭帯：内果の足底先端・載距突起
- 後脛距靭帯：内果の後ろの先端・距骨後突起

テクニック
三角靭帯

　三角靭帯の各靭帯の位置を触診で特定することはできない。靭帯の線維が一緒に走行しているうえ、靭帯の上には多くの軟部組織要素があるため、直接触れられないのである（屈筋支帯とさまざまな腱）。
　皮膚上に骨の参照点を結ぶラインを引けば、靭帯の寸法だけは特定できる。
　この手順の利点は、3次元の概念をもち、さまざまな関節のポジションで各構造の張りを理解できることである。
　たとえば、足関節の背屈が強まると後脛骨靭帯の張りが強まることがわかる（図7.16）。距骨後突起の内側結節は近位・足底に突き出し、内果から離れる。すると靭帯が張り、足関節で関節を作る骨を近づけるのに役立つ。
　さらなる練習：以下の運動は、三角靭帯の各部位を張らせる：

- 前脛距靭帯：底屈、外転、回内
- 脛舟靭帯：底屈、外転、回内
- 脛踵靭帯：外反（踵骨を外側に傾ける）
- 後脛距靭帯：背屈（外転と回内）

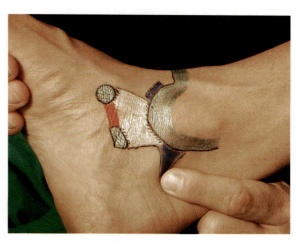

図7.16　後脛距部の走行を示す

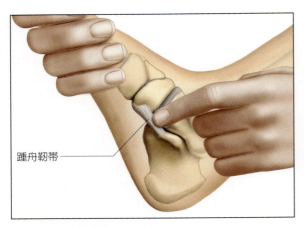

図7.17　底側踵舟靭帯の触診

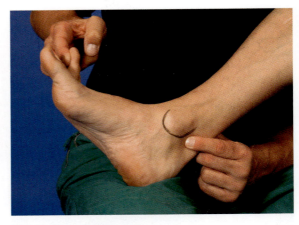

図7.18　長指屈筋腱の触診

底側踵舟靭帯

底側踵舟靭帯は、載距突起と舟状骨粗面の間で距骨頭の下を通る。触れると厚みのある丸い構造で、粗面で後脛骨筋腱と合流する。

踵を動かすと、隣接する骨の固定点との境界を確かめられる（足前部）。載距突起と舟状骨粗面の間にあり、内側からアクセスできる距骨頭に、指腹を置く。指先を底側に向ける（図7.17）。踵を内側に傾けると、頭は外側に向いて消える。遠位でも近位でも、隣り合う骨の特徴にはっきり触れられる。外側に圧をかけ、指先でスプリング靭帯を叩く。踵をかなり外側に傾けると、距骨頭が内側に突き出し、それによって靭帯が張る。

長指屈筋腱

深部の屈筋支帯の板の下で、腱鞘とともに足根管を通る2本目の腱である。以下に論じる腱と同様、距骨と踵骨の近位でのみはっきりわかる。

まず、後脛骨筋腱の位置を確かめてから、それを近位にたどり、内果から指幅2-3本ほど上まで行く。

後脛骨筋腱から後ろに触診し、アキレス腱に行く。次に盛り上がって感じられるのが、長指屈筋腱である（図7.18と図7.19）。

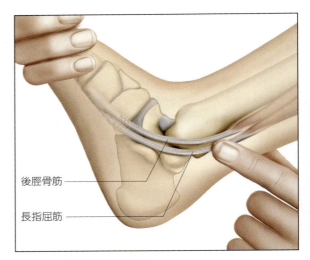

図7.19　長指屈筋腱の触診

ヒント： この領域は脂肪組織に覆われていることもあるので、横断触診だけで腱の位置を特定できることはあまりない。そのため、つま先を自動で、リズミカルに動かすことで、位置を確かめる。こうすると、腱の張力の増減がはっきりわかる。これでうまくいかない場合は、つま先を他動的に進展し、腱の張力を高め、はっきり感じられるようにする。

長母指屈筋腱

次の腱と腱鞘も、同じ方法で触診する。この腱は上記の腱のすぐ後ろで見つかり、屈筋支帯によって脚と足につながれる3本目の腱である。足底に向かって独自の脛骨溝内を進み、距骨後突起の2つの結節の間を通る。

長指屈筋腱から始め、もう一度アキレス腱に向けてやや後ろに手を動かす（図7.20と図7.21）。長母指屈筋

足の内側縁の局所の触診　179

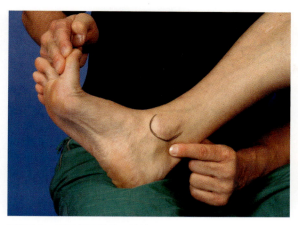

図7.20　長母指屈筋腱の触診

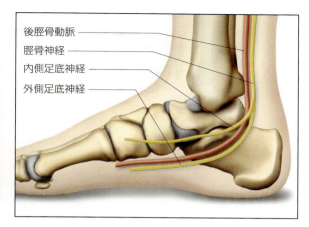

図7.22　脛骨動脈と脛骨神経の図

腱は、アキレス腱に至る前に触れる最後の硬く、弾性のある構造である。母指のつま先をリズミカルに自動で屈曲することで、位置を特定できる。母指を他動的に伸展しても、腱に望ましい張りを与えることになり、より簡単に見つけられる。横断触診をすると、内側結節のすぐ近位まで、足底方向に腱をたどることができる。

脛骨動脈と脛骨神経

上記の3本の腱と滑膜鞘に加え、3つの構造が、屈筋支帯の深部と浅部の板の間を通って（Lanz and Wachsmuth, 2004d）、内果の後ろから足底に向かう（図7.22）：

- 脛骨静脈
- 後脛骨動脈
- 脛骨神経

動脈は確実に触診でき、神経は、それよりはやや難しいが触診できる。

テクニック
後脛骨動脈

まず、距骨後突起の位置を特定する。ここからいくぶん近位に触診し、1本の指腹を平らにして、少し圧をかける。Lanz and Wachsmuth（2004d, p.337）では、その位置を以下のように記している：「後脛骨動脈の脈は、内果とアキレス腱のほぼ中ほどにある内果溝でとれる」

しばらく何も感じなくても忍耐強く触診すると、動脈の脈拍が感じられる。近位まで短い距離をたどることができる。

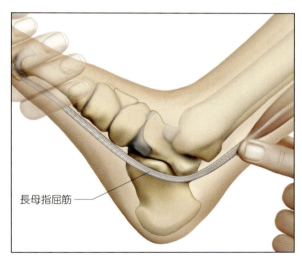

図7.21　長母指屈筋腱の触診

脛骨神経

動脈のすぐ隣にある脛骨神経は、足根管を通ってから2本に分枝する（足底神経）。療法士は、構造に対して垂直に指先を立てる触診テクニックで、神経の周りを引っかけて位置を特定する（ギターの弦のように）。神経の位置を正確に特定できたら、神経は触診する指の下で転がる。

触診では静脈の位置を正確に特定することはできない。

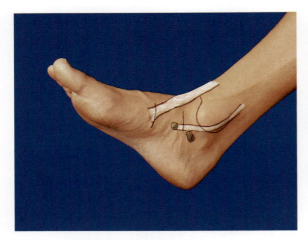

図7.23　前脛骨筋腱と後脛骨筋腱を示す

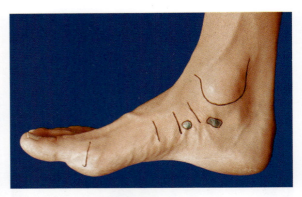

図7.24　足の内側縁の関節腔

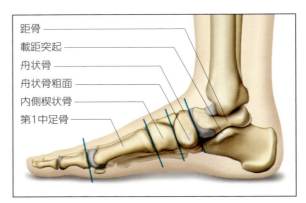

図7.25　内側の関節腔の局所解剖学

前脛骨筋腱

触診は内果を離れ、足の内側のほかの構造に集中する。前脛骨筋腱は、足の内側縁の関節腔を見つけるためのランドマークである。

前脛骨筋の幅広い腱は、足を背屈、内転、回外して筋を収縮させると、はっきり示すことができる（**図7.23**）。腱の縁は簡単に印をつけられ、足の内側縁まで遠位に続く。腱はここで広がり、平らになり、この先は触診できなくなる。ここが内側楔状骨と第1中足骨底の間の関節腔である（MT）。

足の内側縁の関節腔

以下の関節腔の位置を特定する（**図7.24**と**図7.25**）：

- 距骨・舟状骨、距舟関節、TT関節ラインの一部（ショパール関節）
- 舟状骨・内側楔状骨
- 内側楔状骨・第1中足骨底：足根中足関節ラインの一部（リスフラン関節ライン）
- 第1中足骨頭・第1指節骨底、中足指節関節：第1中足指節関節

テクニック

距骨・舟状骨の関節腔

内転と回外を使い、足の内側の2本の目立つ腱——前脛骨筋腱と後脛骨筋腱——をより目立たせると、たいていは足の内側に溝が見える。この溝の位置と形は、手の解剖学的かぎタバコ入れにやや似ている。

距舟関節腔はこの溝で見つかる。足内側の関節腔の走行は、足の縁に垂直ではなく、約30度、足底・近位に傾いている。

この関節腔は、TT（ショパール関節）ライン、すなわち横足根関節の内側と同じである。

> **ヒント：**
> - 関節腔の位置を特定するための、別の信頼できる方法として、舟状骨粗面上の後脛骨筋の付着点を見つける方法がある。関節腔は、粗面のすぐ近位で見つかる
> - 見つけた位置を確かめるために、さらに足の前部を動かすときは、大きく動かすとよい。この運動中、舟状骨が、関節腔に平行に置いた触診する指を押し返す（**図7.26**）
> - 舟状骨は内側からアクセスできるだけではない。この骨が距骨と同じくらい幅広いことを忘れないこと
> - 触診や関節の遊びテストでは、その他の足根骨の背面の寸法を正確に互いに区別できない。しかし、これらの骨と足底を区別することは簡単にできる：触診する指を足根骨の硬い抵抗から離すと、柔らかく、弾性のある組織に出会う

足の内側縁の局所の触診　　**181**

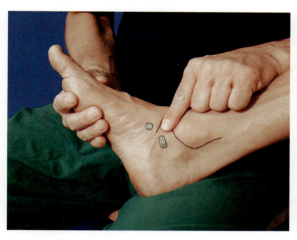

図7.26　距舟関節腔の触診

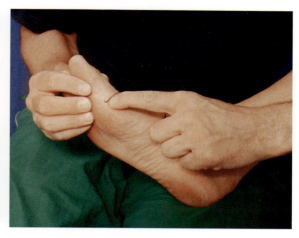

図7.28　第1中足指節関節腔の触診

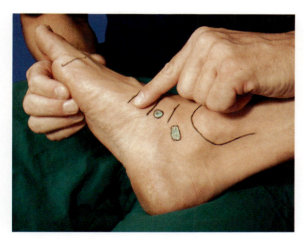

図7.27　内側楔状骨と第1中足骨の関節腔の触診

> **ヒント**：内側楔状骨は、足の内側の舟状骨とほぼ同じ幅である。前脛骨筋腱をたどっても、同じ触診結果を得られる

第1中足指節関節腔

まず、遠位にあり、目立つ第1中足骨頭の位置を特定する。第1中足骨の遠位端にあり、大きくて凸状になっている。第1中足指節関節腔は、その遠位にある（図7.28）。触診の経験がないと、近位で関節腔を探す傾向があるので、このことは強調しておく。

運動を使って関節腔の位置を確認する

以下の項では、運動を使って関節腔の位置を確かめる際の最適なテクニックを説明する。

距舟関節以外では、関節腔の位置を確かめるには小さな運動だけでよい。そのため、このテクニックの目的は次の3つである：

- 骨が動かないように、接触領域を大きくして、近位の骨をしっかり固定する（近位の手を使う）
- 関節腔内の動きを触診する（近位の手を使う）
- 小さく動かす（遠位の手を使う）

つねに近位の手の示指か中指を触診に使う。残りの指と母指球は、接触面を広くして関節腔の近位の骨を固定し、かすかな運動が近位に伝わらないようにする。遠位の手を動かし、遠位の骨の縁が触診する指を押し返すようにする。動かす方向はふつう内転か伸展である。

参照できる寸法を使って関節腔の位置を確かめる

内果の下の先端と第1中足指節関節腔の距離を参照すると、内側楔状骨と第1中足骨底の関節腔は、このライン

舟状骨・内側楔状骨の関節腔

触診する指を、舟状骨粗面のすぐ遠位にある浅いくぼみに滑らせる。ここは肩鎖関節の前部の「V」字を思い出させる。このくぼみが、舟状骨とその隣の内側楔状骨の間の関節腔である。

内側楔状骨・第1中足骨底の関節腔

触診でこの関節腔の位置を特定するのはとても難しい（図7.27）。

第1に、この関節腔が小さく、第2に、この関節はほとんど動かないため、正確に位置を特定しようにも使えないのである。これは、足根中足関節ラインに沿った関節によくある。

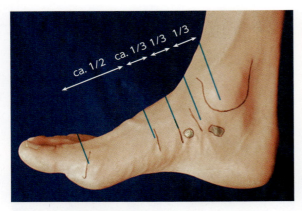

図7.29　内側の関節腔の距離を示す

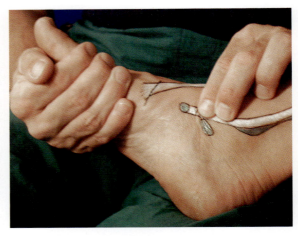

図7.30　後脛骨筋の横断摩擦—腱に施術する

の中ほどで見つかる（図7.29）。

近位の半分を、1/3ずつに分ける：
- 近位1/3＝内果から距舟関節腔まで
- 中間1/3＝距舟関節腔から楔状骨まで
- 遠位1/3＝舟状骨と内側楔状骨の関節腔から、内側楔状骨と第1中足骨の関節腔まで

これら2つの骨性構造（内果の先端と第1中足指節関節腔）の印をつけると、構造の位置をすばやく、かなり信頼度も高く、特定できる。

評価と治療のヒント

テクニック
後脛骨筋滑膜鞘の炎症時の横断摩擦

後脛骨筋の腱鞘や付着の腱障害と過敏は、足の内側で最もよく起きる軟部組織の損傷で、扁平足に関連して起きることがある（Wilder and Sethi, 2004）。アキレス腱と腓骨筋腱に加え、後脛骨筋腱は最もよく影響を受ける（同上）。過敏であると臨床的に確認された患者をMRIで確認したところ、腱症の有病率は52％、腱周囲炎の有病率は66％だった（Premkumar et al., 2002）。

腱の位置は、前述したテクニックを使って特定する。

痛みがないように足を張らせ、横断摩擦をする。そのため足を外転、回内、そして必要であればいくぶん背屈する。事前に張力をかけておくと、施術中に構造を固定でき、摩擦をする指の下で前後に転がることを防げる。

背面から近づけた手で、腱と腱鞘のアクセスできる範囲全体を触診する。最も痛みが強いと患者が訴える部位に横断摩擦をする（図7.30）。

後脛骨筋の付着に腱障害がある場合の横断摩擦

まず、腱を付着までたどり、指腹で円を描くように触診して、舟状骨粗面全体を見つける。腱は粗面だけに付着するわけではないが、臨床的にこの部位は興味深い。

摩擦をする指で腱を押しやり、付着にしっかり触れる（図7.31）。足を内転し、回外すると、腱を必要なだけゆるめられる。すると母指外転筋がゆるみ、その結果、粗面上を足底のほうまで触れられる。

このテクニックでは、指を足底から背面に動かすとき、圧をかける。これは遠位の手で行い、示指腹で粗面にしっかり接する。摩擦をする手の母指は足の外側縁に引っかけ、しっかりつかむ。

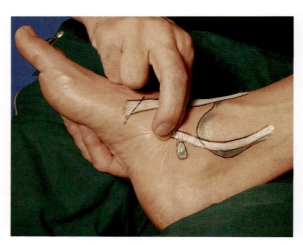

図7.31　後脛骨筋の横断摩擦—付着に施術する

距舟関節の関節特有のテクニック

横足根関節は、距腿関節と距踵関節との生体力学的な協力や、足の可動性や柔軟性において重要な役割を担う。ショパール関節ラインの機能不全を確かめるには、関与する関節の連結で関節の遊びテストをするしかない。そのため、関節腔の正確な位置と定位を知ることが、欠かせない。

横足根関節内側の構成要素は距舟関節で、これを調べ、必要であれば動かすこと。

この関節特有のテクニックでは、療法士が関節のできるだけ近くで足根骨をつかみ、関節腔に正確に平行に動かすことが欠かせない。

舟状骨は距骨上を足底（内側、回外）や背面（外側、回内）に前後に滑る（**図7.32**）。足の内側の骨格からアクセスできるほかの関節腔に比べ、局所の可動域はかなり大きい。

後脛骨動脈

後脛骨動脈の脈の質を調べると、足とつま先の血液循環や供給について情報が得られるほか、末梢動脈閉塞性疾患を評価する際に重要である。

足の外側縁の局所の触診

触手する構造の概観
- 外果
- 踵骨の腓骨筋滑車
- 第5中足骨底
- 長腓骨筋と短腓骨筋
- 踵立方関節
- 第4/5中足骨・立方骨関節腔
- 立方骨の寸法
- 外側の靭帯の位置
- 前脛腓靭帯

触診プロセスのまとめ

まず、関連する骨の隆起の位置を特定して示し、次に大きな腱とそれを守る腱鞘の位置を特定する。重要な関節腔の位置を特定し、足関節の靭帯の位置の目安を見つける（**図7.33**）

最初のポジション

療法士は、患者の足の内側に座る。患者の脚を療法士の大腿に置き、さまざまな方向から構造にアクセスできるようにしつつ、足も動くようにする（**図7.34**）。

各構造の触診

外果

外果の触診の始まりは、足の内側にある内果の周囲の触診の始まりに似ている。

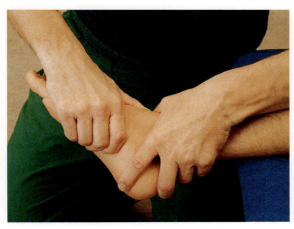

図7.32 舟状骨は距骨上を前後に滑る

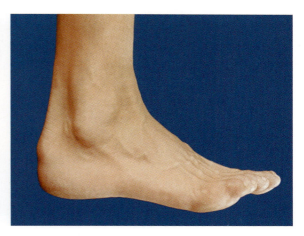

図7.33 足の外側の図

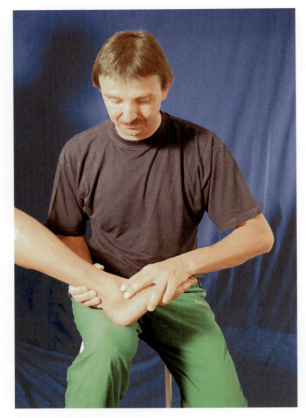

図7.34 外側縁の触診のSP

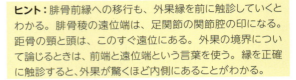

ヒント: 腓骨前縁への移行も、外果縁を前に触診していくとわかる。腓骨稜の遠位端は、足関節の関節腔の印になる。距骨の頸と頭は、このすぐ遠位にある。外果の境界について論じるときは、前端と遠位端という言葉を使う。縁を正確に触診すると、外果が驚くほど内側にあることがわかる。

踵骨の腓骨筋滑車

腓骨筋滑車は、踵骨の外側にある小さな涙型の隆起と表現される。並行して走る長・短腓骨筋が、ここで分かれる（図7.36と図7.37）。

テクニック

遠位から手を近づけて、指腹で横断触診し、外果の縁を視覚化する。外果は全体がよく見えるので、簡単にできる（図7.35）。

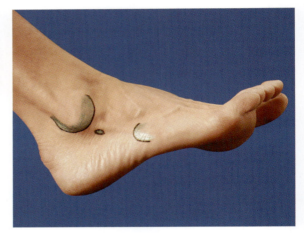

図7.36 足の外側で最も重要な骨の参照点の位置

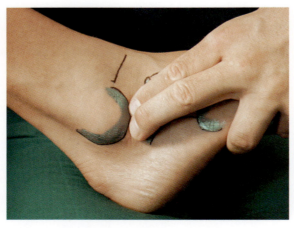

図7.35 外果の周囲を円を描くように触診する

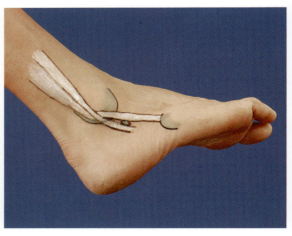

図7.37 腓骨筋腱の位置

テクニック

外果の遠位端の足底寄り、そしていくぶんつま先寄りに小さな涙型の細片があり、目立ち具合には個人差がある。はっきり位置を特定するためには、腓骨筋腱を完全にゆるめること。さもないと腱が目立ちすぎて、滑車が見つからない。

第5中足骨底

第5中足骨粗面は、第5中足骨の近位端にある厚みのある部位で、足の外側縁でごく簡単に触れられる。確実に位置を特定する方法は2つある:

テクニック
方法1

2-3本の指先をかかとから遠位に、小指の方向に滑らせる。最初に出会う、目立つ骨の隆起が、第5中足骨粗面とも呼ばれる第5中足骨底である。

方法2

ある程度の抵抗に抗って、足を外転・回内して屈曲するよう患者に指示する。すると腓骨筋を刺激し、足の外側縁の腱が浮き出る。そのうちの1本をたどると、第5中足骨底に至る。

> **ヒント:** さらに背側・遠位で第5中足骨底に平らに付着する腱がある。これが第三腓骨筋腱で、すべての人に備わっているわけではない。第三腓骨筋という名前ではあるが、腓骨筋の3番目の腱ではなく、長指伸筋が分かれた一部である。

長腓骨筋と短腓骨筋

2本の腓骨筋はどちらも足関節の底屈筋群に属する。足関節の屈曲・伸展軸の後ろを走行し、外果の後ろを通って足の骨格に至る。

テクニック
下腿部の触診

どちらの筋も外側の、腓骨上から始まる。長腓骨筋腱はここからある程度の距離を、短腓骨筋の筋腹の浅層を通る。2つの筋の腱は外果のすぐ近位で重なる。リズミカルに屈曲、外転、回内をし、指を平らにして触診すると、両方の筋腹に触れられる。ここで触れられる腱は、長腓骨筋腱である。それとは対照的に、短腓骨筋は、かなり到達しにくく、長腓骨筋腱の下に「隠れて」いる。筋をリズミカルに動かすと、両方の筋腹の境界を定義でき、さら

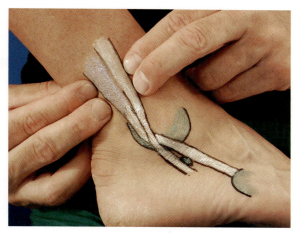

図7.38 下腿遠位で腓骨筋腱を探す

に遠位では、片手で両方の筋を、もう一方の手で腓骨またはアキレス腱に関係する組織を見つけることができる（**図7.38**）。

外果の触診

2本の腱は互いに重なりながら、外果の後方、遠位にある溝を走行する。ここでは、上腓骨筋支帯がこれらの腱を支えている。この支帯は幅も厚みも付着も多様で、反転による外傷で強く伸ばされることがある（Ferran et al., 2006）。

支帯は直接、触れることができ、伸展、内転、回外によってさまざまに張らせることができる。踵腓靭帯と間違われることがあるが、こちらはさらに遠くでは、より触れにくくなる（図はない）。

支帯が損傷すると、臨床的には腱鞘の障害のように見える。腓骨筋腱鞘は、外果の近位2cmのところから、腓骨筋滑車の近くまで伸びる。短腓骨筋の滑液鞘も、足関節包に接するかもしれない。そのため、関節包が裂傷すると、滑液鞘が出血することもある。血管・神経内の固定された位置から逸脱するのは、おもに外傷を負ったときである（Marti, 1977）。しかし、逸脱する傾向は先天的でもある。長腓骨筋腱は、後ろから外果に手を近づけたときに、ここでだけ触れられる。外果溝の奥の触診は、努力して指先を垂直に入れたときにしか成功しない。

足の外側縁の触診

2本の腱は並んで走行し、腓骨筋滑車に至る。近位では、短腓骨筋腱が長腓骨筋腱の下から現れる。共通の走行は腓骨筋滑車で終わり、そこで腱は分かれる。長腓骨筋腱は足の外側縁に沿って立方骨へ向かい、そこから足

186　7　足

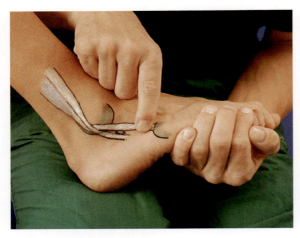

図7.39　短腓骨筋腱の触診

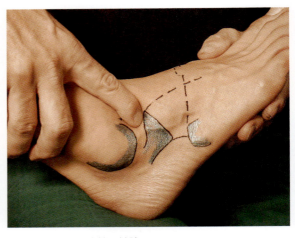

図7.40　踵骨の先端の触診

底・内側方向に向かう。この腱が方向を変えるのはここが3度目である。足の外側で腱に触れ、短腓骨筋腱と区別するのはきわめて難しい。

短腓骨筋腱は、横断触診で付着まで簡単になぞることができる（図7.39）。滑車と第5中足骨底の間で腱を見たり、横断触診したりすることはできない。患者には、足を外転・回内することで収縮・弛緩するよう指示する。

踵立方関節

外果の周囲の領域を離れ、ほかの足根骨とその関節を見つけることに集中する。特に、立方骨とその関節面を見つける。

先に進める前に、この領域でのルールを以下に記す：

- 踵骨の全長の約2/3は外果の後ろにあり、前にあるのは1/3だけである
- 立方骨はとても小さな骨で、足の外側縁にある（指の幅1本分くらい）
- 背屈筋腱はすべて距骨上にある

踵立方関節腔は、足の外側縁の関節腔の中でも最も興味深い。この関節腔はショパール関節ライン（横足根関節）の外側の部位である。この関節腔の位置を確かめる方法は2つある。

テクニック
方法1

方法1は、踵骨の上縁で始める。この縁を見つけるには、まず足を軽く内反し（底屈、内転、回外）、次に外果の前を足底まで触診する。すると、鋭い縁に触れる。この縁を遠位・内側にたどると、踵骨頭に邪魔されて、それ以上触

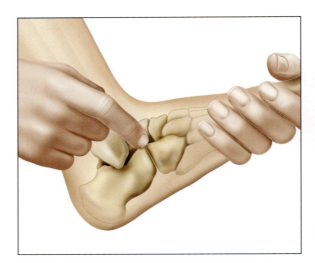

図7.41　踵骨の触診テクニックの図

診できなくなる（図7.40と図7.41）。

ここ（踵骨の先端）が二分靱帯の起始で、反転による外傷では通常ここが損傷する。近位に（かかとに向かって）圧をかけると、足根洞または足根管にアクセスできる。踵骨の先端から垂直に足の外側縁に下したライン（足は中間位）は、踵立方関節腔の位置と同じである（図7.42）。

> **ヒント**：足を小さく動かすと、位置を確認できる。触診する指で近位の踵骨を固定し、遠位の手で少し足を外転・回内する。すると立方骨が触診する指に対して背面に向かって前後に滑るので、関節腔の正しい位置を確認できる。

足の外側縁の局所の触診　187

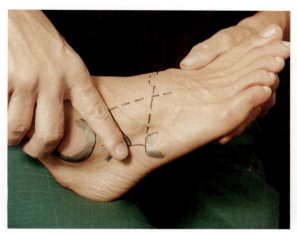

図7.42　踵骨と立方骨の間にある踵立方関節腔の位置

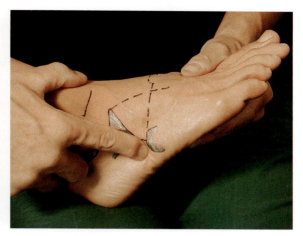

図7.44　第5中足骨底の触診

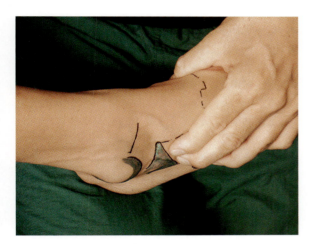

図7.43　踵骨遠位の触診

方法2

足がよく動くときは、特に方法2を使うとよい。踵骨の遠位端は、内在する指の伸筋（短指伸筋と短母指伸筋）の塊が付着するので、かなり出っ張っている。よく動く足をしっかり内反させると、この端が特に目立って出っ張る。すると、この端は飛び出た段差として遠位からかなり楽に触れることができ、そのすぐ前にある関節腔も見つけられる。踵骨の遠位端は、ここでは突出した、固い縁である（**図7.43**）。

足を他動的に中間位に戻すか、さらに外転すると（底屈、外転、回内）、正しい位置を確認できる。このとき立方骨が背側にずれるので、段差にはもう触れられない。

第4/5中足骨・立方骨関節腔

第4、第5中足骨底の関節は、足根中足関節ラインに属する。一般にこの関節ラインの関節はどれも可動性がほとんどない。最も安定した関節は中央の足背部にある：

- 中間楔状骨・第2中足骨底
- 外側楔状骨・第3中足骨底

より可動性のある関節は縁にある。

テクニック

これらの関節の位置は、第5中手骨底から見つける。近位方向から手を近づけ、底の周りを引っかける（**図7.44**）。次に、ここから内側に、第1中足骨底上までラインを描く。このラインの位置は、p.174の「足の内側縁の局所の触診」の項で説明した。このラインは足根中足関節ラインの位置をかなり正確に反映しているので、定位に使う。

立方骨と第4、第5中足骨底の間の関節は、ほぼこのライン沿いで見つかる。

立方骨の寸法

立方骨は以下の骨と関節を作る：

- 踵骨―近位：この関節の位置はすでに特定した
- 第4、第5中足骨―遠位：これらの関節は足根中足関節ラインの一部である。これについてはすでに説明した
- 舟状骨と外側楔状骨―内側

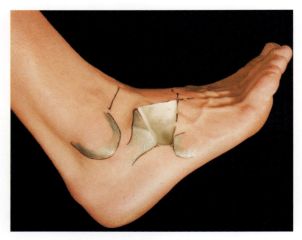

図7.45 立方骨の位置の投影

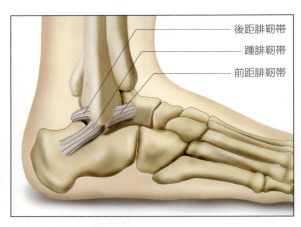

図7.46 外側の靱帯

舟状骨と外側楔状骨は真の平面関節である。ここは横足根関節の重要な機能的構成要素で、この領域の運動複合体のために重要な役割を果たす。極めて局所的な可動制限を探すときに忘れてはいけないし、関節の遊びテストでも調べるべきである。この関節腔ははっきり触れられないので、導くラインが必要である。

ここでは局所解剖学が役立つ。それによると、この関節ラインは第3、第4中足骨の間の空間の延長線に沿っているという。足背部でこの空間に沿って近位に指を滑らせ、中足骨をたどると（伸筋腱ではない）、このラインの延長線に関節腔がある。足底面では、第2、第3中足骨の間の空間を使って関節ラインを見つける。

そのため、立方骨とその内側にある骨の関節腔は、足底・内側から背面・外側に伸びる。言い換えると、足背部に対して直角に伸びている。

触診し、導くラインを使ってみると、立方骨に関していくつかの結論を引き出すことができる（**図7.45**）：

- 実際には立方形ではない
- 踵立方関節腔は、立方骨、第4中足骨、第5中足骨の間の関節腔とほぼ同じ幅である
- 立方骨の外側はとても狭く、指の幅1本分しかない
- 内在する指の伸筋の筋腹は、立方骨の浅層にある。足が細いと、隆起の一種に見える。これらは踵骨に起始がある。筋腹は、足指を強く伸展するとはっきり見える

外側の靱帯の位置

足関節の外側の靱帯の位置と走行は、原則的には内側と同じである（**図7.46**）。もちろん、いくつか相違点はある：

- 外側の靱帯はそれほど厚みがない
- 外果から始まり、横足根関節ラインをまたぐ靱帯はない
- 靱帯の一部にはごく簡単に到達できる

前距腓靱帯と後距腓靱帯は、距腿関節の制御と安定をつかさどるメカニズムの一部である。

後距腓靱帯は、腓骨筋腱とその支帯が上にあるために、アクセスできない。さらに、距骨が付着する距骨後突起の外側結節は深部にあり、触診できない。

それに比べ、**前距腓靱帯**の走行と腓骨と距骨上の付着は、簡単にアクセスできる（**図7.47**）。

これは人体の筋骨格系のなかでも最もよくけがをする構造の1つなので、多くの医師や療法士が位置を正確に特定することに興味を示している。これは、外果の前端と距骨頸の間にある。解剖学の文献によると、靱帯の長さは約1-1.5cmである。足の外側縁が脚に対して90度の

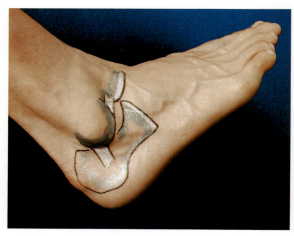

図7.47 前距腓靱帯と踵腓靱帯の位置

位置にあるとき、靭帯は足の外側縁と平行に走る。

3本目の靭帯である**踵腓靭帯**は、腓骨の遠位端と踵骨の外側面の間に伸び、約30度後方・足底に傾く。前距腓靭帯とは120度の角度を作り、幅は約6-8mmである。この靭帯の全長にアクセスするのも難しい。足を他動的に屈曲すると、腓骨筋腱が付着点からなくなるので、腓骨の付着点にだけはアクセスできる。このポジションだと、踵腓靭帯には腓骨の遠位端で、腓骨筋腱のすぐ背側で到達できる。

前脛腓靭帯

この靭帯には3カ所からアクセスできる：
- 外果の前端にある付着
- 距骨頸にある付着
- これら2つの付着点の間にある走行

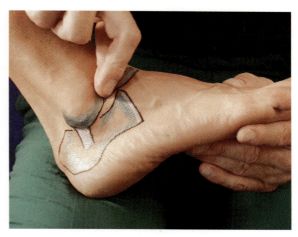

図7.49　外果にある付着で前脛腓靭帯を横断摩擦する

3カ所すべての位置特定で、近位の手を使う。前腕は患者の脚に置く。遠位の手を使って、足を置く（**図7.48**）。

テクニック
外果の付着

骨の付着を探すとき、靭帯をゆるめ、外果に自由にアクセスできるようにする。これは、足をやや外転すると可能である。

触診する指を外果に置き、その上から中指で圧をかける。この運動中、前腕はしっかり回内する（**図7.49**）。

足底から背面に向かって触診する動きに対しては圧をかけ、逆方向のときは圧を減らす。

中央部

ここで使うテクニックは前の説明と同じだが、いくつか異なる点がある：
- 前腕をそれほど回内しない
- 指腹を2つの骨の付着に置く
- 遠位の手で脚を内転させる。すると、触診する指の下で靭帯が張り、固定される。内反による外傷で構造にけがをした患者の場合、足が痛まないポジションにするよう注意する

距骨の付着

この手順には以下の特徴がある：
- 足をやや外転させ、靭帯をゆるめる
- 腕をやや回外する
- 示指腹で距骨頸に触れる

距骨頸の付着の位置を確実に特定するためには、まず距腿関節をやや屈曲して、外果のすぐ内側にある明らかに突き出た、とがった骨の特徴に触れる。これは、関節を伸展すると消える。これは、距骨の滑車の前外側の境界である。そのすぐ遠位では、距骨頸の表面がくぼみ、そこに靭帯が付着する。

評価と治療のヒント

足の外側縁の表面を正確に触診する方法をいくつか紹介した。その中には靭帯構造、滑液鞘、付着を扱うテクニックのほか、関節を対象にした徒手療法テクニックもある。

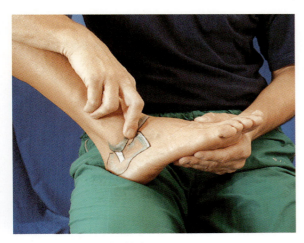

図7.48　前脛腓靭帯の触診のSP

190　7 足

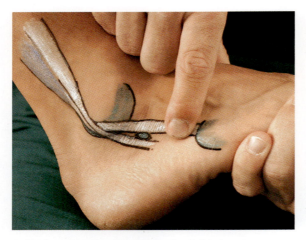

図7.50　短腓骨筋の横断摩擦—腱に施術したテクニック

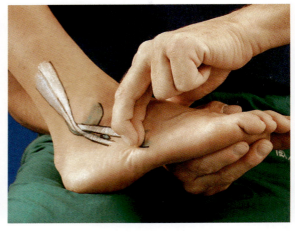

図7.51　短腓骨筋の横断摩擦—付着に施術したテクニック

テクニック
前脛腓靭帯の横断摩擦

　治療のための横断摩擦については、上記の触診の項で解説したので、それ以上詳しくは触れない。介入の目的が治療の場合は、強度と持続時間を調節するだけでよい。

短腓骨筋腱と滑液鞘の横断摩擦

　このテクニックは、腓骨筋滑車と付着の間の腱の位置を特定するときに使ったものと似ている（**図7.39**を参照）。固定をサポートするために、腱をある程度伸ばしてから、摩擦する。そのため足を内転・回外し、必要であればいくらか背屈する（**図7.50**）。

　示指で構造を横方向に触診し、治療する。中指でサポートしても、しなくても構わない。足底から背面に動かすときに、治療効果が出るくらいの圧をかける。腱鞘にはこのテクニックを使い、腓骨筋滑車と外果の間を通って到達する。腱は、滑車と付着の間にある。

短腓骨筋の付着の横断摩擦

　短腓骨筋腱をゆるめ、第5中足骨底への自由なアクセスを邪魔しないようにする。そのため、近位の手で足を外転・回内したポジションに置く。今度は遠位の手の示指で触診する。母指を内側に引っかけ、足をつかんで固定する（**図7.51**）。

　短腓骨筋の付着は底側ではなく、近位端にある。そのため前腕遠位を回内し、示指で近位から近づき、付着を押し下げられるようにする。中指を示指の上に載せてサポートしてもよい。足底から背面に、治療効果のある動きをする（**図7.52**）。

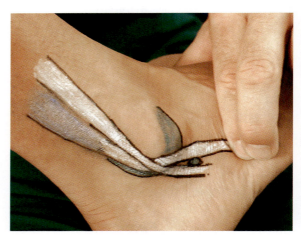

図7.52　付着に施術したテクニック—別方向から

> **ヒント**：腱鞘、腱、腓骨筋腱の付着に沿って触診しているときに、触診する指の下で薄い構造が転がるだろう。これは浅腓骨神経の枝、外側足背皮神経である。この神経は第5中足骨底のすぐ背側で、確実に見つけることができる。この神経の位置を考慮し、刺激しないように横断摩擦をする。

横足根関節での関節の遊びテスト

　この関節複合体には、内側の距舟関節のほか、立方骨と踵骨、舟状骨、外側楔状骨の間の関節も含まれる。立方骨を動かすと、どちらの関節も同時に動き、どちらの関節を評価し、どちらを動かすかは、関節を固定する要素だけによって決まる。

　そのため、この足根関節でのテクニックの施術を成功させるための前提は、以下になる：

- 各足根骨の位置についての正確な知識
- 関節腔の位置と定位についての正確な知識

足背部の局所の触診　191

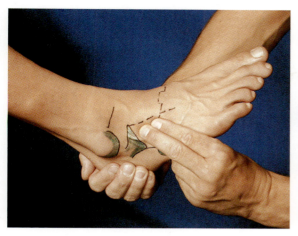

図7.53　踵立方関節での関節の遊びテスト

- テクニックの適切な強度とスピードに関する経験と情報

踵立方関節

内側の手で踵をやや外反して固定し、足全体を中間位にする。

外側の手の指先で、立方骨の足底・背面をつかむ（**図7.53**）。

立方骨は、内側方向には第4中足骨まで、足底方向には第3中足骨まで達する。外側の手で立方骨を背側・外側から足底・内側に向けて、関節腔と平行に動かす。

立方骨から舟状骨、外側楔状骨まで

立方骨に置いた指のポジションは変えない。固定していた手を踵骨から舟状骨、外側楔状骨まで動かす。どちらも立方骨と同じ高さで、内側に見つかる（**図7.54**）。

もう一度、上記の方法で立方骨を動かす。踵骨は、ある程度はこの動きについていってもよい。

足背部の局所の触診

触診する構造の概観
- 足関節の関節腔
- 距骨頸と距骨頭
- 足背部の血管：
  - 前脛骨動脈
  - 足背動脈
- 足背部の神経構造：
  - 深腓骨神経
  - 浅腓骨神経

触診プロセスのまとめ

足背部の触診で最も関心が高いのは、足関節と横足根関節の関節表面である距骨を見つけることである。

血管と神経構造も足背部からアクセスでき、評価と治療の対象になる。

最初のポジション

足の内側縁または外側縁の触診で説明したSPのなかから選んでよい。足背部に自由にアクセスでき、足を自由に動かせることが大切である。

各構造の触診

足関節の関節腔

関節腔は、内果と外果の外側縁を円を描くように触診したときにアクセスできた。背屈筋群の厚い腱があるので、位置を正確に特定する手順はとても難しい。それでも、距腿関節にテクニックを施術するときは、関節腔の位置を正確に特定することがとても重要である。

テクニック

橈骨手根関節での手順と同様、他動的に足関節をやや背屈させることで、浅層の軟部組織をゆるめ、関節腔にアクセスする。

脛骨の前縁の全幅を示すには、示指で触診しながら、内果または外果から関節にアクセスする。横断触診をしてみると、横方向の骨の縁に指が引っかかるだろう。距骨は

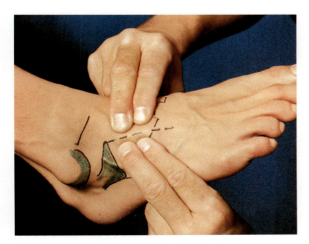

図7.54　「中間の関節」での関節の遊びテスト

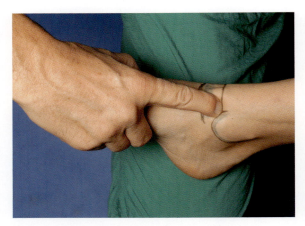

図7.55 足関節へのアクセスに使う部位の表面

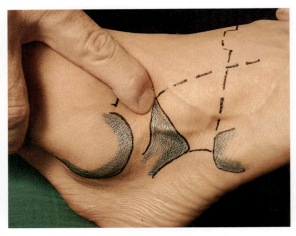

図7.57 外側から距骨の周りを引っかける

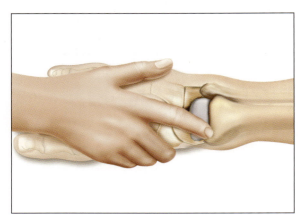

図7.56 距腿関節腔へのアクセス

この縁のすぐ遠位で見つかる（図7.55と図7.56）。腱の間を触診するには、さまざまなスポットで試し、もう少し圧をかけてみる。

距骨頸と距骨頭

テクニック
外側からの位置
　足の外側縁の触診を述べた項で、まず踵骨の縁を触診し、外側から指を距骨に押しつける方法は説明した（図7.57）。このスポットの位置を特定すると、距骨の外側の範囲が明らかになる。足根管の入口である足根洞の位置も、ここで特定できる。

内側からの位置
　距骨は、内側のポイントからアクセスできる：
- 距骨後突起の内側結節
- 内果と載距突起の間

- 内果と舟状骨粗面の間

　これらの骨の参照点の位置は、すでにp.174の「足の内側縁の局所の触診」の項で詳しく説明した。

距骨背側
　距骨の背面の寸法を示すには、2つの重要な点をつなぐ必要がある。距骨にアクセスできる外側の点と、内果と舟状骨粗面の間にある内側の点である。母指と示指を使い、この2点の周りを引っかける（図7.58と図7.59）。点の間の距離が、距骨の幅である（距骨頸と距骨頭）。
　療法士はこれで、前述した2つの原則を明らかにできるだろう。足関節の背屈筋群と指の伸筋群に属する腱はすべて、足関節を通るときに距骨の背面で見つかる。踵骨の背側に腱はないので、距骨の幅は、はっきり見える腱によって簡単に見分けられる。舟状骨は距骨と幅がほぼ同じで、すぐ遠位にある。

足背部の血管

テクニック
前脛骨動脈
　動脈の位置を特定するために使う足関節領域へは、かなり確実にアクセスできる。Netter（1992）とLanz and Wachsmuth（2004）によると、前脛骨動脈は長母指伸筋腱のすぐ外側にあるという。Winkel（2004）は、この動脈の位置はわりに多様なので、位置を特定するときには忍耐強く探し、かける圧は軽くするようにと述べている。
　そのため長母指伸筋は、等尺性収縮を使って見えるようにする。指腹を平らにし、軽く圧をかけるにとどめる：
- 外側では、長母指伸筋腱と長指伸筋腱の間

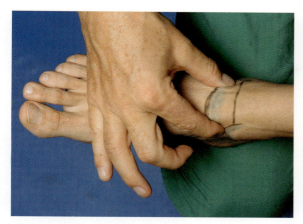

図7.58　体表で距骨の全幅を特定する

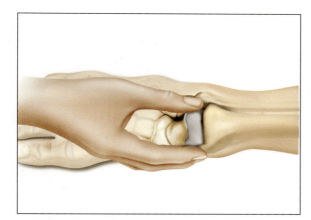

図7.59　距骨の全幅を示す

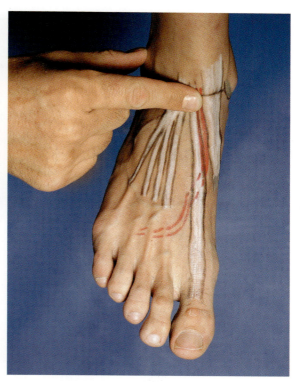

図7.60　前脛骨動脈の触診

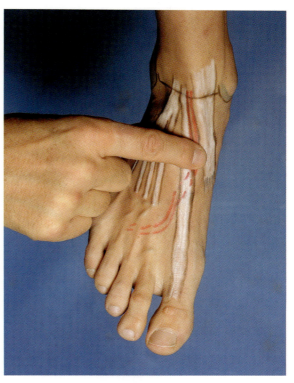

図7.61　足背動脈の触診

- 内側では、長母指伸筋腱と前脛骨筋の間で、脈がとれるまでそこに指を置く（図7.60）

動脈が見つかったら、脚に沿ってある程度近位まで脈を追える。

足背動脈

この動脈は遠位方向に（長母指伸筋腱と平行）、足の中ほどまで触診できる。足背動脈は、母指伸筋腱の下を通り、第1、第2中足骨の間の表面を遠位に向かう。ここでも、直接、指を平らにしてごく局所的に触診すると、脈をとれる（図7.61）。

足背部の神経構造

腓骨神経の枝はどちらも足関節の背側を通る。それぞれ別の組織層を通り、感覚のみを支配する。

テクニック

深腓骨神経

深腓骨神経は、全長を通じて前脛骨動脈とともに走行する。脚の遠位で前コンパートメントに出るときに、浅層に来る。近位では、足関節腔のやや上で、少しがんばればアクセスできる。指先を使い、前脛骨動脈のすぐ外側を触診すると（Lanz and Wachsmush, 2004）、深く、転がる構造で、なおかつ脈がなく、筋活動中に動きを示さないものとして感じられる。

その後、神経は足の背側の筋膜の深部に消え、さまざまな腱の下にあるためにアクセスすることも、正確に位置を特定することもできなくなる。足背動脈に隣接する中足骨遠位でもう一度触診するほうが、はるかに簡単である（**図7.62**）。

浅腓骨神経

2本の末梢神経の位置を、足背部の、支帯に覆われていない部位で特定できる。つまり、それらは見つけやすいうえ、皮膚の下で細く、白い線として目で見えることもある（**図7.63**）。

どちらも脚の筋膜を通り、距腿関節から手の幅1つ分近位で表面に移り、浅腓骨神経の一部である：

- 内側足背皮神経
- 中間足背皮神経

場合によっては、脚の遠位で、浅腓骨神経が2本に分枝するのがわかる。

これらの枝の全長は、他動的に足をかなり内反させる

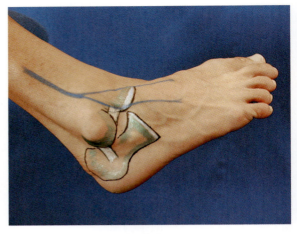

図7.63　浅腓骨神経の枝の位置

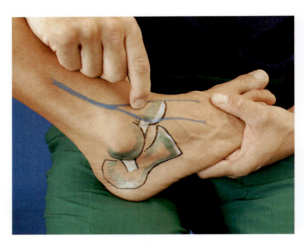

図7.64　浅腓骨神経の枝の触診

と、目で見て、触診できる。中間足背皮神経を第4中足骨頭までたどれることもある。

適切な触診テクニックは、指先を使った横断触診で、療法士はここでも、ギターの弦のようにこれらの構造をはじく（**図7.64**）。

この皮神経は前距腓靭帯を経由して走行することがよくある。つまり、治療のために横断摩擦をするとき、この走行を覚えておく必要がある。一方、手術の結果、瘢痕や伸展のために神経が損なわれている場合もある。これは足の外側背部での痛みや麻痺につながることがある。

評価と治療のヒント

足関節を対象としたテクニック

さまざまな徒手療法テクニックのよりどころとなるのは、局所解剖学の知識である。脛骨と腓骨をつかむ能力では

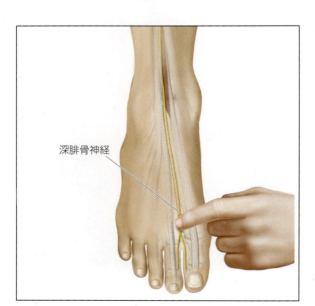

図7.62　深腓骨神経の位置

足背部の局所の触診　195

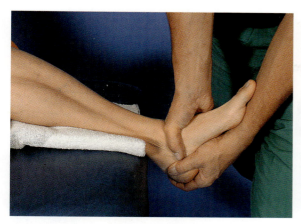

図7.65　距骨を後ろに転がし、滑らせる

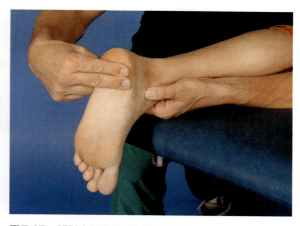

図7.67　距踵舟関節の可動域のテスト

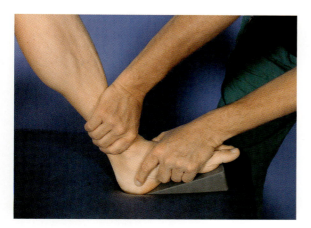

図7.66　脛骨と腓骨を後ろに滑らせる

あまり関係ないが、関節付近の距骨に達するには必要になる。足背部をつかむとき、広くつかみすぎることがよくある。そうすると複数の関節が動き、テクニックを足関節だけに効かせることができない。

距骨を前後に滑らせる

このテクニックは、足関節の背屈の改善に適している。動かすほうの手を距骨に正確に置くことが、治療を成功させる秘訣である（**図7.65**）。距骨を押す方向は、垂直である。

距骨上で脛骨を前後に滑らせる

このテクニックは、足関節の評価にも底屈の改善にも使われるが、成功するかどうかは脚を動かすときに距骨を完全に固定できるかどうかにかかっている。このテクニックでよくある間違いは、固定する手を距骨から離しすぎることである（**図7.66**）。

距踵舟関節の可動域のテスト

局所解剖学の知識の使い方を明らかにできる別の例として、距踵舟関節の可動性テストがある。

距踵舟関節はきわめて複雑な構造で、体重を支えながら足を機能的に動かすときに重要なことはよく知られている。可動域は以下の方向で評価する：
- 内反―踵骨の内側・近位の傾き
- 外反―踵骨の外側・遠位の傾き

これはきわめて難しいテストで、療法士のタッチのセンスによって成否が決まる（**図7.67**）。

動脈の血流のテスト

足関節と足背部に沿って流れる動脈は、足への血液の供給を評価するために触診する。そのため、足の脈を見つけることは、医師にも療法士にも役立つスキルである。

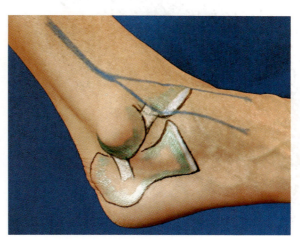

図7.68　足背部の神経構造

神経構造を痛めることなく横断摩擦をする

足背部では、意図せず神経構造を刺激する可能性がある。

浅腓骨神経とその枝の1本（中間足背皮神経）は、前脛腓靭帯のすぐ浅層を通ることがある（図7.68）。

この靭帯は筋骨格系のなかでも最もよく損傷する靭帯の1つで、そのため手術介入をしたり、局所摩擦を使って治療したりすることが多い。

療法士が局所横断摩擦を使って治療するときも、この神経構造を刺激する可能性がある。どちらの場合も感覚障害、痛み、そしてときには麻痺が起きるときは、神経が刺激されている。

脚の遠位後面の局所の触診

触診する構造の概観
- アキレス腱の縁
- 下腿三頭筋の付着
- 腱の触診

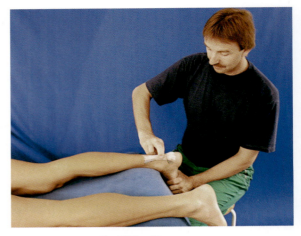

図7.70　アキレス腱の触診のSP

触診プロセスのまとめ

後面の触診は、アキレス腱とその付着を正確に見つけるためだけに使われる（図7.69）。

ここでは触診テクニックと治療が同化するので、いっしょに説明する。

最初のポジション

患者をうつ伏せにし、治療台の縁から足を垂らすとよい。するとアキレス腱に楽にアクセスでき、足も自由に動かせる。

療法士は通常、足の遠位に座る（図7.70）。

各構造の触診

アキレス腱の縁

下腿三頭筋のコラーゲン質の部位は束になり、アキレス腱、すなわち踵骨腱になる。腓腹筋頭は腱様の板である。ヒラメ筋は、前からこの板に放射する。さらに尾側では線維が合流し、自由に走行する約15cmの腱になり、踵骨隆起に付着する。

踵骨への付着は、1カ所だけではない。腱は広がって三角になり、踵骨の全幅に半月状に広がる（図7.71）。

腱のなかで臨床的に最も重要な部位は、腱膜と踵骨の近位縁の間にあり、付着より約2-6cm近位にある。アキレス腱断裂の80％は、この領域で起きる（Hess, 2010）。

テクニック
側面の縁

踵骨隆起から始め、近位に触診していき、腱の側面の境

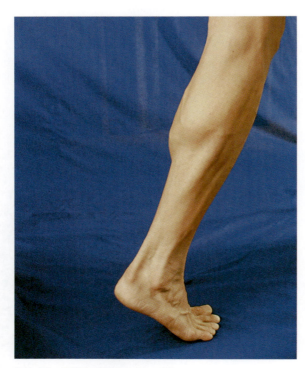

図7.69　下腿三頭筋とアキレス腱

脚の遠位後面の局所の触診　**197**

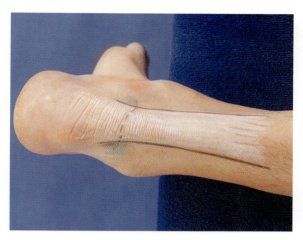

図7.71　アキレス腱と踵骨隆起を描く

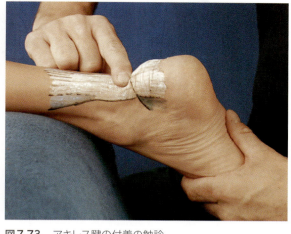

図7.73　アキレス腱の付着の触診

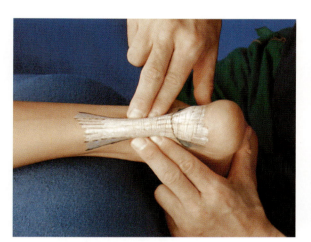

図7.72　アキレス腱の境界の触診

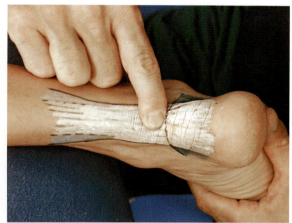

図7.74　付着の触診―テクニックの詳細

界に印をつけてみる。この境界からさらに近位に垂直触診し、広い腱の目立つ縁が感じられないところまで行く。腱膜と深部にあるヒラメ筋は、ここから始まる（図7.72）。

下腿三頭筋の付着

アキレス腱は、踵骨隆起の表面の主に足底側から2/3のところで、近位面に付着する。踵骨皮下包は、背側の1/3にある。

テクニック

足を他動的にしっかり底屈する。アキレス腱の張りは、下腿三頭筋を近づけるとゆるむ。

ここは、しっかり圧をかけながら、近位から遠位に触診する。近位から遠位に触診するなかで、いくつかのステップで指腹を平らにして腱を前に押しやる。腱から隆起への移行部では、硬く弾性のある感触から急に、明らかに強い抵抗を感じる（図7.73）。腱の付着領域は、ここから始まる。滑液包は、皮下と腱の下で見つかる（踵骨皮下包と踵骨腱包）。炎症があると、ここに局所的な圧をかけるときに痛みが生じる。触診する指の下で感じる変動はすべて、腫れを示している可能性がある。

ヒント：腱と踵骨の接合部も、ふくらはぎの筋を収縮させると見つかる。触診する指で、もっと強い圧をかける必要がある（図7.74）。

腱の触診

腱障害、滑液包炎、付着の腱障害が生じうる、臨床的に重要な領域を特定できたので、今度は腱本体を触診する。以下の触診の目的は、腱内の痛むスポットを見つけることである。

これらのスポットを見つけるには、痛みを誘発する横断摩擦のさまざまなバリエーションを試みる。

テクニック
方法1

この触診テクニックでは、母指と示指腹を同時に使ってつまむ（図7.75）。腱の縁で症状を見つけ、治療する際に特に適している。

他動的に足を伸展し、腱に前負荷をかける。圧をかけずに、指を前に動かす（底へ）。母指と示指で組織をつまむ。次に、圧をかけ続けながら、指を後ろに引く。これが、このテクニックの診断（誘発的）、または治療効果がある要素である。

ヒント：このテクニックは、どの段階でも皮膚をこすってはいけない。皮膚をこすると、皮膚が損傷しがちだからである。最も影響を受けた患部を見つけて診断するためにこのテクニックを使う場合、腱を1cm刻みで触診する。

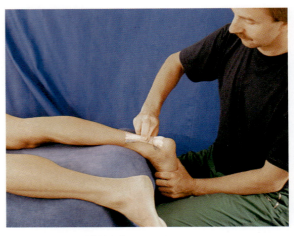

図7.76　後面の横断摩擦のSP

方法2

この方法では示指だけを使う（図7.76）。

このときも療法士は足の遠位に座る。足を最大限伸展し、そのポジションで固定し、もう一度腱に前負荷をかける。この腱は重要なので、腱を固定してこのテクニックを施術する。腱がゆるんでいるときは、触診する指がいつも腱から滑り落ちるだろう。

触診する手を腱の側面に動かす。示指を腱の上に置き、その上に中指を置く。母指を足の外側の外果上に置き、手を固定する。

図示した例では、示指で皮膚に触れたまま、圧をかけずに内側に動かす。指を外側に動かすときに、腱に圧をかける（図7.77）。

方法1と同様、この方法も診断と治療の両方に使える。

このテクニックは、腱全体を触診することで、最も痛むポイントを見つけることができる。経験から言うと、踵骨隆起の縁から約2cm近位で生じやすい。

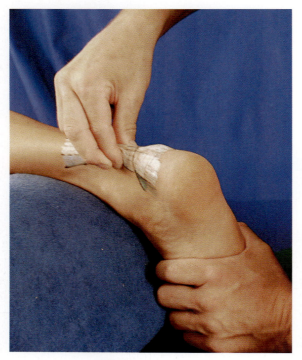

図7.75　両側の横断摩擦

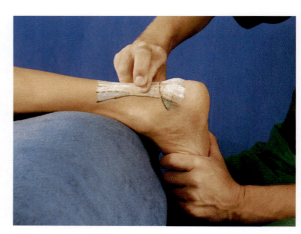

図7.77　後面の横断摩擦—詳細

練習問題

この章の内容を学べば、以下の問いは簡単に答えられるだろう：

1. 体重を支える運動において、完全な回内は何を意味するのか？
2. 距骨の特殊な機能とは何か？
3. リスフラン線は足のどの部位を分けるか？
4. 脛足根複合体の関節の構成要素は何か？
5. 外在筋腱すべてに共通するものは何か？
6. 足根管の内側を走行する神経は何か？
7. 踵骨内側はどこからアクセスできるか？　どの腱が保持しているか？
8. 距骨の後ろ部分（距骨後突起）には溝がある。そのなかを走行する腱は何か？
9. 後脛骨筋の付着が目印となる重要な骨の参照点はどれか？
10. 距骨と舟状骨の関節腔の定位はどうなっているか？
11. 足の内側には関節腔がいくつ見つかるか？
12. 足根管とは何か？
13. 距腿関節包の靭帯性の補強のうち、体重を支えるポジションで、距骨の上で脚を保持するのはどれか？
14. 踵骨と立方骨の間の関節腔を見つけやすい足のポジションはどれか？
15. 足の神経構造と動脈を触診できるポイントはどこか？
16. 後脛骨動脈の位置について、Lanz and Wachsmuthはどう表現したか？
17. 内果の近位・足底にある骨の参照点はどれか？
18. 三角靭帯は何で構成されているか？
19. 腓骨筋滑車はどこにあるか？
20. 立方骨はどの骨と関節を作るか？

8 軟部組織

軟部組織の重要性と機能 203
この領域の治療でよく使う方法 203
必要とされる解剖学と生体力学の基礎知識 203
触診プロセスのまとめ 204
最初のポジション 206
難しい最初のポジション 206
触診テクニック 207
評価と治療のヒント 211
治療例 213
練習問題 219

8 軟部組織

軟部組織の重要性と機能

反射（結合組織マッサージ）や気の流れ（鍼灸）に基づいた治療法や、局所に施す治療法（スウェーデン・マッサージなど）では、皮膚と筋を独立した感覚入力器官とみなす。

これらの組織の体系的な触診については、長いあいだ議論されてきた。たとえば結合組織マッサージでは、皮膚の硬さの変化は内臓か脊柱の機能障害が原因だとされる。典型的なマッサージ療法は、特に病的な筋の張りを対象とする。これらの治療法では、触診は評価と、進捗状況の観察のために使われる。マッサージをするとき、硬くなった筋の局所や全体を事前に触診しないことはめったにない。

深層の構造に達したければ、皮膚と筋を通して手で触診しなければならない。たとえば、一部の部位ごとのテストや治療手順は、深層の組織に中程度の圧をかけなければ成功しない。さまざまな層の組織の感受性を評価できないと、患者が痛みを感じるのは圧をかけたからだと誤って解釈しがちである。たとえば、これらの組織をあとで治療したいなら（スウェーデン・マッサージ、結合組織マッサージ）、療法士は浅層の組織の情報を得るだけではいけない。組織の深い層に達するまで圧をかけることが治療に含まれる症例では、浅層の感受性も評価すべきである（徒手療法）。

特に、慢性の背部痛がある患者は、最も症状を正確に伝えにくい。中枢感作の結果、痛覚過敏（痛みの刺激に対する過敏）か触覚過敏（触感に対する過敏）になっていることが多いからである。彼らは患部を正確に表現するのが難しいので、それをもとに直接圧をかけるテストを解釈してもうまくいかない。

このような変化に気づけないと、療法士は自分のワークが主に対象とする領域に応じて、症状の原因を皮膚、筋、または骨の部位に求める傾向がある。

この領域の治療でよく使う方法

皮膚と筋をよく対象とする方法は以下である：
- 反射を利用した治療形態：結合組織マッサージ、Gläser/Dalichowのワークをもとにした反射領域療法など
- 領域または局所に施術するテクニック：スウェーデン・マッサージ、温熱療法、徒手療法の軟部組織テクニック（**図8.1**）など

必要とされる解剖学と生体力学の基礎知識

事前に知っておくべき関連知識は、初心者でも短時間で得られる。頸部、背部、骨盤の全体の骨と筋構造を使い、最初に自分の位置を定められれば十分である。これらの構造の位置を特定するために使うテクニックは、次の項で説明する。事前に必要な要件は以下の2つである：
- 配置を定め、系統だった触診ができること
- 触診した構造の位置を表現し、所見を書類に残せること

（**表8.1**も参照）

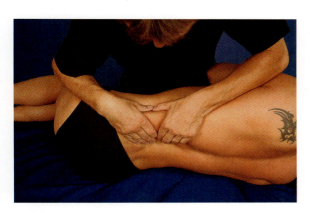

図8.1 腰の軟部組織テクニック

表8.1　後ろからの全体の定位

骨の定位（図8.2）	筋の定位（図8.3）
仙骨の縁	殿筋群
腸骨稜	脊柱起立筋、特に： － 腰多裂筋 － 胸棘筋 － 頸半棘筋
大転子	広背筋
坐骨結節	僧帽筋下行部
アクセスできる棘突起と肋骨すべて 肩甲骨の縁、角、突出している突起 後頭から乳様突起	

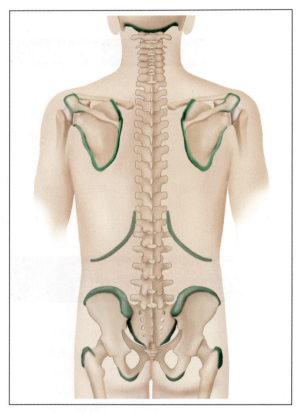

図8.2　骨の定位

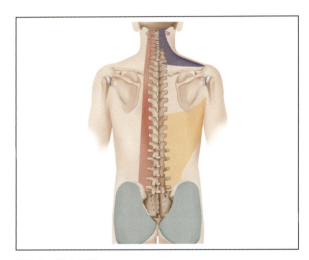

図8.3　筋の定位

触診プロセスのまとめ

触診の範囲

　殿部から後頭部にかけての皮膚の全表面とその下の筋を触診する。これには、特に以下の筋も含む：殿筋、脊柱起立筋、広背筋、僧帽筋、菱形筋、棘下筋、棘上筋、三角筋

触診の基準

以下を評価する：
- 皮膚の表面
- 組織の硬さ

- 感覚
- 圧痛に対する感受性

皮膚の表面

以下の特徴を評価する：滑らか／粗い、乾燥／湿潤、温かい／冷たい、毛の生育、突出。全体的な変化か、局所的な変化かも確かめる（体の反対側と比べること！）

> **ヒント：** 練習として、皮膚の表面の特徴を表す言葉を書き出してみよう。たとえば、柔らかい、きめが粗い、弾性がある、張っている、厚みがある、羊皮紙のよう、ひび割れている、など。

組織の硬さ

硬さという言葉には、いろいろな意味がある。ここでは、ずらしたり、圧をかけたりしたときの組織の弾力性を図るための基準として使う。組織の粘弾性はこの線に沿って評価する。

> 皮膚と筋には、硬さを表す独自の用語がある。トルゴールという言葉は皮膚に、張りという言葉は筋に対して使う。触診ではどちらの言葉も、ずらしたり圧をかけたりする指が抵抗として感じる張力の量を定義するために使われる。

感覚

皮膚の感覚は、皮膚の表面と硬さを調べるときに、ついでに確かめる。臨床で行うときは、別に評価する必要はない。主観的な評価や、患者が触診により感覚が変化したと伝えるときに、感覚を評価すべきだと気づくだろう。

療法士は何に注目すればよいだろうか？

「感覚の欠乏」は、体幹ではめったにない。神経根の圧迫や末梢神経の損傷の結果として、四肢の関節で生じやすい。背部の触覚減退、あるいは感覚麻痺は、危険なものとして分類すべきである！　これらの症状に出会ったら、よくある症状なのか、精査する必要があるのかを見極める必要がある。

> 感覚の欠乏の原因が特定できていないときは、背部を治療しないこと！

感覚の欠乏があると、患者が適量に関して重要なフィードバックを療法士に提供できないので、マッサージやその他の介入（電気療法）に差し障る。このような治療は、十分に注意して行うこと。

治療を管理すべきか、あるいはどのくらい施術すべきかを検討するときには、触覚（触覚過敏）か疼痛刺激（痛覚過敏）に過敏になっている可能性がないかを見極めることも大切である。傷の治癒の急性期や滲出期に、組織が圧に対して過敏になるのは正常である。これは末梢感作の結果である。病的な触覚過敏や痛覚過敏は、慢性痛に続いて生じる。これは、脊髄後角が中枢感作した結果である。過敏になった部位は、荒々しく触れられたときに痛みのシグナルを送るので、最小の圧をかけるか、接触面を大きくするテクニックでしか治療できない（典型的なマッサージの一部としてストロークするなど）。徒手では治療しないほうがよいときもあるかもしれない（慢性痛の病理学についてさらに知りたいときは、Gifford, 2006、またはButler and Moseley, 2003を参照すること）。

痛みを引き起こす圧に対する感受性

治療する領域の広さや、治療テクニックの種類、スピード、強度は、何よりも痛みに対する組織の感受性にしたがって選ぶ。痛みの原因が筋かどうかを評価すると、筋の治療結果を予測することもできる。理想的には、本書で後述するテクニックで、患者の筋組織の痛みを誘発できるとよい。テクニックでは筋の痛みを誘発できない場合や、皮膚や骨格が症状の原因である場合は、軟部組織を治療しても痛みは緩和しない。

触診プロセスの方法とテクニック

短時間で包括的に触診するための特別な方法がある。リストの下に行くにしたがい、組織にかける応力が強まる：

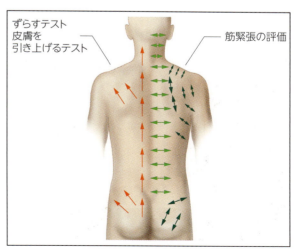

図8.4　皮膚と筋の触診で使う手順

- 皮膚：
  - 皮膚をストロークして、質を評価する
  - 皮膚をストロークして、温度を評価する
  - ずらすテストを使い、皮膚の硬さを評価する
  - 引き上げるテストを使い、皮膚の硬さを評価する
  - 皮膚を転がし、皮膚の硬さを評価する
- 筋：
  - 指で横断摩擦をし、筋の硬さを評価する

図8.4は、皮膚（左側）と筋（右側）の硬さを評価するときの手順を示している。

テクニックは、手のさまざまな領域を使って行う。これらの領域には特殊な受容器が散らばっているため、ある種の感覚の触診に適しているからである。たとえば、皮膚の温度を触診するときに最もうまくいくのは、手の甲や指の背部を使う方法だ。ここには、温度受容器が大量にあるからだ。指腹は、組織の輪郭や硬さの微妙な違いを見つけるときに使う。指腹には機械受容器が密にあるので、この目的のためには理想的なのである。

最初のポジション

体幹後面の軟部組織を評価するときは、中間位でリラックスした、うつ伏せのポジションが適している。これは類似の評価テクニックでも、標準的である。もちろん、治療テクニックで必要な場合や、横になると患者に症状が出ないことが確かなときは、この中間位の最初のポジション（SP）を変えて構わない。たとえば関節炎の場合には、股関節、骨盤、腹部にパッドを敷く。以下の説明は理想的なケース・シナリオで、第9-第12章の大半のSPで使われる。

うつ伏せになった患者の全身を調べるとき（図8.5）、療法士は頭、胸椎、胸郭、腰椎、骨盤が、外側にずれたり、回旋したりせず、一直線に並んでいるかどうかを判断する：

- できれば、頭を回旋の中間位に置く。鼻は治療台の顔用の穴に置く
- 腕を体の脇に置く；指を骨盤のやや下に置いてもよい。あるいは、腕を治療台の側面に置いてもよい。腕は絶対に頭の高さに置かないこと。こうすると、胸腰筋膜が張り、腰椎と仙骨の移行部での構造の触診がさらに難しくなる。さらに、肩甲骨が回旋し、上肢帯のさまざまな筋の長さを変えることにもなる
- 下腿部の遠位をフットロールに置き、下腿部と大腿の筋がゆるむようにする。足を回旋しても殿筋の張りが変わらないときは、フットロールを使わなくてもよい

骨盤と腹部の下にはつねにパッドを敷き、治療台の頭側を低くすべきか。脊柱の前弯と後弯はどの程度許されるか、あるいは支えるべきか。患者の感覚のほかに、療法士は何を頼りにしたらよいか。このような質問をよく受ける。患者の立位の姿勢を見ると、答えを得られる。一般的な法則としては、患者が立位のときの曲線はうつ伏せでも許される。これは、治療台のポジションを変えたり、パッドで支えたりすることで実現できる。

療法士は治療台の、治療する側の反対側に立つ。普通、療法士は治療台の高さに注意する。立位のポジションを人間工学的に確保できるだけの高さにする。

難しい最初のポジション

うつ伏せでの観察と触診による所見は、垂直（座位など）な姿勢や側臥位でのそれとはかなり異なる。その理由の1つは、重力によって皮膚がたるむことである。そのため、皮膚は事前にある程度張らせておく。背部と頸部の筋は、体のまっすぐな姿勢を維持するため、支えのない座位では張りが強まる。そのため、筋の硬さの変化を感じるのは難しい（筋緊張の増加など）。

体幹や首の筋が重力に抗う効果を減らしたいのであれば、頭、腕、そして必要であれば上体の重さを、支えの表面に預けること。治療台の側面に座り、適切なパッドを使うと実現できる。背部と頸部の筋の自動的な筋緊張が減ったら、体を前に倒し、股関節を90度以上屈曲する（人工股関節置換術をしたばかりのときは注意すること）。すると腰椎が曲がり、それが胸椎の前後にまで伝わる。すると今度は後面の筋膜すべてと体幹の他動的な筋緊張が高まり、触診する指にかかる抵抗が増える。

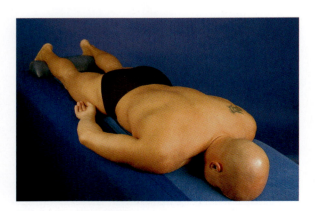

図8.5　うつ伏せの患者

触診テクニック 207

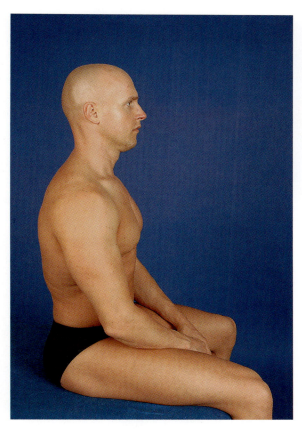

図8.6　支えのない座位の患者

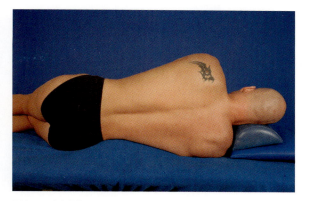

図8.7　側臥位の患者

中間位の最初のポジション：座位

中間位の座位は、患者が立っているときの脊柱の曲線とほぼ似ている。それには、治療台の角に支えのない状態で座るのが最良である。このSPは一般にあまり安定しない。より安定性のある座位のSPは、以下に説明する。

患者は治療台に座り、大腿を完全に治療台に載せる（図8.6）。循環器障害のある患者や、安定性が足りない患者だけが、足底を床に着けるとよい。膝は股関節幅より広げ、骨盤を傾ける運動を促す。すると腰椎の前弯のポジションになる。胸部と頸部の曲線は、立位の曲線と同じにするか、必要であれば修正する。患者の腕は、体側に楽にたらす。前腕か手を大腿に置く。

療法士は患者の脇の、触診する側とは反対に立つ。療法士は治療台の高さに注意し、人間工学にかなう姿勢で立つ。

中間位の最初のポジション：側臥位

このSPも、患者の脊椎の自然な曲線を再現しようとしている（図8.7）。このポジションになると痛みを感じるときは、ある程度、側臥位を保てるように、自然なポジションに変える。

> あるいは、次の方法を実施する。側屈、回旋、強制した後弯、強制した前弯をなくす。

患者を楽にアクセスできる側臥位にし、腰椎と頸椎の下にパッドを敷き、それらがそれ以上側屈しないようにすると、これを実現できる。これは、個人で努力して、配慮する。

次に、上体と骨盤を回旋の中間位にする。左右の骨盤と肩をそれぞれ重ねるのである。

両脚をそろえて重ねる。股関節は70度以上屈曲しないようにし、腰椎が前弯した位置からはずれないようにする。膝関節はしっかり曲げる。もう一度、頭の位置を確かめる。

療法士は、患者の背中を前にして立つ。そして、人間工学的なスタンスをとれるよう、治療台の高さを確かめる。

触診テクニック

触診する構造の概観
- 皮膚：
  - 皮膚をストロークして、質を評価する
  - 皮膚をストロークして、温度を評価する
  - ずらすテストを使い、皮膚の硬さを評価する
  - 引き上げるテストを使い、皮膚の硬さを評価する
  - 皮膚を転がし、皮膚の硬さを評価する
- 筋：
  - 指で横断摩擦をし、筋の硬さを評価する

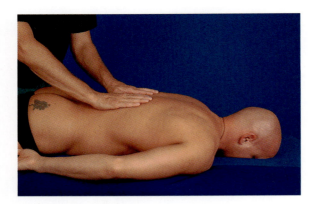

図8.8　皮膚の質を触診する

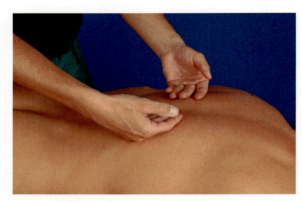

図8.9　皮膚の温度を触診する

皮膚の表面の触診

　皮膚の触診の手順には、後面のアクセスできる皮膚すべてが含まれる。触診は骨盤領域、特に仙骨と腸骨稜の上から始め、上に行って後頭部に至る。皮膚の質と、さまざまな温度に注目する（第1章、p.7も参照）。

皮膚の表面に使うテクニック

　平らにした手で順番に皮膚をゆっくりストロークして、皮膚の質や粗さなどを評価する（図8.8）。

皮膚の温度を評価するときに使うテクニック

　皮膚の温度を知覚するには、手の甲や指の後面を使う（図8.9）。療法士は、左右の違いや、隣接する上や下の領域の違いに注目する。病的な原因がなくても、骨盤や腰部のほうが冷たいことはよくある。

皮膚の質の触診（トルゴール）

　皮膚の硬さは皮膚内の体液のバランスに左右され、弾性テストを使って確かめることができる。このテストの目的は、皮膚全体の弾性や、弾性が異なる領域があるかどうかを確かめることである。それがあると、内臓などの病的な刺激源に対する皮膚の反射反応について、情報を得られるかもしれない。

> 皮膚の硬さの評価中に両側を比べるとき、評価する部位に注目することが重要である。どちらの側も、脊柱から同じ距離にすべきである。距離が異なると、触診による所見が変わり、ひいては評価を信頼できなくなる。

基準

　どのテストも、最初は最小限の力で皮膚を変形させてから、皮膚を最大限まで伸ばす。どの程度変形できたかを評価し、伸ばすまでにかかる時間を観察する。次に、リズミカルに皮膚を伸ばす。皮膚の反応から得られた弾性を覚えておく。原則として、基準も含めてこの手順と、他動運動や関節の遊びの評価に違いはない。

　適切な強度のときだけ、組織を完全に変形させることができる。それにはかなりの集中力が必要で、初心者が触診するときは特にそうである。

ずらすテストのテクニック

　これは最も単純で、最も痛みを誘発しないテストである。手を伸ばし、皮膚の表面に置く。最小限の圧をかけ、皮膚を上方向に押し、皮膚の張力が高まってそれ以上動かせないところまで押す（図8.10）。療法士はリズミカルにこのテストを行い、運動に対する組織の抵抗と、両手が体表上でたどる道筋に、特に注目する。

　評価する領域は、仙骨領域を取り囲み、腸骨稜を通って外側に向かい、頸胸接合部まで脊椎に沿って上がり、両方の肩甲骨を含める（図8.4も参照）。皮膚が極めて過敏なとき、皮膚の硬さの情報を得るときに使えるのはこのテストだけである。次に紹介するテストは、どちらもより侵襲的である。

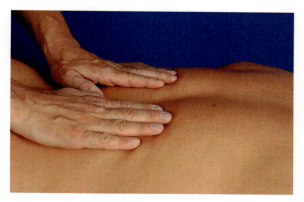

図8.10　ずらすテスト

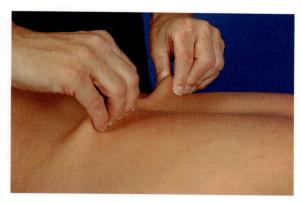

図8.11　皮膚を引き上げるテスト

皮膚を引き上げるテストのテクニック

次に強度が高いテストは、皮膚の表面に対して皮膚を垂直にずらす。このテストは、両側で同時に行ってよい。母指と数本の指腹で皮膚の一部をつまみ、皮膚のひだを作り、次にそれを皮膚の表面から引き上げる（**図8.11**）。

ここでも同じ評価の基準を用いる：組織の抵抗と運動の程度である。患者が太りすぎていたり、トルゴールが高かったりする場合は、この基準を評価するのはほぼ不可能である。また、腰部では皮膚を引き上げられないことがよくある。これは、純粋に、基準のバリエーションである。皮膚は通常、ほぼS3からT1にかけて、脊柱に沿って複数回引き上げられる。

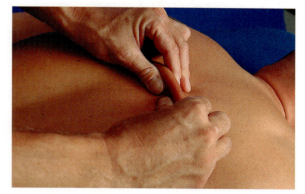

図8.12　皮膚を転がす

皮膚を転がすテクニック

このテクニックは、体の表面に対して垂直に皮膚を引き上げることと、表面に対して水平にずらすことを組み合わせている。たくさん情報を得られるものの、かなり侵襲度が高く、挑戦的なテクニックで、一度に片側しかできない。

皮膚を引き上げるテスト同様に、体の片側で、両手を使って皮膚のひだを作る。腰仙領域から始め、皮膚のひだを脊柱に沿って上のほうにすばやく転がしていく（**図8.12**）。療法士は、できるだけ皮膚を引き上げ続けるようにし、運動中に皮膚のひだが消えないようにする。指腹で常に新しい皮膚を引っ張ってひだにし、母指でひだを上に、上方向に押す。

筋の硬さを触診する（筋緊張の評価）

体幹に施術する軟部組織テクニックの大半は、病的に変化した筋の硬さに影響を与える（筋緊張）。筋緊張の評価が陽性だったときにだけ、軟部組織の治療テクニックを使ってもよい（マッサージなど）。そのため、一連の治療を始めるときに筋の状態を体系的に調べ、各治療セッションを始めるときにも、これを含める。治療の進展を正確に把握するには、患者からの情報だけに頼っていてはいけない。

筋組織の抵抗を触診するには、ある程度の強度、適切なテクニック、そして信頼できる手順が必要である（**図8.4**も参照）。筋緊張は、皮膚を体の筋膜に押しつけたあとに触診する。こうすると、療法士は皮膚からさらなる情報を得られなくなる。さらに、圧をかける程度は、触診する筋の大きさや厚みによって変わる。

そのため、指を使った横断摩擦をする。これは殿部と腰部で行い、手を下に押し（必要であればもう1本の手も使う）、梨状筋などの深層筋に到達できるようにする。触診は胸部、頸部、肩甲骨領域で行い、時間を節約するために、両手を互いに離す。

触診する手は、大きな動きで筋組織を「スキャン」する。全体の硬さを読み取ろうと努力もする。全体を「スキャン」したときに異常が見つかった場合、組織は局所レベルでのみ触診する。次に、小さく動かしながら筋の局所を触診

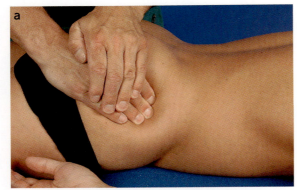
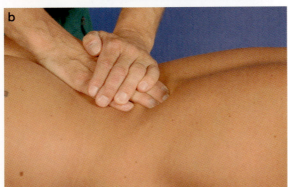
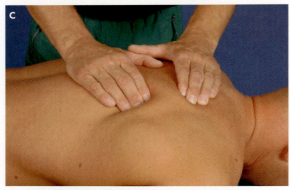
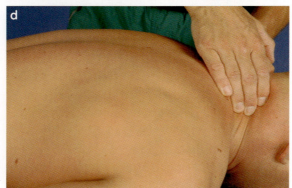

し、筋の正確な状態と変化の程度を評価する。この手順は時間を節約できる上に、効率がいい。触ると痛む場合、硬くなった組織にさらに注意するべきである（以下の「筋の硬さ[緊張]の触診で得られた所見を解釈する」の項を参照）。原則として、強く横断触診すると、全体と局所で硬くなった筋を簡単に見つけられる。

理学療法の訓練では、触診をまったく別のものとして紹介する。その後は、普通は客観的な評価と合わせて行われる。それでも、初心者は観察から得られた結果と触診の結果を分け、それぞれの感覚を養うべきである。

テクニック

1. まず、殿部の仙骨の縁に片手の指を置いて下に押し、摩擦をする
2. 大殿筋と、その下にある梨状筋の上で、手を横方向に動かす
3. 次に手を外側に動かして、腸骨稜と大転子の間にある小殿筋に置く（**図8.13a**）
4. 腰の脊柱起立筋は、脊柱に沿って触診する（**図8.13b**）。背部の伸筋がとてもよく発達しているときは、触診する部位をさらに内側と外側の分節に分ける
5. 胸部の脊柱起立筋は、ほぼT1の高さに達するまで、脊柱に沿って触診する。ここから先はほとんど、両手を同時に使って触診できる。触診する手で、深層の組織に到達できるほどの圧をかける必要はない
6. 菱形骨と僧帽筋の横部と下行部の領域で、肩甲骨内側縁に沿って手を動かす（**図8.13c**）
7. 肩甲骨の上で、内側のポジションから外側に動かすことで、棘下筋と棘上筋を評価する
8. 次に、僧帽筋下行部の筋腹を触診し、内側方向に戻る
9. 次に、脊椎の周囲や、後頭部の下にある首の筋を評価する（**図8.13d**）
10. 肩関節に過負荷がかかった患者や、肩関節が痛む患者の場合、内転筋が張っているだろう。肩甲骨に沿って外側に触診すると、広背筋、大円筋、小円筋の硬さを感じる。三角筋も触診すると役立つ。なぜなら活動しなかった結果として、筋の張りが失われていることがあるからだ

図8.13a-d　筋緊張の評価
a　臀部
b　腰領域
c　肩甲骨に沿って
d　首領域

ヒント: 脊椎の突起と胸腰筋膜からなる骨線維性の鞘があるため、腰の伸筋群は1つの筋塊を作る。典型的なマッサージや機能的マッサージのさまざまなテクニックではこの事実を活用し、棘突起の列から筋塊全体を外側に押し出す。背部の伸筋は、胸部ではもう1つの筋塊ではない:
- 筋の量が減る
- T7-T8の高さくらいで筋膜が終わる
- 棘突起のすぐ隣に棘筋が見つかる

触診する指は、皮膚に負けずに筋に達するだけではいけない。体の筋膜にも負けてはいけないのである。これらの筋膜は背中の各部位で同じ厚みを持つわけではない（第1章を参照）。筋膜の構造に療法士が気づいたら、触診する筋組織の硬さについての予想は正しいだろう。

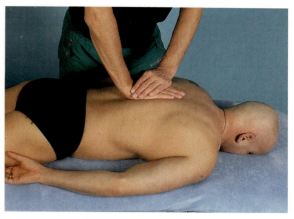

図8.14　胸椎で注意深く痛みを誘発する

評価と治療のヒント

まず、後面の軟部組織の触診を分析する。患者が痛みを訴えたとき、療法士はどうしたら痛みを生み出す組織を体系的に明確に特定できるかについて考える。その次に、各触診の所見の結果を論じる。この項の終わりに治療例を載せたが、主な焦点は筋の治療である。

組織を区別する

影響を受けた組織はどうやって見つけるのだろうか。

皮膚が触覚過敏や痛覚過敏になっているとき、触診でかける圧は不快に感じられる。また、たとえば背部の伸筋に、触診である程度の圧をかけると、わずかな動きとして脊椎分節に伝えられる。では、圧が痛みをもたらすとき、影響を受けた組織はどうしたら確実に見つけ出せるのだろうか。

この問題について、胸椎中部に沿って傍脊椎を触診する例を使って論じる。患者がいる状況を想像しよう。療法士は、下から上に向かって体系的に横断摩擦をし、背部の伸筋を触診する。肩甲骨の高さに来たとき、患者が圧をとても不快に感じると報告した。すると、報告された痛みの原因は、本当に筋が硬くなったことでよいだろうか、という疑問が生じる。この問いに答えるには、療法士は組織を区別しなければならない。

皮膚は圧に敏感か？　皮膚の硬さを評価したときに、この問いに対する答えはすでに得ているはずだ。何かを見落とした可能性もあるので、その場合は、最も皮膚に応力をかけるテクニック、すなわち皮膚を転がす方法を使い、皮膚の硬さのテストを繰り返す。今度は、患部の上で広く皮膚を転がし、反対側と比べる。局所に圧をかけたときと同じ症状を患者が訴えた場合、圧痛の原因は皮膚にある。より深層の構造の状態に対するさらに正確な情報は、触診では得られない。皮膚の感受性を無視して筋を治療するときは（軟部組織テクニックやマッサージなど）、注意深く、接する面を広くして施術する。

症状の原因は脊柱か？　療法士は手を平らにして脊柱の真上に置き、強い圧と弱い圧を交互にかけながら、徐々に全体の圧を高めて前に押す（図8.14）。これでは正確さが足りないときは、手の尺側を使い、患部領域の棘突起や横突起に同じテクニックを施術してもよい。以前の触診で感じた症状を患者が再び訴えた場合は、少なくとも部分的にでも、脊柱が症状の原因である。

肋椎関節は圧に敏感か？　患者が痩せていると、筋硬症（局所の筋の硬化）と肋椎関節の過敏を区別するのが難しいことがある。どちらもとても局所的で、とても硬いからだ。筋硬症は、たいていはいくぶん脇に押すことができる。肋骨の場合は、そうはいかない。これを確かめるためには、療法士は手の尺側または母指を肋骨に置き、ゆっくりと揺らすような動きで肋骨を押し、徐々に圧を高める（図8.15）（第11章、p.304の「後面の触診テクニック」の項も参照）。このテストで最も痛みが強くなる場合、症状の原因は肋椎関節の過敏または遮断かもしれない。筋を治療するだけでは、痛みはなくならないだろう。

皮膚、脊柱、肋椎関節で痛みを誘発してもはっきりした答えが得られないときに、筋が過敏になっていて、患者の症状の原因になっていることがわかる。特に軟部組織の治療で望んだ結果が得られないときは、原因を区別するためのこれらのテストを思い出そう。

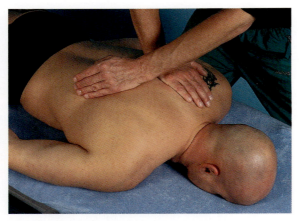

図8.15　肋椎関節で注意深く痛みを誘発する

皮膚の表面の触診で得られた所見を解釈する

次に生じる最も重要な疑問は、以下である：
- 皮膚が原因で、深層の構造のテストや治療をしないほうがいい場合があるか？　考えられる原因は、皮膚の病気や損傷だが、マッサージのように皮膚を強く変形することが禁忌にあたる、荒れた肌、ひび割れた肌、羊皮紙様皮膚なども含まれる。アクネ（痤瘡）、瘢痕、脂肪腫も、治療できる領域を制限する。痛みの慢性化や末梢神経系の機能障害は、痛覚過敏や触覚過敏を引き起こすことがある。このようなときは療法士の手でかける圧を不快に感じるかもしれない。このような場合は、治療するのは問題である
- 徒手療法テクニックを使うとき、どの程度の圧なら安全にかけられるか？
- 典型的なマッサージをするとき、どの程度マッサージ器具を使うべきか？

皮膚の硬さ（トルゴール）の触診で得られた所見を解釈する

ここで紹介した3つのテストからは、同じ所見が得られるはずである。弾性と感受性は、等しいはずである。そうでない場合は、もう一度施術したり、患者に質問をしたりする。これらのテストでは、様々な程度に皮膚を伸ばし、応力をかける（第1章も参照）。

交感神経系は、体液のバランスを調整する。体液の蓄積に対する反射の変化は、求心性神経が侵害され、閾値の上または下になった徴候であり、神経分節から生じている（内臓分節、硬節、筋節）。こうした変化は、観察中に皮膚の収縮や腫れとして気づくかもしれない。さらなる開設については、リフレクソロジー関連の文献を読んでほしい。ある種の皮膚の硬さの変化、特に収縮や癒着は、徒手療法テクニック（皮膚を転がす、胸部への軟部組織テクニックなど）で改善するかもしれない。このような所見は、肺や気管支の障害（気管支喘息、肺炎後）に苦しむ患者の皮膚を触診したときに見られる。

筋の硬さ（緊張）の触診で得られた所見を解釈する

「正常な張りをもった」組織とそれに対応する触診の抵抗について推測することは、筋の硬さの結果を解釈するときに欠かせない。筋組織は、垂直にかけた圧にはかなり負け、組織は柔らかく、とても弾性のある感触があることが予想される。患者をしょっちゅう触診すると、まったく異なる所見が得られる。

> 筋組織の硬さは、生理学的・病理学的な理由から変化することがある。予想より柔らかい場合も、硬い場合もある。

柔らかい感触は、固定やけがに続いて生じた委縮や、低緊張による麻痺をともなう神経系の機能障害でも見られる。

筋全体、または筋の広い範囲が影響を受けている場合は、硬い感触は筋の硬化だと解釈できる。狭い領域が硬化している場合は、筋硬症やトリガーポイントである（第1章も参照）。

病的と分類されるこうした硬い感触のほかに、予想された硬さからは離れているものの、完全に正常な場合もある。

筋の硬化が見つかったときは、何を意味するか？

硬い筋をすべて治療する必要はない。患者が痛みを訴える領域と一致する、痛みがあって硬い領域は、興味深い。当然ながら、深層の構造（関節突起間関節など）へのアクセスを阻む硬い筋も興味深い。

触診中、異常に硬い領域を見つけたら、患者に次の質問をして、硬いエリアの病気の程度や、患者にとっての重要性を判断するとよい：
- 質問1　硬い領域を感じることができますか？
  – 患者が「いいえ」と答えた場合、療法士は所見に意味をもたせない
  – 患者が「はい」と答えた場合、療法士は質問を続ける

- **質問2　硬い領域に圧をかけると不快ですか？**
  - 患者が「いいえ」と答えた場合、療法士は所見に意味をもたせない
  - 患者が「はい」と答えた場合、療法士は質問を続ける
- **質問3　硬い領域は、症状がある場所と一致しますか？**
  - 患者が「いいえ」と答えた場合、療法士は所見にほとんど意味をもたせない
  - 患者が「はい」と答えた場合、療法士は心の中で所見をメモする。そして所見を特に重要なものと分類し、ボディチャートに記入する

　この質問をすると、療法士は軟部組織テクニックやマッサージを使った治療法を、症状に応じて個別に組み立てられる。また、筋の重要度が低い領域に時間をかけすぎることも防げる。治療を計画するときは、特に以下の硬化した領域に注意する：

- 3つ目の質問のときにはっきりわかった硬化
- 深層の構造へのアクセスを阻む硬化
- 徒手療法テクニックをする前に、慣らしたり、治療したりするために重要な硬化

治療例

うつ伏せでの腰の機能的マッサージ

　機能的マッサージは、腰背部の伸筋と腰方形筋の治療を補完するために使われ、マッサージの効果を高める。このテクニックで使う2つの段階の1つ目は、腰椎の痛みが激しい状態でも使える。また、特に側屈をともなう徒手療法テクニックを使う前に、患者に準備をさせるためにも適している。このテクニックは、リズミカルに施術しても、静かに伸ばしても構わない。どちらの振動も、筋の緊張を下げる。

　このテクニックには、2つのバリエーションがある。1つ目のバリエーションは、治療中に対象とする椎骨を動かさない。脊柱はほかの構造の動きにつられて動くか、運動効果を最適化するために治療前に側屈することになるだろう。

最初のポジション─バリエーション1

　患者はニュートラルなポジションでうつ伏せになる。腹部の下にパッドを敷いてもよい。療法士は、両方の手を患者の反対側の背部伸筋に置く。母指を平らにして、筋塊と棘突起の間のくぼみに置く。そして、このくぼみにか

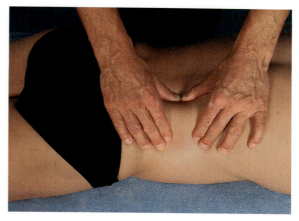

図8.16　うつ伏せでの腰の機能的マッサージのSP

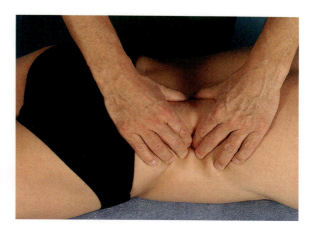

図8.17　うつ伏せでの腰の機能的マッサージのテクニック

なりの圧をかける。その他の指を外側に向け、肋骨アーチと腸骨稜の間にある筋腹の周りをつかむ（図8.16）。

テクニック

　筋をつかんだまま両方の母指で押し、その他の指を少し広げることで、筋を外側に伸ばす。この動きはかなり小さい。リズミカルに施術しても、静かに伸ばしてもよい（図8.17）。

> **ヒント：**このテクニックを成功させるには、母指で背部伸筋の内側縁に触れつづけ、滑らないようにすること。接点を失ったことに療法士が気づいたら、すぐに動きを止める。ごく小さな動きだけにする。

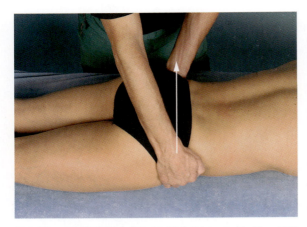

図8.18 背部伸筋を近づけてのSP（バリエーション2）―骨盤を療法士に近づける

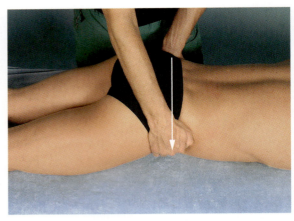

図8.19 背部伸筋を長くしてのSP（バリエーション2）―骨盤を療法士から遠ざける

最初のポジション―バリエーション2

患者の助けを借りて最初のポジションを変え、治療効果を高めることもできる。それには次のいずれかの方法をとる：

- 骨盤を療法士に近づける、または
- 骨盤を療法士から遠ざける

骨盤を療法士に近づけると、背部伸筋が近づき、ゆるむ → 筋が極端に張っているときにこの方法を使う。

骨盤を療法士から遠ざけると、背部伸筋が伸びる（反対側、図8.19）。すると筋は縦方向に事前に張った状態になる。同じように、筋緊張を下げるには横方向に伸ばすのもさらに効果的である → 筋が中程度に張っているときにこの方法を使う。

> **ヒント**：患者は重いので、患者の助けなしでは骨盤を動かさない。骨盤を動かすときに療法士を助けるにあたり、患者には正確な指示を出すこと。

どちらかに側屈すると横になったときの痛みが和らぐのでない限り、極端な痛みがある場合は2つ目のバリエーションを使わない。

側臥位での腰の機能的マッサージ

この機能的マッサージは、前述したマッサージよりかなりの動きをともなう。そのため、側屈を評価し、禁忌を確かめてから施術すること。とはいえ、筋緊張の低下とモビライゼーションは特に効果的である。

最初のポジション

患者は中間位で側屈して横になる。治療する側を上にする。療法士は両手を脊柱の脇に置き、上側の背部伸筋をつかむ。療法士の上側の前腕を患者の胸郭に置く。下側の前腕は大転子と腸骨稜の間の骨盤に置く（**図8.20**）。

テクニック

段階1：治療する背部伸筋を外側にずらす（空間的には天井方向に）。指腹で上に引き、母指をやや離すと、これを実現できる。

段階2：このテクニックを強めるときには、支えている領域に療法士の肘を押しつける。下側に置いた前腕を、この動きの中で最大80％滑らせる。上側に置いた前腕の役割は、胸郭が体につられて動かないようにすることである。側屈させることではない！　結果として、腰椎が側屈するのである（この例では右に）。これは段階1で行った背部伸筋の横方向の伸張に、縦方向の伸張を組み合わせ

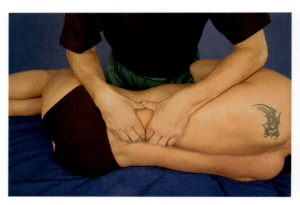

図8.20 側臥位での腰の機能的マッサージのSP

治療例 　215

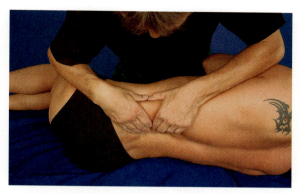

図8.21　側臥位での腰の機能的マッサージ、テクニックの段階2

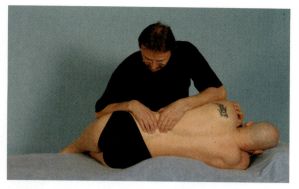

図8.23　側臥位での腰の機能的マッサージ、テクニックの段階3b

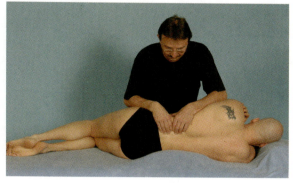

図8.22　側臥位での腰の機能的マッサージ、テクニックの段階3a

> **ヒント：**このテクニックのバリエーションで手の位置を変えれば、腰仙接合部領域の筋に到達できる（**図8.24**）。療法士の上側の手だけを、背部伸筋の内側周辺に引っかける。下側の手は骨盤上に置き、側屈を促すだけにする。背筋とはもう接していないはずだ。

　神経生理学的な補助を使って骨盤の可動域を広げ、下腿の動きを深めると、治療効果が高まる（段階3）。すると、腰椎の動きが深まる：

- 段階2での相反抑制
- 段階3でのコントラクト・リラックス法

段階2での相反抑制

　目的は、下側の筋を動かすことで、上側の背部伸筋を抑制することである。そのため、療法士は患者に、上側の骨盤を下に動かすよう指示する。患者がこの指示にしたがうには、下側の腰筋を動かすしかない（それによって上側の腰筋を抑制する）。療法士が両腕で側屈させるのと同時に、患者は動きはじめる。

ている（**図8.21**）。
段階3：側屈をしても痛みがない若い患者の場合は、下腿部をレバーとして使い、側屈の範囲を広げてもよい。患者の下腿部を治療台の縁からたらす（**図8.22**、段階3a）。療法士は前腕で骨盤を押し、患者は下腿部を下ろす（**図8.23**、段階3b）→ かなり側屈が深まる。すべての患者に対し、腰椎にこれほど大きな応力をかけることはない。そのため、このテクニックにはいくつかの禁忌がある：

- 腰椎に急性の痛みの症状がある場合
- 腰椎が不安定だと事前に言われている場合
- 片方の股関節に関節炎または深刻な可動制限がある場合
- 人工股関節置換術を受けた場合
- 理学療法の禁忌すべて

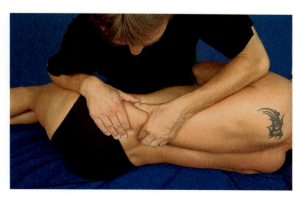

図8.24　腰仙部に置いた手の位置

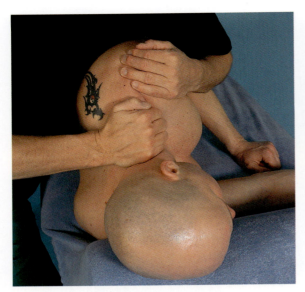 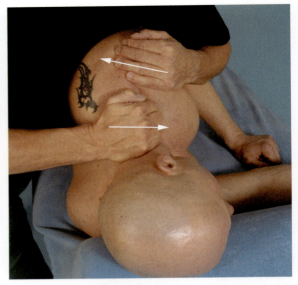

図8.25　側臥位での僧帽筋の機能的マッサージのSP　　　　図8.26　側臥位での僧帽筋の機能的マッサージ、バリエーション1

段階3のコントラクト・リラックス法

等尺性の筋活動にリラックス効果があることは文献で論じられている。今の段階では、神経生理学的な証拠はない。この原則は、臨床の現場で機能している。そのため、筋の緊張と弛緩に集中することで患者が徐々にこの手順に関与することと、リラックスするための十分な時間を患者に与えることが重要である。段階3の手順では、患者は両方の下腿部を治療台の高さに持ち上げ、数秒その状態を保ち、腰椎と骨盤にかかる緊張を知覚した後、下腿部を落とし、リラックスを感じる。その後にようやく療法士が手で側屈を強め、脊柱起立筋を変形させる。

側臥位での僧帽筋の機能的マッサージ

僧帽筋下行線維はよく痛みが生じ、張ることがあるが、側臥位での機能的マッサージは、張りを低下させるのに最も効果的な選択肢の1つである。このテクニックでは、縦方向の伸張（上肢帯の運動）と徒手での横方向の伸張を組み合わせる。患者は上肢帯の筋をゆるめられないことがよくあるので、まず肩甲骨を他動的に突き出し、引き入れ、挙上し、下げてから、斜めに動かす。療法士はこのとき、上肢帯の関節に痛みを引き起こすことなく必要な動きができるかを評価する。

テクニックはまず、僧帽筋をやや近づけたポジションで始め、次に肩を斜めに動かす。僧帽筋を覆った手で反対方向に、衝撃または圧を筋腹に与える。

最初のポジション

患者は中間位で側臥位になり、療法士の隣の治療台の縁にできるだけ体をずらす。療法士は立ったまま自分の体で患者を固定する。

片手を肩関節に置き、上肢帯を促し、もう一方の手のひらで僧帽筋下行線維をつかむ（図8.25）。

テクニックのバリエーション1─
手で前に伸ばし、押し下げ、引く

上肢帯をやや挙上し、突き出すことで筋を近づける（肩甲骨は前、上方に動く）。

手が皮膚の上を滑らないようにしながら、母指球で筋を前に押す → 横方向に伸ばす。

上肢帯を極端に押し下げ、引いたポジションにする（肩甲骨は後方、下方に動く、図8.26）→ 縦方向に伸ばす。

療法士の手から筋腹が滑り出したら、伸ばすのをやめる。

> ヒント：前述したテクニックの施術中、肩甲骨上角を療法士の手のかかとでこすりあげ続けると、肩甲骨がどくことがある。これは、十分な範囲まで他動的に腕を挙上し（肩関節の屈曲が90度以上）、このポジションを維持すると達成できる。肩甲骨は極端に外旋し、肩甲骨上角は下に動く。すると療法士が僧帽筋を手で覆うためのスペースが広がる（Matthias Grötzingerによるバリエーション、図8.27）。

治療例 **217**

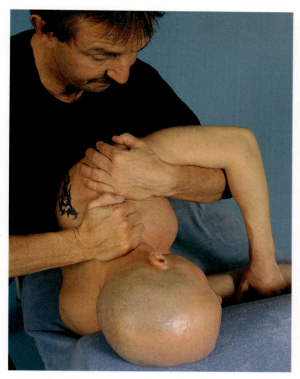

図8.27　側臥位での僧帽筋の機能的マッサージ、バリエーション1で腕を挙上する

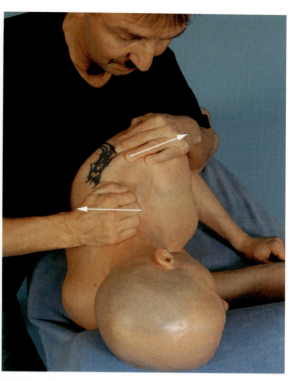

図8.28　側臥位での僧帽筋の機能的マッサージのSP、バリエーション2

テクニックのバリエーション2—
後ろに伸ばし、押し下げ、引く

　上肢帯をやや挙上し、引くことで筋をある程度近づける（肩甲骨は後ろ、上方に動く）。

　指を軽く曲げて、皮膚の上を指が滑らないようにしながら、筋を後ろに動かす。

　上肢帯を楽にして、かなり押し下げ、突き出す（肩甲骨は前、下方に動く、**図8.28**）。

　筋腹が手の下から滑り出たら、伸ばすのをやめる。ここには敏感な神経や血管構造があるので、指先でつまむときは細心の注意を払うこと。

> **ヒント**：治療する側から離すように側屈し、筋をさらに事前に伸ばしておくと、このテクニックは効果が上がる（治療台の頭側を低くするか、枕をはずす）。これにより、伸張はかなり効果が上がる（**図8.29**）。
> **注意**：側屈するときは患者が痛みを感じないようにし、テクニックを施術する前に評価する。

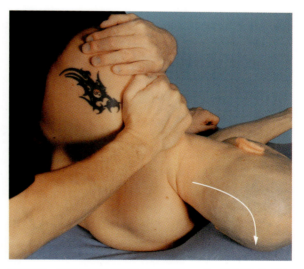

図8.29　側臥位での僧帽筋の機能的マッサージのSP、治療台の頭側を下げた

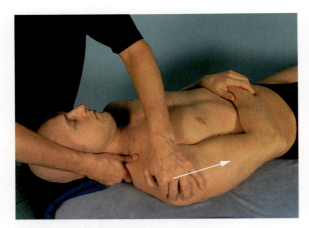 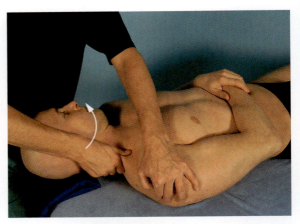

図8.30　仰向けでの僧帽筋の機能的マッサージ、バリエーション1

図8.31　仰向けでの僧帽筋の機能的マッサージ、バリエーション2

仰向けでの僧帽筋の機能的マッサージ

　仰向けのポジションでのテクニックを使っても、僧帽筋下行部と傍脊柱の頸の筋の張りを低くすることができる。首を回旋し、単純に上肢帯を押し下げる点で、側臥位でのテクニックとは基本的に異なる。そのため、施術前に、痛みのない首の可動域を評価すること。

最初のポジション

　患者は中間位で仰向けのポジションで、治療台の頭側寄りに横たわる。後頭部は実際には、いくぶん治療台の縁にかかる。たとえばたたんだタオルなどをパット代わりに敷いて、支える。注意：頸椎の下にパッドを敷かないこと！

　患側の前腕を腹部に置き、もう一方の手でつかむ（Oliver Oswaldによるバリエーション）。これは、肩甲骨の必要な動きを促す（図8.30）。

　療法士の体を、患者の側頭部につける。片手で上肢帯を動かし、もう一方の手で僧帽筋をつかみ、筋を覆う。療法士の前腕を患者の側頭部につける。

テクニック

　僧帽筋を横に、前方向に伸ばし、傍脊柱筋を脇に伸ばすことで、頭に近いほうの手で筋を覆う（僧帽筋と首の筋）。療法士は前腕で首を回旋させる一方、自分の体を少しずらす。もう一方の手で上肢帯を押し下げる。療法士が体で患者の頭を回旋の中間位に戻すと、筋が変形し、押し下げられた状態が楽になる：

- バリエーション1（図8.30）：僧帽筋、上肢帯の押し下げが強調され、首の回旋はそれほどではない。外側寄りをつかむ
- バリエーション2（図8.31）：傍脊柱の首の筋が強調され、それほど押し下げず、回旋をしっかり行う。そのため、内側よりをつかむ

練習問題

1. 背部／肩／首領域の触診を始める前に、療法士はどの骨の特定点をよく知っておくべきか？
2. 後面の軟部組織を触診するときに使う基準は何か？
3. 背部ではどの種の感覚の変化が特に危険だと分類されるか？
4. 「中枢感作」という言葉の意味を説明せよ。
5. 患者が腕を頭の高さに置いたとき、腰領域の触診をしないほうがいい理由は何か？
6. 患者が仰向けから支えのない座位に動いたとき、触診に際して、皮膚の状態はどのように変化するか？
7. どのようにして脊柱を中間位の側臥位にするか？
8. 皮膚の硬さを評価するとき、最も侵襲度が高いテストはどれか？
9. 患者の肌が敏感なときに皮膚の硬さを調べる3つのテストのうち、どれを使うか？
10. 筋の硬さを評価するときに最も適したテクニックはどれか？
11. 提案した手順を使い、筋の触診を一度、終わりまでやってみること。
12. 腰部で背部伸筋の深層を触診するのがより難しい理由は何か？
13. どの種の硬化した筋が、臨床的に関係があり、優先的に治療すべきだと思うか？
14. 腰の軟部組織テクニックで側屈を使うときの禁忌を挙げよ。
15. 僧帽筋の機能的マッサージでは、ポジションを変えると徒手で横方向と縦方向に伸ばすときの効率がよくなる。どのポジションに変えるか？

9 骨盤後面

骨盤領域の重要性と機能	223
この領域の治療でよく使う方法	223
必要とされる解剖学と生体力学の基礎知識	225
触診プロセスのまとめ	233
骨を簡易的に定位する触診テクニック	234
筋を簡易的に定位する触診テクニック	237
局所の触診テクニック	241
定位のための投影	249
骨盤——大転子領域の局所の触診	253
評価と治療のヒント	257
練習問題	258

9 骨盤後面

骨盤領域の重要性と機能

骨盤は、筋骨格系の運動および運動学の中心である。また、腰椎・骨盤・股関節（LPH）領域という機能ユニットの中心でもある。脊椎と下肢の運動連鎖はここで出会う。骨盤は、さまざまな生体力学的な要求に、特に立位のときは耐えなければならない。Vleemingは以下のように述べている（個人的なやりとり）：

> 「体のコアの安定性が骨盤を基点としているからこそ、3つのレバー（両脚と脊柱）を安全に動かせるのだ！」

骨盤は、系統発生的進化の過程でこれらの要求に適応してきた（図9.1）：

腸骨翼は大きく突き出して面積が広くなり、軟部組織、ひいては立位の姿勢に必要な筋、すなわち殿筋、背筋、腹筋が付着できるようになった。この突き出た領域は、複数の臓器を包み、保護している。

仙腸関節はかなり大きくなり、靱帯はかなり強くなった。仙腸関節と、寛骨臼または坐骨結節の間の負荷を伝える領域は、短く、強くなった。

仙骨は矢状面での位置は変わらないまま、腹腔に向かって内側に傾いた。これにより腰が前弯し、衝撃を吸収する力が高まった。また、靱帯が仙骨の位置を固定している。

仙腸関節の可動性は、年齢と性別に関連する。可動域は、特に女性ではホルモンに支配される。出産時は、骨盤の運動により産道がダイナミックに適応する。

股関節の、特に伸展時の可動性の増加も、系統発生学的な進化の結果である。大腿骨頭は体の鉛直線に組み込まれた。歩行時は、立脚中期に大転子の先端が前に運ばれる。

骨盤の筋は強くなり、耐久性も向上した。これにより体は効率よく垂直姿勢を保ち、片足で安全に立てるようになった。骨盤は腰椎にすばやく運動を伝達することで、脚から上がる衝撃を吸収し、股関節の可動域を広げている。

全体として、系統発生学的な適応は、筋骨格系全体の形態的・機能的適応のよい例になっている。こうした適

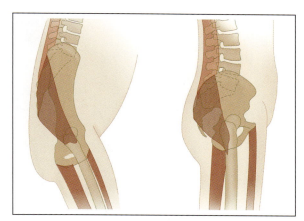

図9.1　進化による骨盤の発達

応は、主に次の3つの面から形成される：

- 二足歩行
- 手の把持機能
- 頭の空間調整

この領域の治療でよく使う方法

骨盤は、LPH領域（腰椎、骨盤、股関節）の症状を治療する際に焦点を当てられることが多い。さまざまな作業中に腰が強く緊張するためである。患者を評価するとき、療法士には特別なタスクがある。それは、患者が殿部や鼠径部の痛みに苦しんでいるときに原因を見つけることである。

痛みを生む構造は、以下のどれかだろう（痛みの原因となる組織）：

- 腰または胸下部の構造
- 仙腸関節とその靱帯
- 股関節の構造
- 殿部の神経
- 筋の構成要素

最後の項目は痛みの1次的または2次的要因となり、触

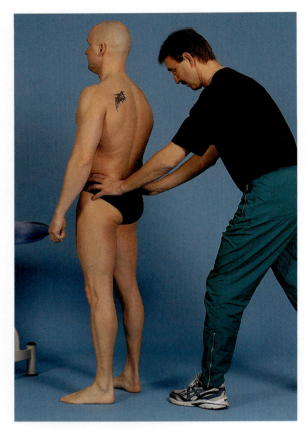

図9.2　立位での脊柱後面の触診

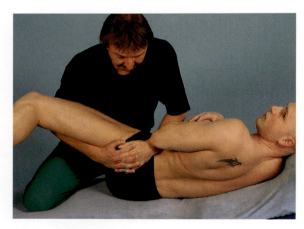

図9.3　仙腸関節を動かす

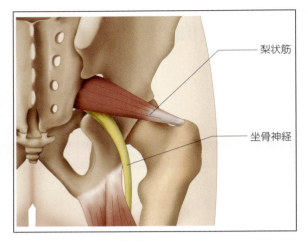

図9.4　坐骨神経の位置と経路

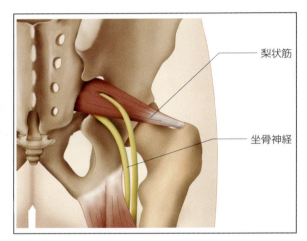

図9.5　坐骨神経の解剖学のバリエーション

れると張っていたり、痛んだりすることがある。

また、殿部の皮膚にあるヘッド帯にはさまざまな内臓の痛みが表れる。

そのため、殿部にはいくつかの評価テクニックや治療法が使われる。国際的にも、仙腸関節用の誘発・可動性テストは50以上もあるようだ。徒手療法ではグループごとに独自のテストを使っている。国際的に標準化する動きはまだない。これらのテストをするとき、あるいは患者を動かすとき、一部の骨の参照点（腸骨稜、前後の腸骨棘）を正確に触診し、反対側と比較することに意味がある場合は多い（図9.2）。

評価と治療では、仙骨と腸骨を逆方向に動かすことも多い（図9.3）。手を正しい位置にしっかり置くことがとても重要である。

末梢神経の一部は、殿部から支配する器官に向かう途中で局所的に刺激されることがある。坐骨神経の場合、これは2ヵ所で起きる（図9.4）：

- 梨状筋が極度に緊張するために生じる圧迫性神経障害（梨状筋症候群）
- 坐骨結節とハムストリングスの腱の起始で生じる摩擦（ハムストリング症候群）

必要とされる解剖学と生体力学の基礎知識 **225**

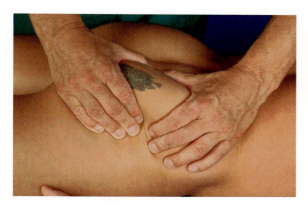

図9.6 殿筋を揉む

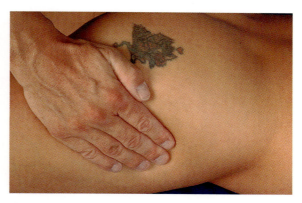

図9.8 滑液包炎の触診

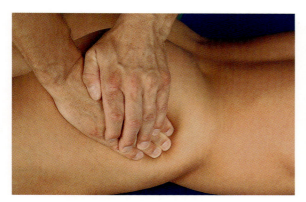

図9.7 殿筋の局所摩擦

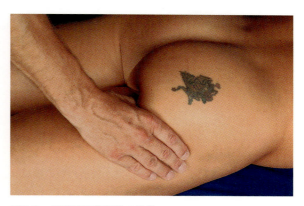

図9.9 骨盤底の筋活動の触診

　これらの問題は、圧をかけながら正確に、詳しく触診していくと確かめられる。

　梨状筋の圧迫性神経障害は、坐骨神経の少なくとも一部が梨状筋の筋腹を通る場合にだけ生じる。Vleemingによると、総腓骨神経が梨状筋の筋腹を貫通する人は全体の4-10％である（**図9.5**）。筋が収縮しつづけただけでは、神経は圧迫されないだろう。筋は滑らかで、神経と接する面は線維質だからである。また、全長4cmの筋腹が収縮時にそこまで広がり、神経を圧迫したり伸ばしたりすることはない。

　Travell and Simons（1998）のワークをもとにしたトリガーポイント療法では、痛みの独立した生成要因として働くかもしれない局所的に硬化した筋の位置に注目する。Dvořák et al. も、徒手で診断する際の圧痛点という課題に取り組んでいる。これらのポイントは、仙腸骨や腰の痛みの原因に関し、神経レベルの情報を臨床家にもたらす（Dvořák et al., 2008）。

　Dvořákは、圧痛点を腱障害や刺激ゾーンとして分類した。このときに局所体表解剖学を使い、適切な筋構造を見つけたり、触れると痛みを感じる点を各筋と関連づけたりしている。

　筋の病変は、揉む（**図9.6**）、局所摩擦（**図9.7**）、その他のさまざまな特殊なテクニックといった典型的なマッサージのテクニックを使って治療する。使える領域について療法士が知識を持ち、探している筋構造に正しく触れることができると、これらのテクニックをより正確に施術することができる。

　正確に触診できると、局所に直接圧をかけること（**図9.8**）で滑液包炎を確認したり（ばね股の一種があるときなど）、坐骨結節のすぐ内側の骨盤底での筋活動を知覚したりできる（**図9.9**）。

必要とされる解剖学と生体力学の基礎知識

　骨盤は「腰椎骨盤領域」の解剖学的・機能的中心である。脊柱と骨盤という2つの運動複合体が仙骨で出会う。つまり、脊柱の運動は直接、骨盤に伝わり、逆もまたそうな

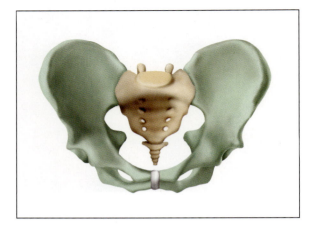

図9.10　骨盤の部位

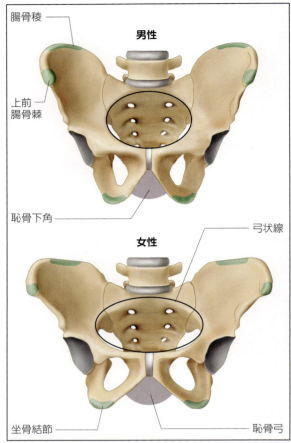

図9.11　性差と骨の参照点

のである。

　骨盤のいくつかのポイントは、静的にも動的にも重要である。それは、仙骨底、腸骨稜、仙腸関節、恥骨結合、そして坐骨結節である。たとえばここは座位でも立位でも負荷を伝えるため、さまざまなタイプの負荷がかかる。重要な靱帯構造や筋もここに付着する。

　驚くことに、解剖学の文献を見ても、骨盤の骨の構成は必ずしも一致していない。Netter（2004）は2つの寛骨しかここに含めていない。全体としては、骨盤は3つの大きな部位からなる骨性の輪として理解すべきである。それは2つの寛骨（腸骨、坐骨、恥骨からなる）と仙骨である（**図9.10**）。

　各部位は、可動性のある骨の結合や可動性のない骨の結合でつながれている：

- 可動性のある結合：2つの仙腸関節と恥骨結合
- 可動性のない結合：寛骨臼のY字型の癒着と、坐骨枝と恥骨下枝の間の癒着、仙骨横線にあり、もとは分かれていた仙椎体の間の結合

　可動性のある結合があるおかげで、骨盤にはある程度の柔軟性があり、上下方向から来る動的な衝撃を吸収できる。衝撃の吸収は下肢の重要な原則であり、それが骨盤へも続いている。このように骨盤に柔軟性があるため、より硬い骨盤構造から運動性のある腰椎へ、徐々に移行できるのである。

性差

　骨盤の特徴の性差については、ほぼすべての解剖学の本に書いてある。まとめると、これらの特徴は形による違いに基づいており、腸骨翼と坐骨結節で最も顕著に表れ

る。全体として、男性の骨盤は長くて細く、女性の骨盤は短くて幅広い。そのため女性の骨盤の形状は、出産時の産道のニーズに系統学的に適応した結果だと思われる。

詳しい違い：

- 男性の骨盤のほうが、腸骨翼の位置が高く、細い
- 骨盤輪の内側、すなわち骨盤上口の高さ、もしくは弓状線は、男性の骨盤のほうが丸く、女性の骨盤のほうが横に楕円になる傾向がある
- 女性の骨盤では、2本の恥骨下枝がアーチを作る（恥骨弓）。男性の骨盤では、角（恥骨角）と表現されてきた

　当然ながら、これら骨盤の骨の解剖学的特徴の違いは、局所体表解剖学にも影響する。特定の構造を探すときに、局所解剖学的に何を予測すべきか決まるからである（**図9.11**）：

- 腸骨稜は、腰部での簡易的な定位によく使われる。腸骨稜の最も高い部位は、女性より男性のほうが高いと

必要とされる解剖学と生体力学の基礎知識　　**227**

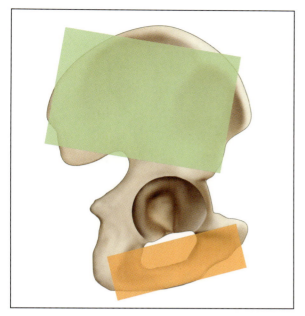

図9.12　寛骨上で平面を描く

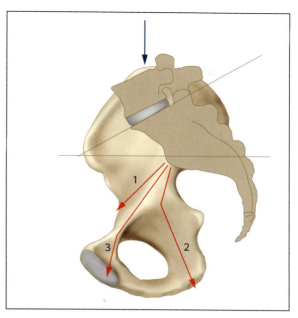

図9.13　寛骨内の海綿状の厚み

ころにある：
- 男性：たいていはL3-L4棘突起の間
- 女性：たいていはL4棘突起の高さ
- 腸骨稜同様、上前腸骨棘（ASIS）も、骨盤内での高さを判断するためにちょうどよい位置にある。女性のASISは、男性のそれよりもかなり離れているだろう。そのため、より外側で探す必要がある
- 恥骨下枝は、男性の骨盤ではかなり小さな角度を作る。そのため坐骨結節には、女性の骨盤より男性の骨盤のほうがかなり内側で触れるはずだ

寛骨

骨格の成長が止まった後は、筋骨格系最大の癒着した骨は寛骨である。寛骨領域の中央にある骨性の塊から、2つの表面が上下に広がる。
- 上の表面＝腸骨翼。この表面はすべて骨性である。境界は強い縁や突起で強化されている（腸骨稜とさまざまな棘）。腸骨翼の中ほども骨性だが、より薄く、貫通している場合もある
- 下の表面＝坐骨と恥骨の枝と、中央の膠原質の板（閉鎖膜）

これら上下の面に接して平面を描き込むと、これらの平面は互いに90度を作る（**図9.12**）。

　寛骨の突出した縁、棘、そして両平面の平らな領域は、筋や靭帯の起始や停止として機能する。解剖学の標本を見ると、腸骨は小殿筋群と腸骨筋でほぼ完全に囲まれている。閉鎖膜も同様に、外閉鎖筋と内閉鎖筋の間にある。このように寛骨には、一連の自動の動的な力が働くのである。

　前述の寛骨の骨性の縁と中央の骨の塊のほかに、かなり海綿状で厚みがある部位（**図9.13**）の位置も特定できる：
- 立位では、体重は仙腸関節から寛骨へ弓状線に沿って移動し、逆もまたそうなる。弓状線は、大骨盤と小骨盤を分ける（1）
- 座位では、体重は仙腸関節と坐骨結節の間で移動する（2）
- 圧や引張の応力は、寛骨から恥骨上枝を通って恥骨結合上に伝わる（3）

体重は仙腸関節で脊柱から骨盤に移動する。立位では、これは全体重の約60％にあたる。

仙骨

仙骨は骨盤を構成する3つ目の骨で、中央にある。もとは別々だった5つ以上の椎体が癒合してできたことは、よく知られている。最終的に骨化して1つの骨になるのは50代である。それまでは、軟骨性の円板の名残がある。

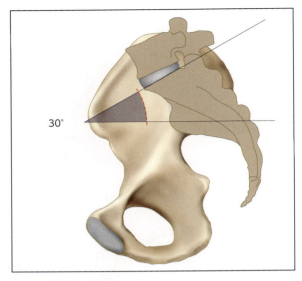

図9.14　仙骨の位置

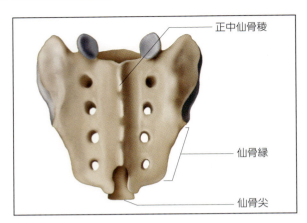

図9.16　仙骨、後面

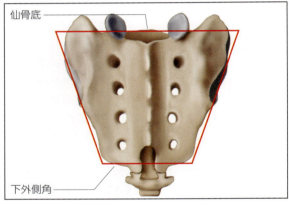

図9.15　仙骨の全体の形状

仙骨の特徴的な形は、後ろから見るとよくわかる（図9.15）。これはさまざまな構造によって特徴づけられている：
- S1終板（仙骨底）
- 仙骨の側面：
  - S1-S3＝耳状面と仙骨粗面（どちらも触れられない）
  - S3-S5＝仙骨縁（触診できる）
- 下外側角の間の結合

仙骨が三角形ではなく台形であることは、これで明らかになる。

詳しい解剖学
仙骨の後面を見ると、さらに面白い詳細が分かる（図9.16）：
- S1は椎体終板だけでなく、上関節突起も受ける。これらがL5と、最も下の脊椎関節をなす
- 一般に、骨の標本では両側の4カ所から中が見える。仙骨孔は同じ高さで前後にあり、脊髄神経の前枝と後枝が脊柱から出て末梢に行けるようになっている
- 残りの後面全体に長い稜線がある。これらの稜線は、成長して1つになった仙椎の痕跡でできている。正中仙骨稜は、触診ではこれらの稜線のなかで最も重要である。仙骨棘突起の痕跡が不規則な突出として見え、触れられる。その他の稜や後仙骨孔は、厚い筋膜や多裂筋で隠されている

仙骨尖と尾骨
仙骨尖は仙骨の下縁をなす。中央にあり、下外側角をつないだラインよりやや下にある。ここに尾骨との可動性のある結合がある。これは文献によって、滑膜性の連

位置とポジション
骨盤にある脊柱の後弯した部位の位置とポジションは骨盤の正中断で特定できる。仙骨は骨盤腔に向かって傾いていて、その角度は横断面とS1終板から延ばした線の間の角度を使って計算できる（Kapandji, 2006）。これは一般に約30度である（図9.14）。

仙骨の位置から以下のことがいえる：
- 仙骨は腰の前弯の基礎で、そのおかげで脊柱には2つのS字の弯曲がある
- 仙骨の先端は後ろを向いており、産道の下部を広げている
- 立位での垂直の負荷は、ずらす運動より回旋運動のほうへ伝わる（下垂する傾向）。これは靭帯に吸収される

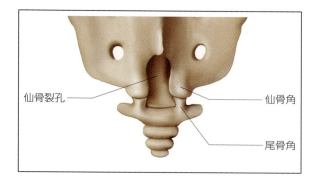

図9.17 仙尾骨の移行部

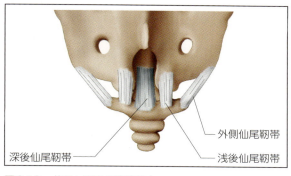

図9.19 仙骨と尾骨の靱帯結合

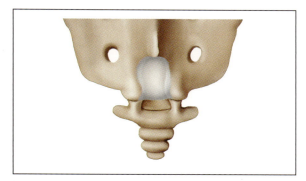

図9.18 仙骨裂孔と膜

結にも軟骨結合（椎間板をともなう）にも分類される（図9.17）。

仙骨下部領域の構成はかなり多様である。正中仙骨稜は通常S4の高さまで走行する。普通、棘突起の痕跡がS5の高さで見つかることはない。そのかわり骨性の裂、すなわち仙骨裂孔が見られる。Lanz and Wachsmuth（2004a）によると、この後面の裂がS5の高さで見つかるのは全体の約46％だけで、33.5％ではS4-S3の高さまで広がっていた。そのため、仙骨下部では触診の定位をするのがきわめて難しい。

仙骨裂孔に導くS5の弓は不完全で、膜に覆われている（図9.18）。小さな骨性の角（仙骨角）が側面の境界をなす。これらの角は、ほとんどの場合で簡単に触れられるが、大きさはさまざまで、形も不規則である。これらは尾骨にある2つの小さな骨性の突起、尾骨角と面しており、それらも触れられる。

S5の高さで仙骨を覆う膜は棘上靱帯の連続体で、浅後仙尾靱帯として尾骨まで続く。膜は脊柱管が下方で先細りするまで覆っている。触れると硬く、弾性がある構造で、骨性の境界とは明らかに区別できる。

仙骨と尾骨をつなぐその他の靱帯は以下である（図9.19）：

- 深後仙尾靱帯、後縦靱帯の続き
- 外側仙尾靱帯、浅後仙尾靱帯（角間と外側）、もとの黄色靱帯と横突間靱帯の連続体と思われる

これらの靱帯構造は、尻もちをついたり、特に尾骨を打ったりしたときに外傷性の過伸展をする。直接触診するときは、横断摩擦をして痛みを緩和すると、圧痛をうまく治療できる。

骨盤の靱帯

骨盤の靱帯は、位置と機能によって分類できる。そのため、以下の靱帯がよく知られている：

- 仙腸関節表面の接触を維持する働きをもつ：
  - 骨間仙腸靱帯。仙腸関節のすぐ後ろにある
- うなずき運動を制限することで、仙骨を固定する：
  - 前仙腸靱帯（関節包を補強する）
  - 後仙腸靱帯
  - 仙結節靱帯
  - 仙棘靱帯
- 起き上がり運動を制限する：
  - 長後仙腸靱帯

関節包の前部（前仙腸靱帯）はとても薄く（1mm以下）、力学的な関連性がほとんどない（IAOM研究グループとの個人的なやりとり）。関節にかかる圧が高まると、これらは簡単に貫通する（関節炎）。この靱帯全体は仙腸関節の後ろで機能するため、腸骨後面のテスト（仙腸関節テスト）をしても伸ばされない。

骨間の靱帯はとても短く、侵害受容があるため、仙腸の病理があるときは痛みの生成要因として働く（不安定や妨害）。この靱帯の機能は、各仙腸関節で牽引を維持することである。

体が垂直のときに仙棘靱帯と仙結節靱帯にかかる応

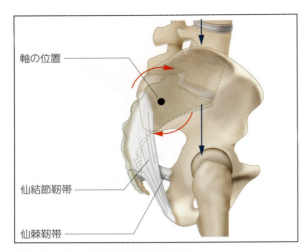

図9.20　うなずき運動を制限する機能

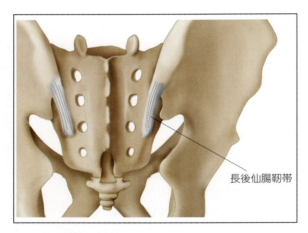

図9.21　長後仙腸靱帯

仙腸関節

　筋骨格系の中心的要素として骨盤が重要であることはすでに述べた。仙腸関節の例外的な重要性を理解するため、まずさまざまな運動連鎖間の機能的関係を明らかにする。

第1運動連鎖：脊柱の一部としての仙骨
　L5、仙骨、腸骨は運動連鎖をなす。どの骨を動かしても、ほかの骨が動くからだ。病理や治療の影響を特定の高さにはっきり寄与することはほぼ不可能である。腸腰靱帯（特に下部の短く、硬い部分）は、この連鎖内の連結に重要である。

第2運動連鎖：下肢の一部としての仙骨
　仙腸関節の最大の運動は、対称的に、負荷がかからない状態で股関節も動くときに起きる。たとえば、仰向けで股関節を屈曲するときである。

第3運動連鎖：骨盤輪の一部としての仙骨
　仙腸関節の生体力学は、恥骨結合によって制御される。腸骨の大きく、反対方向の運動は、主に恥骨結合で出会う。仙腸関節の不安定性も、恥骨結合に影響する。そのため、仙腸関節が不安定なときは、恥骨結合のゆるみをともなうものと、ともなわないものに区別する。
　筋骨格系に関する話題で、仙腸関節ほど異論が出るものはあまりない。仙腸関節についての見方や意見は、徒手療法の研究グループ間でも、徒手療法士とオステオパスの間でも異なる。そのため仙腸関節の重要性については、療法士個人の基準や、視点によっても異なる。

仙腸関節に関してさまざまな意見が出る理由

特殊な解剖学的要因
　仙腸関節の構成は、「典型的な」関節と比べられない（図9.22）：
● 前方は硬い関節で（半関節）、後方は靱帯構造を経由して骨を連結する（靱帯結合）
● 関節の表面はどの高さでも曲線的で、稜と溝がある
● 仙骨の関節表面はとても厚みがあり、腸骨の表面は極めて粗い

運動中の仙腸関節の動き
● 仙骨と腸骨はつねに3次元で互いに反対に動く
● こうした運動中の軸の位置を表現しようとすると、極め

力を見ると、**うなずき運動を制限する**靱帯の機能を簡単に理解できる（**図9.20**）。体重の約60％はS1終板にかかる。終板はうなずき運動／起き上がり運動の軸のかなり前方にあるため、仙骨底はさらに骨盤腔に落ちやすくなる。この傾向は、関節のすぐ近くにある前後の靱帯で打ち消される。仙骨尖は前上方に自ら傾きやすい。この運動は、仙棘靱帯と結節靱帯によって打ち消される。

　長後仙腸靱帯（図9.21）は、左右の上後腸骨棘（PSIS）をそれぞれ仙骨縁とつなぐ。全長は約3-4cm、幅は1-2cmで、仙結節靱帯まで下方に伸びる。これは起き上がり運動を打ち消す唯一の靱帯である。このことはVleeming et al.（1996）で言及され、何度か出版されている。Dvořák et al.（2008）でも言及されている。

　多裂筋の線維は、この靱帯の内側に伸びるときにわかる。この靱帯の一部は外側の大殿筋から始まる。

必要とされる解剖学と生体力学の基礎知識 **231**

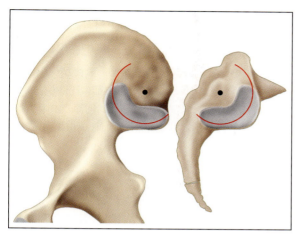

図9.22　仙腸関節の表面（Kapandjiより）

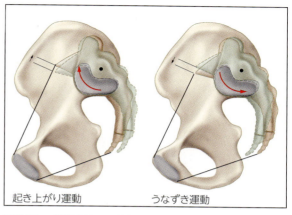

起き上がり運動　　うなずき運動

図9.23　仙腸関節の運動（Kapandjiより）

て複雑になる
- 運動は主に前横軸（横断）の周りで生じ、極めて小さい（Goode et al. [2008] によると最大で約2度）。これらの運動はうなずき運動と起き上がり運動に分類される（**図9.23**）。関節の可動性は、特に女性の場合、ホルモンに影響される（Brooke, 1924とSashin, 1930）。たとえば関節炎などのために仙腸関節の機能障害があるときも、可動性は高まる
- 男性の仙腸関節は、骨の橋が形成されるため、50歳くらいから固定されはじめる（Brooke, 1924とStewart, 1984）

仙腸関節の複雑さを知ると、標準的な評価方法や治療テクニックについて論じたよい研究がわりに少ない理由が簡単に理解できる。評価だけでも50以上のテストがあるのだ。

> そのため、仙腸関節はあいまいで理解しにくいのである。謎めいた構造で、経験と予測が入り混じった踊り場といえる。

仙腸関節の生体力学

仙腸関節は、構造と組織の強さによって保持されている。このことは、前頭面で関節表面の全体のアライメントを見ると理解できる。Winkel（1992）によると、関節表面は鉛直線から約25度傾いている（**図9.24**）。

仙骨は楔状のため、耳状の表面が、同じような形の腸骨の関節表面上で自らを支えることができる（フォース・クロージャ）。それでも、関節の構成と、平らではなく粗い表面の摩擦係数だけでは、仙骨のポジションを固定するのに十分ではない。

そのため、関節表面を保持するにはさらなる力が必要なことが明らかになる（組織の強度で関節を保持する）。特に骨間仙腸靭帯がこの機能を担う。これらの靭帯は関節表面のすぐ後ろにあり、短く、とても強く、侵害受容に支

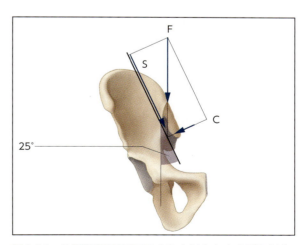

図9.24　仙腸関節表面のアライメント（Winkel, 1992より）
F＝力、S＝ねじる力、C＝圧迫

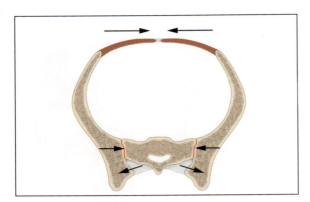

図9.25　前面から腸骨にかかる張力

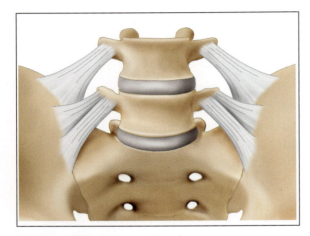

図9.26　腸腰靭帯（Kapandjiより）

配された膠原線維でできている。仙腸関節は、男性の場合はより関節の構造に、女性の場合はより組織の強さによって保持される。

骨間靭帯は筋構造とその他の靭帯構造に支えられ、全体としてうなずき運動の制限要因として働く。そのため、これらの構造は仙腸関節をさらに固定させる要因といえる：

- 前面の腹筋（特に腹斜筋と腹横筋）が腸骨を前に引き、骨間靭帯を張らせる（図9.25）
- 複雑な胸腰筋膜は、腰椎仙骨領域の重要な固定要因と考えられる（Vleeming et al., 1995）
- 多裂筋は、流体力学的な強化要因として働く。収縮時に膨張することで、胸腰筋膜を張らせる
- 大殿筋は仙骨後面から始まる。浅層の線維は仙腸関節をまたぎ、同様に胸腰筋膜に放射する
- 梨状筋は仙骨前面から始まる。そして仙腸関節をまたぐ

- 骨盤底筋、たとえば尾骨筋や肛門挙筋は、骨盤後面に力を行使する
- 前後の仙腸靭帯は、仙棘靭帯や仙結節靭帯とともに、主に仙骨のうなずき運動を制限する。負荷がかかるとこれらの靭帯が緊張し、同様に仙腸関節の圧迫も強まる
- 腸腰靭帯のいくつかの部位が、仙腸関節の中ほどをまたぐ。腰の前弯により、仙腸関節表面への圧迫が強まる（図9.26）

Pool-Goudzwaard et al.（2001）は研究のなかで、腸腰靭帯が仙腸関節を固定する機能について述べた。靭帯を横に少しずつ切断すると、矢状面で仙腸関節の可動性が大きく高まった。

仙腸部の運動が腰椎下部に伝わるときも、その逆のときも、この靭帯が寄与する。骨盤輪内の運動やL4-S1の運動は、つねに運動連鎖とみなすべきである。

> 数年前までは、典型的な半関節である仙腸関節には独自の筋がないと考えられていた。運動機能に関しては、この予測は正しい。しかし、さまざまな、動く靭帯や筋という形でのフォース・クロージャが関節表面を保持し、仙腸関節を固定していることは記録しておいてもよい。

仙腸関節での靭帯の活性化

関節付近で筋と靭帯が相互作用することは、以前から知られている。膝関節が完璧な例だろう。筋が関節包・靭帯構造に伸びることを、靭帯の活性化という。ここでは骨盤の靭帯を2例紹介し、この領域で筋と機能的膠原が強く接することを示す。

仙結節靭帯

仙結節靭帯は、以下とつながっている：

- 後方からは大殿筋と
- 下からは大腿二頭筋と
- 前からは梨状筋と
- 内側からは尾骨筋と

Vleeming et al.（1995）は、大腿二頭筋に活性化された仙結節靭帯が、仙腸関節におよぼす機能的な重要性について以下のように説明している：

ハムストリングスが、歩行の遊脚相末期に最も動くことはわかっている。ハムストリングスは踵接地の数ミリ秒前に前脛骨筋のスイングを遅くし、膝の伸展を減速する。

緊張した大腿二頭筋長頭は、大きな膠原束を経由して

触診プロセスのまとめ　　233

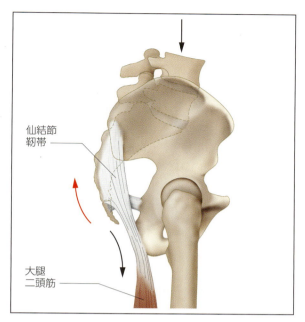

図9.27　仙結節靭帯を動かす

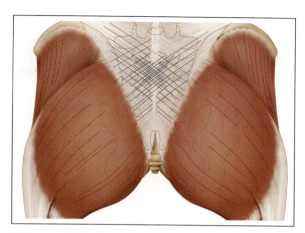

図9.28　胸腰筋膜での膠原線維のアライメント

（しかも坐骨結節とは接することなく）仙結節靭帯に合し、この靭帯を動かす（図9.27）。大腿二頭筋の活動により、仙骨が完全なうなずき運動をすることを防ぎ、着地前に仙骨関節を直接固定するのである。

胸腰筋膜

胸腰筋膜は3層からなる：

- 浅層—後方の層
- 中間層—腰椎横突起に付着
- 深層—腰方形筋と腸腰筋の前にある、前方の層

後方の浅層は、胸腰筋膜を緊張させられる複数の筋から生じる膠原線維を含む：

- 広背筋
- 脊柱起立筋
- 大殿筋

どの筋も胸腰筋膜を動かせる。胸腰筋膜は、広背筋と反対側の大殿筋の間で斜めのスリングを形成する（図9.28）。スリングの力は関節表面に垂直にかかり、強く回旋するときに仙腸関節と腰椎下部を固定する。その結果、これに関与する筋と筋膜は、仙腸関節の主な固定筋に属することになる。このスリングは、抵抗に抗って体幹を回旋すると、特に鍛えられる。

この筋膜層は黄色靭帯まで棘上靭帯と棘間靭帯ともつながっている。Vleeming（個人的なやりとり）はこれについて、「全体が動的に固定されている」と述べている。

筋は、中間層と深層も動かす。腹横筋が中間層を緊張させることはよく知られている（第10章p.268の「靭帯の詳しい解剖学」の項も参照）。

骨盤の筋に関して必要な背景情報は、p.237の「筋を簡易的に定位する触診テクニック」の項を参照すること。

触診プロセスのまとめ

以下に、骨盤後面領域の触診についての2つの異なるアプローチを説明する：

- 簡易的な定位
- 局所の触診

簡易的な定位は、診断や治療をする作業領域の輪郭となる、目立つ骨のランドマークの位置と形をざっととらえたいときに使う。大きな筋を見つけ、その位置や走行を互いに区別する。

局所の触診の目的は、重要な骨の参照点（ランドマーク）を見つけ、形や組織を正確に区別し、末梢神経の経路を特定することである。そのためには、触診テクニックを説明し、定位のための補助線を皮膚に引き、届きにくい構造や互いに区別しにくい構造を目立たせる。

骨を簡易的に定位する触診テクニック

触診する構造の概観
- 腸骨稜
- 大転子
- 仙骨
- 坐骨結節

まず、この領域の大きな構造を探し、骨盤帯領域で手早く、効率よく定位できるようにする（**図9.29**）。腸骨稜、大転子、仙骨、坐骨結節である。

療法士はさまざまな理由から、これらの構造の位置と寸法を意識すべきである。骨のランドマークは、大殿筋の治療に使う領域の縁をなす。正確に定位できると、たとえば典型的なスウェーデン・マッサージや機能マッサージテクニックでは、大殿筋の治療で実際に施術する領域は最初の予測よりかなり狭くなるはずだ。あまり定位できていないと、仙骨にマッサージをしてしまうこともときにはある。簡易的な定位をすると、治療する領域を殿筋とその付着に限定できる。

> これらの大きな骨の構造は、後述する正確な局所の触診のための重要な手がかりになる。

最初のポジション

患者は中間位でうつ伏せのポジションで治療台に横になる。体が外側にずれたり、回旋したりしないようにする。腕を体の脇に置く。患者が腕を頭上に上げると胸腰筋膜が緊張し、腰椎仙骨接合領域でのさまざまな構造の触診が難しくなるので、上げないこと。頭は、できれば中間位にし、鼻を治療台の顔用の穴に入れる。療法士は、触診しない側の治療台の脇に立つ。詳細については、第8章p.206の「最初のポジション」を参照すること。

腸骨稜

腰椎・骨盤・股関節領域で定位するにあたり、腸骨稜の位置を特定することは最も早く、望ましいアプローチである。ここから腰椎領域での自分のおよその位置を確かめ、肋骨最下部を見つけ、骨盤上縁の位置を特定することができる。

テクニック

簡易的な定位は、患者の体の両側で同時にできる。両手の表面を硬くして、母指を外転する。手の外側を患者のウェストに置き、中程度の圧をかけながら内側に動かす。組織の抵抗が明らかに増え、それ以上動かなくなるまでこのテクニックを続ける（**図9.30**）。

この位置から始めて、手をさまざまな方向に押す：
- 内側方向に圧をかける → 抵抗は柔らかく、弾性がある：広背筋、腰方形筋、脊柱起立筋の縁に圧がかかる。これは、ほぼL3/L4棘突起の高さである
- 上方向に圧をかける → 抵抗はかなり固くなる。下のポジションから進むと、第12または第11肋骨に到達する

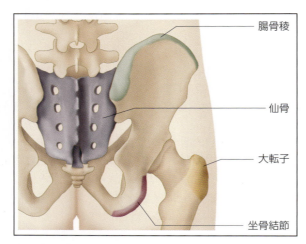

図9.29 骨の参照点

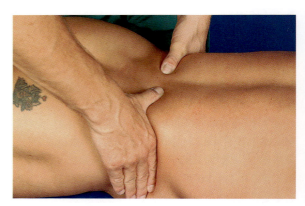

図9.30 簡易的な定位：腸骨稜

骨を簡易的に定位する触診テクニック 235

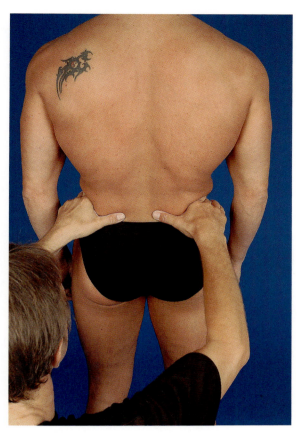

図9.31　簡易的な定位：腸骨稜―立位のSP

● 下方向に圧をかける → 抵抗はかなり固くなる：上のポジションから進むと、腸骨稜＝骨盤の上縁に圧がかかる

　肋骨下部と腸骨稜の間を触診すると、この距離が指の幅約2本分で、よくある骨格モデルより明らかに小さいことに気づく。このように距離が短いため、第11/12肋骨には柔軟性が必要なのである。強く側屈するとき、肋骨下部は腸骨稜に近づき、ときには弾力的にそこからそれるはずである。

ヒント：ウェストの軟部組織のせいで、触診で腸骨稜と肋骨下部を区別できないときは、前から触診を始める。上前腸骨棘の位置も、うつ伏せであれば正確に特定できる。ここから、腸骨稜の上縁を体幹後面までたどれる。

　ここで説明したテクニックは、骨盤の傾斜の有無の評価でも使われる。最初のポジション（SP）としては、二足の立位を使う（**図9.31**）。このSPでは、立位の姿勢を保つためにかなりの筋活動が必要になる。筋の緊張が高まるため、触診ではより強い抵抗を感じ、触診が難しい。そのため、この場合の骨の参照点に基づいた結論や評価は信頼できない。

大転子

　大腿骨近位で直接アクセスできる部位は大転子だけなので、ここは外側股関節領域で定位するための重要なポイントである。ここには骨盤から来る多くの小さな筋が付着し、小殿筋から生じる力のために、てこの腕を長くしている。さらに、大転子をもとにすれば、大腿骨の形状について結論を出せる。

テクニック

　この領域の局所解剖学を視覚化できると、療法士にはとても役立つ。大転子の位置を正確に図示できないときは、定位のために2つの補助が使える：
● 大転子は、ほぼ仙骨尖の高さで見つかる。これは、S5の肛門裂が始まる高さくらいである（**図9.32**）
● 大転子は、腸骨稜から手のひら1つ分ほど下にある

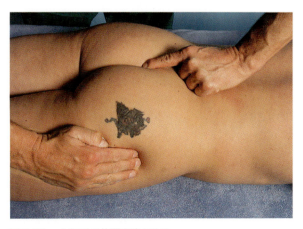

図9.32　大転子の位置を確かめる

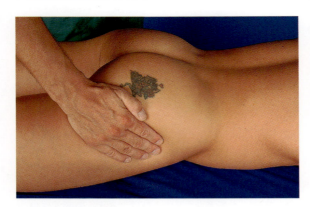
図9.33　大転子の触診

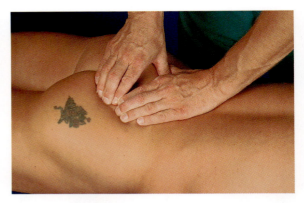
図9.35　仙骨縁の触診

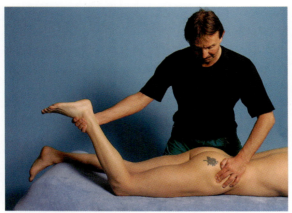
図9.34　動かして確かめる

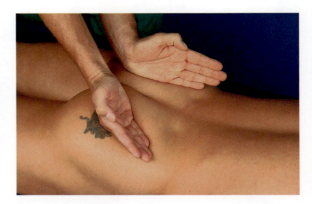
図9.36　仙骨の大きさを示す

　手を平らにして骨盤外側に置き、直接触れると、大きくて丸い構造——骨性で、触れると硬い——を感じるだろう（図9.33）。

ヒント：患者によってはこの領域が太っているため、大転子を見つけるのが難しいことがある。そのようなときは、別の方法で大転子の位置を確かめる。療法士は反対側の膝を曲げて、下腿部をてこにして、股関節を内旋・外旋させる。すると触診する指の下で大転子が前後に転がるので、大転子の外側表面と上面も触診できる（図9.34）。

　大転子の上端に付着する筋はいろいろあるが、緊張しやすい梨状筋も付着する（p.250も参照）。大腿骨前捻角度（FNA）を徒手で判断するときは、外側表面がよい手がかりになる（第5章、p.118も参照）

仙骨

　仙骨の下端は肛門後の溝の始点にあり、手の幅1つ分ほど上に伸びる。前述したように、仙骨は一般の予想より、あるいは骨格標本で見るよりかなり幅が広い。

テクニック

　仙骨がありそうな領域で、片手または両手の複数の指先を、長軸に対して垂直に置く。肛門後の溝より指の幅数本分上である。

　横断触診を使う。仙骨は平らで、不規則な形の構造として感じられる。硬さの評価中に直接圧をかけると、つねに硬く感じる。仙骨上の構造をより正確に区別する方法は後述する（p.244以降を参照）。指腹が前に滑るまで、外側方向に横断触診する（図9.35）。

　硬さを評価すると、柔らかく、弾性のある抵抗を感じる。これが仙骨縁で、今度はそれに沿って上下になぞる。下方向に触診すると、仙骨下外側角に至る。

> **ヒント:** 2つの縁の位置がわかったら、両手の内側縁を使って仙骨縁の全長を確かめる。すると、骨盤帯の中央にある仙骨の全幅がわかる（**図9.36**）。正確な触診の項で説明するが、触れた縁が仙骨の全長ではない（上下方向の寸法）。縁に触れられるのは、下角からS3の高さまでだからだ。仙腸関節と腸骨稜は、上端で連結する。

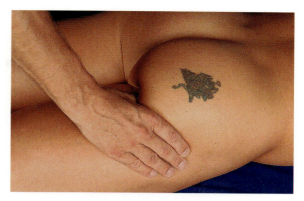

図9.37　坐骨結節の位置を確かめる

坐骨結節

　坐骨結節も大きな構造で、定位する際の重要なポイントである。厚い靱帯（仙結節靱帯）や筋（ハムストリングス）の重要な付着点である。

テクニック

　つまむようにして（母指の内側）、殿溝に沿って内側方向に触診すると、母指が結節の硬い抵抗に出会う（**図9.37**）。結節は驚くほど幅広い構造である。ここでは結節の先端のみが関係する。

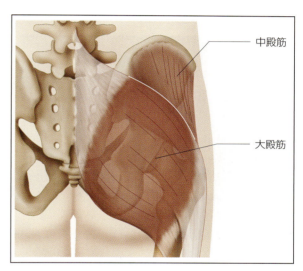

図9.38　骨の境界の間にある殿筋の位置

筋を簡易的に定位する触診テクニック

触診する構造の概観
- 仙骨―内側
- 腸骨稜―上
- 坐骨結節―下
- 大転子―下外側

　骨を簡易的に定位したことで、殿部の筋の軟部組織の位置もわかった（**図9.38**）。筋は仙骨―内側、腸骨稜―上、坐骨結節―下、大転子―下外側の間に広がる。
　ほとんどの場合、殿部の筋や、付着の縁や、突出したポイントは認識できない。これらの筋の位置や縁を確かめるには、筋活動が必要になる。

最初のポジション

　患者を前述した中間位のうつ伏せにすると、外側の筋に十分アクセスできる。SPとして側臥位を使ってもよい。

大殿筋

　骨盤後面で最も目立つ筋構造は、殿部の大きな筋である。たいていの場合、筋を動かすと筋腹がはっきり見える。この筋は肛門後の溝と殿溝の発達に大きく貢献しているので、筋腹の内側縁と外側縁がはっきり定義されている。上下の縁の定義ははるかに難しい。

テクニック―筋腹の中央

　筋の形を示すために、患者に下腿を治療台から上げてもらう。それだけでは位置を特定できないときは、自動の股関節伸展に片手で抵抗を加えてもよい（**図9.39**）。それでも筋を定義するのに十分でないときは、手を平らにして殿部の中央に置き、股関節を伸展して筋をもう一度動かす。

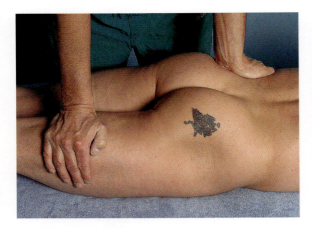

図9.39　大殿筋の活動

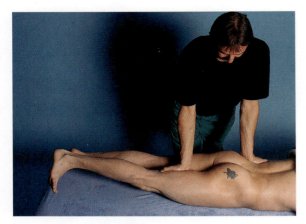

図9.40　大殿筋の活動を高める

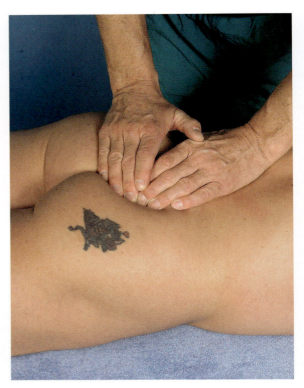

図9.41　大殿筋の触診―ゆるめたときの起始の領域

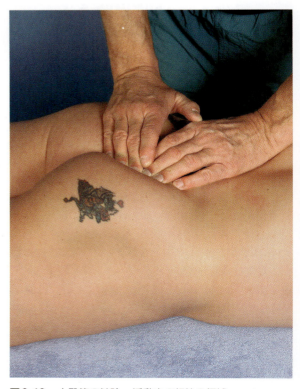

図9.42　大殿筋の触診―活動中の起始の領域

> **ヒント:** 抵抗の有無にかかわらず、自動で伸展しても筋腹の形を定義できないときは、大殿筋のもう一つの機能を使ってよい。筋の収縮を繰り返すと、隆起と輪郭をさらに強調できる。

　大殿筋は強い股関節外旋筋である。矢状横断（矢状）面での作用については、文献では異論がある。筋の上部が内転・外転軸の上にあるため、筋が股関節を内転させるだけなのか、外転もさせるのか疑問が残るからである。小殿筋と区別しやすくするには、股関節を内転するとよい。
　以下の方法を使い、筋活動を高める：
- 患者が足の先を外側に回し、かかとを内側にし、脚を挙上する
- 筋を伸展・外旋させたまま、療法士が大腿内側からさらに圧をかけて、内転を刺激する（**図9.40**）

この方法を使うと、筋の輪郭が最大限に隆起する。筋の縁には、特に筋腹の中央から到達できる。

テクニック―起始の領域

上内側方向に触診すると、起始(近位の付着)の位置を特定できる。触診して筋腹をたどると、主に仙骨に至る。筋の起始は、文献では仙骨縁と記載されていることがある。しかし、療法士が触診すると、予想に反して骨の縁ではなく、仙骨の中央にまで達することがわかっている。これは筋の浅層の解剖学を見たときに、そこに骨の付着がないことから説明できる。むしろ、筋のこれらの部位は胸腰筋膜に放射している。

> **ヒント:** 仙骨表面での筋の寸法は、筋を交互にゆるめたり(図9.41)、張らせたり(図9.42)すると、より正確に触診できる。

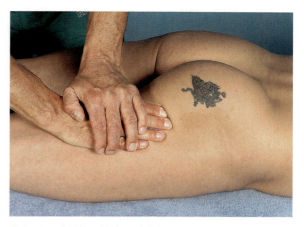

図9.43　大殿筋の触診―活動中の停止の領域

テクニック―停止の領域

筋腹の中央から触診を始め、下外側方向に進めると、大殿筋の停止(遠位の付着)の位置が特定できる。ここはつねに大転子の下にある。

また、触診で付着点(殿筋粗面)を区別することもできない。必要であればゆっくりリズミカルに筋を動かしながら、筋の全長をなぞると、触診は大腿のわりに外側で終わる(図9.43)。ここでも、筋の浅い部位が骨の付着を示すことはない。むしろ筋は軟部組織に放射する。この場合、軟部組織とは腸脛靱帯である。Dvořák et al. (2008) は、この部分を脛骨部と述べている。そのため、下外側で筋をはっきり定義することはできない。

テクニック―内側縁

前述したテクニックと比べると、内側の境界は見やすく、簡単に触診できる。ここでは、筋が肛門後の溝を作る。股関節を伸展すると、坐骨結節を覆う。

テクニック―外側縁

大殿筋の上外側部と小殿筋を区別するのはとても難しい。殿部は、ゆるんでいるときは、単一の隆起した形をしている。大殿筋が張っているときも、筋の縁ははっきり認識できない。また、部分的に中殿筋の後部を覆っている。伸展または外旋しながら筋を収縮するだけでは、筋を区別できない。小殿筋の後部も同じような作用をするからである。そのため、療法士は内転(大殿筋)または外転(中殿筋と小殿筋)を使ってワークするしかない。

伸展と外旋を使って大殿筋を動かし、大殿筋の筋腹

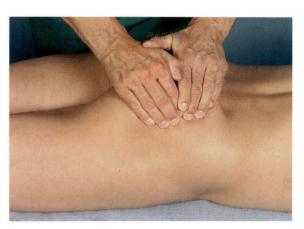

図9.44　大殿筋の触診―外側縁

を上外側方向にたどると、筋の縁がありそうな領域に至る(図9.44)。さらに筋を内転させて刺激すると、大殿筋の筋腹が突き出す。続いて筋を外転し、小殿筋を強調する。

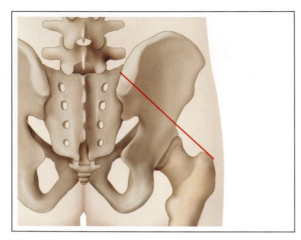

図9.45　大殿筋の上外側縁の図

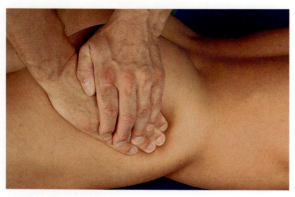

図9.46　中殿筋の触診

ヒント：筋の上外側縁の位置を特定できなかったときは、Winkel（2004）の勧めにしたがうとよい。彼の経験によると、上外側縁はPSISと大転子の先端をつないだラインに沿って見つかる（図9.45）。

中殿筋

　筋腹は、大殿筋の筋腹の上外側縁に直接付着する。筋活動を使ってこれらの筋を区別する方法については前述した。小殿筋は、中殿筋に完全に覆われている。そのため、触診を使ってこれら2つの筋を区別することはできない。

テクニック

　骨盤の側面の、腸骨稜と大転子先端の間に触診する手を置く（必要であれば、もう一方の手で圧をかけてもよい）。組織に深く圧をかける。指腹で、予想通り、組織の柔らかさに触れる（図9.46）。中殿筋の位置は、外転して筋を動かすときだけ明らかになる。このとき、患者はそれほど努力しなくてよい。普通はわずかな活動で十分である。

　このテクニックを使うと、療法士は簡単に筋の起始（腸骨稜）と停止（大転子）の間の全長を触診できる。このSPでは、大腿筋膜張筋の前外側と、大殿筋の内側の縁の触診だけはより難しくなる。

ヒント：大殿筋と中殿筋を区別したいとき、大殿筋を相反抑制してみてもよい。患者は膝を治療台に押しつけるか（股関節を屈曲）、踵を脇に落とす（内旋）。続いて、患者に股関節を外転するよう指示すると、中殿筋を選択的に観察できる。

腸脛靭帯

　腸脛靭帯は長くて膠原質が多く、大腿の筋膜を補強し、走行は面白い（図9.47）：

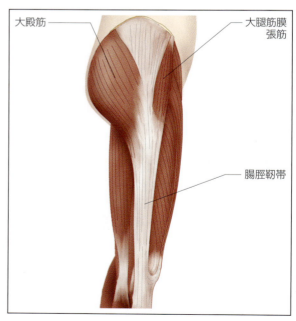

図9.47　腸脛靭帯の位置

- 近位の付着は、腸脛靭帯の最上部にある
- 骨盤と小殿筋の外側を通る
- 大転子の上を通り、大腿側面を走行する
- 膝関節腔の外側を通り、ジェルディ結節（または脛骨外側顆）に主に付着する

腸脛靭帯は、以下の場合に緊張する：
- 大殿筋浅層から筋活動が放射したとき
- 大腿筋膜張筋から筋活動が放射したとき
- 活動中に中殿筋の筋腹が隆起したとき
- 活動中に外側広筋の筋腹が隆起したとき（Vleemingとの個人的なやりとりによると、最も効率よく筋を緊張させる）

テクニック

横断摩擦を使い、中殿筋の筋腹を内側から外側に触診すると（図9.46）、触診する手は硬い領域に出会う。運動選手の場合、違いは特に明らかである。硬い領域全体を触診すると、大転子と腸骨稜の間で、指の幅2-3本分の構造に触れる。

> **ヒント:** 筋活動を使って腸脛靭帯を区別することはできない。腸脛靭帯の位置がはっきりするのは、柔らかさと硬さの違いがあるときだからである。筋活動をすると、触診中に柔らかい感触が消えてしまう。

局所の触診テクニック

触診する構造の概観
- 腸骨—腸骨稜
- 腸骨—上後腸骨棘（PSIS）
- 仙骨—S2棘突起
- 仙骨—正中仙骨稜
- 仙骨—多裂筋の付着
- 仙骨—仙骨裂孔
- 仙骨—仙尾骨移行部
- 仙骨—仙骨の下外側角
- 仙結節靭帯
- 長後仙腸靭帯

触診する構造のまとめ

骨盤を触診するとき、腸骨稜は定位によく使うポイントである。療法士はここから始めて自分の位置を定めてから、腰椎領域で構造の高さを確かめ、PSISを探しはじめ、両側を比べて左右の高さが異なっていないか、骨盤が傾斜していないかを確かめる。

PSISは、骨盤で最もよく位置を特定する構造の1つである。PSISを正確に触診することは、関連する情報を正しく入手するために必要な前提条件である。機能障害のレベルを診断するときは、立位でこの触診をする。仙腸関節の診断の一部として使うときは、筋を動かしながらPSISの位置を正確に特定し、触診し、立位の屈曲テストを評価する。仙骨をさらに正確に触診するときも、PSISから触診しはじめる。

左右のPSISの位置特定は、仙骨と腰椎の棘突起をしっかり区別するための第一歩である。

仙骨でアクセスできるほかの部位は、触診の次の段階で触診する。多裂筋の筋活動と、骨盤の重要な靭帯の位置が、それに続く。最後に、骨盤に何本かラインを引き、ほかの筋構造や神経構造の位置を明らかにする。

最初のポジション

患者は中間位でうつ伏せのポジションで、顔用の穴がついた治療台に横になる。体が外側にずれたり、回旋したりしないようにする。腕を体の脇に置く。患者が腕を頭上に上げると胸腰筋膜が緊張し、腰椎仙骨接合領域でのさまざまな構造の触診が難しくなるので、上げないこと。できれば、頭は回旋させない。療法士は、触診しない側の治療台の脇に立つ。詳細については、第8章p. 206の「最初のポジション」を参照すること。

腸骨—腸骨稜

腸骨稜の位置は、簡易的な定位ですでに確かめた。今度は上の境界を正確に触診する。

テクニック

腸骨稜を見つけたら、垂直触診に変える。手を腸骨稜の上方に置き、指腹で腸骨稜を垂直に押し下げる（図9.48）。

> **ヒント:** 備忘録。腸骨稜の最も上の境界は、ほぼL3/L4の高さである。

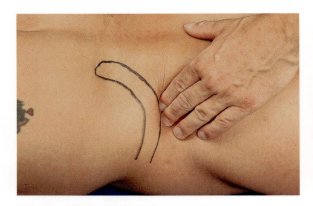

図9.48　腸骨稜の局所の触診

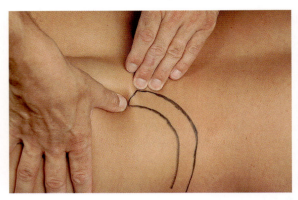

図9.50　PSISの位置を確かめる—バリエーション1：最後のポジション

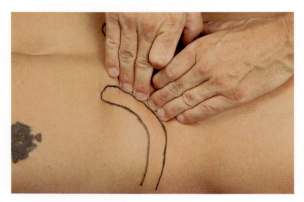

図9.49　PSISの位置を確かめる—バリエーション1：SP

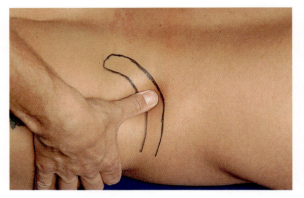

図9.51　PSISの位置を確かめる—バリエーション2：SP

腸骨—上後腸骨棘（PSIS）

　PSISの重要性については、触診のまとめの項で強調した。PSISの正確な配置は、2つの異なるテクニックを使うとわかる。まず、よくある間違いについて解説する。療法士はPSISを骨盤後面の皮膚のくぼみ、「えくぼ」の位置と関連づけることが多い。これは明らかに正しくない。PSISはこれらのくぼみの高さにはない。このくぼみの平均約2cm下、かつ外側にある。よくある「えくぼ」は、殿部と腰の筋膜が深層とつながる部位にある。

テクニック—バリエーション1

　腸骨稜の位置を特定するときも垂直テクニックを使う（前述した通り）。腸骨稜を1cm刻みで内側方向に触診する（図9.49）。触診の向きを徐々に下方に変え、必要であればPSISの最下部に印をつける（図9.50）。

> **ヒント：**このテクニックは極めて正確だが、やせ気味の人にしか使えない。

テクニック—バリエーション2

　腸骨稜を横断触診する。母指を、掃くように、軽い圧をかけながら、腸骨稜をまたいで下から上に横方向に動かす（図9.51と図9.52）。すると、丸い構造を感じるはずだ。

　この触診では、徐々に内側・下方向に動く（図9.53と図9.54）。

　最後に、構造が丸く感じられなくなり、平らで傾斜したように感じる点に集中する（図9.55と図9.56）。このポイントになると、指はもう腸骨稜の上にはなく、仙骨外側縁に来ている。腸骨稜と仙骨の移行部をもう一度視覚化できる：

- さらにやや上：腸骨稜の丸い感触
- さらにやや下：仙骨縁の平らで、傾いた感触

　このとき母指を仙骨縁の上に置き、上方に向け、腸骨稜にひっかける。このテクニックはPSISの下縁の印をつけるときに使う（図9.57）。

局所の触診テクニック

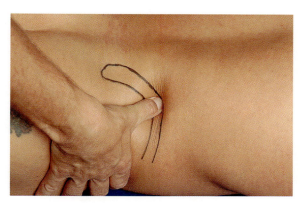

図9.52 PSISの位置を確かめる—バリエーション2：最後のポジション

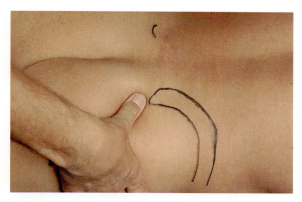

図9.55 PSISの位置を確かめる—バリエーション2：SP。仙骨縁

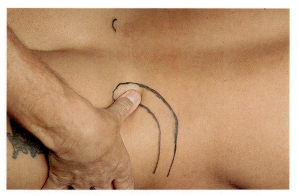

図9.53 PSISの位置を確かめる—バリエーション2：SP。さらに内側、下方

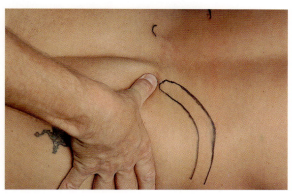

図9.56 PSISの位置を確かめる—バリエーション2：最後のポジション。仙骨縁

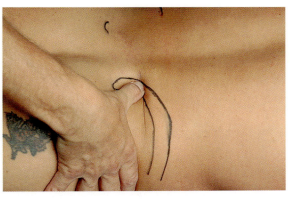

図9.54 PSISの位置を確かめる—バリエーション2：最後のポジション。さらに内側、下方

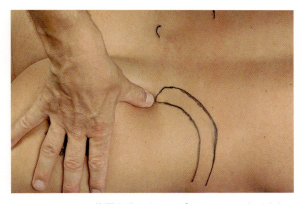

図9.57 PSISの位置を確かめる—バリエーション2：PSISの下縁

ヒント： このテクニックでは、母指をわりに大きく動かすことが特に重要である。腸骨稜はとても幅広い構造で、丸い輪郭を感じるには広く動かす必要があるからだ。

骨盤後面の触診テクニックでは、PSISの位置を正確に特定することが極めて重要である。PSISをはっきり特定できないと、その後にほかの構造の位置を確かめようとしてもうまくいかない。

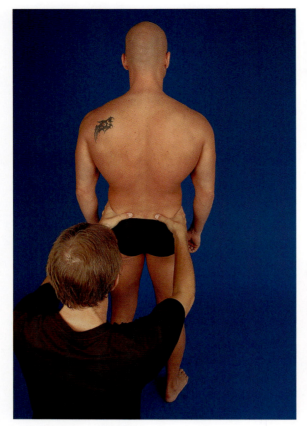

図9.58　立位でのPSISの触診

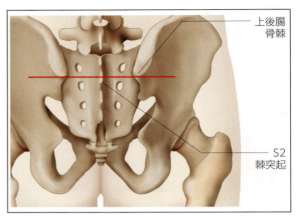

図9.59　高さの配置：PSISとS2棘突起

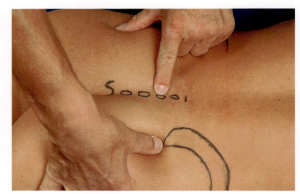

図9.60　S2の位置を確かめる

病理の情報

PSIS、特にPSISの下面の位置を正確に特定するとき、状況によっては患者に痛みを引き起こす。これは、長後仙腸靭帯が圧に敏感になっているせいであることが多く、仙腸関節に病理があることを示している。

テクニック―立位での触診

立位でのPSISの位置特定は、うつ伏せよりずっと難しい。殿筋と多裂筋の緊張が高まるために、はっきり触れにくくなるからである。母指でもっと圧をかけ、骨の形を感じ取り、張った軟部組織と骨の硬さの違いを区別する（図9.58）。

ヒント：難しい症例ではテクニックのバリエーション2を使い、さらに圧をかけながら、まず片側を触診する。このとき療法士は患者のもっと脇に立ち、骨盤を前から固定する。

その他の症例では、脊柱の屈曲とそれに伴う腸骨の運動（立位の屈曲テストのように）が役立つ。この運動中は棘がよりはっきり見える。

仙骨―S2棘突起

2つのPSISをつなぐラインを使うと、S2棘突起の位置を正確に特定できる（図9.59）。このポジションから始めて、腰椎仙骨接合部とその他の仙骨の棘突起の位置を正しく特定する。

テクニック

これらの構造を正しく描写するには、まず母指を使って両側のPSISの位置を特定する。S2棘突起は、左右のPSISをつなぐラインの真ん中にある。これはかなり大きく、通常は仙骨上の粗い領域としてはっきり触れられる（図9.60）。

仙骨―正中仙骨稜

仙骨後面には3つの稜があり、仙骨棘突起と関節突起の痕跡を表している。仙骨の後面の大半は靭帯構造で厚く覆われているため、確信をもって触診できるのは正中仙骨稜だけである。棘突起は粗面の高さにまで減っている。その形にはかなりのバリエーションがある：

- S1棘突起の形は、個人差が大きい。S2の上にある明らかな、あるいは軽い隆起として感じられることもあるし、まったく存在しないこともある。それでも、S1棘突起はのちの触診で重要な役割を果たす。第1に、仙腸関節がある程度上まで伸びるうえ、第2に、ここから腰椎の触診が始まるからである
- S5棘突起はつねに存在しない。S5椎骨が閉じていないため、後ろで統合して棘突起のような構造を作らないからである

テクニック

S2棘突起の位置は、左右のPSISをつなぐと正確に見つけられる（前述）。続いて、できれば示指か中指腹で小さく円を描く運動を使い、S2から上下に離れるように触診をする：

- S1：触診する指を上に向ける（図9.61）。S1棘突起に触れられたら、そのすぐ上にある構造がL5棘突起である（第10章、p.280の「局所の骨の触診」の項を参照）
- S3、S4：触診する指を下に向ける（図9.62）。正中仙骨稜沿いの隆起の形にも個人差がある。あるバリエーションでは、単純に1つの大きな構造を形成する。次に、S5の高さを正確に特定する。

仙骨―多裂筋の付着

腰多裂筋の線維は、仙骨の後方表面の正中線のすぐ隣ではっきりわかる。膠原質の線維は、背面の靭帯、たとえば長後仙腸靭帯と合する。

多裂筋の作用は、胸腰筋膜の流体力学的な補強に似ている。多裂筋は収縮時に膨張し、内側から外側へ筋膜を張らせる。ちょうど、自転車の内側のチューブに空気を入れたときにタイヤが張るような感じである。

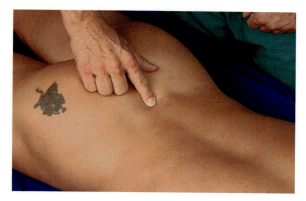

図9.61　S1の位置を確かめる

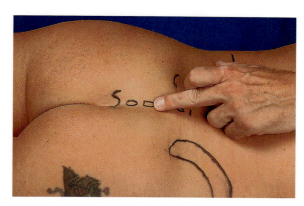

図9.62　S3の位置を確かめる

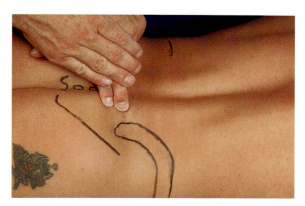

図9.63　多裂筋を動かしながら触診する

テクニック

触診する指数本の指腹を仙骨表面の正中線のすぐ隣に置く。患者はやや前弯を強める（図9.63）。触診する組織は、筋を動かすと明らかに硬くなる。

9 骨盤後面

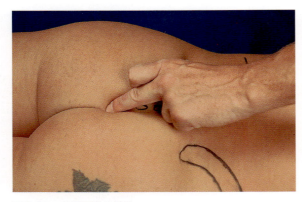

図9.64　仙骨裂孔の触診

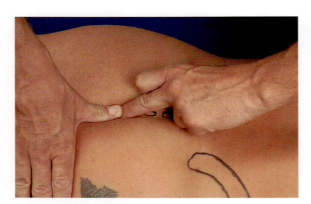

図9.65　膜に圧を加える

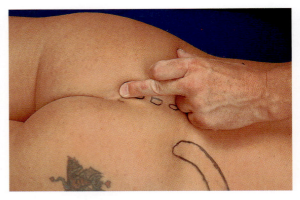

図9.66　仙骨角の位置を確かめる

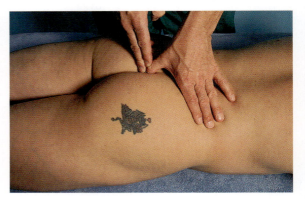

図9.67　S4の硬さを評価する

仙骨―仙骨裂孔

触診する指で、正中仙骨稜に沿ってさまざまな隆起を探す。触診中、不規則な隆起に触れると予想しておく。これが、S5の高さに達すると変わる。小さく、平らな領域に触れるからである。

テクニック

中指腹を使うとよい。指先を下に向け、S4から下に滑らせ、小さく、平らな高原にのせる（図9.64）。仙骨裂孔とそれを覆う膜はS5の高さにあり、ここで感じられる。

> **ヒント**：正しい位置を確かめる方法は2つある：
> - 前方向に圧をかける。組織が弾力的に負け、硬い骨の抵抗を感じないときに、裂孔を覆う膜を触診できる（図9.65）
> - 指腹を左右に動かすときに、突出した骨とぶつかる。さらに円を描くように触診すると、これらが骨の突起であることがわかる（図9.66）。これらは仙骨角で、S5椎弓板の痕跡である。これらは形も大きさも個人差がある。同じ患者の左右で違うこともある。仙骨角も尾骨の突出部に面しているため、仙骨の下縁は正確に見つけられない。骨盤をさらに正確に触診するときに、仙骨角ももう一度探す。

仙骨―仙尾骨移行部

仙骨尖と、尾骨との可動性の結合は、裂孔のすぐ下で見つかる。

テクニック

指を仙骨裂孔に対して急な角度で置き、指腹で触診する。裂孔のすぐ下にある横方向の溝まで、指を下方に滑

局所の触診テクニック 247

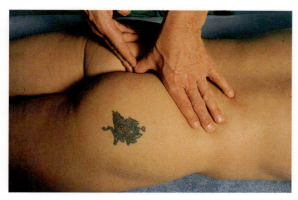

図9.68　尾骨の硬さを評価する

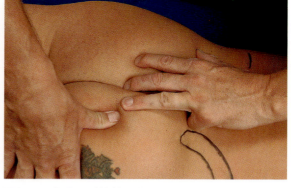

図9.70　仙骨の下外側角の位置を確かめる―バリエーション2

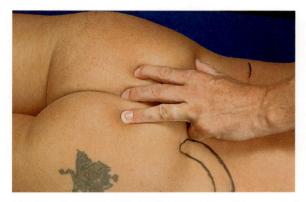

図9.69　仙骨の下外側角の位置を確かめる―バリエーション1

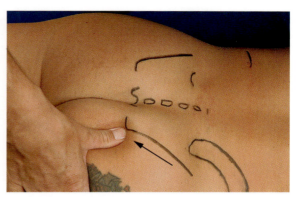

図9.71　仙骨の下外側角の位置を確かめる―バリエーション3

らせる。ここが、仙骨と尾骨の結合である。

　硬さを評価すると、仙骨と尾骨をさらに互いに区別できる。仙骨に直接圧をかけると、抵抗はかなり硬い（S4の高さが最も安全である）（図9.67）。関節の下方では、尾骨が圧に対してもっと弾力的に反応する（図9.68）。

病理の情報

　転んで尾骨を圧迫したことがある人は、ここを触診するとまだ痛みを感じるかもしれない。これは、仙尾関節を固定する靭帯結合が過伸展したためである。これらの靭帯（外側仙尾靭帯）は、仙骨角の後面から始まる。起始への局所横断摩擦が、痛みの緩和を目的とした治療に使われる。

仙骨―仙骨の下外側角

　仙骨の下外側角は、仙骨角の高さで見つかる。これら2つの角の間の距離は、仙骨下部がいかに幅広いかを示している。仙骨は三角ではなく、台形といえるだろう。仙骨の下外側角は、3つのテクニックを使って到達できる。

テクニック―バリエーション1

　中指腹を使って、仙骨裂孔を覆う膜にもう一度触れる。示指と薬指を少し外側に広げ、殿部の表面に置く。仙骨の下外側角は、これらの指腹の下にある（図9.69）。このバリエーションは、特に簡易的な定位で使う。

テクニック―バリエーション2

　仙骨尖から外側に向かって触診し、仙骨の下縁に触れる。下外側角は、触診する指が方向を変え、より上外側に触れるところにある（図9.70）。

テクニック―バリエーション3

　このテクニックは、仙骨で手早く定位し、仙骨縁を見つけたいときに使う。指腹または手の内側縁を使い、仙骨の縁を下に触診し、仙骨の縁が明らかに内側に向きを変えるところまでたどる（図9.71）。

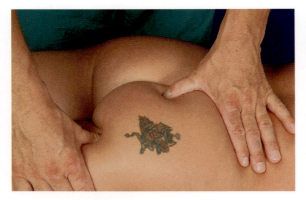

図9.72　仙結節靭帯―固定点の位置を確かめる

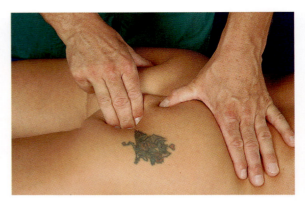

図9.73　仙結節靭帯―直接触診する

ヒント: テクニックのバリエーション2と3で行われたように、強い膠原性構造があるために、下外側角の位置を正確に触診することはかなり難しい。そのため、触診中には仙骨の各縁にしっかり圧をかけなければならない。触診した構造の硬さの評価も、同様にとても重要である。隣接する靭帯を直接押し下げてみると、とても硬いのに弾性もある。

仙結節靭帯

　筋骨格系のなかで最も強い膠原質の構造の1つは、仙骨の各縁を――特に下外側角の高さで――対応する坐骨結節とつないでいる。それが仙結節靭帯である。

テクニック

　2つの重要な骨性構造である仙骨の下外側角と坐骨結節は、すでに見つけた（**図9.72**）。靭帯は母指ほどの幅があり、これら2つの骨の参照点の間にある。母指で横断触診をするか、示指で圧をかけて触診する。靭帯は、直接触れてみると、とても強いのに弾性がある（**図9.73**）。

病理の情報

　この靭帯は、最も重要なうなずき運動の制限要因の1つなので、仰向け時に完全に張ることはなく、直接圧をかけるといくぶん弾性がある。徒手療法の研究グループのいくつかは、左右を比べることで靭帯の張力を解釈する。圧をかけるとき、張り具合が異なると弾性も異なり、仙腸関節に病理があることを示している。

長後仙腸靭帯

　仙腸にあるもう1つの靭帯は直接アクセスでき、診断目的で使われる。これは長後仙腸靭帯で、PSISと対応する仙骨の縁を連結する。長さは約3cm、幅は指の幅1本分ほどで、仙結節靭帯と合する。起き上がり運動を制限する唯一の靭帯である。すでに述べたように、多裂筋の付着領域の1つである。

テクニック

　PSISのすぐ下を横断触診するとこの靭帯に到達し、丸い構造として感じられる（**図9.74**と**図9.75**）。靭帯はさらに仙骨の縁まで向かうが（約2cm走行したのち）、その走行はあいまいにしか触診できない。

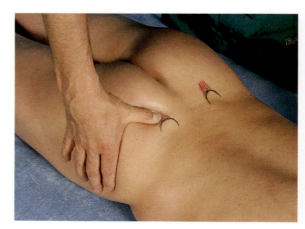

図9.74　長後仙腸靭帯、SP

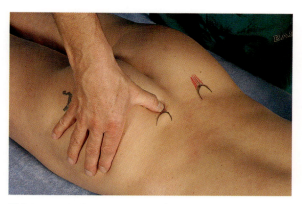

図9.75　長後仙腸靭帯、最後のポジション

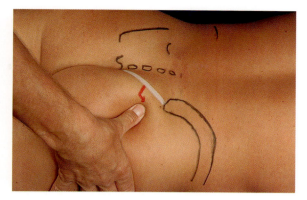

図9.76　PIISの触診

病理の情報

Vleemingによると、PSISのすぐ下の靭帯を横断触診したときに痛みがある場合は病理と思われ、仙腸関節に病理があることを示している。

定位のための投影

触診する構造の概観
- 下後腸骨棘（PIIS）
- 仙腸関節の突起
- 梨状筋
- 坐骨神経と殿筋

骨盤後面の構造のいくつかは、まったく触診できないか、補助を使わないと触診できない。そのため、療法士は自分の位置を定めるために、皮膚の表面に構造を投影し、導くラインを引く必要がある。まず、PSISと仙骨角の間に導くラインを引く。これをもとにその後の投影や触診をする。

下後腸骨棘（PIIS）

つないだラインを、直角に引いた長さ2cmのラインで半分にする。この2本目のラインの末端を、PIISの局所の触診の始点にする。

テクニック

このポイントに母指を置き、十分な圧をかけて前に押す。必要であれば、もう一方の母指を使ってサポートしてもよい。母指を上方向に動かそうとする。硬い骨性の抵抗を感じる。療法士は、下方向からPIISの周りに指を

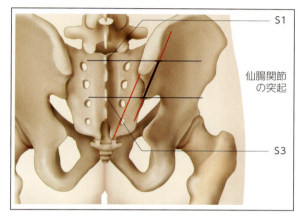

図9.77　仙腸関節の位置、後面

ひっかけたことになる（図9.76）。

PIISは、つねにS3棘突起の高さで見つかり、仙腸関節の下の境界を表している。関節表面は、ここを触診しているときは約1cm離れているだけで、解剖学の標本を見るとそれがよく理解できる。

> **ヒント：** このテクニックではしっかり圧をかけるため、患者はいくぶん不快に感じるかもしれない。たとえば血管や神経など本当に敏感な構造を危険にさらすことはないので、たいていは耐えられる。

仙腸関節の突起

関節の正確な位置を皮膚の表面に描き、関節の空間的な寸法と大きさをより視覚化できるようになった。

関節腔の後ろ側の突起は、PSISと仙骨角をつないだラインの約2cm外側に、平行に見つかる（図9.77）。

250　9　骨盤後面

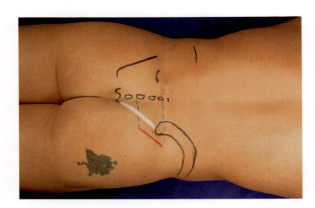

図9.78　仙腸関節を皮膚に投影する

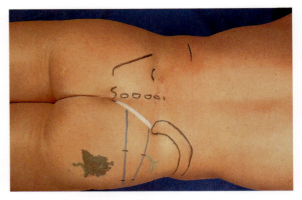

図9.80　梨状筋の投影―筋腹

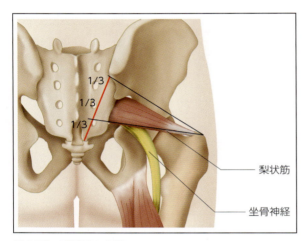

図9.79　梨状筋の位置

テクニック―投影

- 必要であれば、つないだラインをもう一度引く
- PIISが見つかり、S3棘突起は仙骨の正中線上にある
- S1棘突起を触診で見つける。必要であれば、左右のPSISをつなぎ、S2棘突起の高さを確かめる
- つないだラインの約2cm外側に、平行にラインを引く
- S3とS1の位置を、この平行なラインの上に写す

　すると、仙腸関節の位置、アライメント、上下の高さを体の後表面に投影できる（図9.78）。こうすると、仙骨縁を触診できるのは、S5の高さの下外側角からPIIS（S3の高さ）までということが明らかになる。仙腸関節はこの上方にあり、直接触診することはできない。

梨状筋

　梨状筋は、さまざまな病状でとても重要だと言われている。硬さの評価には、一種の観察機能も含まれる。そのため、梨状筋の位置は、評価でも、また場合によっては腰椎・骨盤・股関節領域の症状の治療でも重要になる。

　梨状筋は2段階で位置を特定する。まず、皮膚の表面にその位置を投影し、次に硬さを触診で評価する（図9.79）。

テクニック―投影

- まずPSISと仙骨角の間にラインを引き、筋の位置を確かめる。このラインを三等分する
- 大転子の上端も骨の参照点として使う。この位置はすでに説明した（p. 235「大転子」の項を参照）
- PSIS下面から大転子の先端までラインを引く。このラインが梨状筋の上縁を示す
- 大転子の先端と、最初のラインの下から1/3のポイントをつないでラインを引く。このラインが梨状筋の下縁を示す
- すると、底辺が内側、尖端が外側にある細長い三角形ができる（図9.80）

テクニック―触診

　梨状筋の位置を皮膚に投影したのちは、筋腹を直接触診できる。指2-3本で三角形の中心を押し下げる。指腹を使い、しっかり圧をかけながら触診する。丸い構造を探してみる。この構造は、すぐ周囲の組織よりいくぶん硬いはずだ。

ヒント：仙骨の縁は、PSISと仙骨角をつないだラインの約2-3cm外側にある。全長約4cmの筋腹は、このすぐ外側で探す。するとたいていは三角形の中心と一致する。さらに外側に行くと、筋は付着腱に変わり、触診できなくなる。

病理の情報

腰、仙腸関節、股関節、大腿に症状があるときは、梨状筋が病的に密になり、圧痛を感じることがある。

梨状筋症候群とは、筋が永続的に緊張し、坐骨神経を刺激することを指す。梨状筋にトリガーポイントが発見されると、この診断が支持されるようだ。

Mercer et al. (2004) は文献の吟味のなかで、筋の敏感なポイントを触診する際に推奨されるさまざまな方法について調べた。さらに、ある研究では10人の梨状筋の位置と形状を調べ、文献で推奨された触診手順を実際に行い、梨状筋の位置を特定しようとした。信頼できた方法は2つだけだった。それらの方法では、尾骨の先端との関係で筋腹の下縁を見つけており、その距離は最大2cmだった。

坐骨神経と殿筋

末梢神経のなかで最も厚みがある神経（坐骨神経）（**図9.81**）の位置とさらなる経路も、同様に皮膚の表面に正確に投影できる。直接触診すると、触診する指が神経の上にのるが、そのようには感じられない。仰向け時には神経はゆるみすぎていて、組織の中でややしわが寄ったように感じるからだ。その結果、直接触診すると神経がいくぶん負けるため、独立した構造として認識できないのである。坐骨神経は、直接しっかり圧をかけても、普通はかなりよく耐える。真性の神経炎があるときだけは、触診すると痛む。

投影—骨盤からの出口

坐骨神経は梨状筋の下を数センチほど通ってから、あるポイントから出てくるが、これはすでに引いたラインを使うとうまく表現できる。梨状筋の下縁を示したラインを3等分する。坐骨神経は、内側から1/3のところで下から現れ、骨盤の後ろへ出ていく（**図9.82**）。

テクニック—触診

触診すると、正確な位置を確かめられる。母指またはほかの指で、前方向に中程度の圧を組織にかける。

さらに上方向に押し、硬くて弾性がある構造に動きを制限されたとき、そこが正しい位置である。その構造が、梨状筋の筋腹である。前方向に圧をかけながら、内側方向に動かすと、触診する指が仙骨の硬い縁を押すことになる（**図9.83**）。

すると、触診で梨状筋下孔が確認できたことになる。下

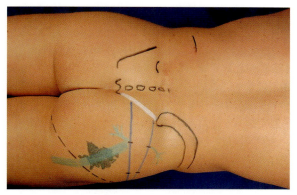

図9.82　骨盤から出る坐骨神経の投影

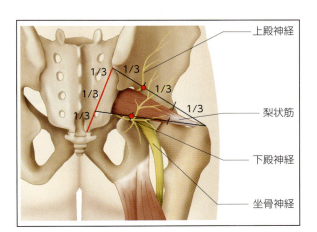

図9.81　殿部の重要な神経の位置

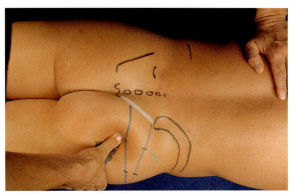

図9.83　出口で坐骨神経を触診する

殿神経（大殿筋の運動神経）も、ここを通って表面に向かう。後大腿皮神経も、この孔を通る。この神経の枝の一部は坐骨結節の後ろにあり、一部は内側方向に向かうときに坐骨結節の下を通る。

投影―骨盤内のその先の経路

坐骨神経はさらに骨盤後面に沿って走行するが、これは骨の参照点をさらに2つ使うと分かる（図9.84）。局所を触診すると、定位のために皮膚に投影された神経の経路を確かめられる。

必要な参照点はすでに見つけてある：
- 坐骨結節
- 大転子

坐骨結節の先端と大転子の先端にもう1本ラインを引き、それを二等分する。

このラインの中央が、梨状筋の下で坐骨神経が骨盤を出るポイントとつながっている。そのため、母指幅ほどの神経構造の経路を皮膚に投影できる（図9.85）。

投影―大腿のその先の経路

坐骨神経のその先の経路は、坐骨結節と大転子をつなぐラインの中央から出て、大腿後面を下り、膝窩の真ん中で終わるところまで視覚化できる。前述のラインにはかなりの圧をかけてよい。深部の組織も同時に突き抜け、神経を直接圧迫する。すると、指が内側方向に押され、すぐ坐骨結節の骨を感じる（図9.86）。坐骨神経の経路は、坐骨結節のすぐ外側を走行するときに、解剖学の標本でも見える。

坐骨神経は、加齢とともに坐骨結節の側面に沿って溝を作ることもある。また、この神経が膝窩から手の幅1つ分近位で2本に分枝することはよく知られている。脛骨神経と総腓骨神経は、膝窩でよく触診できる（第6章、p.162も参照）。

坐骨結節と大転子の間にある坐骨神経の細い経路は、p.255の「骨盤と大転子の間の溝の幅」の項でさらに説明する。

投影―上殿神経

小殿筋は上殿神経に支配されている。上殿神経は前述した神経と同じポイント（大坐骨孔）で骨盤から後ろに出る。上殿神経の正しい位置も、同じ触診の方法で確かめられる（図9.87）。

梨状筋の上縁を示す上のラインを三等分する。上殿神経の出口も、内側から1/3のところで見つかる。このポイントは、前方向に圧をかけ、梨状筋の筋腹に対して上方

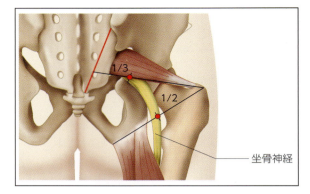

図9.84　骨盤内の坐骨神経の経路

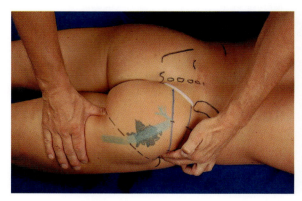

図9.85　坐骨神経の経路の投影

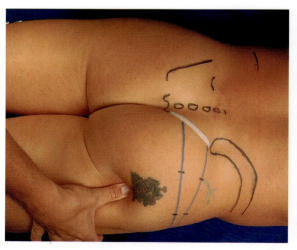

図9.86　坐骨結節で坐骨神経を触診する

骨盤─大転子領域の局所の触診　**253**

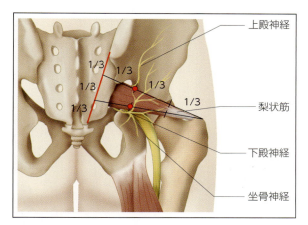

図9.87　骨盤からの上殿神経の出口

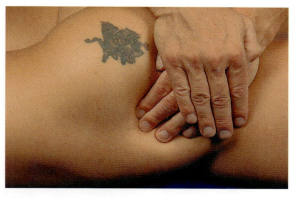

図9.88　大転子の先端の触診

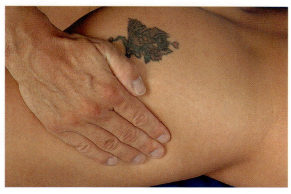

図9.89　転子包の触診

向に、仙骨の硬い縁に対して内側に動かすと、確かめられる。ここが、梨状筋上孔であえる。

骨盤─大転子領域の局所の触診

触診する構造の概観
- 大転子と坐骨結節の領域
- 転子包
- 大腿骨頸の前捻角度(FNA)の計測
- 大転子の付着
- 骨盤と大転子の間の溝の幅
- 坐骨結節と坐骨包
- 骨盤底筋の筋活動の触診

大転子と坐骨結節の領域

　坐骨結節は、骨の簡易的な定位で使ったテクニックを用いて、水平の殿部のひだで見つける。以下の触診は、坐骨結節の先端から始める。構造の位置を特定するときに、療法士はSPを変えたり、触診する側に移動したりしなければならないこともある。一般には、反対側にいるのが望ましい。

　大転子の寸法を正確に特定するには、まず垂直触診を使って大転子の先端を探す（**図9.88**）。療法士は、まず側面領域を、次に縁を使って自分の位置を定める。

転子包

　大転子領域の滑液包炎は、筋や骨・腱の症状と並んで、殿部外側の局所の痛みのよくある原因である。最もよく炎症が生じるのは、大殿筋の転子包である。大転子の側面と殿筋粗面の内側のポイントを触診すると、圧痛を評価できる。ここでは前述した、手を平らに使うテクニックを用いる（**図9.89**）。

病理の情報

　滑液包がある突出部はみなそうだが、転子包も触れられない。滑液包炎になったとき、滑液包に触れたことを示す兆候は、痛みが誘発されたという患者からのフィードバックと、触診したときに腫れた滑液包から動く滑液の感触だけだろう。

　転子包炎は、股関節外側の痛みの原因として以前から知られていた。診断を触診で確かめるときや、たとえば局所の浸潤を治療するときには、転子包周囲の形態の詳しい知識が重要になる。Dunn et al.（2003）の研究では、21体でさまざまな転子周囲炎の形態的な関係や位置を調べている。その結果、10の異なる部位で、合計121の滑液包の位置を特定できた。滑液包は多様だが、つねに

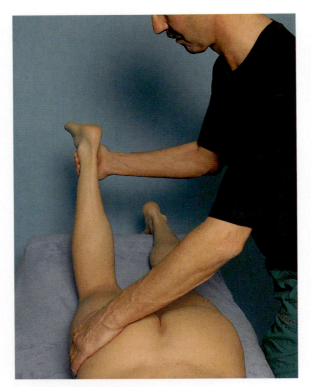
図9.90　大腿骨頸の前捻角度を調べる、SP

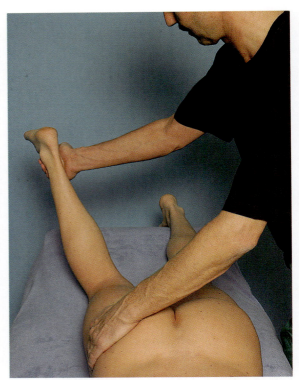
図9.91　大腿骨頸の前捻角度を調べる、最後のポジション

大転子と大殿筋または腸脛靭帯の間にある滑液包が1つあった。また、ほとんどの場合、小殿筋に属する滑液包が1つ見つかった。

大腿骨頸の前捻角度（FNA）の計測

　FNA角度を徒手で測るとき、外側領域によい手がかりがある。これは、股関節の内旋の範囲に大きくかかわる。軟部組織（関節包と筋）の弾性が正常であれば、FNA角度が大きければ大きいほど、股関節はより内旋できる。関節包の可動性が小さくなる徴候（関節包のパターン）の1つに、股関節内旋の制限がある。FNA角度を評価し、反対側と比較してはじめて、股関節の内旋が制限されているかどうか正確な結論を出すことができる。だから、股関節を調べるときには手でFNAを特定することがとても役立つ。

テクニック

　股関節を中間位にし、膝を曲げる。触診する手を平らにして、大転子外側を覆う。
　下腿部を矢状面で外側に動かして、股関節を内旋させる（図9.90と図9.91）。大転子が大腿骨頭の周りを内旋するとき、弧が視覚化できる。
　大転子が最も外側の突出部に到達すると、内旋が止まる。大腿骨頸が水平になり、FNA角度を評価できる。
　療法士は矢状面での下腿部の外側へのずれを角度で評価する。
　この方法では、FNA角度を正確には判断できない。それでも、左右のFNA角度の範囲の違いについて、つねにおおまかな違いがわかる。

大転子の付着

　骨盤・大転子の筋の付着と小殿筋の圧痛を評価するときは、触診が使える。このとき、療法士は触診しない側に立つ。
　患者は療法士のほうに体を滑らせる。

テクニック

　指腹で大転子の先端に触れる。大転子の位置は、脚を回旋させて確かめなければならないだろう。大転子の全幅は、小さく見積もられることが多い。もう一方の手で大転子の前後の縁を触診すると、評価できる（図9.92）。
　指腹で組織をある程度深く押し、周囲の筋に触れる。こ

骨盤—大転子領域の局所の触診　　**255**

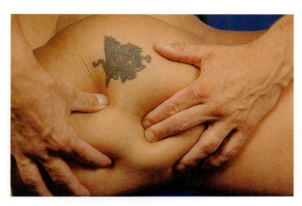

図9.92　大転子の幅を触診する

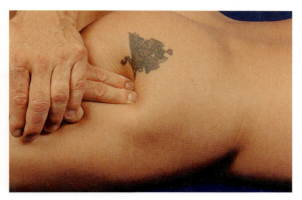

図9.94　骨盤と大転子の間の溝を示す

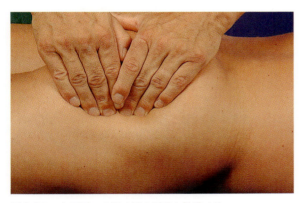

図9.93　大転子への後ろ側の付着を触診する

病理の情報

患者は、殿部の外側が痛いということが多い。症状がこの領域に由来するかどうかを優先的に評価することはできない。これらの症状は、関連痛や投影痛であることも多い。この場合、痛みの原因はもっと近位にある。機能を徹底的に評価すること。さらに、痛みを誘発しながら局所を触診すると、痛みの原因となる場所を正確に特定できる。

骨盤と大転子の間の溝の幅

解剖学の本やよくある解剖学の標本では、大転子と坐骨結節の間の空間はかなり広い。しかし、脚を中間位にすると溝は指2-3本の幅しかなく、股関節を外旋するときわめて狭くなる。前述したように、骨盤・大転子の筋と母指ほどの幅がある坐骨神経は、ここにある。

テクニック

療法士は、前のテクニックの続きから行う。手の向きを変え、指2本を使って大転子の後表面の軟部組織をしっかり押す（**図9.94**）。組織の硬さを評価して、骨の構造とその周囲の位置を正しく特定する。1本の指で大転子の縁を押し、もう1本の指を結節のほうに押す。どちらの場合も、療法士は骨を感じるはずだ。

のテクニックでは、痛みを誘発するために、触診しながら圧を強めていく。触診する筋の上で指腹を横方向に動かす。

この手順で進めると、大転子に付着する多くの筋や、転子間稜の深さにも触れられる：
- 前・近位の付着：小殿筋の前部
- 近位の付着：小殿筋の中部
- 後・近位の付着：小殿筋と梨状筋の後部
- 後ろの付着：骨盤・大転子の筋（**図9.93**）

ヒント： 大転子の縁に触れるのが難しいときは、脚を回旋させ、触診する手の下で骨の動きを感じると、正しい位置を簡単に再確認できる。

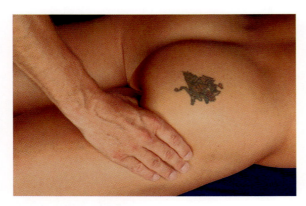

図9.95　坐骨結節を触診する

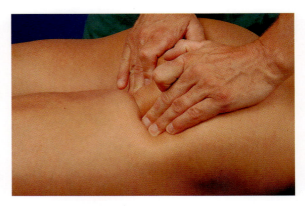

図9.96　ハムストリングスの筋の起始部を触診する

坐骨結節と坐骨包

坐骨結節の大きさや輪郭の印象は、解剖学の資料がもとになっているが、これは一般に構造を小さく描きすぎている。実際の寸法は、解剖学の標本を詳しく調べたり、局所の構造に触れたりするとわかる。

大殿筋の坐骨包は、この突出した骨端を脅かす摩擦を吸収する。痛みがあるときは、直接触診すると患者の症状を誘発できる。

テクニック—坐骨包

母指腹を大転子の先端に置き、結節のおよその位置を特定するためのテクニックを使う（前述のp. 237「坐骨結節」の項を参照）。徐々に圧を高め、前後方向または内外方向に少し母指を動かして症状を誘発すると、滑液包炎の有無を確かめられる。

テクニック—坐骨結節の輪郭

通常、坐骨結節は、隣接する組織のトルゴールのせいで、輪郭を正確に視覚化できない。経験上、母指腹の表面を最大限使うか、何本かの指腹を使って円を描くテクニックを用いるとうまくいく。

母指を坐骨結節の先端に置く（図9.95）：
- 母指腹で上下に触診する。上方向の運動は、直接圧をかけると、とても硬いながら弾性もある構造に制限される。これは仙結節靭帯の付着である。知っての通り、これは坐骨結節と仙骨の下外側角を連結する
- 下方向の運動に集中すると、似たような硬い構造のせいでそれ以上動かなくなる。これはハムストリングスの起始部である。個々のハムストリング筋が起始部で合流するため、それぞれは区別できない。この起始部は、結節の外側のほうがわかりやすい傾向にある。母

指と示指、あるいは両手で触診すると、腱の両縁を周囲の柔らかい組織と区別できる（図9.96）。腱の側面の境界は正確に触診できる（第5章、p.120も参照）

> **ヒント：**膝を屈曲させる方向にこの筋群を軽く等尺性収縮させると、ハムストリングが結節に付着する位置を確かめられる。大殿筋の筋活動により触診が邪魔されるときは、患者に膝で治療台を押してもらい、大殿筋を相反抑制する。

骨盤底筋の筋活動の触診

骨盤底筋の筋活動は、アクセスできる坐骨結節の下部から触診を始めると、肛門領域付近に近づかなくても触診できる。

テクニック

右側の筋活動を触診するとき、療法士は患者の右側に立つ。このテクニックでは、指腹を平らにしたほうがよい。

結節から始め、指腹を内側に動かし、骨の輪郭をなぞる。指腹が硬く、弾性のある構造で制限されてそれ以上動かなくなるとき、骨盤底筋を触診していることになる。これは、対応する筋を動かすことで確かめられる。筋（肛門挙筋）が張っているときは、指腹が後ろに押される。

病理の情報

骨盤底筋を刺激したり強化したりするためにフィードバックを使う場合、この触診を使うとよい。患者が1人でエクササイズをするときに、この触感を使って確かめてもよい。

評価と治療のヒント

腸骨稜、上後腸骨棘、上前腸骨棘の**局所の高さ**は、下肢の構造を分析するときによく調べる。これらの触診を使い、足の長さの左右差や骨盤の傾斜の可能性について結論を出すからである。医師や療法士が立位の屈曲テストをして可動性を調べたいときは、PSISの位置を正確に特定する必要がある（**図9.97**と**図9.98**）。

仙腸関節を動かすときに手でやろうとすると大変な力が必要なため、骨盤に作用する最大の骨のてこを使うとよい（**図9.99**）。たとえば腸骨稜、坐骨結節、仙骨縁などの必要な参照点の位置は、骨の簡易的な定位を使えば見つかる。

靱帯構造のなかには刺激されると**仙骨の痛み**が生じるものがいくつかある。長後仙腸靱帯は、仙腸関節に機能性障害があることを示す。尻もちをつき、尾骨をつなぐ靱帯が過伸展すると、その後の痛みの原因になることが多い。

局所の軟部組織の痛みは診断が難しい。骨盤の痛みはまず、関連痛や投影痛ではないことを確かめる。その後、患部の組織の位置を見つけ、特定する。滑液包炎、転子周辺の付着の症状、張った梨状筋、梨状筋症候群は、痛みの局所的な原因の例である。正確な触診テクニックを使うと、患部の構造をかなりよく特定でき、機能評価の結果をうまく補完できる。

骨盤底筋のエクササイズは、感覚に頼ることがほとんどである。坐骨結節のすぐ内側にある骨盤底筋に触れ、フィードバックすると、患者は自動運動の感覚をもっと早く得られる。

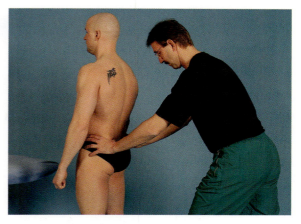

図9.97　立位の屈曲テスト、SP

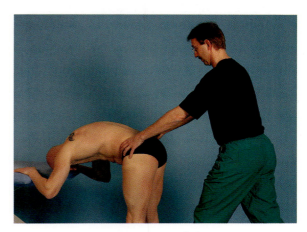

図9.98　立位の屈曲テスト、最後のポジション

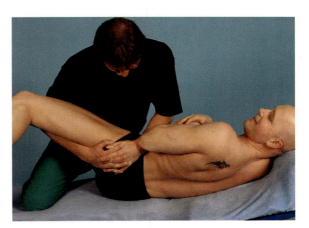

図9.99　仙腸関節を動かす

練習問題

1. 梨状筋症候群の発達はどのように説明できるか？
2. 仙骨が傾くとどのような結果になるか？
3. 仙骨裂孔はどこにあるか？ 仙骨角の間にはどのような構造があるか？
4. 長後仙腸靭帯の目立つ特徴は何か？
5. 仙腸関節が構造の形と組織の強さによって保持されている理由について説明せよ。
6. 胸腰筋膜はどのような層からなるか？ 後面の斜めのスリングとは何か？
7. 殿筋の寸法の目印になる骨の参照点はどれか？
8. 手の側面をウェストの側面に当てると、どの構造に触れるか？
9. 仙骨側面の縁はどうしたら正確に触診できるか？ そこからどの構造に到達できるか？
10. 大殿筋を特に目立たせるためには、患者は何をする必要があるか？ 患者に伝わるように、指示する言葉を考えてみよう
11. 腸脛靭帯を張らせる構造は何か？
12. PSISを見つけるために使えるバリエーションを2つ挙げよ。位置を正確に特定することがなぜ重要なのか？
13. 正中仙骨稜の下端にある構造は何か？ その境界をなす別の構造は何か？
14. 仙骨と尾骨を正確に区別したいとき、どのような可能性があるか？
15. 下外側角の位置を正確に特定するのが難しいのはなぜか？
16. 療法士がPSISの下縁の位置を特定するとき、どの構造が圧痛を感じることがあるか？
17. 下方向から触診するとき、どうやって仙腸関節にたどりつくか？
18. 療法士はどうしたら、坐骨神経が梨状筋の下から出るポイントを見つけたと確信できるか？
19. 骨盤・大転子間の溝にはどのような構造があるか？
20. 坐骨結節の先端から触診を始めたとき、どの構造にたどりつけるか？

10 腰椎

腰椎の重要性と機能	261
この領域の治療でよく使う方法	262
必要とされる解剖学と生体力学の基礎知識	263
触診プロセスのまとめ	278
最初のポジション	278
難しい最初のポジション	279
触診テクニック	279
評価と治療のヒント	284
練習問題	289

10 腰椎

腰椎の重要性と機能

小児発達の初期に、脊柱の2つの部位で胎児期の曲線が変化する。腰椎は、その1つである。脊柱の可動部（頸椎と腰椎）は前弯する。胸椎と仙骨は、もとの後弯のままである。頸椎と腰椎は、深部の椎前の筋ももつようになる（大腰筋など）。

体重を支える

運動の観点からいうと、腰椎は上体、頭、腕の重さを支える。前述したように、立位では体重の約60％が腰椎からS1終板に移動する。腰椎は骨、膠原、線維性軟骨内の幅広く、より硬い素材によって、この負荷に適応する（構造の安定性／フォース・クロージャ）。

上体の空間的アライメント

脊柱の前弯した部位は、自らが支える体の部位のために、空間的な定位をする。腰椎は上体を支え、もたれさせ、回転させる。頸椎は周囲との関係のなかで頭を支え、整列させる。

立ち、持ち上げるときの安定性の重要さ

椎間板、靭帯、筋は、脊椎の安定性を特に担い、その際に圧迫や張力の結束を使う。脊柱起立筋は、立位の姿勢ではあまり活動しない。体の重心が前に動くときに活動量が高まる。たとえば次のようなときである：
- 上体を前に倒す
- 頸椎を屈曲する
- 腕を挙上する

ここで重要なのは、鎖の動く部分に組織がフォース・クロージャを提供し、制御された動きを実現させていることである。そのため身体運動科学では、「硬さは、運動の前提条件である」といわれている。脊柱など複数の分節からなる複合体では、個々の分節の可動域を抑えることで安定性を維持し、全体が調和のとれた動きをするようになっている。体幹を約60度屈曲すると、運動を減速する仕事を靭帯構造が担うため、体幹の伸筋は活動しなくなる。胸腰筋膜は最も重要な靭帯構造である（図10.33を参照）

体幹の運動

腰椎は屈曲のためにデザインされた器官で、主に矢状面で運動が生じる。前弯の状態から体幹を前後に曲げることは、立位で前弯になることと同じくらい自然に起きる。腰椎は解剖学的に屈曲するよう作られ、装備されている。運動が屈曲でも、触診するために前弯から直線状にするだけも、関係ない。

一部の解剖学的構造が、腰椎の矢状面での運動を手伝う：
- L5より上の腰椎椎間関節のアライメントにより、矢状面で大きな動きができる（図10.1）

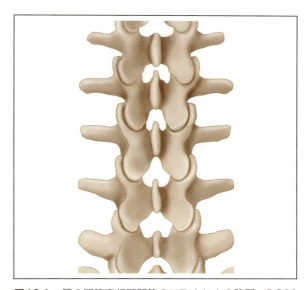

図10.1　腰の関節突起間関節のアライメントの略図。P.266の図10.9と比べてみること

- 厚い椎間板により、腰椎分節で大きな傾斜運動ができる
- 運動を減速し、力を吸収する構造：黄色靭帯、棘間靭帯、胸腰筋膜
- 外側区画の例外的に強い固有筋（腸肋筋、最長筋）

移動に必要なエネルギーの発達

Serge Gracovetsky（1988）によると、歩行のインパルスは、回旋させる筋の可動性と活動にもとづいて腰椎で生じる（多裂筋と外腹斜筋）。脚はこの運動にしたがい、補強するだけである。進化の例（魚類、両生類）を見ると、移動において側屈がどれほど重要かがわかる。人間の場合、腰椎は側屈を回旋と複合させ、移動の引き金を骨盤と脚に伝えるのだが、そのときに腰の前弯とある程度の歩行速度が重要である。歩行が遅い場合、インパルスとエネルギーは脚のみで生じる。これには多大な強さが必要である。

硬い脊柱と動く脊柱の接合部

腰椎と仙骨の接合部は、解剖学的・病理学的に物議をかもす領域である。椎骨の数に関する解剖学的な変異（半仙椎化など）や多数の病的状態が、よくここで生じる。この顕著な特徴は、典型的な生体力学的負荷が原因のほか、自由に動く脊柱とそれより硬い部位、特に仙骨の接合部として腰椎が機能するせいでもある。

この領域はさまざまな解剖学的構造で支えられている：
- L5-S1関節突起間関節のアライメント
- 強く補強された靭帯、またはさらに発達した靭帯（前縦靭帯、腸腰靭帯）
- 胸腰筋膜と、そのさまざまな膠原層と筋の活性化

この領域の治療でよく使う方法

腰椎領域の症状の大半は、直接的・間接的に椎間板と関係がある。1次的な椎間板の病理と2次的な椎間板の病理の大半が、L4/L5とL5/S1という腰下部の分節で見つかることはよく知られた事実である。1次的な椎間板の症状は、内部の断裂からさまざまな形での突出、椎間板内の物質の脱出まである（**図10.2**）。これらの症状は、自己治癒できる可能性が大きい。急性の背部痛に対する初期の理学療法管理では、1次的な痛みを評価し、影響を受

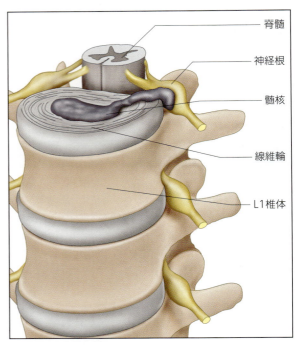

図10.2 椎間板脱

けた神経構造の痛みを軽減し、自己治癒をサポートすることを目的とする。最初の炎症段階は、数日で終わる。次に、高まった筋緊張、適応した姿勢、固定、固有感覚の減少、そして必要であれば椎間板内の物質の整復に理学療法で対応する。

処置にかかわる治療目的のアプローチは、つねに腰椎全体に向ける。ここでは、正確な触診テクニックは限定的にしか使わない。たとえば一般に、触診で痛みを誘発したり、局所の可動性を評価したりして、どの分節が問題かを確かめる必要はない。亜急性の椎間板関連の症状を治療する際には、傍脊柱筋が過緊張していないかどうかを評価することが重要である。療法士が治療法を決める際に、これが判断の基礎になるからである。患者にこれらの症状があるとき、療法士は体系的に筋を触診し、体表解剖学の知識を活用する必要がある（第8章「筋の硬さの触診[筋緊張の評価]」の項、p.209を参照）。

椎間板の2次的な病状は、これとはまったく異なる様相を呈する。この場合、体表解剖学を使うことが多い。腰部の椎間板の変性は、驚くほど幅広い症状の原因になる。椎間板は痛みの原因にもなれば、靭帯構造や神経構造の過敏の原因にもなる（**図10.3**）。

これらの病的な機能障害は、主に局所の分節の不安定性、慢性的な椎間板の過敏、関節突起間関節の機能障害や疾患、各種の狭窄として現れる。もちろん、これらの病

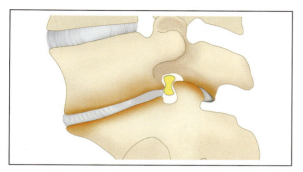

図10.3 椎間板の変性の結果、生じうる病的変化のタイプ

状が組み合わさることもある。隣接する分節同士で可動性過多や可動性低下がよく生じることを考えてみればよい。

治療管理にはいくつかのアプローチがある。これらのアプローチの主な狙いは痛みの緩和と固定である。分節を評価し、局所の分節テクニックを確実に施術するには、解剖学的な詳しい定位が重要な基礎になる。

ここでの体表解剖学の役割は以下である：

- 痛みを誘発し、患部の分節の位置を特定する
- 隣り合う分節と区別することで、患部の分節を特定する（高さを確かめる）
- 角度テストやずらすテストを使い、分節の安定性や可動性を評価する

触診能力は、体表解剖学を使った結果として得られる。これにより、療法士は腰椎の機能的特徴について正確な情報を得られ、ひいては治療計画を具体化し、痛みの緩和／可動テクニックを焦点を絞って使えるようになる。

必要とされる解剖学と生体力学の基礎知識

以下の情報は、局所解剖学と生体力学に関して入手できる情報のごく一部である。体表解剖学から話題がそれないよう、椎間板の構成や機能、あるいは神経解剖学などの分野は論じていない。以下の項では、触診に必要な解剖学の詳細を主に論じる。Junghannsによる運動区分の基礎知識があるとよい。

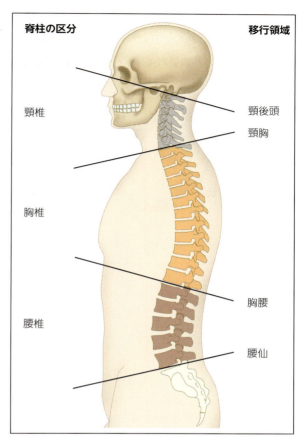

図10.4 脊柱の解剖学的区分

解剖学的定義

脊柱の自由に動く部位である腰椎は通常、解剖学的に5つの自由に動く椎骨からなる。しかし、すべての人がそうではない。前述したように、腰仙接合部はかなり多様で、解剖学的に異論がある。Töndury（1968, Lanz and Wachsmuth, 2004a内）は、脊柱の全区分の解剖学的境界に関して、変異のバリエーションの全スペクトラムを論じた（図10.4）。「正常な位置に境界があるのは、全体の約40％だけである」。胸椎と腰椎の境界も、腰仙接合部も、ここでは対象として扱う。

S1が仙骨から分離し、腰椎の役割を果たすようになると、解剖学的に腰椎化したと分類される。すると、腰椎に椎体が6つあることになる。解剖学者は、上部変異または仙骨化を、L5と仙骨の癒合と定義している。これは、片側でも両側でも生じうる（図10.5）。この場合、自由に動く椎骨は4つだけになる。仙椎の数にはさらにバリエーションがあると療法士が考えてしまうと、ややこしくなる。そのため、この言葉は自由に動く腰椎の変異（腰椎化ま

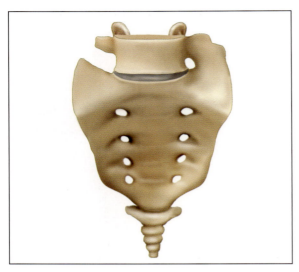

図10.5 半仙椎化

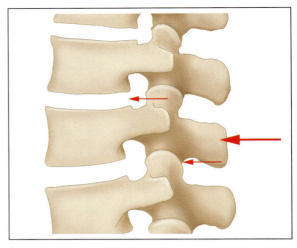

図10.6 後前の圧が椎骨をずらす

たは仙椎化)を指すことにする(Lanz and Wachsmuth, 2004a):

- 腰椎が5つ → 腰椎の正常な数
- 腰椎が4つ → 半/仙椎化、3-12%
- 腰椎が6つ → 半/腰椎化、2-8%

触診にどう影響するか?

　脊柱に沿った体表解剖学では、正確な位置と構造の高さの定義に焦点を合わせる。局所解剖学の知識があると、予想すべき正常な状態がわかる。触診では、これらの正常な状態を生体にあてはめる。変異があるせいで、局所解剖学的な定位に関する自信——勉強中に学んだ解剖学の知識——がゆらぐとしたら、それは何を意味しているのだろうか?

　腰椎に解剖学的に変異があると、L5棘突起の位置を特定するのは難しい。腰仙接合部で突き出たとがった棘突起が3つ見つかったとき、形を見ただけでそれがL5かS1か区別するのは難しい。運動が制限されていたり、半仙椎化が起きていたりするときのように、S1の上のL5の動きが感じられないとき、構造の位置はどのように特定したらよいだろうか。S1棘突起と思ったものがS2の上で動いたとき、触診が正しかったと自信をもっていられるだろうか。位置が間違っているのか、それとも腰椎化が起きているのか。

　幸い、解剖学には変わらないものもある。ある構造は、いつも同じ形で、つねに圧に対して同じ反応をし、動くときも典型的な動きをする(このとき病状による変化は含めない):

- L5棘突起はつねにL4棘突起より小さい
- T12棘突起はつねにL1棘突起より小さい
- 棘突起に後前の圧をかけると、椎骨はやや前に動く(**図10.6**)
- 1つの分節が回旋(複合運動パターンのなかで)すると、隣り合う2つの棘突起の間に、触れてわかる段差ができる

腰椎下部の形と椎間板

　解剖学的な観点からいうと、腰椎の前弯を支えているのは、楔状の椎体の構成、とくにL5と、最も顕著なL5/S1椎間板である(Bogduk, 2000)(**図10.7**)。

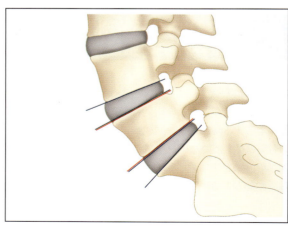

図10.7 椎骨の楔状の形と椎間板

触診にどう影響するか？

腰椎は、触診時には普通、生理学的な前弯のポジションにある。これは患者の最初のポジション（SP）とは関係ない（うつ伏せ、側臥位）。これが最も自然なポジションだろうが、触診はより難しくなる。腰椎の前弯により、触診にいくつかの条件がつくからだ：

- 触診をすると、仙骨の上部は明らかに前傾していて、角度のついた表面は区別できる
- 脊柱起立筋が目立つときは、どの棘突起も先端とその少し側面しか到達できない
- L5棘突起はたいてい組織の奥にあり、L4とS1の近くにある
- 胸腰筋膜と背部伸筋はわりにゆるんでいる

以下の項では、正確な触診をするために望ましい腰椎のポジションと、望ましくないポジションを説明する。

骨の構造の詳しい解剖学

椎体は厚みがあり、全体に豆や腎臓の形をしている。各椎体は管で、海綿質が詰まった皮質骨でできている。椎体は上下をガラス様の終板で囲まれている。この終板はいまでは機能的には椎間板の一部とされている（Bogduk, 2000）。椎弓は椎体のすぐ後ろでつながっている。椎骨の突起はすべてこの弓に付着している：

- 棘突起
- 上関節突起と下関節突起
- 肋骨突起

棘突起

これらの棘突起は真後ろを向き、よく発達している（**図10.8**）。腰椎の骨性構造のなかで、触診する指で確実に触れられるのはこれだけである。腰椎棘突起の形は典型的で、触診中、隣の脊柱の区分とははっきり区別できる。

触診にどう影響するか？

L5棘突起は、ほかの棘突起より小さくて丸みがある。ほぼ後ろを向いている。一般には簡単に位置を特定できる。S1棘突起が目立つと、療法士は隣の棘突起と間違えやすいかもしれない。そうなると、分節を特定の高さに割り当てるのが難しくなる。

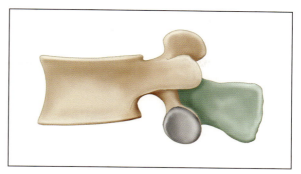

図10.8 棘突起

腰椎棘突起の形とアライメント

新人療法士は、腰椎棘突起の大きさと形に最初は驚くかもしれない。L1-L4棘突起はわりに広く（上下の寸法）、例外的に不規則な形で、後面に沿って不規則にへこみがあり、波状の概観をしている（**図10.9**）。棘突起は、実際より小さいと予想されることがある。

滑液包はいつも、隣り合う腰椎と胸椎の棘突起の間で見つかる。

脊柱のほかの区分同様、腰椎棘突起がつねに直線状に並んでいると予想してはいけない。腰椎棘突起は正中線から最大数ミリ、胸椎棘突起は最大1cm、外側に突き出ることがあるが、それでも解剖学では正常な範囲とみなされる。

触診にどう影響するか？

棘突起は波状の形をしているため、棘間腔の位置を見つけ、触診で棘突起を区別するのはかなり難しい。各構造が正しい高さにあるかどうかを、もう一度補助を使って確かめる必要がある。パートナーや患者の組織の状態のせいで触診が難しくならない場合、経験を積めば、長い棘突起をL5からT12まで正しく区別できる。T12棘突起は、とても薄い。

療法士や医師は、棘突起の位置を局所の病状と直接結びつけることがある。正中線からそれた棘突起は、たいてい各椎骨の回旋の位置異常として解釈される。しかし、解剖学では変異の幅が広いため、かならずしもそうとはいえない。触診で得られた所見は、つねに局所の可動性テストや誘発テストで補ってから、分節に病状があるかどうか結論を出す。

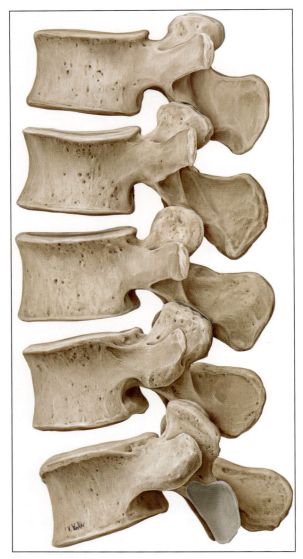

図10.9　棘突起の不規則な列(Thieme Atlas of Anatomy, General Anatomy and Musculoskeletal System, ©Thieme 2005, Illustration by Karl Weskerより)

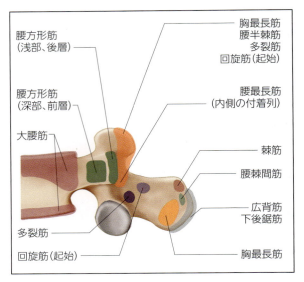

図10.10　筋の付着(from Dvořák)

2008)。そのため棘突起同様、横突起は腰椎を側屈・回旋させるための完璧なてこになる(図10.10)。横突起は局所解剖学的に、後面の固有背筋を前面深層の腹筋と隔てている(大腰筋など)。

いまでは筋構造や活性化した結合組織構造は、腰椎を固定する治療では機能的にとても重要だとみなされている。これらの構造は肋骨突起に付着する：

- 胸腰筋膜の中間層の上にある腹横筋
- 腰方形筋
- 多裂筋
- 最長筋

腰椎横突起

腰椎横突起は、体節が構成された当時の肋骨の痕跡である。この配置は胸椎でもまだ見られ、横突起が肋骨突起と呼ばれる理由でもある。横突起はすべてよく発達し、椎弓からすぐ横に伸びる。Lanz and Wachsmuth (2004a)によると、L3肋骨突起の幅が最も広い。まれに(4-8％)、L1が過大な突起を持つことがあり、文献では腰肋骨と記されている(Lanz and Wachsmuth, 2004a)。こうなると、触診で胸部と腰椎を区別するのがさらに難しくなる。

横突起には数多くの筋が付着する(Dvořák et al.,

触診にどう影響するか？

触診で横突起に到達しようとしても、痩せた人でしかできない。横突起は背部の浅層の数センチメートル前にあり、厚く、目立つ背部伸筋に完全に覆われているからだ。L3の先端とおそらくL4横突起にしかたどり着けないだろう。そのためには、背部伸筋の外側かつ腸骨稜の上方に、後前方向にかなりの圧をかけ、それから内側方向に触診すると、硬い構造に出会うかもしれない。

この手順の目的には疑問があるうえ、技術的にも難しい。このテクニックは、構造のアライメントの診断や痛みを選択的に誘発することには向いていないため、これ以上は言及しない。

必要とされる解剖学と生体力学の基礎知識　**267**

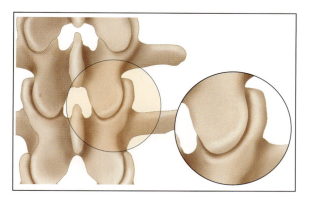

図10.11　関節突起間関節(ZAJ)

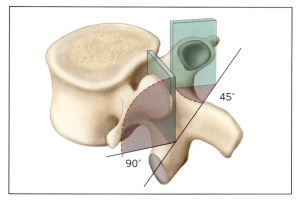

図10.12　腰関節突起間関節のアライメント

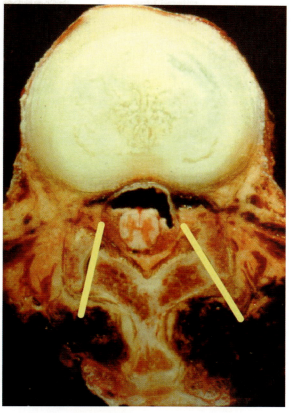

図10.13　椎関節面のトロピズム

関節突起間関節

これは椎骨の最も重要な機能的部位のひとつである。脊椎分節は、椎間板の厚みと構成によって動くことができる。原則的には、関節突起間関節によって、この運動能力がどう使われるかが決まる。これらの関節のアライメントにより、運動の方向と、一部では分節の運動範囲が決まるからだ。下にある椎骨（より凹状）の上関節突起が、上にある椎骨（より凸状）の下関節突起と関節突起間関節を作ることは、よく知られている（**図10.11**）。

T12/L1からL4/L5の**腰椎関節面の位置**は、徒手療法の文献で表記は統一されている（Dvořák et al., 2008）：椎体との関係において、上の関節表面は垂直で、後外側から前内側に約45度で近づく（**図10.12**）。この角度は、上方の椎体になると次第に狭まる（Bogduk, 2000）。

この結果、腰椎は矢状面での動きに引かれやすく、側屈できる一方で、軸の回旋を防いでいる。椎間板にある腰椎の軸の動きを見ると、回旋運動を最もよく視覚化できる（「基礎的な生体力学の原則」、p.276を参照）。

L5/S1関節面は前頭面よりにあるため、軸方向の回旋能力がいくらか高い。

解剖学的変異の原則は、腰の関節突起間関節でも続く。

病理がなくても、同じ高さの関節表面の形や空間的アライメントが異なることはある。個々の関節突起間関節の左右差を「椎関節面のトロピズム」という（Jerosch and Steinleitner, 2005）（**図10.13**）。これは、前述した関節表面の空間的アライメントが平均を表したものにすぎず、各分節で左右差があることを意味している。

触診にどう影響するか？

脊柱の触診は、主に分節の可動性を評価し、各構造の高さを確かめるために使われる。それには、脊柱の区分がとりうる可動域を意識する必要がある。

動かしながら触診するときに、形の異なる関節面がおよぼす影響は、あとで明らかにする。おそらく、椎関節面のトロピズムが腰椎の対称的な運動の程度に影響することはないだろう（屈曲と伸展）。屈曲時に左右で椎骨

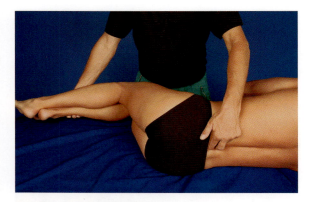

図10.14　屈曲と伸展の触診

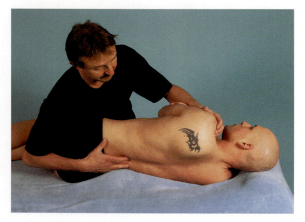

図10.15　側屈と回旋の触診

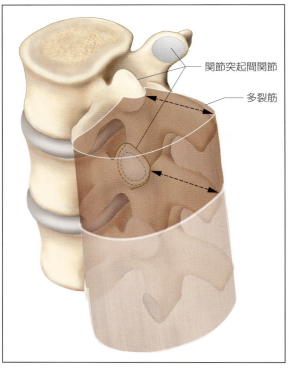

図10.16　筋の下にある腰関節突起間関節の位置

の前傾が異なっても、矢状面での動きは棘突起の開閉としか知覚されないため、これを感じることはできない（**図10.14**）。椎骨が非対称的に動くところで運動の左右差があっても、触診できる可動域が変わることはない。

側屈や回旋運動が非対称なときは、この限りではない。ここでは関節の位置や形の違いからくる影響が重要だからである。そのため、分節の側屈と左右の回旋の可動域は、健康な人の分節でも異なることがある。そこで、局所の運動の範囲を評価するときには、左右を比べる一方、隣り合う分節で何が起きているかも意識する（**図10.15**）。

関節突起間関節とその関節包は、驚くほど大きなボール状の形で、解剖学の標本では目立つ。その位置は、棘突起の下縁とほぼ同じ高さである。関節突起間関節には、胸腰筋膜と多裂筋からなる厚み数センチメートル（25-35mm）の層ごしに触れるしかない（Bjordal et al., 2003）（**図10.16**）。個人的には、輪郭を触診したり、組織の硬さの違いを感じたり、運動中に触診したりしても、関節の位置は特定できないと思う。軟部組織に圧をかけると、痛みは誘発できる。しかし、だからといってその圧痛に関節突起間関節が関与しているとは言い切れない。

靭帯の詳しい解剖学

腰椎では4つの靭帯系を互いに区別できる：
- 椎体の靭帯
- 分節の靭帯の柱
- さらなる腰椎の靭帯
- 胸腰筋膜

必要とされる解剖学と生体力学の基礎知識　269

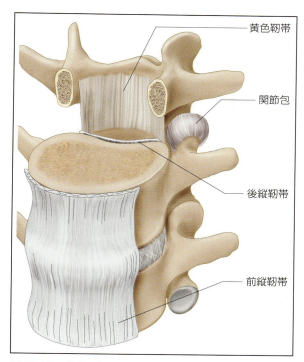

図10.17　椎体の靭帯

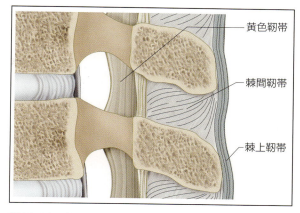

図10.18　黄色靭帯と棘上靭帯と棘間靭帯

椎体の靭帯

　前縦靭帯と後縦靭帯の2本の縦の靭帯性の柱は、脊柱全体に沿って走行する。これらの靭帯は、分節にある基本的な靭帯構造の一部でもある（**図10.17**）。

　前縦靭帯は大後頭孔の前にあり、仙骨まで伸び、不可分になって骨膜に付着する。下に行くほど幅広くなる。浅層は椎骨を4、5個ずつ飛ばす。深層は隣り合う2つの椎骨をつなぐ（Bogduk, 2000）。靭帯はどれも椎体の真ん中に付着し、椎間板の線維輪と固くつながってはいない。前縦靭帯は腰椎の伸展を制限し、前弯の増加を防ぐのを手伝う。

　後縦靭帯も2層からなる。浅層は縦方向に走行し、薄い。深層は横方向に走行し、幅広い。線維輪につながり、椎間板を補強する。この靭帯は、前縦靭帯のように、後頭から尾骨まで通る。また、上頸部と腰仙骨接合部では特別な名前がついている。前縦靭帯と比べると、後縦靭帯には侵害受容器がたくさんあり、椎間板に病状あるときに警鐘を鳴らす。

分節の靭帯の柱

　椎弓と突き出た突起の間には短い靭帯が並んでおり、それぞれ椎骨を2つつないでいる。

　若者の場合、**黄色靭帯**（**図10.18**）は主に弾性のある線維でできている。これは椎弓板の間にあり、脊椎管の後ろ側を縁取る。これらの靭帯は、立位の姿勢でも緊張している。体幹が屈曲すると、これらの靭帯は緊張を高め、エネルギーを節約し、脊柱が立位の姿勢に戻るのを助ける。そうして筋活動に必要なエネルギーを減らしている。関節突起間関節包の前側は、黄色靭帯でできている。

　横突間靭帯は腰椎ではかなり薄く、膜のようである。この靭帯は横突起をつなぎ──ここでは肋骨突起という──、反対側へ側屈や回旋するときに緊張する。

　棘間靭帯（**図10.18**）は、隣り合う2つの棘突起の間に広がる。この線維のアライメントについては、文献によって表記が異なる。縦方向のアライメント、線維の前上コース（Netter, 2004）、線維の後上コース（Bogduk, 2000）があり、解剖学の表記を整理する必要がある。これらの靭帯が屈曲と回旋を制限していることは、どの著者も合意している。

　棘上靭帯（**図10.18**）は、棘突起の浅層にあり、基本的には腰椎で唯一触診できる靭帯である。これは、靭帯とみなさないほうがよい。むしろ、二重の胸腰筋膜とみなすほうがよい。Vleemingは最近、これについて次のようにコメントしている（個人的なやりとり）。「棘上靭帯は、実は解剖学の標本が作り出したものである」

　現在、以下の関係が議論になっている：
- この筋膜の浅層が正中線で出会う
- つなぐ線は、靭帯様の構造に補強されている
- 棘突起の骨膜に一部が付着している
- 棘間腔にはほかの部位もあり、棘間靭帯を形成し、運動分節の深部にある黄色靭帯にまで伸びている

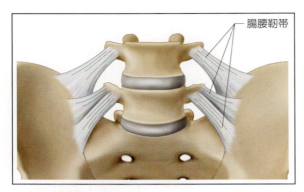

図10.19　腸腰靭帯(略図)

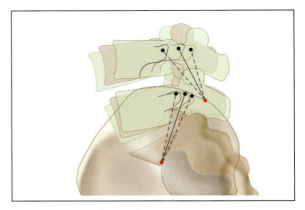

図10.20　腸腰靭帯(略図)

触診にどう影響するか？

前述したように、棘突起は輪郭が不規則で、波状の形をしているため、後面を触診するのはとても難しい。触診で隣の椎骨との境界を探そうにも、棘上靭帯があるために棘間腔に触れるのもさらに難しい。棘上靭帯は、L5とS1の間にはない（Heylings, 1978, Bodguk, 2000内）。そのおかげで、L5の下縁がよく触れられるのだろう（「局所の骨の触診」の項、p.280を参照）。

さらなる腰椎の靭帯

腸腰靭帯（図10.19）は、腰椎と接しながらもほかの部位から始まる靭帯複合体のなかで、最も重要である。腸腰靭帯はL4とL5の肋骨突起のさまざまなポイントから走行し、腸骨稜と腸骨翼の前面に向かう。構成は部位ごとに異なり、腰椎分節の靭帯や仙腸靭帯に付着する（Pool-Goudzwaard et al., 2001）。

腸腰靭帯も、解剖学の文献（Lanz and Wachsmuth, 2004a）では横突間靭帯の続きと記載され、胸腰筋膜（中間層）の補強の一部とも腰方形筋の線維部の一部ともされている。これらの構造の位置は、解剖学の標本で靭帯を見ると明らかである。これらは厚さ数センチメートルの固有背筋の下に隠され、横突起と骨盤の間の狭い一角にある。

個々の線維は前頭面に沿って走行し、L4-S1で側屈と回旋を制限する。矢状面では線維はさまざまな方向に向かい（**図10.19**と**図10.20**）、屈曲と伸展を制限し（Yamamoto et al., 1990）、最下部の自由な椎骨が前に滑らないよう防ぐのを助ける（Bogduk, 2000）。

筋活動があるとこれらの靭帯が張るので、深層で腰の安定性をかなり助けているといえる。

触診にどう影響するか？

腸腰靭帯は、特にL5-S1で側屈と回旋の制御を助ける。運動しながら触診するときに、この作用を考慮すること。

教科書のなかには、診断のためにこれらの靭帯を触診するよう勧めているものもある（Chaitow, 2001）。

胸腰筋膜と5-7cm深部にある脊柱起立筋ごしに触診することで、診断の結論が出せるかどうか、読者は考えてみてほしい。

胸腰筋膜

胸腰筋膜の膠原線維により、この領域の解剖学の標本を調べるときの外観が決まる。仙腸関節の重要性については、第9章「骨盤後面」ですでに論じた。そこでは、殿筋の浅層が胸腰筋膜に放射すると記した。このとき広背筋と大殿筋の膠原線維は正中線をまたぎ、互いに斜めにつながる（第9章「腸骨―上後腸骨棘」の項、p.242を参照）。

腰椎領域では、ほかの動く構造もさらに加わる：
- 浅層：下後鋸筋
- 中間層：
  - 腹横筋
  - 内腹斜筋
  - 腰方形筋
  - 脊柱起立筋

必要とされる解剖学と生体力学の基礎知識 **271**

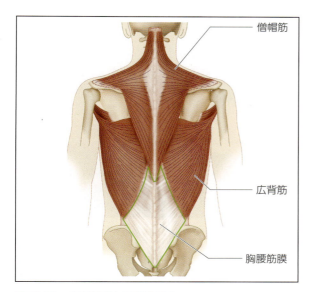

図10.21　胸腰筋膜と広背筋の図

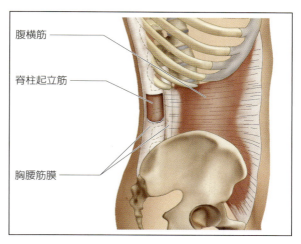

図10.23　腹横筋

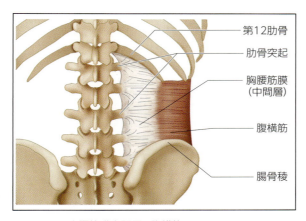

図10.22　胸腰筋膜中間層と腹横筋

胸腰筋膜の浅層は、広背筋の起始となる腱膜状の領域で、胸腰接合部から腸骨稜に広がり、腰椎と仙骨領域全体を覆う。広背筋の腱膜は、硬い靱帯性の板に変わる（**図10.21**）。Vleemingによると、張力の負荷には500kgまで耐えられ、板の厚みは最大1cmだという。

　筋膜内の線維は網目状で、上外側から下内側に向かって細くなる広背筋線維の連続と一致するだけではない。筋膜はL3の高さで最も幅広く、約12cmになる。最も狭いのはT12の高さである。

　T12より下では、線維は反対側の筋膜線維に放射する。そのまま後仙腸靱帯として仙骨上に続く。

胸腰筋膜の中間層も硬い腱膜である。肋骨最下部、L1-L4肋骨突起、腸骨稜の間に広がる（**図10.22**）。そして、背部伸筋と腰方形筋を隔てる。浅層と違い、中間層には外側区画の筋と腰方形筋が付着する。この強い腱様の板の基礎は腱膜であり、腹横筋の起始になっている（Lanz and Wachsmuth, 2004a）。特に内腹斜筋からの線維が、ここに放射する。

　Barker et al.（2006）はある研究で、筋膜の中間層が緊張すると、分節の硬さや屈曲に対する抵抗がかなり増すことを発見した。彼らの結論によると、筋膜の緊張は分節の安定性に大きな役割を果たすという。

　Richardson et al.（1999）も、多裂筋と腹横筋が腰椎の安定性の基礎になっていると述べている（**図10.23**）。彼らは、腹横筋の作用の遅れと腰の症状との関係について述べている。

　筋は通常、体幹や四肢が動き始める約4ミリ秒前に動く。コアの安定性がまず確立されてから、次の動作に移る。背部痛がある患者の場合、筋の活動が遅すぎる。これらの結果に基づき、Richardson et al.はエクササイズプログラムを開発したが、これは現在さまざまに議論され、治療アプローチに使われている。

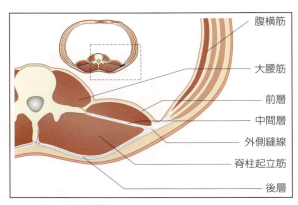

図10.24　胸腰筋膜の3層

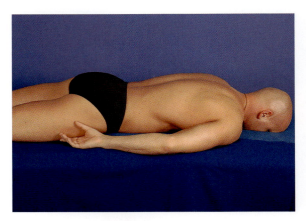

図10.26　うつ伏せの適切なSP

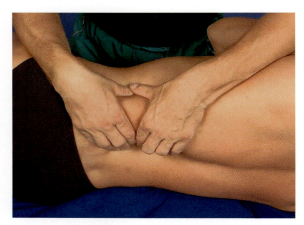

図10.25　腰の機能マッサージ

マッサージテクニックに利用される（**図10.25**）。

　密な線維層は厚みが最大1cmあり、筋構造にアクセスできるのかという疑問が生じる。療法士が触診で筋の硬さを評価したいときも、密な筋膜のせいで筋を直接触診できないからだ。

　診断と治療の際の患者のポジションは、密な浅層の筋膜と、そこに直接的・間接的に合する多数の筋線維に影響される。目的に応じて、構造の緊張を最大限ゆるめる、あるいは緊張させるSPを患者にとってもらう。腰領域をゆるめるために最低限必要なことは、生理学的な前弯と、うつ伏せまたは側臥位では腕を完全に挙上しないことである（**図10.26**）。

筋の詳しい解剖学

以下では、腰部の触診に重要な筋のみ取り上げる：
- 広背筋
- 固有背筋―内側区画
- 固有背筋―外側区画
- 腰の筋の作用

広背筋

　広背筋は、個体発生的にはエラの筋である。広背筋の起始は、かなり下に位置を変えている。その結果、胸背神経（C6-C8）からの神経支配は、筋とともに位置を変えた。

　専門用語では広背筋の起始を胸部、腰部、腸骨、肋骨、肩甲骨領域に分ける。起始の腱膜は、胸腰筋膜の浅層と同じである（**図10.27**）。胸部の起始は一般にT7-T8の高さにあるといわれるが、かなり多様である。腸骨の起始も同じように多様である。起始の側面の縁は、一般に

胸腰筋膜の2つの層は背部伸筋のすぐ外側にある外側縫線でつながっている（**図10.24**）。2つの筋膜層と下後鋸筋は、椎弓と突起とともに骨線維性の溝を作る。この溝は、脊柱起立筋を導く鞘である。背部伸筋と胸腰筋膜の間で、仙骨の上方にあるゆるい結合組織を探すと、この溝の解剖学を認識できる。骨線維性の鞘は背部伸筋を束ね、筋が収縮するときにこれらの筋を脊柱で保持する。

触診にどう影響するか？

　背部伸筋は、棘突起より突き出ている。両側の硬い筋膜鞘とともに、これらは棘突起の列の上で典型的なくぼみを作る。このくぼみの深さは、腰の前弯の形と背部伸筋の塊の大きさによって異なる。つまり、ここでは棘突起にかなり簡単に到達できる。

　骨線維性の鞘は、背部伸筋を単一の筋の束に変える。内側は棘突起から完全に押し離し、外側にずらすことができる。この特徴は、さまざまな典型的マッサージや機能的

必要とされる解剖学と生体力学の基礎知識　273

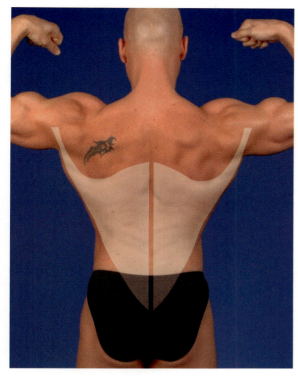

図10.27　運動選手の広背筋

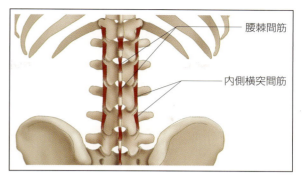

図10.28　内側区画

腸骨稜が最も上に突出する部位で見つかる（Lanz and Wachsmuth, 2004a）が、さらに内側または外側で見つかることもある。

幅3-4cm、長さ約8-10cmの付着腱は、大円筋の付着腱とともに走行し、上腕骨小結節稜に向かう。

その機能は開放運動連鎖に限らず、閉鎖運動連鎖でも固定点の周りで体を回す強い内転筋として働く（平行棒で体を支えるときなど）。また、大円筋・小円筋とともに、歩行時に腕の前へのスイングを減速させる。広背筋の活動により胸腰筋膜の浅層も動き、それにより腰の安定性に影響を与える。

触診にどう影響するか？

筋を鍛えたとても痩せた人（**図10.27**）を除くと、ほとんどの人は広背筋が薄い。つまり、筋腹はほとんどなく、明確な輪郭もないのである。収縮時に胸部で外側縁に触れられるだけである（第11章「ヒント」の項、p.330を参照）。

固有背筋─内側区画

内側区画は、1つの分節の上を走行する部位と、複数の分節にわたる部位で構成される。脊柱の近くの、棘突起と横突起の間の三角形のくぼみにある（**図10.28**）。筋は腰椎の突起から始まり、突起で停止する。仙骨の後面だけは例外である。内側区画の筋は、大きな筋腹と、外側区画の筋の起始の腱膜にほとんどが覆われている（最長筋）。内側区画に属する筋群は普通、この分節に属する脊髄神経から分かれた後枝の内側枝に支配される。

小さな筋はたいてい**1つの分節**の上を走行する。これらは腰椎の位置を微調整し、椎骨を近づけるために軸方向に圧迫するのを、組織の強さを使って助ける。横突棘筋は機能的には、直線の系より重要に見える。Lanz and Wachsmuth（2004a, p.86）は、これについて次のように言及している；「横突棘筋は、脊柱で最も重要な引張系である」。

この系の筋は3-6個の分節に伸び、腰部で最もわかりやすく発達している。これらは腰多裂筋と呼ばれる（**図10.29**）。起始は仙椎3番までたどれ、正中仙骨稜と中間仙骨稜の間の空間にある。第9章「仙骨─多裂筋の付着」の項（p.245）で述べたように、そこではこの筋の収縮も触診できる。Lanz and Wachsmuth（2004a, p. 89）では、さらにこう述べている。「この筋の肉塊は矢状面に配置された板である。側面は丸く、最長筋の起始の腱膜が棘突起から分離してすぐに、膨らんだでっぱりとして現れる」。

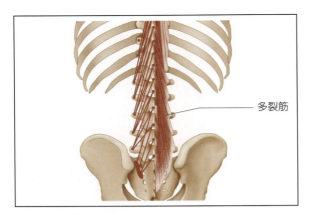

図10.29　腰多裂筋

(2001, p.37) は多裂筋を「腰椎の分節的安定性の鍵を握る筋」と呼んでいる。

固有背筋―外側区画

背部伸筋の外側区画は、腰部の2つの強い筋からなる。これらの筋は、触診できる傍脊柱筋では最大である（**図10.31**）：

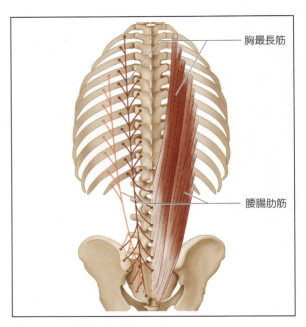

図10.31　固有背筋の外側区画

触診にどう影響するか？

腰椎下部と仙骨領域では、最長筋はかなり薄く、腱様である。そのため多裂筋はよく触診でき、仙骨からL3の高さまでは脊柱周囲で直接見られることもある（棘突起の隣、約1.5cm）（**図10.30**）。これより上では、覆う筋が厚くなるため、触診は難しくなる。

多裂筋の固定機能を鍛えると、この筋に触れられることのメリットが明らかになる。患者は触診を使って多裂筋を選択的に収縮し、フィードバックをする。Hochschild

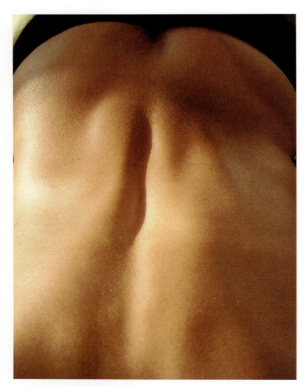

図10.30　多裂筋の活動

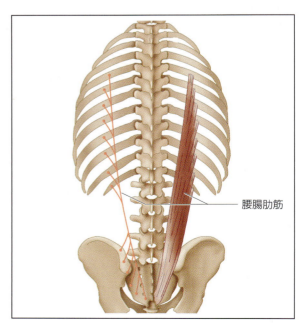

図10.32　腸肋筋

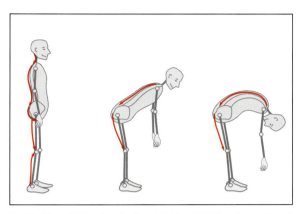

図10.33　体幹を前に曲げる／体幹の屈曲時に筋のスリングを示す。右図では、胸腰筋膜と後面の靱帯が上体の重さを担う

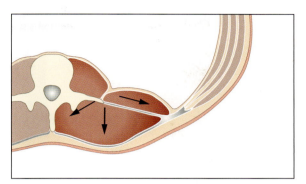

図10.34　胸腰筋膜をポンプで押し上げる

- 最長筋（腰部、胸部、頸部、頭部）
- 腸肋筋（腰部、胸部、頸部）

脊柱の各区分におけるこれら外側区画の筋の配置により、筋を数多くの区画に分けられる。最長筋は1つの区画だけで頭蓋骨まで伸びる唯一の筋である。この筋群は通常、この分節に属する脊髄神経の後枝の外側枝に支配される。

最長筋は、より内側にあり、棘だけで付着する。この棘は、肋骨の上で判別できる。これは、多裂筋の内側部の上にある。腰下部では薄い腱様の板となっているため、多裂筋の活動は脊柱のすぐ隣で感じられる。起始は仙骨後面の、中間仙骨稜と外側仙骨稜の間に広がる。

一方、**腸肋筋**（**図10.32**）は外側の、より浅層にある。起始は仙骨外側面から腸骨稜に広がり、腰方形筋の内側部を覆う。この筋は肋骨と肋骨の痕跡にだけ起始・停止がある。胸腰筋膜の2つの層は、この筋腹の外側で出会う。

腰の筋の作用

両側の背部伸筋の活動により、体幹は矢状面で制御され、動く。体幹が前にずれると背部伸筋は両側で急速に緊張し、約60度屈曲するまで遠心性収縮をする（**図10.33**）。大殿筋は、**体幹の屈曲**の制御を助ける。背部伸筋は、60度以上の屈曲では自動的な機能がない。背部伸筋の伸張に対する他動的抵抗、胸腰筋膜、そして運動軸の後ろにある靱帯が、体幹を固定する作用を担うようになる。

活動、特に内側区画から生じる活動と他動的な構造の緊張があると、結果的に軸の圧迫が積み上がる。これは、

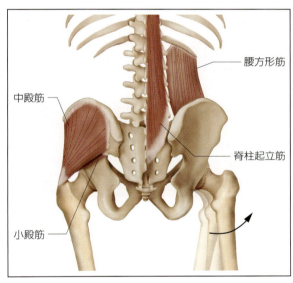

図10.35　背部伸筋の共同筋―小殿筋。体幹は左にずれ、右体幹の筋と左の殿筋が一緒に働く

組織の強さを使って椎骨を近づけたとみなすべきである。この活動により、内在的に可動性をもつ鎖である脊柱の安定性が高まる。体幹が伸展しているとき、特に腰上部で、腰筋が前から体幹を安定させる。

固有背筋の重要な機能の1つは、**胸腰筋膜**を内側から外側に張らせることである（Vleemingとの個人的なやりとり）。これは自転車のチューブの空気入れのようなもので（**図10.34**）、収縮時に筋腹が厚みを増すときに起きる。これは、肥大した背部伸筋を治療に使う方法を示している。

固有背筋は、**立位**ではわずかに活動するだけで、体重は2本の脚に均等に分散される。転倒を防ぐためにつねに活動する必要があるのは、胸部だけである。これは胸郭の重みで、脊柱がつねに屈曲するよう引っ張られるから

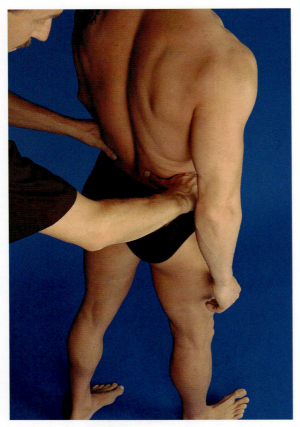

図10.36　歩行中の触診

全体として立位時と歩行中の筋活動は、求心性収縮から遠心性収縮へつねに変わることで成り立つ。垂直のポジションと、回旋と側屈のインパルスをともなう交互の活動は、安定化の治療のコンセプトに組み込むべきである。

触診にどう影響するか？

立位時と歩行中の体重移動で背部と体壁の筋がエネルギーを節約しながら収縮することは、腸骨稜の上で両側を触診するとわかる（図10.36）。半身不随など中枢神経系の機能障害がある場合、遊脚相の終わりに骨盤を下げるのに必要な遠心性収縮活動が損なわれる。

筋活動を触診するのは、技術的にはとても簡単である。両手を腸骨稜のすぐ上に置き、つまむようにして体壁外側を軽く押す。次に、患者が普通の速さで歩くときに、療法士もついていく。交互の筋活動を通じ、ある程度の圧と、柔らかさとかなりの硬さが交互に現れるのを手で感じる。

基本的な生体力学の原則

腰椎は、3つのリンク――椎間板1つと関節突起間関節が2つ――からなる運動連鎖である。3つの構成要素はすべて互いに影響する。

健康な分節では、運動軸は椎間板内にある（図10.37）。その結果、ずれる運動は少なく、傾きは大きくなる。椎間板の高さがなくなると、軸がずれ、ねじる力が発達する（White and Pandjabi, 1990）。

である（Klein-Vogelbach, 2000）。

両脚にかかっている体重を片脚、たとえば左脚に移すと、右側の全共同筋が片側だけ活動する（図10.35）：

- 脊柱起立筋
- 深部の腹筋群から腰方形筋
- 体幹側壁の筋から内外腹斜筋

この筋活動の狙いは、骨盤が右側に下がらないよう防ぐことである。これは、体重がかかる側の小殿筋と協力して生じる（この場合は左側）。

歩行中、背部と体壁外側の筋は複数の機能をもつ：

- 回旋と側屈を利用し、歩行のインパルスを提供する（Gracovetsky, 1988による）。求心性収縮（遊脚相の始め）と遠心性収縮（遊脚相の終わり）が交互に起きることで、特に側屈をさせる
- これらは腹筋の拮抗筋として働く。歩行中、腕はスイングし、上体に回旋のインパルスを与える。この運動は腹筋が減速する。腹筋が収縮するときに屈曲する傾向は、背筋が伸張する強さで相殺される

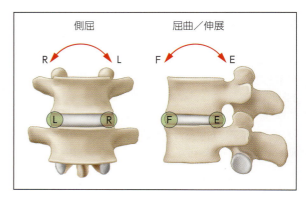

図10.37　運動軸の位置

必要とされる解剖学と生体力学の基礎知識 277

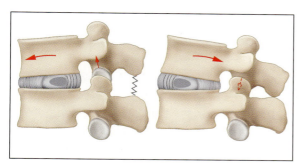

図10.38　開離と集合

対照的な運動

関節表面は伸展時（伸展、前弯）には互いに滑り（集合する動き）、屈曲時（屈曲、前弯から平らになる）には互いに離れる（開離する動き、**図10.38**）。

非対称的な運動

側屈時は、どうしても脊柱のすべての分節で回旋がともなう。回旋も同様に、つねに側屈をともなう。これは複合運動として知られている。腰椎での関連する動きの方向は、脊柱が屈曲しているか、伸展しているかによって変わる。

複合運動と組み合わせ運動

T10/11からL5/S1の機能的区分が屈曲するとき、同側の軸の回旋により自動的に側屈もする：
- 屈曲と右への側屈に、右回旋がともなう（**図10.39**）
- 屈曲と左への側屈に、左回旋がともなう

伸展時（生理学的前弯など）は、側屈には自動的に反対側の軸の回旋がともなう。これはすべての分節にあてはまる：
- 伸展と右への側屈に、左回旋がともなう（**図10.40**）
- 伸展と左への側屈に、右回旋がともなう

高齢の患者の場合、運動はつねに同じ方向で複合する。

この運動の複合は、療法士が意図的に腰椎を別の位置に動かさない限り、自動・他動運動中に自動的に生じる。その他の回旋と側屈の組み合わせは、複合ではなく組み合わせと呼ばれる。徒手療法では、関節をできるだけ固くロックするために、脊柱で運動を組み合わせた位置を利用する。

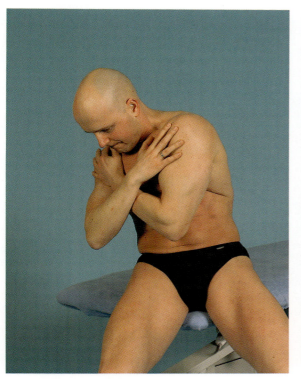

図10.39　屈曲時の複合運動

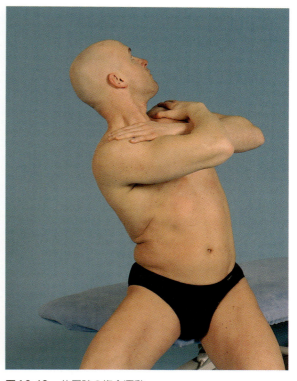

図10.40　伸展時の複合運動

触診にどう影響するか？

対称的な複合運動は、分節の運動の評価と可動性の制限の診断に使える（「複合運動を使った、局所の分節の可動性」の項、p.287を参照）。

触診プロセスのまとめ

一部のテストや治療テクニックでは、患部の分節の正確な高さを判断することが欠かせない。療法士が腰部で自分の位置を定められるのは、棘突起を正確に触診したときだけである。これは、いくら経験を積んでも簡単な仕事ではない。そのため、療法士は腰部の棘突起の触診にアプローチする方法を知らなければならない。正しい位置を確かめるには、構造の期待すべき形や硬さを視覚化できるようにし、いくつかの補助を使うとよい。

腰部の構造の位置を正しく特定するには、第9章で説明したようにいくつかテクニックが必要である：

● 腸骨稜の位置を特定する。「骨を簡易的に定位する触診テクニック」（第9章、p.234）と「局所の触診テクニク」（第9章、p.241）
● 上後腸骨棘（PSIS）の位置を特定する。「局所の骨の触診」の項（p.280）

触診を使って腰椎で定位したいときは、あいまいだがわりに正確な方法がある。目的と時間に応じて、適切なテクニックを使う。以下の触診手順は、L3からS1の高さで手早く定位したいときに使える。

腰椎で直接アクセスできる部位は棘突起だけである。ほかの部位は触診で推測するしかない。関節突起間関節と横突起は、厚さ1cmの筋の下にある。これらには間接的にしか到達できず、療法士が圧をかけると痛みを誘発することもある。そのため棘突起は、高さの特定、痛みの誘発、分節の可動性の評価をする際に、唯一信頼できる最初のポイントである。だから棘突起の位置を正確に特定し、分類する必要がある。

最初のポジション

うつ伏せが望ましい。患者を本人の生理学的前弯のポジションにする。「本人の生理学的」とは、患者が立っているときの曲線を指す。このポジションは、主に患者が腹ばいになっているときにとれる。腹ばいになると進展と屈曲の中間の位置になり、分節の可動性の評価に適している。腹部や骨盤の下にパッドを敷くと腰椎が曲がり、棘突起がさらに互いに離れる。すると棘間腔が開き、後面の軟部組織（棘上靱帯と多裂筋）がさらに緊張する。パッドの量によっては、触診がさらに難しくなる傾向がある。

たとえば患者が肘をつくなどして、腰椎を極端に前弯させると、棘突起が近づき、個々の棘突起を区別できなくなるため、構造の高さを判断できなくなる。

> **ヒント：**うつ伏せのときは、一般に触診前に腹部にパッドを敷かないほうがよい。パッドを敷くと、いつも棘突起の位置がわかりやすくなるわけではない。棘間腔はとても狭く、互いに区別するのが極めて難しいからだ。そのため触診前には、前弯を強めて棘間腔を狭くしないほうがよい。ほかのポジションでは、スプリング・テストや回旋テストなど分節のテストをするときに、典型的な運動パターンが変わる可能性もある（「回旋テスト[横脊椎圧迫] 」の項、p.284を参照）。

前頭面でのポジション

患者が腹ばいになるとき、骨盤が片側にずれないよう気をつける。骨盤のずれは、下から始まる側屈と同じで、特に腰椎下部の分節が関与する。

> **ヒント：**棘突起の位置を特定し、互いに区別するだけであれば、この平面で中間位のうつ伏せになる必要はない。触診と分節の可動域の評価を組み合わせるとき、中間位でないと運動パターンが変わる。

横断面でのポジション

触診開始前に、脊柱が回旋しないようにも気をつける。患者がうつ伏せになったら、療法士は左右の上前腸骨棘（ASIS）が治療台に接しているか、少なくとも治療台から同じ距離にあるかを確かめる。必要であれば、骨盤の回旋を修正する。

うつ伏せのポジションに関する解説や図は、第8章を参照すること。

難しい最初のポジション

中間位の側臥位
評価と治療の際には、普通、痛みが強い側を上にする。療法士は、脊柱全体がニュートラルな曲線、あるいは本人なりの曲線を描くようにする。側屈がある場合は、パッドを使って修正する。

垂直のポジション
座位や立位のSPでは筋が活動するため、棘突起や深部の構造の触診にほかの要素が混じる。これらのSPの利点は、うつ伏せより多様な複合運動ができることにある。座位で棘突起をしっかり触診できたら、分節の可動性に関して正確な情報を得ることができる。

詳しい情報と図については、第8章を参照すること。

触診テクニック

触診する構造の概観
構造の高さを定義し、うつ伏せのSPで補助ラインを引くことで、投影を使って定位する：
- 腸骨稜と後面の腸骨棘（PSI）をつなぐ
- 腰仙部の交差

局所の骨の触診を使い、腰棘突起の位置を特定する
- 下からS2を経由してL5棘突起を触診する
- さらなる腰の棘突起の位置を特定する
- 上からT11棘突起を経由して触診する

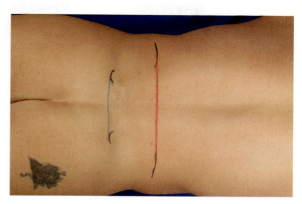

図10.41　左右の腸骨稜とPSISをつなぐ

定位するための投影

腰仙接合部で手早く自分の位置を定めたいとき、参照点を数カ所使えば、わりに正確に高さを特定できる。

腸骨稜と上後腸骨棘（PSIS）をつなぐ

前述した2つのテクニックの1つを使い（第9章、p.234またはp.241）、片側の腸骨稜の位置を特定する。上方からの垂直触診を使うテクニックを推奨する。腸骨稜の最上点を皮膚に描き、触診の結果を残す。このステップをもう一方でも行う。

次に、両方の印をつなぐ。棘間腔は、つないだラインが体の正中線と出会うところで探す。

ここで見つかる棘突起の詳細は、文献によってまったく内容が異なる。たとえば、Kapandji（2006）は、左右の腸骨稜をつなぐラインはX線写真を見るとL4とL5の間の領域で交わると書いている。私の経験では、男性の骨盤を触診した場合、たいていL3棘突起の下縁になる。

次の段階で、PSISの位置を特定し、最も下の境界（下縁）を皮膚に描く。このテクニックは第9章、p.242で説明した。左右のPSISの下縁をラインでつなぐ。このラインはつねにS2棘突起上を通る（図10.41）。

ヒント：解剖学的な骨盤の高さに個人差、性差があるため、腸骨稜の高さは多様になる。一般に男性の骨盤は高さがあり、細い。だからL3棘突起がここで見つかることが多い。女性の骨盤は短く、幅広いので、このテクニックを使うとL4棘突起に達することが多い。このテクニックは手早く行えるが、結果は特に信頼できるわけではない。

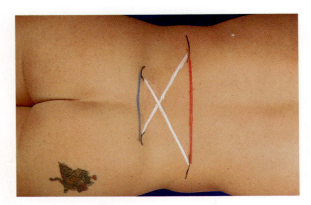
図10.42 腰仙部の交差

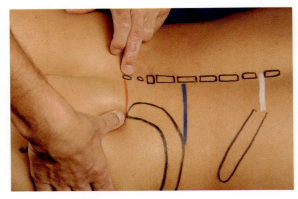
図10.43 S2棘突起の位置を確かめる

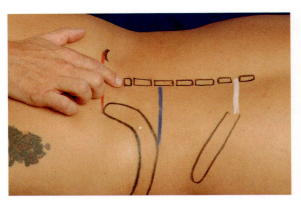
図10.44 S1棘突起の位置を確かめる

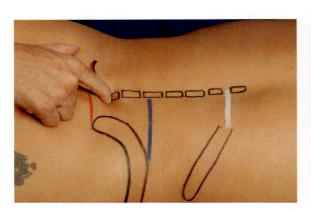
図10.45 L5棘突起の下縁

腰仙部の交差

右腸骨稜と左PSISをつなぐラインと、左腸骨稜と右PSISをつなぐラインを引く（**図10.42**）。たいていの場合、これら2本のラインが出会うところにL5棘突起がある。これは手早く定位できる方法で、2つの腸骨稜をつないで高さを特定する方法より信頼性は高い。

局所の骨の触診

目的は、腰棘突起の位置を正しく特定することである。次のステップに沿って行う：
1. 下からS2棘突起を経由して進む
2. さらなる腰棘突起の位置を特定する
3. 上からT11棘突起を経由して進む

腰椎の機能的区分のすべての棘突起の位置を特定する。これはT10/11からL5/S1まで広がる。

下からS2を経由してL5棘突起を触診する

下から腰棘突起の位置を特定する方法は、最もよく使う、信頼できる方法である。触診で得られる所見の信頼性、特にL5とL4の所見は、PSISとS2棘突起の位置の正確さによる。これについては第9章、p.244で詳しく説明した。ここでは触診をさらに上方へと進める。

段階1：左右のPSISの下縁の位置を特定する。これら2つのポイントをつなぐ線の上に、S2がある（**図10.43**）。S2の棘突起の痕跡は、触診すると通常、かなり盛り上がって感じる。ここで使うテクニックでは、指腹を、小さく円を描くように動かして触診する。

段階2：指腹を約1cm上に滑らせ、小さくて丸い隆起を探す。これがS1棘突起の痕跡である（**図10.44**）。このとき、指を前方に、くぼみの傾斜に落とす。S1は変異の種類が多く、なんでもある。S1がS2より大きいこともあれば、かろうじて触診できる程度の隆起のこともあれば、まったくないこともある。

段階3：L5棘突起は、S1から指の幅約1本分（患者の示指）上にある。指腹を仙骨の傾斜から上に滑らせ、指先が明らかに硬いものにぶつかるところまで進むと、下縁に達

する（図10.45）。L5の下縁はたいてい、L5-S1棘間腔の上方の段差として感じられる。

ヒント：触診のこの段階は避けられないので、さらなる情報を調べ、触診の補助も使って確かめよう。

病理に関するコメント

L5-S1に深刻な脊椎すべり症がある場合、痩せた患者であれば、L5とS1の局所で前弯が強まり、段差が形成されていることが触診できる（スキージャンプ現象。Wittenberg et al., 1998）。この触診結果には、うつ伏せまたは立位のSPで達する。注意：この結論では、逆は真ではない！ 段差に触れたからといって、必ずしも脊椎すべり症があるとはいえない。

構造の形と大きさを使って触診を確認する

解剖学の説明を基にすると、普通、L5棘突起は小さくて丸い構造で、後ろに飛び出している。L1-L4棘突起はとても長い（上下方向の寸法）。このように解剖学の知識があっても、L5の位置の特定は混乱しがちで、難しいだろう。特に、S1棘突起が目立つ場合はそうなる。こうなると、S1棘突起は形も大きさもL5と似ているからだ。

エンドフィールの評価を使って確認する

前に圧をかけてL5とS1の違いを区別すると、診断の結論を下せる。手の内側を、S1と予想される部位に置く。もう一方の手をその上に重ねる（図10.46）。次に療法士は、ゆっくり振動させながら、手を前方向に押す。これで痛みが誘発されなかったら、療法士はもう一度、下にしっかり押し、後前のエンドフィールをはっきり評価する。

L5と予想される部位でも、同じことをする。まず母指をそのポイントに置き、とがった棘突起を強調する（図10.47）。次にもう一方の手の内側または母指球を使って母指を補強する（図10.48）。次にもう一度、後前にリズミカルに圧をかけ、しっかり圧をかけてエンドフィールを評価してから、シーケンスを終える。

次に、2カ所の後前の押圧の結果を比べる。S1は圧に少ししか負けず、エンドフィールはほぼ硬いと予想される。L5は通常、圧にかなり負け、硬いながらも弾性があるエンドフィールである。

ヒント：当然ながら、このテクニックで区別すると痛みを誘発しそうだと思うときは、このテクニックを使わない。

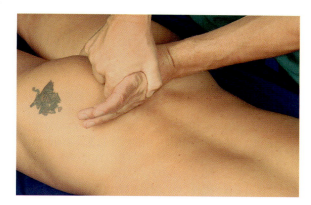

図10.46　S1に後前に圧をかける

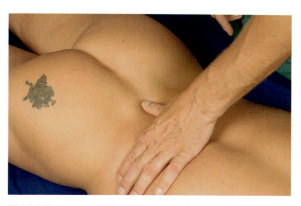

図10.47　L5のエンドフィールを評価する―段階1

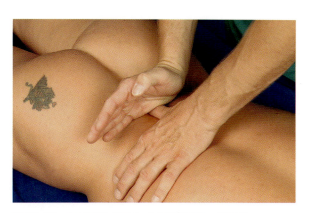

図10.48　L5のエンドフィールを評価する―段階2

運動を使って確かめる

もう1つ、後前の圧をかけたときに、L5の動き方を感じる方法もある。療法士はまず指先で、L5/S1棘間腔と思われる部位を探す。隣り合う棘突起も感じるはずだ。次に、母指または母指球で上のほうの棘突起に圧をかける。上にある棘突起が前に動き、下にある棘突起は動かないと予想される。S1とS2があると思われる部位で同じよう

に区別しようとしても、ここは動かないはずだ。このテクニックは、ほかの棘突起を区別するときにも使え、以下に図も示す。

> **ヒント**：最後に紹介した2つの確認テストは、後前に圧をかけるとL5棘突起は前に動き、S1棘突起は動かないままであるという予想にもとづいている。これらのテストは役立つうえ、情報も得られるものの、不正確さも残る。半仙骨化などの解剖学的変異がある場合や、L5/S1の分節運動に制限がある場合には、これらのテストは使えない。その場合、L5の位置を確かめるには、L4やL3と大きさを比べるしかない。これらの棘突起は普通、L5よりかなり長い。

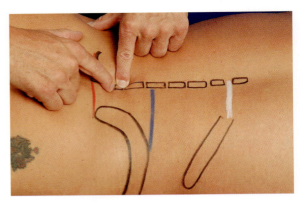

図10.49　L4/L5の触診

まとめ
1. PSISとS2棘突起の位置を特定する
2. S2からS1上へ上方向に触診する
3. L5棘突起の下縁を触診する
4. 後前の圧とエンドフィールの評価を使い、位置を確かめる
5. 後前の圧と運動を使い、位置を確かめる
6. 必要であれば、最初の長い棘突起（L4）の位置を特定し、L5の位置を確かめる

さらなる腰の棘突起の位置を特定する

L5棘突起の位置をできるだけ正確に特定したら、ほかの腰椎の棘突起を探す。以下に気をつければ、各棘突起を正しく特定できる：
- 形と大きさを調べる
- 運動を使い、位置を確かめる

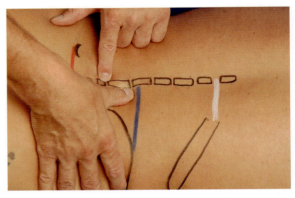

図10.50　L3/L4の触診

前述したように、L1-L4棘突起はわりに広く、かなり形は不規則で、後面に沿ってへこみがあるため、波状に見える。この波は棘突起で作られていて、側面と後面にあり、棘間腔のようなものができる。棘間腔の位置を正しく特定するためには、溝が現れるまで、棘突起の側面を触診する。棘上靱帯が硬く、線維質で、おそらく張っており、療法士が思うように溝にアクセスできないため、後ろの触診はあまり信頼できない。

段階1：短いラインを引いて、L5下縁の印をつける。このラインの脇を上方向に触診する。数ミリメートル進むと、L4とL5棘突起の間の空間を感じる（**図10.49**）。正しく測定するために、指をL5下縁にしばらく残す。L4下縁を見つけられないときは、もう一度L5からやり直す。L4下縁があると思われる位置に印をつける。

段階2：同じテクニックを使い、L3棘突起の位置を確かめる。指をL4/L5の上に残し、次に上にある棘間腔を探す（**図10.50**）。同じようにして、すべての棘突起を探す。

> **ヒント**：L4-L1棘突起の長さに惑わされないこと。直観を信じるべきである。

段階3―運動を使って確かめる：棘間腔の正しい位置を確かめるために、分節を動かす。この運動は、触診する指で感じる。上にある棘突起が動き、下にある棘突起が動かないときに、棘間腔の位置を正しく特定したことになる。そのためには、指腹を棘間腔の後ろに置く。L3/L4棘間腔の確認方法は、**図10.51**に示した。母指腹で、棘間腔があると予想した部位の上方にあるL4棘突起に、後前に、揺らすように圧をかける。触診する指腹で、上にある棘突起が棘間腔で上下に動くのを感じる。

触診テクニック　**283**

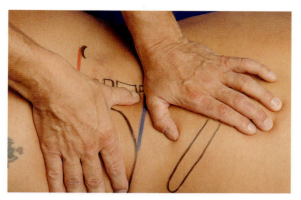

図10.51　動かして確かめる

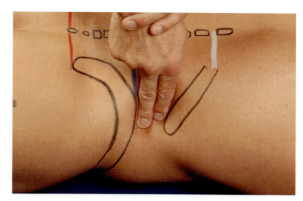

図10.52　腸骨稜と第12肋骨

ヒント: 後前にかける圧は、とくに強くなくてよい。最もよく感じられるのは、下がる動きではなく、戻る動きだからだ。そのため、後前の圧をすばやく解放すると、触診する指の先端ではっきり情報を得ることができる。　患者の解剖学により、位置の特定が難しいときは、このテクニックを何度か繰り返し、棘間腔に正しく触れているかどうかを確かめる。棘突起の上下の縁に印をつけると、確認済みのポイントから触診を再開できるので、便利である。腰椎の機能的分節にあるすべての棘突起は、原則としてこの方法で見つけ、皮膚に描き込める。胸腰接合部は、棘突起の大きさがいきなり変化するところにある。T12より上では、棘突起がもっととがる。

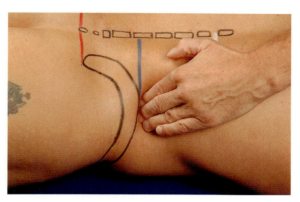

図10.53　腸骨稜の位置を確かめる

上からT11棘突起を経由して触診する

T11棘突起の位置を第12肋骨経由で特定する方法は、胸腰領域で手早く定位するには理想的である。第12肋骨の先端は、後外側の体壁で自由にぶら下がっている。

段階1: 第12肋骨を見つけるには、まず腰背部の伸筋で自分の位置を定め、外側に向かい、腸骨稜と肋骨弓下の空間に進む。この空間は、通常指の幅2本分しかない（**図10.52**）。

段階2: 次に垂直テクニックを使い、腸骨稜の位置を確かめる（**図10.53**）。次に、触診する指を上に向け、第12肋骨の下縁の位置を特定すると（**図10.54**）、わりにすぐとても硬い構造に出会う。

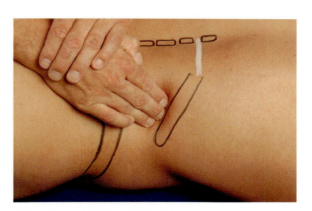

図10.54　第12肋骨の位置を確かめる

ヒント: わりに内側の、背部伸筋の近くを触診することが重要である。外側寄りを触診すると、第11肋骨に触れるからである。圧をかけたとき、第12肋骨には典型的な硬い骨性の感触がない。前述したように、この肋骨はわりに可動性があり、体壁からぶら下がっているため、胸骨と直接・間接的に接している肋骨より動く（第1-第10肋骨）。極端に側屈するとき、第12肋骨は腸骨稜の外に動くことができるはずだ。

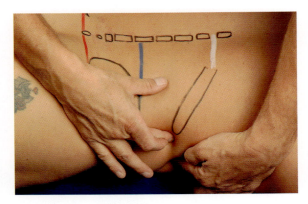

図10.55　第12肋骨の先端

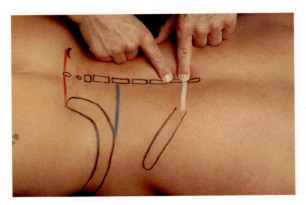

図10.58　胸腰領域で触診を続ける

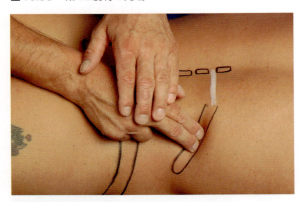

図10.56　内側方向に触診する

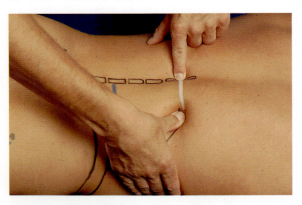

図10.57　T11棘突起の高さを確かめる

段階3：この段階で、第12肋骨の位置を確かめる。触れた肋骨の下縁を外側にたどると、肋骨の終点に触れる（**図10.55**）。次に上にあり、触れられる肋骨の先端は、体壁のさらに外側にある。

段階4：触診する指を肋骨上で内側に滑らせると、脊柱起立筋の筋塊に邪魔されて、肋骨に直接触れられなくなる（**図10.56**）。このポイントが、T12横突起の高さである。第12肋骨とT12横突起の上方にある次の棘突起が見つかると、T11棘突起の位置も正しく見つけられる（**図10.57**）。

段階5：療法士は、ここからさらに下の腰領域に進んでもいいし、さらに上の胸椎に進んでもよい（**図10.58**）。

> **ヒント**：高さを正しく特定できるかどうかは、第12肋骨をしっかり内側までたどれるかどうかにかかっている。これを正確にできないと、療法士は予想より1つ下の高さに到達するからである。T11棘突起を正しく見つけると、次に下にある棘突起（T12）はとがって短く、L1棘突起はその逆にとても長い。

評価と治療のヒント

　療法士や医師は、腰椎の臨床評価の診断レパートリーの1つとして、痛みの誘発や安定性と可動性の評価を使う。ここから、いくつかの信頼できる局所分節テストが生まれた。これらのテストのテクニック、基準、解釈について、次の項目で説明する。

回旋テスト（横椎骨圧迫）

　腰の回旋を調べるテスト（横椎骨圧迫ともいう）を局所の分節の評価に使い、可動性、特に軸回旋での可動性過多がないかどうかを調べる。

テクニック

　母指1本で、側面から下の棘突起を固定する。上の棘突起を反対方向に押すと（**図10.59**）、軸が回旋する。こ

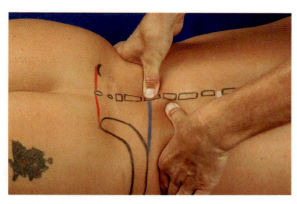

図10.59　回旋の分節テスト(横脊椎圧迫)

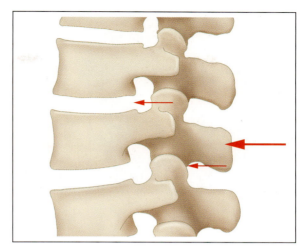

図10.60　棘突起に後前の圧をかけた結果

のテストは、エンドフィールを評価して終える。すべての棘突起で、まず片側をテストし、次に反対側をテストする。軸の不安定性は、分節の不安定性の主な症状でもあるため、このテストは分節の運動性過多を調べるために最も重要である。

基準

上の棘突起は動かせたか、そのときのエンドフィールはどうだったか？　このテスト中に痛みは生じたか？　次に、それを使って痛む分節を特定できたか？

解釈

T10からT12： ここはわずかに回旋すると予想される。エンドフィールは、硬くて弾性がある。回旋運動をしないときは、可動域が制限されている

T12からL5： ここでは回旋は起きないはずである。硬めで弾性があるエンドフィールは、正常と評価される。回旋運動があると、可動性過多と解釈できる

L5からS1： 関節面のポジションが違うため、この分節はある程度回旋できる。エンドフィールは硬くて弾性がある。動かないときは、分節の可動性が低下している

後前の分節の関節の遊び

椎骨に後前に圧をかける方法は、徒手療法で最もよく使われるテクニックの1つである。これは棘突起にも横突起にも施術できる。療法士が椎骨を前に押すと、つねに2つの分節が動く(**図10.60**)。棘突起に圧がかかると、棘突起の上にある関節突起間関節が開き、関節包に張力がかかる。下の関節突起間関節は圧迫される。

目的

分節の可動性、特に可動性過多がないかを評価することと、痛みを誘発すること。

基準

療法士は可動域、エンドフィールの質、痛みの悪化に注目する。

手順

普通、手の内側縁を前弯に対して垂直にあて、棘突起に圧をかける(**図10.61**)。L5棘突起には、母指で局所的に到達できる(**図10.47**を参照)。

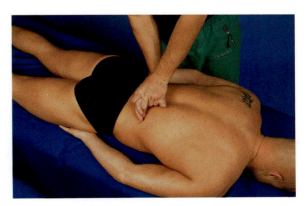

図10.61　後前の分節の関節の遊び

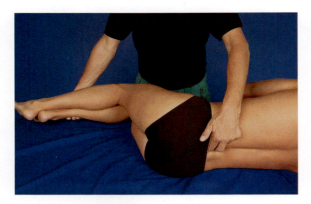

図10.62　棘間腔の開閉

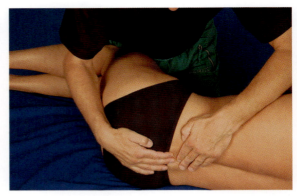

図10.63　前後の分節の関節の遊び

解釈

椎骨に後前に圧をかけると、椎骨はある程度動くと予想される。健康な分節は圧に反応せず、エンドフィールの評価でも過敏ではない。中間位のうつ伏せ時に、圧に対して椎骨が負けることを病状だと分類するには、いくらか経験が必要である。患者が肘で体を支え、腰を最終可動域まで伸展したとき、硬めで弾性があるエンドフィールは正常と分類される。

屈曲・伸展運動時の触診

このテストでは、側臥位でさまざまな方法で触診する。患者を中間位の側臥位にして、このテストの準備をさせる。一般に、腰椎にはパッドを敷いたほうがいい。滑る表面の上に骨盤と脚を置くときは、あると便利である。

目的

両方の股関節が屈曲と伸展をするときの、分節の運動を触診する。

基準

療法士は棘間腔の開閉に注目する。

手順

前述した方法で、下からL5棘突起の位置を特定する。L5/S1棘間腔に指腹を1本置き、L4/L5棘間腔にもう1本の指腹を置く。棘間腔の上や隣に指腹を置いてもよい。まず患者の股関節を中程度に屈曲してから、徐々に屈曲を深めたり戻したりする。両方の指腹で同時に棘突起の運動に触れる(**図10.62**)。

解釈

療法士は棘間腔に注目し、たとえば下から上に(L5/S1から始め、L4/L5に続く)棘間腔に触れ、股関節屈曲時にそこが開き、伸展時に閉じるのを感じる。2つの隣り合う椎骨が同時に動き、棘間腔が開くのを感じられなかった場合、可動性低下と分類する。このテクニックは、分節の安静時のポジションを見つけるのに適している。この場合、棘間腔が完全に開きも閉じもしないポジションに棘突起を置く。安静時のポジションは、L5/S1が約70度屈曲し、L3/L4が約90度屈曲するところのことが多い。

前後の分節の関節の遊び

目的

このテストでは、ずらすことで2つの椎骨を互いに滑らせる。

基準

ずらす運動の可動域、特に1つの分節で急に可動性が高まるときの可動域。このテストは主に、分節の可動性過多を評価する。

手順

前述したテクニックを使い、テストする分節を安静時のポジションに置く。

隣り合う棘突起の位置を後ろから指腹で特定し、後前の圧を軽くかけて固定する。下の棘突起に置いた指先を伸ばして棘間腔に置く(**図10.63**)。

療法士の前腕で体幹と骨盤を固定する。療法士の股関節が患者の膝関節に触れる。次に交互に脚を後ろに押したり、下の棘突起と骨盤を前に引いたりして、何回かまっ

すぐな運動をする。

次に、押したり引いたりしているときに、棘間腔の隣り合う棘突起の位置を触診する。明らかな段差が見つかるだろうか？

L5/S1、L4/L5、L3/L4の分節を評価する。脊柱の位置次第で、ずらす運動を1つの分節に限定することができる。それには肩の最上部を後ろに押し、テストする分節のすぐ上までこの運動を到達させる。すると分節は複合的なポジションでロックされたことになる。

解釈

最後部から最前部まで約1mmずれる運動は、正常と分類される。L5/S1分節は、腸腰靱帯に固定機能があるために、いくぶん硬いと予想される。

複合運動を使った、局所の分節の可動性

1つの分節で可動性低下が起きているかどうかを評価する最良の方法は、複合運動を使って分節の動きを評価することである。これを使うと、機能的腰椎の全分節をテストできる（T10/T11からL5/S1まで）。

目的

側臥位になり、上側の肩を後ろに滑らせることで、前弯した部位に複合運動を使う。このとき、指先を使い、T10/T11から棘間腔を触診する。

基準

複合運動をすると、棘突起が互いの関係のなかで、触診できる範囲で位置をずらしながら回旋する。回旋したときに、評価する分節の棘突起間に段差ができるか、あるいは段差が広がるかを観察する。

手順

- 患者を中間位の側臥位にし、軽く前弯させる。腰椎の下に十分パッドを敷き、軽く側屈させておく。片手の示指か中指を棘間腔に置く。指先を棘間腔の先まで伸ばし、指腹で下の棘突起を固定する（**図10.64**と**図10.65**）
- もう一方の手を使い、上側の肩を後ろに押し、複合運動を導入する。図の例では、腰椎が伸展し、右に側屈しながら左回旋しているようすがわかる（**図10.66**）
- 指腹の下で、下の棘突起が動き始めたら、すぐに肩の動きを止め、棘突起の間に段差ができたかを評価する
- 次に肩を回旋して中間位に戻し、もっと下の分節を探し、同じテストを繰り返す

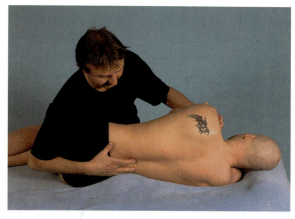

図10.64　複合運動を使った触診―SP

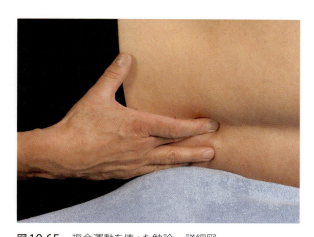

図10.65　複合運動を使った触診―詳細図

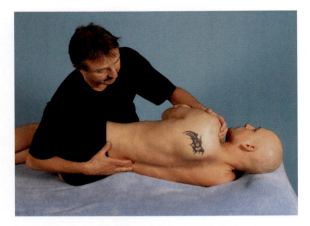

図10.66　複合運動を使った触診―最後のポジション

手順

仙骨の後面では、腰多裂筋を軽く緊張させ、腰の前弯を強めると、起始からL3の高さくらいまで、脊柱の周囲で筋腹に触れられる（第9章、p.245）（**図10.67**）。多裂筋の鍛え方によるが、指の幅1-2本分ある。痩せた人の場合、筋の輪郭は、隣接する最長筋や腸肋筋とは目で見て違いがわかる。

多裂筋の実際の寸法を理解するには、脊柱起立筋のかなり大きな外側区画（腸肋筋と最長筋）を触診して比べる。頭と、必要であれば上体を一部持ち上げ、密に張った背部伸筋を内側から外側まで感じ、背部伸筋の隣にある軟部組織に触れる。ほぼL3の高さで母指と示指を筋の側面に置くと、背部伸筋の実際の幅がわかる（**図10.68**）。

解釈

回旋が終わったときに、隣り合う2つの棘突起の間に段差ができたときは、可動性は正常であることを示している。普通、上の棘突起が下の棘突起より先に回旋する。熟練の療法士は、座位のSPでも分節の可動性を評価できる。負荷がかかるポジションでは、負荷がかからないポジションより運動が強く複合する。しかし、このポジションでは構造の動きを感じるのがとても難しくなる。傍脊柱筋が緊張して邪魔し、棘間腔をはっきり触診できないからである。椎骨が屈曲との複合運動のなかでどう動くかを評価することもできる。

多裂筋を鍛える

現在の理学療法の概念によると、多裂筋、そして腹横筋と胸腰筋膜の組み合わせは、腰椎分節と仙腸関節の固定に決定的な役割を果たしている。

そのため、多裂筋を使い、鍛えることが治療の目的になるだろう。最初は、外側にある脊柱起立筋の大きな部位を刺激せずに、腰多裂筋だけを刺激するのが理にかなっている。筋を意識的に収縮できるのは、本人が収縮を知覚できるときだけである。収縮の程度について、触感をフィードバックすると役立つ。

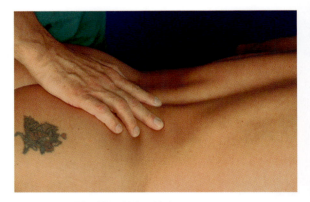

図10.67　腰多裂筋の輪郭を触診する

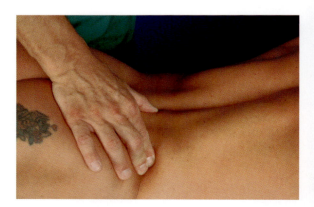

図10.68　全脊柱起立筋の幅を触診する

練習問題

1. 組織の強さで脊柱を固定するのはどの構造か？
2. Gracovetskyによると、移動の際に腰椎はどのような役割を担うか？
3. 腰椎化と仙椎化とは何か？
4. L5棘突起の典型的な形とはどのようなものか？
5. 解剖学の文献には「腰肋骨」という言葉がある。これは何を示しているか？
6. 腰の関節突起間関節の解剖学的変異には独自の名前がついている。それは何か？
7. 腰の関節突起間関節に直接触れられない理由はなぜか？
8. 腰部の筋のうち、胸腰筋膜をさらに緊張させるものは何か？
9. 1つの分節のなかで、関節突起間関節は対称的な運動にどう反応するか？
10. 2つの運動を複合するとはどういう意味か？
11. 腰椎の体表解剖学から始め、定位のために投影するとき、どの導くラインを使うか？
12. L5棘突起の正確な位置を確かめるには、どのような方法があるか？
13. 腰椎で棘間腔を触診するとき、どのテクニックが最良か？
14. 第11、第12肋骨の位置を正しく特定するために、療法士はどのような手順を使うか？
15. 多裂筋の筋腹には、どこなら正確に触れられるか？

11 胸椎と胸郭

胸部の重要性と機能	293
この領域の治療でよく使う方法	294
必要とされる解剖学と生体力学の基礎知識	295
触診プロセスのまとめ	304
最初のポジション	304
難しい最初のポジション	304
後面の触診テクニック	304
前面の触診テクニック	322
練習問題	333

11 胸椎と胸郭

胸部の重要性と機能

胸部は、脊柱のなかでも安定し、わりに堅い区分の1つである。一見すると、これはデメリットに思えるだろう。しかし、胸部の機能をよく見ると、堅さが実はメリットであることがわかる。

胸椎と胸郭には以下の機能がある：
● 保護機能
● 支持機能
● 頸椎と腰椎の接合
● 呼吸

保護機能

胸椎、胸郭、そして胸骨は安定した骨の囲いとなり、心臓や肺、その他の重要な臓器を保護する。この安定しながらも弾性がある構成により、大小さまざまの機械的応力を吸収できる。脊柱管はとても狭く、ほぼ完全に骨に囲まれており、脊髄の大部分が通る。

支持機能

体のこの区分は、垂直の姿勢を保つことに加え、腕で生じるすべての衝撃を吸収できるだけの安定性が必要である。広背筋や大胸筋などの大きな筋や、肩甲・胸関節の表面は、圧迫や引張の大きな負荷を移動させる。胸椎が中央で体を安定させなければ、腕の重さはもちろん、大きな荷物を運ぶこともできない。同時に、脊柱起立筋の外側区画は腰部ではとても強いものの、上のほうでは徐々にその効果がなくなる。棘筋などほかの強い筋が、胸部を伸展させる強度をもたらしている。

頸椎と腰椎の接合

胸部の可動性は、腕のさまざまな運動を支える——可動性によって脚の運動を最適化する腰椎ほどではないが。それでも、胸部が伸展できないと、腕を完全に挙上し

ようとしても最大150度までしかできない。期待される可動域は、一般に180度である。腕を挙上すると、頸胸接合部からT6/T7ほどまでが動く：
● 伸展（両腕を挙上したとき）：
  または
● 伸展と回旋（片腕を挙上したとき）

この知識は、胸部の症状の高さを特定するときに役立つ。腕を大きく挙上すると、胸部の症状も誘発できるだろうか？

片方の肩関節を内外に大きく回旋すると、胸椎に回旋として伝わる。両側を回旋すると、胸椎が屈曲（内旋とともに）または伸展（外旋とともに）する。

生体力学の観点で見ると、胸椎は結合部として機能し、頸椎と腰椎の運動を伝えるべきである：
● 頸椎の主な機能的運動は、回旋である
● 腰椎の主な運動は、屈曲と伸展である

頸椎と腰椎は、それぞれ別の方法で側屈と回旋を複合させる。

解剖学的には、脊柱の動く区分とほかの区分はしっかり区別できる。胸椎は、肋骨を支える区分として際立つ。機能的には、区分間は滑らかに移行する。2つの前弯した区分が、機能的には脊柱の胸部にまで伸びる。そのため、頸部を大きく動かすと、T4-T5くらいまで触診できると期待できる。腰部の運動は、T10-T11くらいの高さまで伝わる。本当の胸椎は、これらの間にある。

呼吸

健康な人の場合、静かな呼吸は横隔膜の活動で完全に制御される。努力呼吸は、胸郭の動きも手伝う。呼吸運動は以下の結果である：
● 胸郭の弾性
● 肋椎関節の可動性
● 胸椎の支持運動
● さまざまな固有筋と吸息補助筋の活動

努力呼吸にともなう肋骨の大きな関節運動は、診断プ

ロセスでとても重要である。深呼吸をすると、背部痛が誘発されるだろうか？

触診にどう影響するか？

腕を大きく挙げたときの上部胸椎の分節運動は、よく触診できる。この例は、頸胸接合部の棘突起の左側に、数本の指腹を置くと見られる。右腕が完全な挙上に向かうとき、棘突起が左に回旋するのを感じられるからだ。

呼吸運動も触診できる。肋間隙の開閉により、脊柱との関節結合における肋骨の可動性や、肋間筋の柔軟性について情報を得られる。

運動しながら胸椎分節を触診し、可動性に制限があるかを調べるときは、さまざまなテクニックが使える。腰椎と頸椎では側屈と回旋の関係を説明する明らかな法則があるものの、中胸部を法則にあてはめることはできない。個人差が大きいため、機能的な関係は毎回、あらたに評価する必要がある。

この領域の治療でよく使う方法

胸椎と胸郭には、交感神経系がある。交感神経系の中央部が脊髄胸部の側角にあることはよく知られている。胸部の重要な臓器は、ヘッド帯でも広い範囲を占める。内臓分節と皮膚分節のこうした近い関係を、診断に使うこともできる。治療では、反射を通してこれらの臓器に影響を与えるだけでなく、頭と腕の自律神経系の制御にも影響を与えることができる。節前線維は、上部胸椎の分節から頸部の交感神経節へ伸びる。そのため胸椎と胸郭は、機械的（スウェーデン・マッサージ、結合組織マッサージ、徒手療法）、温熱、電気刺激で交感神経系の活動を刺激するのに理想的なところである。これらの介入方法は、筋骨格系の慢性痛の治療において、繰り返し議論されている。

胸椎と胸郭は、開胸手術で使う暴力的ともいえる介入方法により、直接的な影響も受ける。高齢の患者では、加齢に適応するプロセスの一部として、これらの関節が固くなる。この種の手術中、胸椎分節と肋骨の関節は極端な位置にされたのち、何週間も固定される。このような場合、もう一度胸郭で正常に呼吸できるよう訓練するには、多大な努力を要する。胸郭では、診断に呼吸のさまざまな要因が使われる。頻度、リズム、呼吸の方向、最大吸気と最大呼気の間で生じる胸部の運動の範囲などである。胸郭の圧迫や軟部組織を動かすことは重要な徒手テクニックで、ある程度手早く触診しなければならない呼吸療法で使われる。

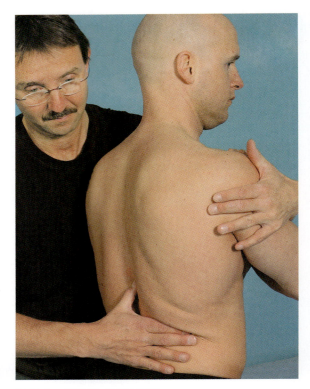

図11.1　局所の可動性の評価

肋骨と椎骨の関節に痛みや可動性の制限があると、呼吸の制限につながるだけでなく、日々の活動にも差し障りが大きい。ここでは、痛みにともなう活動性低下が重要な役割を担う。脊柱の区分のなかで、分節の可動性や極端に局所を動かすことが胸椎ほど重視されるところはない（図11.1）。

痛みの原因になる大きな3つのグループは以下である：

- 椎間板の急性または慢性的な内部断裂
- 関節突起間関節での痛みをともなう可動性低下
- 肋椎関節での痛みをともなう可動性低下

可動性過多が症状の原因とみなされることはほとんどない。長い間、椎間板は胸部の症状の原因とみなされなかった。しかし、のちに突出や脱出だけでなく、線維輪の内部断裂が症状の原因となりうることが明らかになった。急に胸部に痛みが生じたときは、まず椎間板の問題として治療してみるとよい。このとき、軸の負荷をとるテクニックがよく使われ、成功してきた（図11.2）。

ある種の病状は特定の領域で生じる頻度が高い（IAOM研究グループとの個人的なやりとり）：

- T1-T4：肋椎関節＞椎間板の急性症状＞関節突起間

必要とされる解剖学と生体力学の基礎知識　　**295**

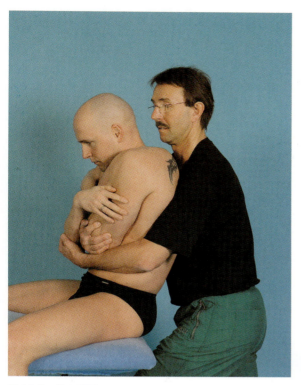

図11.2　軸の牽引

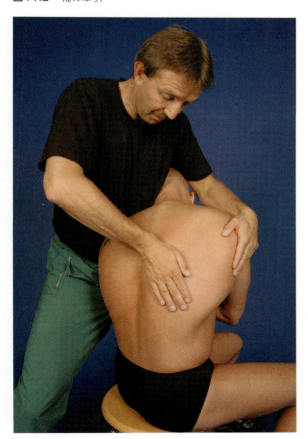

図11.3　肋骨の位置を診断する

関節の疾患
- T5-T8：椎間板の急性症状＞関節突起間関節の疾患＞肋椎関節
- T9-T12：椎間板の急性症状＞肋椎関節＞関節突起間関節の疾患

最初の4つの肋椎関節はとても堅く、可動性が低い傾向がある。症状の原因としては、激しい腕の運動、とても重い物を持つなど一度に力を使うこと、あるいは急な息苦しさとの関連が見られる。触診の役割は、肋椎関節の痛みを誘発する高さを正確に特定し、呼吸時の構造の位置を確かめることである（**図11.3**）。

肋椎関節から生じる症状は、肩甲骨の間で感じることがある。肩の上でも感じられる。僧帽筋での痛みのかなりの部分は、第1肋骨が吸息時の位置にブロックされていることが原因かもしれない。

必要とされる解剖学と生体力学の基礎知識

胸椎の機能的区分

胸椎は第1-12肋骨と両側で連結しているため、脊柱のほかの部位とは解剖学的に異なる。胸椎を機能で分けると、1つのユニットにはならない：
- 上部胸椎は、頸椎に属する。頸椎の大きな運動はT4/T5まで伝わる
- 下部胸椎は、腰椎に属する。腰椎の運動はT10/T11まで伝わる。特にこの区分では、屈曲と伸展も可能である
- そうなると、「本当の」胸椎は、T5-T10にしかない

さらに調べると、これらの区分は形もそれぞれ異なる（**図11.4**）。2つの上部胸椎の形が頸椎に似ているのに対し、下部胸椎は徐々に腰椎の形に似てくる。中部胸椎の棘突起だけが、典型的に急角度で傾斜している。

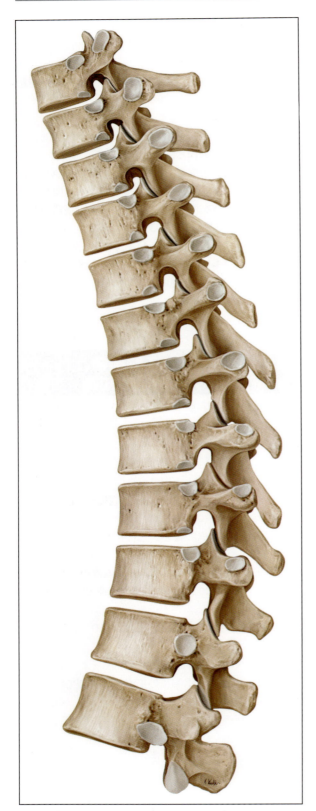

図11.4 胸椎の図(Thieme Atlas of Anatomy, General Anatomy and Musculoskeletal System, ©Thieme 2005, Illustration by Karl Weskerより)

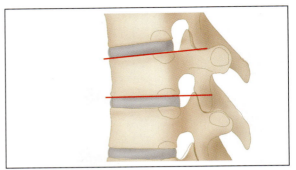

図11.5 椎体の楔状の形

胸椎の解剖学的特徴

次の項では、胸椎の形の典型的な特徴のみを論じる。運動分節の部位に関するその他の重要な情報は、第10章「必要とされる解剖学と生体力学の基礎知識」、p263を参照すること。

胸部の椎体

胸部が後弯しているのは、姿勢のせいだけではなく、解剖学的な原因もある。腰部の前弯は、L4/L5とL5/S1の椎間板とL5椎体のくさび形の構成に直接関連がある。後弯の原因となるのは、椎体のくさび形である(**図11.5**)。椎体の上下の終板は、1つの分節ではつねに互いに平行である。調べてみると、椎体がハート形に近いことがわかる。これはおそらく、体のこの部位の重心がかなり前にあることに適応した結果だろう。

胸椎の大半は両側に2つ関節表面があり、窩内の円板を経由して肋骨頭と関節を作る（肋骨頭関節または肋椎関節）。

胸部の椎間板

胸部の椎間板はかなり薄いため、分節のわりに小さな運動に適応している。両側は肋骨頭に固定されている。そのため胸部が後外側方向に脱出（あまりない）しようにも、そこは骨で占められている。椎間板の物質が神経根を圧迫することはほとんどない。椎間板の孔とそこから出る脊髄神経は、椎間板のかなり上にある。これも、胸部の脱出で脊髄神経がほとんど影響を受けない理由である。

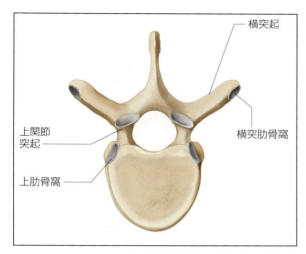

図11.6　胸椎の図

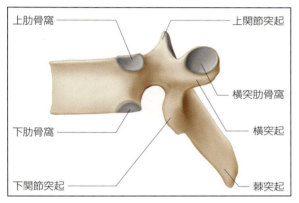

図11.7　胸椎（側面）

椎孔

椎孔は丸く、脊柱のほかの区分と比べると、とても狭い（**図11.6**）。胸椎弓板がとても高いため、穴はほぼ全面を骨に囲まれている。脊髄は穴のほぼ全直径を占め、この空間にほかの物質が入ったときに避ける余地がない（骨折、出血、椎間板脱など）。胸椎にこれらの病状が起きると、硬膜と脊髄が圧迫される確率が特に高い。

棘突起

胸部の棘突起はとても長く、下向きであることが知られている（**図11.7**）。この形が、胸椎の典型的な特徴である。

棘突起の長さと角度は、胸椎の上部、中部、下部で異なる。棘突起が傾斜しているため、棘突起の先端と対応する横突起の高さはかなり異なる。この違いは、「指の法則」としてまとめられる。この法則は、触診でたどれる1つの椎体に属する構造の位置を特定するときに使われる。

特に中部胸椎では、棘突起が重なっている。つまり胸椎を伸展したとき、ここではかなり早く棘突起が互いに接し、圧が高まる。小さな滑液包が摩擦を吸収する一方で、棘突起が互いに少し滑り、伸展を制限する。胸椎はこの位置でロックされる。

触診にどう影響するか？

中間位の最初のポジション（SP）のとき、**棘突起**はとても長いので簡単に触診し、互いに区別できる。先端の輪郭を皮膚に描くのはとても簡単である。座位のときだけは、活動し、緊張した筋のせいで棘突起にアクセスするのが難しくなる。さらに、棘突起の間には空間がないことも意識すること。上側の棘突起の先端が、下側の棘突起の後面にのっているからである。

伸展時に胸椎の棘突起が重なった結果として**胸椎がロックされた位置**は、分節の可動性を触診するのに適したSPではない。胸椎が軽く屈曲しているときのほうが、分節はよく動ける――胸椎の安静時のポジションである。そのため療法士は、すべてのSPで胸椎をつねに軽く後弯させること。

胸椎の可動性を評価するとき、**スプリング・テスト**、すなわち棘突起に後前に圧をかける方法は適していない。長い棘突起に圧をかけても、ずれる運動は起きないからである。椎骨が後ろに傾くだけである。

横突起

下に行くにしたがい、横突起は徐々に短くなり、先端が後ろ向きになる。第1肋骨とT1が作る肋椎関節を探すとき、T1横突起の長さは特に興味深い。T1横突起を皮膚に投影すると、患者の示指1本分ほどの長さがある。

横突起はどれも前面に小さな関節面があり、肋骨と肋横突関節を作る。横突起の空間配置によって、肋椎関節の共通軸の位置が決まる（以下の「肋椎関節の力学」も参照）。

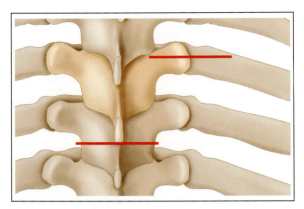

図11.8　棘突起と横突起の高さの違い

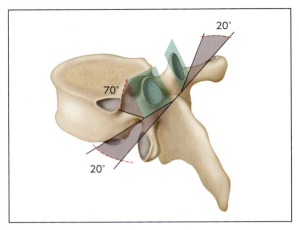

図11.9　胸部の関節突起間関節のアライメント

触診にどう影響するか？

　胸椎の傍脊柱領域は、腰椎ほど筋塊で覆われていない。そのため、療法士は自信をもって横突起にアクセスし、追加のてこを提供して、分節の可動性に影響を与えられる。問題は、特定の椎骨に属する横突起をどうやって見つけるかである。それには以下の2つの方法がある：

- 各横突起は、アクセスできる肋骨の内側端の高さにある
- 棘突起と横突起の位置の違いは、指の法則で確かめられる。まず対応する棘突起の局所の先端に触れると、横突起の高さを特定できる

> **ヒント：指の法則**：典型的な椎骨では、棘突起と横突起の高さが異なる。この差は、ほぼ分節ごとに異なる。療法士は触診中に患者の示指を使い、この差を判断する（**図11.8**）。対応する横突起に触れたいときは、棘突起の下縁から上に向かって、指定された数だけ指の幅を動かす：
> - T1、T2棘突起：指の幅1本分を追加
> - T3、T4棘突起：指の幅2本分を追加
> - T5-T8棘突起：指の幅3本分を追加
> - T9、T10棘突起：指の幅2本分を追加
> - T11、T12棘突起：指の幅1本分を追加

関節突起間関節

　胸部の関節突起間関節のアライメントは、腰部のそれとはかなり異なる。終板との関係で見ると、上の関節突起は平均約70度上に傾き、側面では約20度前に傾く（**図11.9**）。つまり、関節突起は、椎間板の回転軸の周りでほぼ真円を描いていると言える。そのため回旋は関節突起間関節や肋骨で大きく制限されることはなく、すべての分節間で均等に分布する（胸腰接合部を除く）（White and

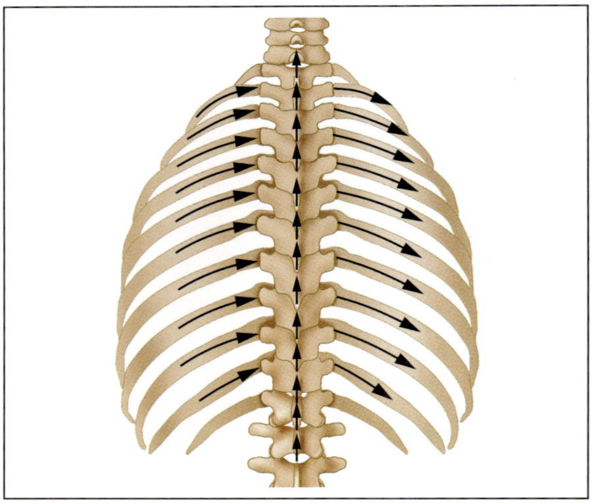

図11.10　運動連鎖：胸椎と胸郭

Pandjabi, 1990)。

触診にどう影響するか？

　分節の回旋は、分節の可動性の評価にも、適切なテクニックを使っての可動性の回復にも適している。

胸郭

　骨性の胸郭は、12対の肋骨と、胸骨からなる。肋骨が椎骨と連結するポイントで、2つの運動連鎖が出会う（**図11.10**）：

- 垂直の運動連鎖＝胸椎
- 水平の運動連鎖＝肋椎関節

必要とされる解剖学と生体力学の基礎知識 **299**

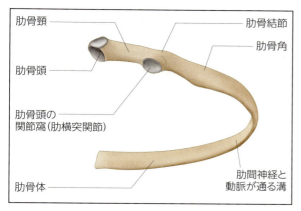

図11.11　肋骨の構成

触診にどう影響するか？
- 肋骨結節は、ときに触診できる。横突起のすぐ隣にある
- 肋骨角は肋骨最大の曲線で、後ろで最も広がる。肋骨に最も楽に触れられるのは、肋骨角の脊柱に近い部位である
- 肋骨体の上縁は丸い。下縁はもっととがっている。これを知っておくと、療法士は胸郭を触診する際に、呼息と吸息位での位置異常があるかを評価できる

肋骨と胸骨の関節
　肋骨は、胸骨との接し方で3つのグループに分けられる（図11.12）：
- 胸骨と直接、接する：真肋―第1-7肋骨
- 胸骨と間接的に接する：仮肋―第8-10肋骨
- 胸骨と接しない：浮肋（浮遊肋骨）―第11、12肋骨

　第11、第12肋骨は、骨と接することなく体壁で終わり、直接圧をかけると硬く、弾性がある。長さはかなり多様である。

　第8-10肋骨をつなぐ軟骨は肋骨弓を形成する。左右の肋骨弓は、胸骨の剣状突起にある上腹角で出会う。左

　2つの運動複合体は、可動性と固定性によって互いに影響する。胸郭は、たとえば側屈時に硬さを増し、可動域を減らすことで胸椎に影響する（White and Pandjabi, 1990）。胸椎の保護機能と支持機能に注目したとき、これはメリットである。

肋骨の構成
　肋骨は弯曲した長骨で、後ろから前に下がりつつ、胸骨と接する。肋骨はさまざまな部位からなる（図11.11）。

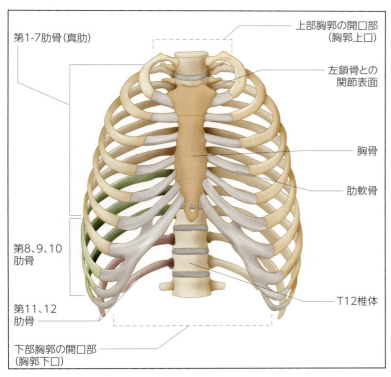

図11.12　肋骨の部位

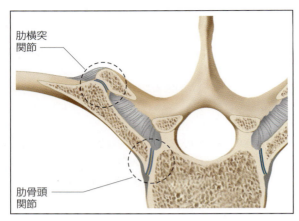

図11.13　肋骨と椎骨の関節

- 肋椎関節（肋骨頭関節）：肋骨頭は2つの椎体と椎間板と関節を作る。第1、11、12肋骨は例外である。ここには椎体だけがある
- 肋横突関節：肋骨結節が、対応する椎体の横突起と関節を作る。第11、12肋骨は例外である。ここには関節はない

上から4本の肋骨は椎体と固く連結し、可動性が低い傾向がある。第1肋骨は特に、臨床で目立つ。

肋椎関節の力学

運動の軸は2つの関節を機能的に複合し、肋骨頸を通る。胸椎の横突起の長さと空間的アライメントは上部、中部、下部で異なる。これにより、肋横突関節がどのくらい後方、外側にあるかが決まる。そして最終的には、呼吸時に肋骨が運動する際の回旋軸の位置を決める（**図11.14**）。

上部胸椎（T1-T7）では、横突起の長さとアライメントにより、回旋軸が前頭面寄りで並ぶ。その結果、肋骨の力学を受けて矢状面で胸郭が挙上・拡大する。中部、下部胸椎では軸が矢状面寄りなので、胸郭は外側に拡大する。

努力吸気（**図11.15**）をすると、胸郭のどの部位でもつねに肋間隙が広がる。肋間隙は呼息時には狭まる（**図11.16**）。この運動パターンのおかげで、運動をともなう触診のなかで診断ができる。腕の運動も、肋間隙に同じような効果をもたらす：

右の第10肋軟骨の距離は、胸郭下口の大きさを示す。第10肋軟骨とそのすぐ上にある肋軟骨の連結は、とくに固定されていない。外傷によるサブラクセーションも起こりうる（「すべり肋骨」）。

真肋とつながる肋胸骨接合部のほとんどは小さい真の関節で、とても硬くて弾性がある。第2肋骨は普通、胸骨角に付着する（胸骨柄と胸骨体の接合部）。ここでは解剖学的変異はほとんど見られない。

肋骨と椎骨の関節

肋骨や椎骨のどの部位が関節を作るかによって、違いが生じる（**図11.13**）：

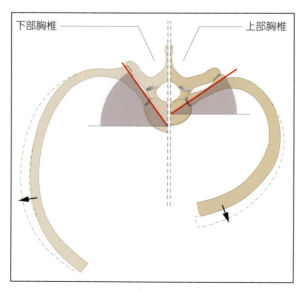

図11.14　肋椎関節の力学

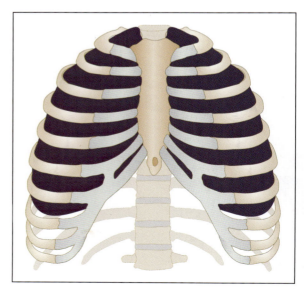

図11.15　吸息時の胸郭の位置

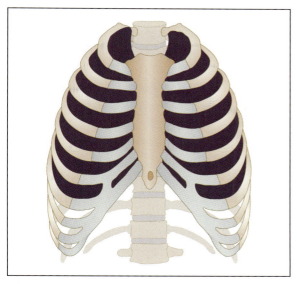

図11.16　呼息時の胸郭の位置（出典：Kapandji, 2006）

- 腕を屈曲しながら挙上すると、上部胸郭がより前方に上がり、上部肋間隙が広がる
- 腕を外転しながら挙上すると、下部胸郭がより外側に上がり、下部肋間隙が広がる

深呼吸時に肋骨頸の長軸方向に肋骨を回旋すると、肋骨の上縁または下縁がやや外側に向く。

触診にどう影響するか？

努力吸気と努力呼気の最後に、肋骨の上または下の縁に触れることができる。静かな呼吸時は、縁に触れることはできない。疾患により肋骨が吸息時または呼息時の位置に固定されているとき、構造同士の関係は興味深い。療法士が構造の位置を評価すると、ブロックされた肋骨が、隣にある動く肋骨とは別の形になっていることがわかる（以下の「肋椎関節の評価」を参照）。

前面の骨の詳しい解剖学

図11.17は多くの解剖学の本で使われ、胸骨柄が胸骨の上部にあり、そこと関節結合していることを示している。胸骨柄の縁には数多くの切痕がある。頸切痕は最も上にある切痕である。鎖骨内側縁がその外側で胸鎖関節を作る。第1肋軟骨は、胸鎖関節のすぐ下で胸骨柄と関節結合する。胸骨角は、第2肋骨と結合する高さにある。この結合は解剖学の文献で、関節または軟骨結合と記載されることがある。呼吸時に胸郭が動くと、胸骨柄は胸骨体の上で動く。

触診にどう影響するか？

頸切痕は、上方から胸骨柄にアクセスするときに信頼できる定位ポイントである。頸切痕はT2の高さにある（第12章「前面の触診テクニック」の項、p.385を参照）。ここから簡単に胸鎖関節に達する（第2章「胸鎖関節腔」の項、p.39を参照）。

第1肋骨の内側端は鎖骨のすぐ下にあり、そこからきつい曲線を描いて後ろに伸びる。触診するのはとても難しい。それに比べ、胸骨角は楽に到達でき、自信をもって印をつけることができる。第2肋骨は間違いなく同じ高さにある。最初の5本の肋間腔はここから信頼性をもって到達できる。

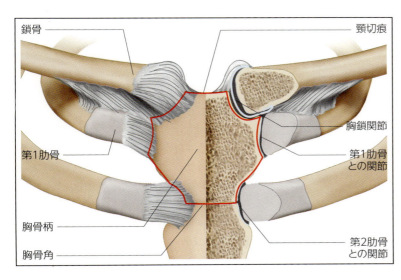

図11.17　胸骨柄

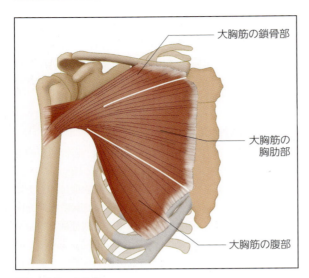

図11.18　大胸筋

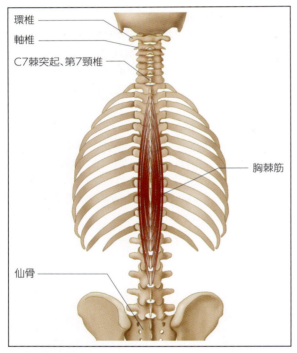

図11.19　胸棘筋

前面の筋の詳しい解剖学

胸郭前面は大胸筋に覆われている（図11.18）。この筋は機能的に3つの部位に分かれているが、解剖学的にそれぞれを区別するのは難しい。起始の表面を見ると、前面を覆っていることがわかる：

- 鎖骨の内側半分：鎖骨部
- 胸骨柄と胸骨体、第1-6肋軟骨：胸肋部
- 前面の腹直筋鞘：腹部

触診にどう影響するか？

筋の活動中に、筋のすべての縁に触れられ、見られることがある。各部の境界ははっきり認識できない。触れられるおよその筋束は、必ずしも機能的区分と一致するわけではない。

胸部の背筋

固有背筋

固有背筋の内側区画から始まるこの筋群では、この領域特有の筋系が2つある：

- 胸棘筋：直線状の棘筋系を表す
- 胸回旋筋：斜めの横突棘筋系からくる

複数の分節から来る棘間筋がまとまり、胸棘筋になる（図11.19）。この筋は脊柱の胸部にしかない。そしてL1-L3からC7-T1まで広がり、棘突起の列のすぐ隣で見つかる。頸半棘筋との移行はほぼ完璧に滑らかに進む。頸部では傍脊柱筋の塊になるが、ここでは意図的に無視する。

外側区画の横断面は、ここで徐々に細くなる。代わって胸棘筋が、重力に抗して体幹の重みを支える機能を担う。胸棘筋には、胸椎を回旋させるだけの強度もあるようだ。

強く後弯した胸椎の姿勢を矯正するときに、棘筋は伸筋との相互作用のなかで最も重要な役割を果たす。

触診にどう影響するか？

腰部では、触診する指が棘突起の列のすぐ隣でくぼみに触れたあとに、脊柱起立筋の塊の内側縁に触れた。胸部では、これはできない。棘突起の先端から外側に触診すると、指の幅1本分ほどの棘筋にすぐに出会う。ここでは多大な筋緊張が見られることが多く、直接圧迫をすると不快に感じることもある。

胸回旋筋（図11.20）は、組織のとても深いところにある短い筋である。これは、関節突起間関節としっかり接し

必要とされる解剖学と生体力学の基礎知識　**303**

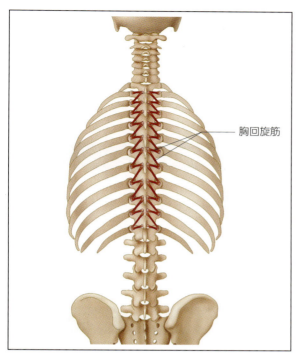

図11.20　胸回旋筋

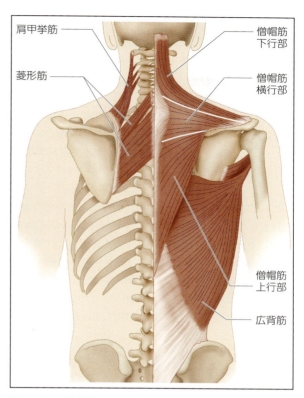

図11.21　外背筋

ている (from Lanz and Wachsmuth, 2004a)。この筋を正確に表すための用語でも、長さが決定的な要因になっている：

- 1つの分節に伸びる筋：短回旋筋
- 2つの分節に伸びる筋：長回旋筋

これらが目立っていると、胸椎の全分節で同じくらいに回旋できる。胸回旋筋の作用には、極端に分化した位置の微調整や、胸部の運動分節の局所的な安定も含まれる。

触診にどう影響するか？

　回旋筋を「モニター筋」と記した書籍もある。これは、分節の可動性に問題があるときにこの筋が張り、触診したときに療法士がそこから情報を得られるからである(Dvořák et al., 2008)。しかし、著者たちは、臨床家が実際に回旋筋を選んで触れ、この筋群の緊張が高まったことをはっきり感じ取れるのかどうか疑っている。解剖学の標本で調べると、この筋は深いところにあり、複数の筋の下に隠れていることがわかる。

外背筋

　胸部背面の浅層は、広背筋のほか、胸・肩甲部で最も重要な筋群に覆われている。この重要な筋群は体幹（棘突起の列）から肩甲骨に広がり、機能的には上肢に属する。この筋群は特に以下で構成される：

- 僧帽筋下行部と横行部
- 菱形筋

　広背筋の線維は起始からT7-T8の高さまで伸び（**図11.21**を参照）、ひいては胸腰筋膜に連なる。胸腰筋膜はこの地点で、上・下後鋸筋からの線維も受け取る。腰部と違い、広背筋線維は胸部では正中線をまたがない。この筋に関するさらに詳しい情報は、第10章「筋の詳しい解剖学」の項、p.272）を参照すること。

触診にどう影響するか？

　筋の上部は、筋がよく発達したとても痩せた人でしかわからない。信頼性をもってこの筋をほかの構造と区別することはできないだろう。一般に、体を鍛えた人が腕を自動で伸展すると、外側縁を示し、触れることができる。

　Lanz and Wachsmuth（2004）によると、この区分で

最も重要な**僧帽筋**の部位（**図11.21**）は、解剖学的に以下のように走行する：

● 上行部：線維はT4-T11/T12棘突起の起始から肩甲棘内側端に集まり、それは背面からよく見える。ここで、三角筋後部の線維と出会う

● 横行部：この部は一般にC7-T3棘突起から肩甲棘上縁に走行する（外側の半分）。ここは僧帽筋が最も厚い部位である。肩甲骨を脊柱に向かって内転すると、目立って盛り上がる。

このごく浅層にある筋の起始は、必ずしも棘突起の両側に付着しなくてもいいと考えてよい。両側からの線維は、骨の接点がなくても合流できるからだ。ときには腱膜を形成し、棘突起の、特に頸胸接合部上を自由に滑ることもある。解剖学的標本では、滑液包があることが多い。これらの滑液包は摩擦を減らす。問題は、この領域で徐々に局所の症状が現れるとき、滑液包炎も原因となりうるだろうかということである。

触診にどう影響するか？

解剖学の標本でも、2つの部位の接合部はほとんど溝として特定できないので、触診でもここは扱わない。上行部の下縁は、筋が活動中のときに触診できる。内側から外側に向かって上に走行する線維は、僧帽筋のこの部位が抵抗に抗って肩甲骨を後・下方に引くときに明らかになる。そのため、手を下から近づけ、筋の縁に垂直にあてて、筋に引っかける。

触診プロセスのまとめ

触診プロセスの狙いは、関連するすべての骨といくつかの重要な筋の位置を信頼性をもって特定することにある。これにはアクセスできるすべての棘突起と横突起、そして肋骨も含む。ここでは触診にさまざまなSPを使う。治療例では、体表解剖学を正確に使い、日々の臨床と関連づけることがどれほど役立つかを示すべきである。

まず座位のSPで頸胸接合部の位置を特定してから、次に患者をうつ伏せにする。胸椎と肋骨のほかの部位は、そののちに説明する。胸骨と肋骨のこの部位は、前から局所的に触診する。一部の肋骨の空間的アライメントが、ここで明らかになる。これらのテクニック、とくに肋間の触診をできることが、呼吸時の胸郭の運動を評価するための基礎になる。

肩甲骨とその各部位の触診は、ここでは扱わない。これにかんしては本書の前の章や四肢の解剖学の本で解説

している（Winkel, 2004など）。

頸胸部の正しい触診は、中部胸椎と胸郭後面にアクセスするためのスタート地点として使う。これらの領域は、第12肋骨または腰椎棘突起などの位置を特定し、下からスタートしても到達できる。これについては第10章、p. 283ですでに触れた。

最初のポジション

ここで使うSPはすべて第8章で詳しく説明した。座位でのSPに関して、療法士について新たに説明する。療法士は患者の脇の、たいていは治療しない側に立つ。構造の正しい位置を確かめるために頭を動かす必要があるときは、片手で頭を動かし、もう一方の手で触診する。

難しい最初のポジション

難しいSPに分類されるのは、探している構造へのアクセスが邪魔されているとき、強い筋活動のせいで骨のポイントを正確に認識できないとき、あるいは支持する表面があまり大きくないために、患者が安定したポジションをとれないときである。臨床で患者を診ていると、こういうポジションに出会うことがある。

例：

● 仰向けまたは側臥位で、頸胸接合部を触診する

● 座位で、運動をしながら、胸椎の可動性を分節ごとに触診する

後面の触診テクニック

触診する構造の概観
● 頸胸接合部、座位の最初のポジション
● 頸胸接合部、うつ伏せの最初のポジション
● 後面の触診、うつ伏せの最初のポジション

骨盤で上後腸骨棘（PSIS）の正しい位置を、上部頸椎でC2棘突起の位置を正しく特定することが重要だったように、頸胸接合部を正確に触診することはとても重要である。これにより胸部の構造に上から、下部頸椎に下から信頼性をもってアクセスできるからである。狙いは、C6-T1棘突起を正確に視覚化することと、第1肋骨の位置を後ろ

から確かめることである。次に、胸部のすべての棘突起の位置と、横突起および対応する肋骨との関係も特定する。この項では、胸椎と肋骨の評価と治療例をいくつか紹介し、直接触診することがいかに役立つかを示す。

頸胸接合部、座位の最初のポジション

以下のテクニックの目的は、胸椎と頸椎を互いに区別することである。これは最も長い棘突起の位置を確かめてもできない。最も長い棘突起は第7頸椎にあると仮定すると、間違いである。T1棘突起のほうが長いこともある。

以下のテクニックのなかには、頸椎をかなり動かさなければならないものもあるが、すべての患者でそれができるわけではない。頸胸部である程度の運動ができるときだけ、これは役立つ。この領域の可動性が大きく制限されているときは、区別するのはほぼ不可能である。区別するためのオプションは、棘突起で触れる別の輪郭を触診することしかない（C5とC6など）。

首の伸展を使って棘突起の位置を特定する

下部頸椎の後面中央付近に、指腹を1、2本分置く。前側の手で頭の位置を制御する（**図11.22**）。

C6棘突起の位置は、形に触れるだけでわかることもある。頸椎の正中線に沿って上から下に中程度の圧をかけると、指腹がいわゆるプラットフォームに落ちるのを感じる。指の側面が上から来て、C6棘突起に出会う。このとき、指腹はC5棘突起の上にある。この位置特定の方法は信頼性が高くないので、補助的な方法を使ってこれが正しいかどうかを確かめる。

運動を使って確かめる

前の手を患者の頭に当て、頭を後ろに傾けて頸椎を伸展させる。この運動中、C5とC6は典型的な動きをする。首を伸展すると、上部頸椎は後ろに動く。C5とC6は前に移動する（**図11.23**）。C5はわずかな伸展でも動き、C6は伸展の終わりに動きはじめる。触診する指腹から棘突起が消えるので、この動きははっきりわかる。

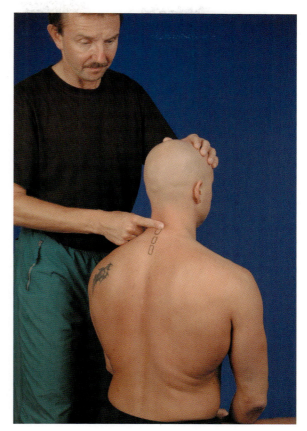

図11.22 座位のSPで頸胸部を触診する

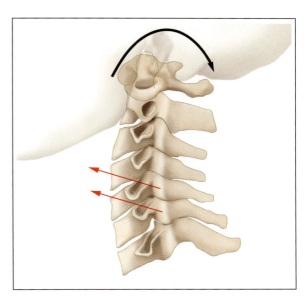

図11.23 C5とC6での逆説的なずれ

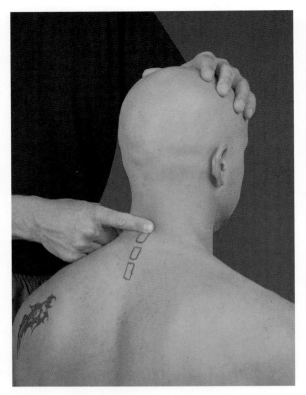

図11.24　C5棘突起の触診―段階1

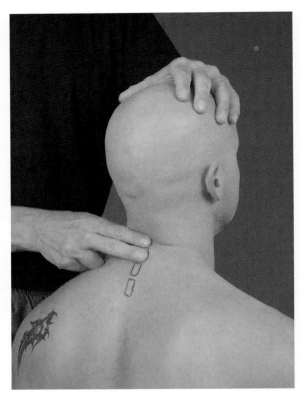

図11.26　C6棘突起の触診―段階1

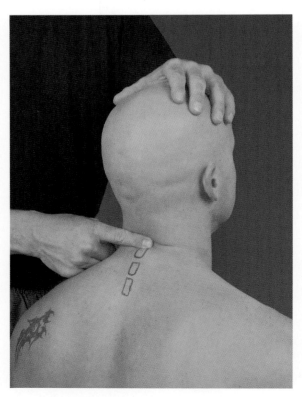

図11.25　C5棘突起の触診―段階2

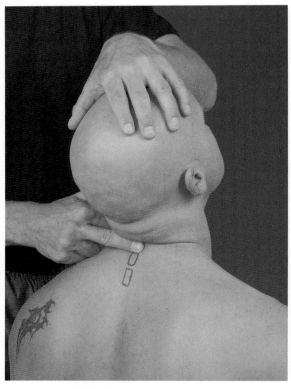

図11.27　C6棘突起の触診―段階2

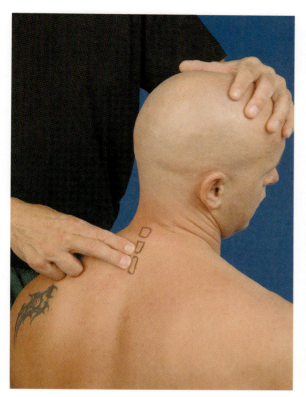

図11.28　C7とT1の棘突起の触診

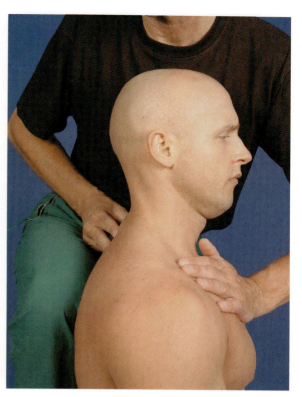

図11.29　後ろへ動かしながらT1を触診する

　示指腹を、C5棘突起があると思われる場所に残し（**図11.24**）、最小の伸展でもC5棘突起が前に消えるのを感じる（**図11.25**）。中指腹で次に下にある棘突起、おそらくC6を触診する。

　首の伸展を最後まで繰り返す（**図11.26**）。中指腹の下で棘突起が前に動くのは、伸展の終わりでだけである（**図11.27**）。C6棘突起の位置を正確に特定するために、この方法を使う。

　C7棘突起はすでに探した。伸展時に運動が急に減るところである。第7棘突起は、C5とC6に比べて動かない。同様に、次に下にある棘突起はT1に属する。この方法を使うと、C5、C6、C7、T1の位置を特定できる。しかし、これには痛みを悪化させることなく、患者が頸椎を伸展できなければいけない。

首を回旋して棘突起の位置を特定する

　下部頸椎の運動パターンは、つねに側屈と同側の回旋からなる。この複合はとても強く、回旋や側屈を促すこととは関係なく生じる。これらの運動は上部胸椎の、T4-T5くらいまで続く。そのため、頸椎を大きく回旋または側屈することは、頸胸接合部の運動を触診するときに使える。

　右の最終可動域まで頸部を回旋または側屈させると、T4まで含めてすべての棘突起が左に回旋する。程度はさまざまである。T1とそれ以下の椎骨は肋骨に固定され、可動域が減っている。そのため、回旋はC7棘突起以下でしかわからないだろう。

　療法士は、患者の脇に立つ。頸を右に回旋または側屈させたいときは、触診する2本の指を頸胸接合部の左の傍脊柱に置く。

　C7とT1の棘突起がありそうな部位の左に指を置く。回旋または側屈を促したとき、C7は、ゆっくり反応するT1棘突起よりかなり遠くまで動く（**図11.28**）。

後ろへ動かしながらT1の位置を特定する

　これまで、T1は硬い椎骨で、可動性がほとんどないと表現されてきた。以下の方法では、T1と第1肋骨の輪の部分の強い接点を使って区別する。第1肋骨を前からずらす運動は、後ろ側の棘突起上で感じられる（**図11.29**）。

　C7/T1とT1/T2の棘間腔の後面に2本の指腹を置く。前側の手の母指球で、胸骨柄を後上方に直接圧迫する。この圧が、第1肋骨を経由してT1に伝わる。T1が戻る運動に触れられる。C7棘突起は、動かない傾向がある。体

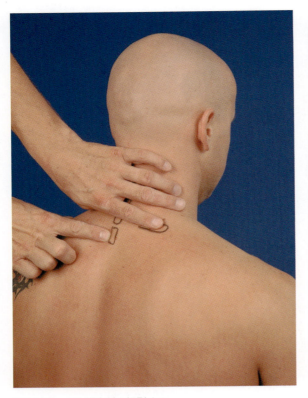

図11.30　T1横突起を投影する

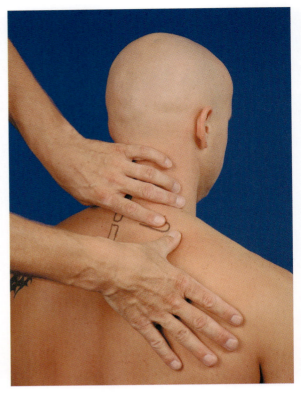

図11.31　第1肋骨の位置を特定する—段階1

が柔らかい患者の場合、最大3つの棘突起が動くが、なかでもT1が最も遠くまで動く。

T1横突起の投影

前述した区別のためのオプションを使い、T1棘突起の位置を特定する。そして下縁を皮膚に描き込む。T1棘突起の下縁から始め、患者の示指の幅1本分、上に進め、示指の長さ1本分、外側に進む（**図11.30**）。

通常これは、T1横突起の幅と一致する。左右のT1横突起の幅を、左右のC1横突起の先端の距離に匹敵する（頸椎の触診テクニックを参照すること）。

> **ヒント：** 横突起の先端は、つねに僧帽筋下行部と横行部が作る筋の溝のなかにある。それでも、筋（肩甲挙筋など）が邪魔で横突起と肋骨に直接触れることはできない。
> しかし、療法士は患者の肩甲骨を軽く挙上し、肩甲骨上角と間違えていないかを、つねに確かめること（第2章「肩甲骨上角」の項、p.25を参照）。

後ろから第1肋骨の位置を特定する

後面で第1肋骨が見つかるのは、T1横突起の先端がありそうな部位のすぐ隣だけである。第1肋骨はここで走行を変えて前に進み、後ろからはそれ以上触れることができない。T1横突起の先端のすぐ隣に母指を置いても、筋層の上からしか触診できない（**図11.31**と**図11.32**）。

硬さと運動を評価して確かめる

目的： 横突起の先端と第1肋骨の接合部を正しく特定するには、両方のエンドフィールを評価するしかない。

基準： 第1肋骨とT1横突起に対して前方・やや内側に、母指で圧をかける。第1肋骨は、横突起ほど硬くは感じない。当然ながら、第1肋骨に圧をかけるときより、横突起に圧をかけるときのほうが、棘突起ははっきり動く。肋椎関節でエネルギーの一部が吸収されるからである。

手順： T1横突起上に母指を置く（この場合は右）。もう一方の母指で左側からT1棘突起を支える（**図11.33**）。横突起に圧をかけると、T1が左に回旋し、棘突起は右に回旋する。棘突起では、圧が減ったことがはっきり感じられる。

母指を横突起の先端のすぐ隣の、第1肋骨上に置き、も

後面の触診テクニック 309

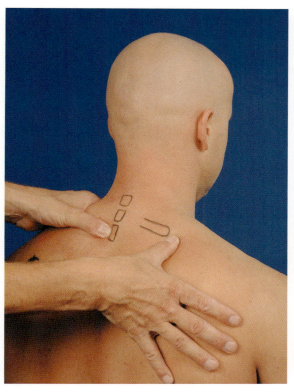

図11.32　第1肋骨の位置を特定する―段階2

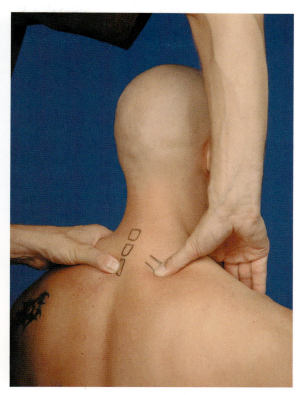

図11.33　T1横突起の位置を確かめる

う一度、後前の圧をかけると、構造がやや圧に負け、運動に抵抗するのを感じるが、横突起に圧をかけるときほど硬くはない。関連するT1棘突起の運動は、まだわずかに感じられる（**図11.34**）。

> **ヒント：**区別のためにこのテクニックを使うときは、筋層にしっかり圧をかけなければならないが、この筋は圧に敏感なことが多い。僧帽筋の溝に圧をかけたり、筋層はそれほど厚くないという事実があったりしても、難しさはほとんど減らない。
> この方法で区別するとき、第1肋骨の胸椎関節の可動性は最小限でよい。

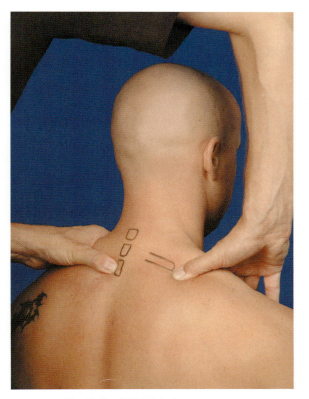

図11.34　第1肋骨の位置を確かめる

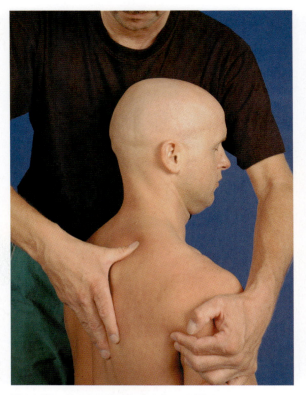

図11.35　後ろから第1肋骨の痛みを誘発する

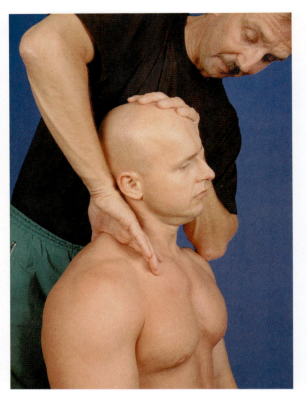

図11.36　スプリング・テスト

評価と治療のヒント

第1肋骨の可動性の制限―評価

1つ前に説明した区別方法は、痛みを誘発するためにも使える（**図11.35**）。T1と第1肋骨の関節の可動性に制限があり、痛みをともなうときは、予想されるエンドフィールに影響が出る。エンドフィールは硬く、たいていの場合は痛いと感じる。第1肋骨の関節の可動性の制限が、僧帽筋のしつこい張りの原因となることはよくある。

もう1つのよくできたテスト――スプリング・テスト――でも、吸息時の可動性の制限を確かめられる（**図11.36**）。

目的：スプリング・テストでは、座位のSPで、鎖骨上窩の第1肋骨の運動を評価する

手順：療法士は座位の患者の後ろに立つ。肘で上体を制御する。手を使って頭の位置を決める。次の段階では、頸を同側にやや側屈させて僧帽筋下行部をゆるめ、肋骨にアクセスしやすくする。触診する手の第2中手指節関節を頸部の側面に置き、前腕を強く回内させながら下に押す。示指でかなりの抵抗を感じたら、第1肋骨に達している。

基準：繰り返し圧をかけると、どれだけ下に運動できるかと、肋骨が上下にはねるときにどう運動に抵抗するかがわかる。第1肋骨の感触は、硬く、弾性があると予想される。吸息時の位置に肋骨がブロックされていると、肋骨はわずかしか動かないか、まったく動かない。運動に対してとても強く抵抗する。ほとんどの場合、この手順中に症状が悪化したと患者は訴えるだろう。

第1肋骨の可動性の制限―治療

目的：中間位の仰向けのポジションで、T1と第1肋骨の間の肋椎関節の痛みを緩和する、または関節を動かすこと。

手順：仰向けでT1横突起の位置を特定する。組織の硬さを評価し、第1肋骨との接合部をもう一度確かめる。示指を強く曲げ、近位指節間関節（PIP）を第1肋骨の後面に置く。ほかの指も曲げ、示指を支える。母指は前に置くことになるだろうが、圧をかけないこと。示指のPIPは、僧帽筋の溝に、たいていの場合は肩甲骨上角の上方に来ているはずだ。指が誤って上角に接しないように、療法士は肩甲骨を挙上・下制して上角の位置を特定する（**図11.37**）。示指の関節の下では、動きは感じないはずだ。

後面の触診テクニック　　**311**

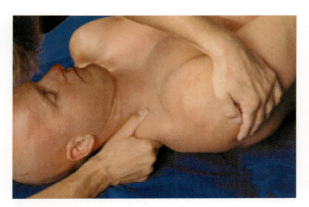

図11.37　第1肋骨の治療—段階1

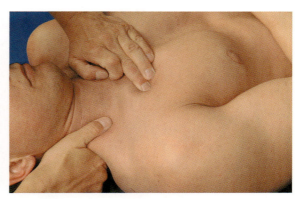

図11.38　第1肋骨の治療—段階2

そうでないときは、もう一度位置を評価する。
　示指のPIP関節で、前方・やや内側に圧をかける。手関節を外転すると、それに必要な強さが得られる。なかには第1肋骨がやや前に動く患者もいるだろう。それを感じるには、もう一方の手の指を前面で第1肋骨上に置く（**図11.38**）。ここで使う力と運動の速さは、治療の目的によって異なる：

- 痛みの緩和：すばやく、とても小さく動かして振動させ、痛みを誘発しない
- 動かすこと：組織が張るまで圧をかける。数分の間、小さく、強い動きで、1秒ごとに圧を繰り返しかける

僧帽筋下行部の機能的マッサージ

　僧帽筋下行部はよく張るが、側臥位での機能的マッサージはその緊張を減らすのに最も効果的な方法の1つである。このテクニックは、表面の広い領域向けのテクニック（ストロークや揉む）を使ったあと、マッサージ療法に組み入れる。ポジションを変えると患者の負担になるので、1回の治療では1つのテクニックだけを使う。このテクニックでは縦方向の伸張（上肢帯の運動）と横方向の伸張（手で圧をかける）を組み合わせる。

最初のポジション：患者はうつ伏せになり、治療台の縁に体をずらしてから側臥位になり、できるだけ治療台の縁に移動し、縁に背中をつける。療法士はこの縁に立ち、自分の体で患者を固定する（**図11.39**）。

準備：このテクニックでは、まず上肢帯を他動的に動かすので、両手を肩に置く。このエクササイズは、患者が上肢帯の運動を知覚し、そこの筋をゆるめる方法を学ぶために使う。最初の治療セッションでは、おそらくそれしかできないだろう。まず、上肢帯を挙上・下制、突出・後退させる。次に、斜めに動かす。

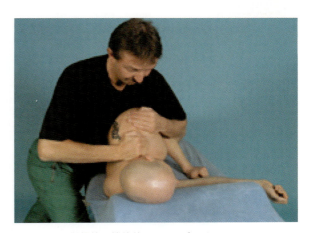

図11.39　僧帽筋の機能的マッサージ—SP

バリエーション1—下制と後退

- 手の位置：片手を肩関節の上に置き、上肢帯を動かす。もう一方の手のひらで、僧帽筋下行部をつかむ
- テクニック：上肢帯を軽く挙上・突出させて、筋をいくらか近づける（「肩甲骨は前・上方に動く」）。母指球を使って筋を前に押すが、このとき手が皮膚の上を滑らないようにする。上肢帯を大きく下制・後退させる（肩甲骨は下方・後ろに動く）（**図11.40**）。手の下から筋腹が滑り出るときは、伸張をやめる。

> **ヒント**：前述したテクニックの施術中、手のかかとで肩甲骨上角をこすってしまうときは、肩甲骨を大きく外旋して、上角が邪魔にならないよう下に動かしてもよい。それには、肩関節を屈曲するときに、腕を大きく挙上するとよい。このポジションを維持すること。すると、僧帽筋にスペースができ、手を置きやすい（**図11.41**）。

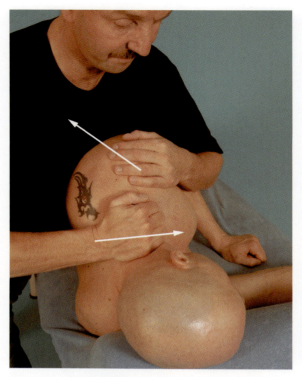

図11.40　僧帽筋の機能的マッサージ―バリエーション1

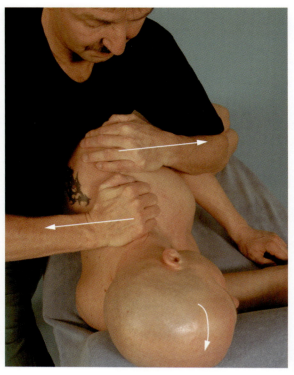

図11.42　僧帽筋の機能的マッサージ―バリエーション2

バリエーション2―下制と突出

- 手の位置：バリエーション1と同じ位置にする。
- テクニック：上肢帯を軽く挙上・後退させて、筋をいくらか近づける（「肩甲骨を後ろ・上方に動かす」）。指を軽く曲げて、筋を後ろに引くが、指が皮膚の上を滑らないようにする。上肢帯を大きく下制・突出させる（肩甲骨は前・下方に動く）（図11.42）。手の下から筋腹が滑り出るときは、伸張をやめる。鎖骨上窩には敏感な構造（腕神経叢と血管）があるので、指先で触診するときは注意深く行うこと。まず頸椎を側屈させてから、このテクニックのバリエーションを施術してもよい。

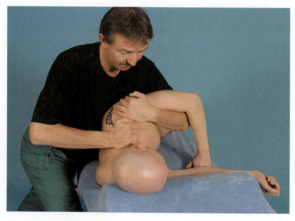

図11.41　僧帽筋の機能的マッサージ―SPのバリエーション

頸胸接合部、うつ伏せの最初のポジション

　うつ伏せのポジションでさらに正確な評価と治療を行うときは、このSPで頸胸接合部の椎骨を区別するのも理にかなっている。うつ伏せに変えるときは、座位の触診で見つけた棘突起の位置を皮膚に描き込んだものが、見えないほうがよい。皮膚は重力にしたがい、座位ではたるむからだ。うつ伏せ時はそうはならない。座位でつけた印をうつ伏せ時にも使うと、印は分節1つ分ほど高い位置になっているだろう！

> 頸椎を側屈し、治療する側から離すと、このテクニックの効果が高まる（治療台の頭側を低くするか、枕を使わない）。すると、筋が事前にかなり伸張した位置になり、伸張の効果が大きく改善する。注意：患者が側屈するときは、痛みが悪化しないようにすること。これについては、施術前に評価するべきである。

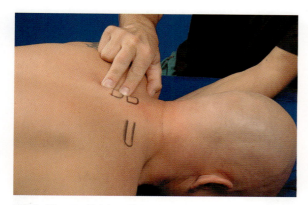

図11.43　T1棘突起の位置を特定する

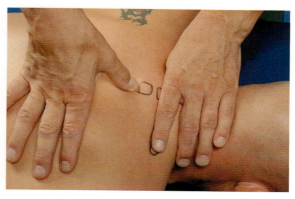

図11.44　T1横突起の位置を特定する

後面をずらしてT1棘突起の位置を特定する

首の伸展と回旋または側屈を使った前述のテクニックは、うつ伏せでは難しい。ここでは、胸骨柄を経由して前後に圧をかける方法を選ぶ。手順と基準は、基本的には座位と同じである。

頭の重みがないため、かける圧は大きくなり、T1棘突起が後ろに向かう動きはかなりよく触診できる（**図11.43**）。そのため、このテクニックは位置を特定するときに使うとよい。

この領域で分節の可動性がひどく制限されているときだけは、位置を特定しようとしてこのテクニックを使っても、うまくいかない。C6プラットフォームが座位やうつ伏せで（上図を参照）感じられたら、C6-T1棘突起の下縁を数えることができる。

ヒント：胸骨柄にごく局所的な圧をかけるには、数本の指腹しか使えない。指で患者の喉を押していないか、確かめること。患者は、胸骨や肩があった場所に指が来ても、後ろのポジションを保とうとすることがある。必要であれば、肩と上体をゆるめ、治療台にのせるよう患者に指示すること。

うつ伏せでT1横突起を投影する

T1横突起は、棘突起から示指の幅1本分上にある。まずT1棘突起の下縁の位置を特定し、次に棘突起の先端から指の幅1本分を測る（**図11.44**）。ここでも、横突起の横幅は、（患者の）示指の全長と一致する。示指の先端を僧帽筋の上部と中部の筋の溝に向ける。

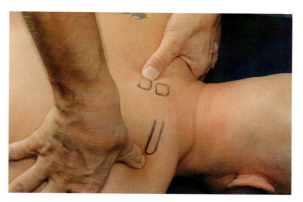

図11.45　第1肋骨の位置を特定する

後ろから第1肋骨の位置を特定する

T1横突起の先端を皮膚に描き込む。第1肋骨でアクセスできる部位は、このすぐ外側にある。横突起と肋骨の接合部は、とても痩せた人でしか触れられない。座位のSPで同じである。そのため、皮膚に投影した構造の位置を評価する必要がある（**図11.45**）。ここでも、直接圧をかけたときの皮膚の硬さや、それにともなうT1棘突起の動きが重要な役割を果たす。療法士が第1肋骨とT1横突起に交互に圧をかけ、位置を確かめてみると（**図11.46**）、ここでも横突起のほうが第1肋骨に比べかなり抵抗することに気づくだろう。もう一方の手の母指をT1棘突起の反対側に置くと、第1肋骨より横突起に圧をかけたときのほうが、棘突起が遠くに動くのを感じられる。

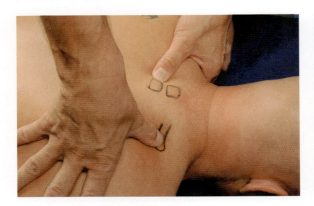

図11.46　硬さを評価して確かめる

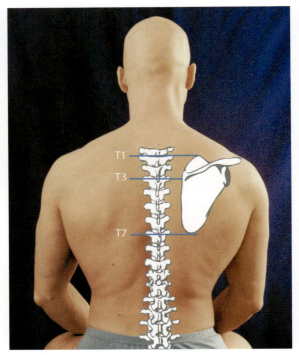

図11.47　肩甲骨の構造を使って高さを特定する

ヒント：肋横突接合部は、肩甲骨上角より上で見つかることが多い。それでも、療法士は肩を他動的に軽く動かし、触診する手が間違って肩甲骨上角の上にのらないようにする。経験を積めば、僧帽筋の溝をおよその定位として、T1棘突起の高さを推測できる。それにはまず、筋の溝の位置を特定し、その高さを脊柱に対応させ、そこから示指の幅1本分上を触診する。ここにT1棘突起がある可能性が高い。

後面の触診、うつ伏せの最初のポジション

胸部のほかの棘突起の位置を特定する

胸部の棘突起の位置を確かめる方法は、主に3つある：

- 肩甲骨の構造を使って、高さを特定する
- 下から触診し、腰椎棘突起の位置、またはT11経由第12肋骨の位置を正しく特定する（第10章「局所の骨の触診」の項、p.283を参照）
- 上から触診し、頸胸接合部で棘突起の位置を特定する（前述の「頸胸接合部、うつ伏せの最初のポジション」の項、p.312を参照）

棘突起の位置を特定するとき、肩甲骨の骨のランドマークをもとに定位する方法はかなり信頼性が低い。肩甲骨の大きさや位置は、個人差がとても大きいからだ。それでも、大まかな基準としては適している（**図11.47**）。以下の分類は、Hoppenfeld（1992）、Kapandji（1985）、Winkel（2004）で勧められている：

- T1棘突起と第2肋骨は、肩甲骨上角の高さにある
- 肩甲棘の底は、T3棘突起の高さにある
- 肩甲骨下角は、T7棘突起の高さにある

これらの分類は、垂直の姿勢のときにだけあてはまる。患者が横になったポジションではあてはまらない。

T1の位置を特定してから進める触診プロセスは、上からのアクセスという。T1以外の胸部のすべての棘突起の位置をここから特定できる。個々の棘突起を下にたどっていく。棘突起の位置を皮膚に正確に描き込みたいときは、棘突起の下縁を使う。

最初のポジション：座位でもうつ伏せでも側臥位でも触診できる。うつ伏せや側臥位のSPのほうが、座位のSPより触診しやすい。座位では、正中線付近の固有筋（特に棘筋）が緊張しているため、棘突起の骨の輪郭にアクセスしにくいからである。

患者をうつ伏せにするときは、治療台の頭側を大きく下げないほうがよい。下げると棘間靭帯が緊張しすぎて、位置がさらに特定しにくくなるからである。軽く後弯する位置にしても、棘突起が近づき、触診の邪魔になる。

テクニック：棘突起の下縁に沿って指先を垂直に置く。触診を使ってもう一度、棘間腔を見つけるとよい。熟練すれば、棘間腔は後ろからではなく側面から触診したほうがやりやすい（**図11.48**）。棘間腔を覆う張った棘上靭帯のせいで、棘突起の輪郭に触れるのが難しくなることもある。棘間腔を触診したら、より上にある棘突起の下縁を確実に描き込める。

この方法を使って、すべての棘突起を描き込むことがで

後面の触診テクニック 315

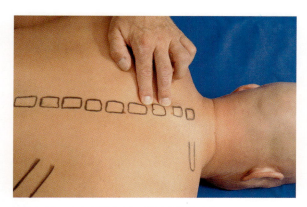

図11.48 上から触診をして高さを特定する

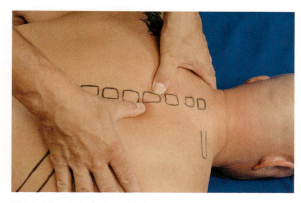

図11.49 左右交互から触診する

きる。このテクニックは、下からアクセスするのであれば、胸腰接合部でも信頼できる。さらに、棘突起の形の違いを知っておくと役立つ。L1に達すると、T11とT12のとがって丸い形が、より大きな、長い棘突起に変わる。

> **ヒント：**構造の位置を正しく特定したことを再確認したいとき、棘間腔を両側から触診してもよい。最も信頼性が高い方法は、左右交互から棘間腔を探すことである（**図11.49**）。この方法を使うと、片方の触診する指を正しい棘間腔の位置に残したまま、その下の棘間腔の位置を特定できる。

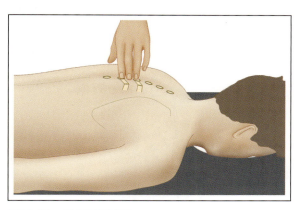

図11.50 指の法則を使う

椎骨の棘突起と横突起の高さの違い

中部胸椎で棘突起とそれに対応する横突起の位置を確かめることが狙いである。次のエクササイズを使えば、胸椎のすべての高さで正確に特定する自信がつくだろう。

胸椎では、棘突起と横突起の高さが違うのがふつうである。違いの範囲は、ほぼ分節ごとに異なる。この触診方法では、患者の示指の幅を使って高さの違いを確かめる。

ある椎骨の横突起にアクセスしたいときは、棘突起からの指の幅の数を使って、上への距離を測る（**図11.50**）。横突起とそれに対応する肋骨は、同じ高さにある。そのため、ここで説明した手順は、肋骨の位置を正しく特定するときにも使える。

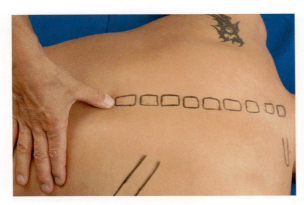

図11.51　T8棘突起の位置を特定する

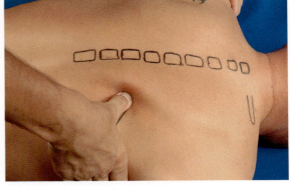

図11.53　横突起の先端を触診する

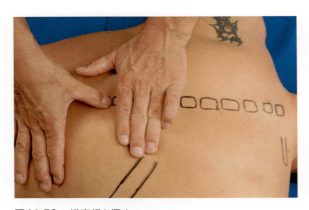

図11.52　横突起を探す

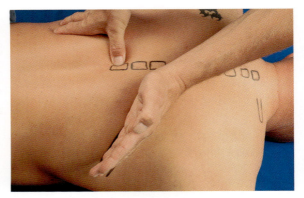

図11.54　運動を使って確かめる

指の法則：
- T1、T2棘突起：上方向に指の幅1本分を追加
- T3、T4棘突起：上方向に指の幅2本分を追加
- T5-T8棘突起：上方向に指の幅3本分を追加
- T9、T10棘突起：上方向に指の幅2本分を追加
- T11、T12棘突起：上方向に指の幅1本分を追加

最初のポジション：うつ伏せで触診するが、座位や側臥位でも構わない。

テクニック：棘突起1つの位置を確かめ、下縁を描く（**図11.51**）。この図ではT8である。脊柱上に、棘突起の上方に指を3本置く。対応する横突起と第8肋骨は、3本目の指の高さにあるはずである（**図11.52**）。

ヒント：使う指の幅は、患者の指と同じにすること。計測には安全サイドを使う。

同じ高さにある、触れる肋骨を使って、正しい位置かどうかを確かめる。指の法則を使ったあと、横断触診テクニックを使って、さらに外側で肋骨を探す。横突起は肋骨で触診できる範囲のなかで、最も内側の部位と同じ高さにある（肋骨角）。指先を使って皮膚を垂直に触診すると、肋骨と横突起の先端の間に段差を感じることもある（**図11.53**）。

硬さの評価と運動を使って確かめる

分節が動くときに、棘突起と横突起の関連を観察できる。横突起に圧をかけながら、反対側から対応する棘突起に触れる。触診する指を棘間腔に置いてもよい。たとえば手の内側縁を使って横突起に後前に圧をかけると、椎骨が回旋する（**図11.54**）。次に、対応する棘突起が圧をかけた側に回旋し、触診する指から遠ざかる。このとき圧をすばやく解放するとよい。回旋する運動より戻る運動のほうが感じやすいことがあるからである。

同じテクニックを使い、横突起と肋骨を区別することも

後面の触診テクニック　317

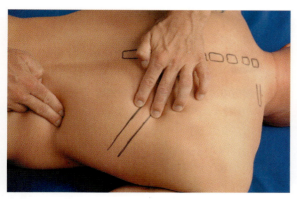

図11.55　下から肋骨を触診する

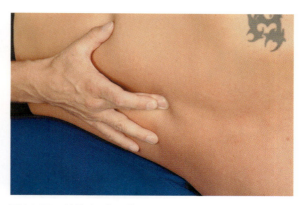

図11.57　触診する指の位置

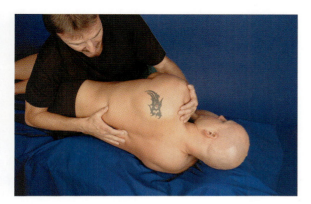

図11.56　分節の可動性テスト。胸椎—側臥位のSP

できる。この場合も、手の内側縁をさらに外側の肋骨上に置き、後前に繰り返し圧をかける。肋骨は弾性のある抵抗を示す。棘突起の運動は、横突起に圧をかけたときよりいくらか遅れて生じ、動きも小さい。

下から肋骨を触診して確かめる

逆のプロセスもうまく使うことができる（肋骨から横突起を経由して、棘突起の位置を特定する）。肋骨を第12肋骨から1本ずつ上に触診し（図11.55）、対応する横突起の高さを特定し、指の法則を使って下に向かい、それぞれの棘突起を見つける。この方法は、T7-T12くらいの高さで使うとよい。それより上になると、肩甲骨が肋骨のかなりの部分を覆ってしまうからだ。

評価と治療のヒント

胸椎の治療にはオプションがたくさんある。触感や厳密な解剖学的定位がよく使われる。以下の項では、日々の臨床実践でよくみられる、胸椎と肋椎関節の評価と治療テクニックをいくつか説明した。もちろん、すべてを網羅したわけではない。

胸椎の分節の評価

局所の分節の評価テクニックの1例に、複合運動を組み合わせて可動性を評価することがある。ここでは反対側への回旋（左）と側屈（右）を複合し、それと伸展を組み合わせる。

側臥位の最初のポジションのテクニック

患者は、療法士がいる側の近くで中間位の側臥位（ここでは右側が下）になる。療法士は上側の胸郭に片手を置く。もう一方の手で胸椎を触診する（図11.56）。中指で、下方向から棘間腔に圧をかける。必要であれば、示指で中指を支える（図11.57）。ここでは胸椎本来の機能的部位をテストする（T4/T5-T9/T10）。
目的：療法士は、体幹の回旋時に棘突起の運動を感じ、分節の可動性を評価する
基準：運動が生じるかどうかだけを判断する。可動域は評価しない。
手順：脊柱を中間位にする。まず、下のほうから棘間を触診し、棘突起の形と配列を比べながら評価する。この時点で、正常な範囲での形の変異として、棘突起が正中線から最大0.5cmそれていることがあることを念頭に置く。そのため棘突起の位置は、この段階では触診するだけで、さらに評価はしない。

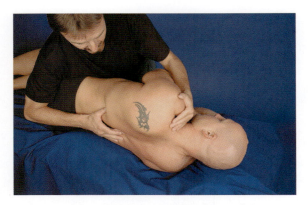

図11.58　分節の可動性テスト。胸椎―最後のポジション

療法士は上のほうから患者の体幹を回旋させ、触診する指で運動を感じる（**図11.58**）。この分節の棘突起の位置を、すぐに繰り返し触診する。次に、上体を中間位に戻す。次に、触診する指で下の分節の位置を特定する。このテストを繰り返す。

解釈：このテストでは、分節の上の棘突起が最初に動き（空間的には下に）、下の棘突起が動かないとき、分節の可動性は正常だと分類される。触診する指で、上下の棘突起の間に明らかな段差を感じる。分節の運動が制限されているときは、段差がなく、両方の棘突起が同時に動く。

座位の最初のポジションのテクニック

この可動性テストは、負荷がかかる座位でもできる。側臥位に比べると、座位のSPはかなりのメリットもデメリットもある。メリットは、座位だと負荷がかかったときの分節の運動がよりはっきりわかることである。デメリットは、患者がリラックスせず、傍脊柱筋がつねにわずかに動いていることである。胸部の固有筋は、ときに棘突起の列のすぐ隣にあるため（棘筋）、しっかりと圧をかけて触診しないと棘間腔へはアクセスできない（**図11.59**）。そのため、触診は正確ではなくなる。結論：治療には便利だが、触診ははるかに難しい。

目的、基準、手順、解釈については、前項の説明と同じである。ここで使う手順でも、側屈（ここでは左）と回旋（ここでは右）を逆方向に複合し、それに伸展を組み合わせる。触診する母指を、療法士がいる側の棘間腔に置く（ここでは左側）。棘突起はこちら側に回旋する。もう一方の手は、中間位の垂直の状態から、上体を回旋・側屈させる（図

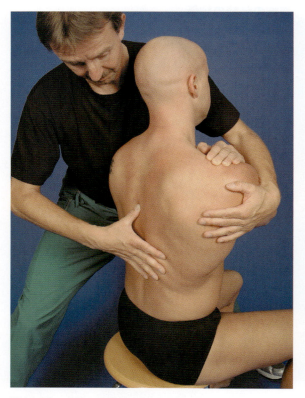

図11.59　分節の可動性テスト。胸椎―座位のSP

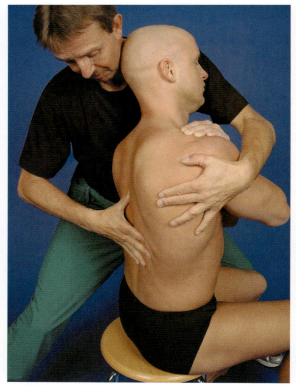

図11.60　分節の可動性テスト。胸椎―最後に伸展の姿勢で運動を複合する

後面の触診テクニック 319

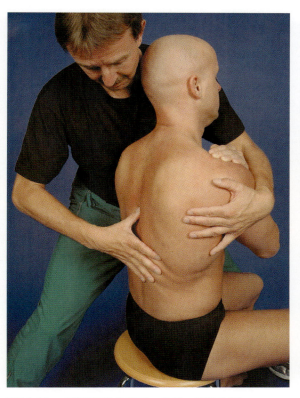

図11.61　分節の可動性テスト。胸椎―座位のSP

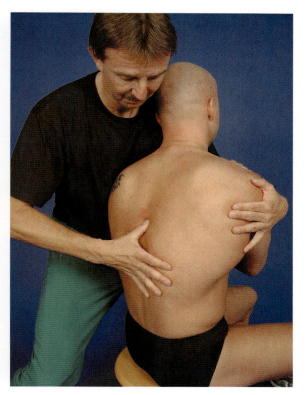

図11.62　分節の可動性テスト。胸椎―最後に屈曲の姿勢で運動を複合する

11.60）。

同側の側屈と回旋（ここでは左）を複合させ、屈曲を組み合わせたときに、この可動性テストで分節の可動性を評価するには、以下の2点だけを変えればよい：
- 触診する手の母指を棘間腔の右側に置く。左回旋により棘突起は右に向く
- 上体を支える手で胸椎を屈曲させておき、中間位の座位から上体を曲げて療法士のほうに回転させ（図11.61）、触診する母指で運動と（図11.62）、隣り合う棘突起の間の段差を感じる

胸椎の治療

さまざまな理学療法の方法から、胸椎の症状を対象にしたテクニックができ、胸椎に直接施術される。全体テクニックでは、脊柱の胸部全体を含める。局所の分節テクニックでは、むしろ1つの分節に注目する。どのバリエーションも、痛みの原因となる分節や、可動性の制限の原因になる分節の正確な位置を特定することを基本にしている。

軸の牽引

全体テクニックの1つに、軸の牽引がある（縦方向テクニック）（図11.63）。療法士は上方から、患部の分節の上方で脊柱を縦方向に牽引する。

手順： 療法士の胸骨を、患部の分節の上縁となる椎骨に直接あてる。必要であれば、胸骨と脊椎の間にたたんだタオルを入れてもよい。両腕で胸郭を療法士のほうに引っ張る。療法士は両脚を伸ばし、患者を少し上に持ち上げ、患部の分節の負荷を緩和する。このテクニックは、椎間板が症状の直接の原因のときに効果的である（急性椎間板内障など）。

局所の分節の治療テクニック

徒手療法の、局所の分節の治療テクニックは、特に関節突起間関節の痛みを緩和し、可動性を高めるために使われる。このテクニックはバリエーションが多い。ここでは牽引テクニックを1例として紹介する（図11.64）。

手順： 患者をうつ伏せにし、後弯も考慮する。患部の分節の下縁をなす、椎骨の横突起の位置を特定する。手の内側縁にある豆状骨を横突起に置く。やさしく、リズミカル

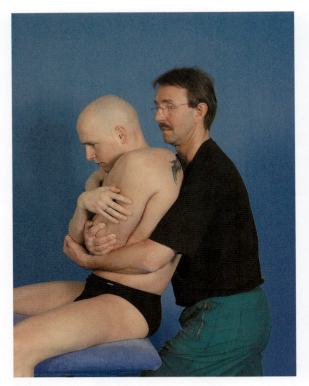

図11.63　軸の牽引

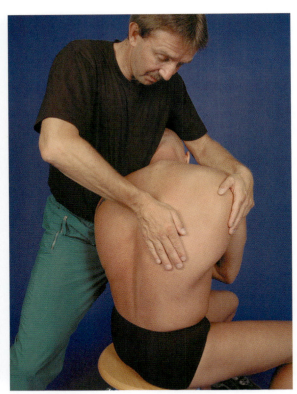

図11.65　肋骨の位置を評価する

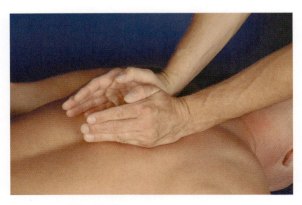

図11.64　分節の牽引

な圧を前・下方向にかけ、痛みを緩和する。すると、下の椎骨の関節表面が上の椎骨から離れる。関節表面の間に、小さな溝ができる。

肋椎関節の評価

　各肋骨の位置を正確に特定すると、療法士は肋椎関節の可動性と痛みを評価できる。患者がよく訴える症状は、呼息・吸息の中間位でブロックが生じ、可動性が制限されて痛むというものである。評価の目的は、症状の原因が肋椎関節で急に引き起こされたのか、可動性が変化しているのか、胸郭が運動の最終ポジションでブロックされているのかを判断することである。

肋骨の位置の評価

目的：肋骨が吸息または呼息の位置で固定されていないかを判断する。

手順：脊柱を屈曲の最終域にし、触診する側から離すように回旋・側屈する。触診する側の上肢帯を保護する（**図11.65**）。すると療法士は肋骨に楽にアクセスでき、脊柱の運動は減る。手を平らにして、胸郭の第2-10肋骨の高さを触診し、肋骨の輪郭を感じてみる。患者は努力吸気と努力呼気をして、胸郭を運動の最終可動域まで動かす。すべての肋骨が同じように動くはずである。

　胸郭の側面を上から下に触診し、努力呼吸の最終域でもとに戻す。

基準：肋骨と肋間隙の間に規則正しい溝が感じられ、各肋骨がほぼ同じ輪郭を描いているとき、肋骨が正常な位置にあるといえる。Winkel（2004, p.52）は期待される感触を「規則的な波状のパターン」と表現している。

解釈：療法士はまず、肋間隙が全体としてとても狭いか広いかを感じとる。肋間隙が全体として狭いとき、胸郭は呼息の位置にあるのだろう。溝がつねに広いときは、胸郭全体が吸息の位置にあることを示している。このことを示す具体的な基準がないため、この解釈は経験則に基づいている。療法士は、触診する側の肋間隙はすべて広がっていることも念頭に置く。上体を屈曲し、反対側へ側屈・回旋した位置になっているからだ。

さらに、個々の肋骨の位置については、かなり具体的な結論を引き出せる。Dautzenroth（2002）は、これを「位置診断」とよんでいる。

努力吸気のときに肋骨の縁に触れた場合、肋骨は**呼息の位置**で固定されている。この場合、肋骨は呼息の位置に固定され、吸息に必要な動きができない。その結果、縁にはっきり触れられるのである。位置の固定に関しては、隣り合う肋間隙の変化も証拠になる。第8肋骨が呼息の位置で固定されているとき、第9肋骨までの距離が狭まり、第7肋骨との距離が広がる。療法士が少し訓練すれば、これははっきり感じられる。

努力呼気のときに肋骨の縁に触れた場合、肋骨は**吸息の位置**で固定されている。この場合、肋骨は吸息の位置に固定されている。呼息に必要な動きができないため、縁にはっきり触れられるのである。肋間隙も変化していることがよくある。第8肋骨が吸息の位置にブロックされると、第7肋骨との肋間隙が狭まり、第9肋骨との距離が広がる。

> **ヒント：**肋骨の形にも個人差がある。手を平らにして胸郭をストロークすると、肋骨が片側または両側でおかしな形で後ろに飛び出ることがわかる。これらの肋骨に圧痛があるときや（以下の「1本の肋骨のスプリング・テスト」の項を参照）、肋間隙に変化が感じられたときだけ、病的と判断するべきである。

全肋骨のスプリング・テスト

目的：痛みを誘発し、可動性をテストする。
手順：患者を同じSPにし、療法士は手を同じ位置に置く。療法士は手を平らにせず、母指球や小指球を使って肋骨にしっかり圧をかける（**図11.65**を参照）。肋骨角に沿って、上内側から下外側に走るライン沿いに手を置く。
基準：圧により痛みが誘発されるか？　圧をかけたとき、肋骨は前に動くか？
解釈：手で圧をかけたときに肋骨がいくぶん負けて前に動き、しかも肋骨が圧に敏感でないときに、テスト結果を

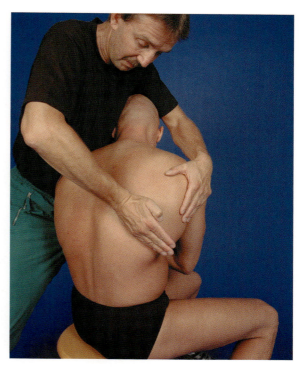

図11.66　1本の肋骨のスプリング・テスト

正常とみなす。肋骨がブロックされていると、圧に負けないし、圧がかかったときに痛みが生じるだろう。

1本の肋骨のスプリング・テスト

最初のスプリング・テストでは、手が胸郭全体を動くため、患部の肋骨をはっきり特定できないこともある。そのようなときは、患部の肋骨を探すためのこのバリエーションを使う。どの高さ、たとえば第9肋骨が関与しているか、といったことを正確に特定することは、書類作成のためにも重要である。

目的：手の内側で肋骨の局所に圧をかけて、肋骨の高さを正確に特定し、位置を確かめる。
手順：患者のSPは同じままで、今度は手の内側縁を使って1本の肋骨にかける圧を強める（**図11.66**）。前外側方向の圧を肋骨にしっかりと、リズミカルにかける。エンドフィールを評価する。
基準：痛みの誘発とエンドフィール。
解釈：ここでも、局所の圧をかけたときに肋骨がいくぶん前に動くのが正常である。ブロックされた肋骨は動けない。エンドフィールは硬い。ここでは普通、硬くて弾性のある抵抗が感じられる。

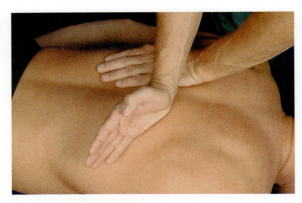

図11.67　肋椎関節の牽引

前面の触診テクニック

触診する構造の概観
- 前面の触診、座位の最初のポジション
- 前面の触診、仰向けの最初のポジション
- 胸椎の触診、側臥位の最初のポジション

　この触診手順の目的は、アクセスできる骨のランドマークのうち、最も重要なものを体系的に探すことである。これらの構造の位置を明らかにし、呼吸時や腕を動かしたときの、胸郭または各肋骨での、運動の評価の技術的基礎を作り出す。これに続き、胸部の触診に関連する治療例をいくつか紹介する。もちろん、患者が仰向けでも触診手順は行える。

前面の触診、座位の最初のポジション

頸切痕
　この浅いくぼみは、胸骨の上縁になる。周囲は、両側を胸鎖乳突筋の胸骨頭の2本の腱に、そして左右の胸鎖関

ヒント：勧められたSP（**図11.65**を参照）を変えて、反対側への外旋（ここでは右）を加えると、脊柱をロックできる。スプリング・テストで痛みが誘発された場合、このバリエーションを使うと、胸椎分節の関与を減らすことができる。

肋椎関節の治療

　肋椎関節を治療するための数多くのテクニックの1つとして、ここでは肋椎関節の牽引を紹介する。これは関節の遊びを評価したり、痛みを緩和したり、可動性を改善したりするときに使う。

手順：患者を中間位のうつ伏せのSPにする。手の内側縁を患部の肋骨に置く。もう一方の手を横突起の高さに置き、脊柱の反対側で固定する（**図11.67**）。胸椎のでっぱりに対して、つねに手の内側で垂直に圧をかける。すると一般に、第2-6肋骨に前外側方向に、そして第7-10肋骨にはやや上方向に圧をかけたことになる。
　第11、12肋骨には肋椎関節がないので、治療する必要はない。
　このテクニックは、座位で1本の肋骨のスプリング・テストをするときに述べたのと同じ基準を使い、牽引テストとして使うことができる。肋骨を振動するように動かせば痛みを緩和し、力を入れて施術すれば可動性を改善する。

ヒント：治療中に脊柱が動かない位置にし、動かそうとする力が肋椎関節に留まるようにするとよい。ロックするためのよい方法として、骨盤を反対側にかなりずらす方法もある。

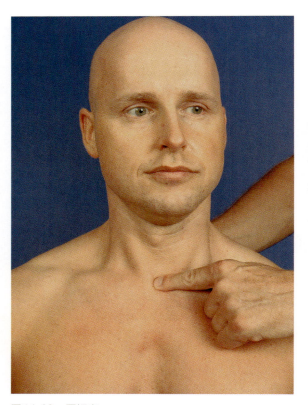

図11.68　頸切痕

節に囲まれている。頸椎を大きく回旋すると、腱も緊張させられる。鎖骨内側端と胸鎖関節腔は、これらの腱のすぐ外側にある（第2章、p.38以降を参照）。

頸切痕は、2つの方法で触れられる（図11.68）。1つめの方法では、指腹を平らにして滑らせ、胸骨の中央から丸い縁に触れ、くぼみに達する。2つめの方法では、1つめよりわずかな圧で指腹を喉頭から下に滑らせ、明らかに触れてわかる胸骨柄の縁に出会う。

> **ヒント**：喉に触れると、とても敏感に感じる人は多く、なかには交感神経が緊張する反応を強く示す人もいる（大量の発汗や脈拍の上昇など）。そのため、療法士はこの領域では注意深く施術し、患者の了解を得たときだけ喉にアプローチする。
> 頸切痕は普通、T2棘突起の高さで見つかる。

胸骨角

1、2本の指腹を使い、頸切痕から下に触診し、胸骨柄の表面に指をのせる。指の幅2-3本離れたところで、横方向のでっぱりを感じる。これが胸骨角で、胸骨柄が胸骨体と連結するポイントである。指を小さく動かし、横方向にでっぱりの上下を触診し、胸骨角の全体の大きさをとらえる（図11.69）。前面の肋骨と肋間隙の触診を始めるにあたり、胸骨角は最も信頼できる定位ポイントである。

> **ヒント**：胸骨角が炎症を起こすと目に見えて腫れるが、これは普通、強直性脊椎炎などリウマチ疾患に関連する（Winkel et al., 1993）。

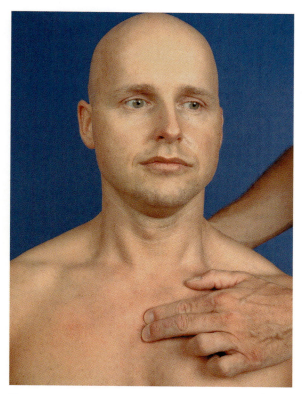

図11.69　胸骨角

第2肋骨の位置を特定する

第2肋軟骨はつねに、胸骨柄と胸骨体の接合部に固定されている。触診では2本の指を垂直にあて（示指と中指腹を使うなど）、胸骨角から外側に向かい、肋軟骨の上下の縁に触れる（図11.70）。次に、示指を第1肋間隙に、中指を第2肋間隙に置く。初めて第2肋骨の位置を特定するときは、思ったより下にあるので驚くだろう。第2肋骨の全体が、これで視覚化できる。肩甲骨上角から後ろに行き、胸骨角の高さに伸びる。

上から2つの肋間隙の位置を正しく特定できたら、その下にあるすべての肋間隙のうち、体の前面からアクセスできるものをすべて探せる。これはおよそ第6肋間隙までできるだろう。胸骨のすぐ隣なら肋骨と肋間隙に最もはっきり触れられるので、ここを触診する。

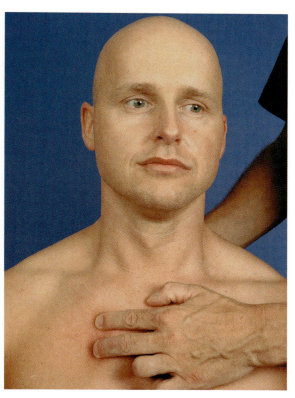

図11.70　第2肋骨

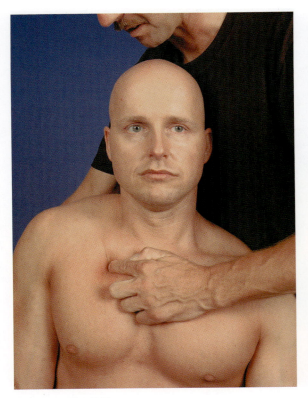

図11.71　第1肋骨

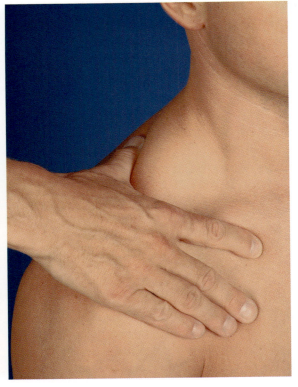

図11.72　第1肋骨の位置

ヒント：肋胸関節が腫れ、特に第2、第3肋骨が腫れている場合は、ティーツェ症候群の可能性がある。Diethelm (2005)は胸部の痛みについてのレビューのなかで、ティーツェ症候群について次のように論じている。「症状を定義するのは難しい。病因が説明できておらず、良性で、自己制限的で、たいていは1年で症状が消える」。ティーツェ症候群、別名肋軟骨炎の患者は、急性の胸部痛をしばしば訴える(Freeston et al., 2004)。この症状の組み合わせは、かなりよく見られる(Wise et al., 1992; Disla et al., 1994)。これは冠動脈性心疾患や乳がんと並び、外傷を受けていない患者の医療検査のなかで、最も重要な鑑別診断の1つである。この疾患で感じる典型的な痛みを触診で直接誘発させ、それをもとに診断する。

第1肋骨の位置を特定する

　第1肋骨の前面でアクセスできるのは、鎖骨と胸骨柄で作る三角内だけである。第1肋骨は、わずかな距離だけ見えたあと、鎖骨の下にすぐ消えてしまうので、一般にはっきり位置を特定するのは難しい。

　まず、第2肋骨とそのすぐ上の第1肋間隙の位置を特定する。触診する指の先端をやや上に向け、肋骨に押しつける。

ヒント：上肢帯を他動的に挙上すると、触診できる肋骨の部位は長くなる（**図11.71**）。

　第1肋骨の全長は、第1肋骨の位置とスプリング・テストの結果を組み合わせると、正確に視覚化できる（**図11.72**）。片手の母指の先端を横突起の端に置く。示指の先端を鎖骨と胸骨柄が作る三角形のなかに置く。母指とみずかきと示指が、第1肋骨の位置を示す。

前面の触診、仰向けの最初のポジション

呼吸時の肋間の触診

　肋間隙の位置を診断に使い、努力呼吸と腕の大きな運動を行って胸郭を動かしたときに、つねに開閉するかを評価する。吸息時、上部胸郭は前に持ち上がるので、肋間もこの運動にしたがって前に進む。この触診は、垂直の姿勢で行うこともできる。腕を大きく動かして胸郭を動かす方法は、仰向けのほうがやりやすい。重力による抑制作用が少ないからである。

　触診では指2本分以上の腹を使い、まず肋間隙の胸骨の隣に置く。最初に第2肋骨と上から2つの肋間隙の位

前面の触診テクニック　325

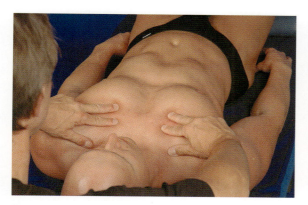

図11.73　第2肋骨の触診

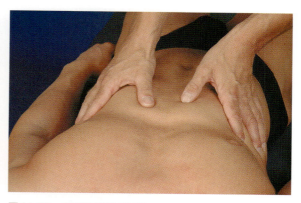

図11.75　下部肋間隙の触診

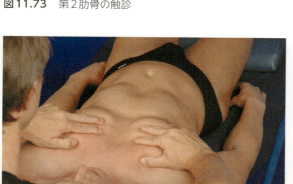

図11.74　第3-4肋間隙の触診

置を特定し、定位を信頼できるようにする（**図11.73**）。指腹を胸骨に沿って下に動かし、第6肋間隙まで進む（**図11.74**）。下方の肋間隙の開口部は、下部胸郭では側面寄りにある。そのため、触診する指腹を胸郭の側面にも置く（**図11.75**）。

　患者には、胸郭の前部に空気を入れるように5-6回深呼吸をしてもらい、それから休憩を入れて、普通に呼吸してもらう。肋間隙は一様に開閉することが期待される。これは左右を比べるときにも、体の片側で隣り合う肋間隙を比べるときにも使う。開閉の運動がまったく感じられない、あるいはわずかにしか感じられないときは、1本かそれ以上の肋骨で可動性が制限されている。

> **ヒント：** このSPで指を使って横断摩擦テクニックをすると、大胸筋の3つの部位すべてで緊張があるかどうかがわかる。複数の筋束で全体的に緊張が増しているときは、機能的マッサージなど徒手療法を行うとよい（以下の「評価と治療のヒント」の項を参照）。

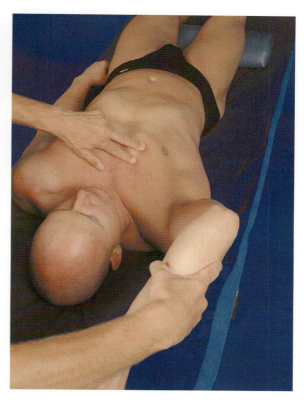

図11.76　動かしながら肋骨前面を触診する―最初のポジション

腕を挙上して肋間を触診する

　ここでの目的は、腕を大きく挙上し、胸郭への動きの伝わり方を評価し、さらには触診によって肋椎関節の可動性を評価することである。上部肋間隙は、仰向けで腕を屈曲して評価する。ここでも、2本の指を肋間に置き、他動的に肩を屈曲したときに肋間が開き、腕を中間位に戻したときに肋間が閉じるのを感じる（**図11.76**と**図11.77**）。

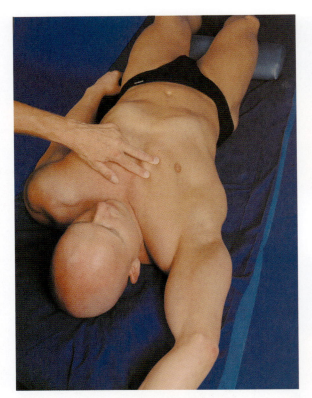

図11.77 動かしながら前面の肋骨を触診する—最後のポジション

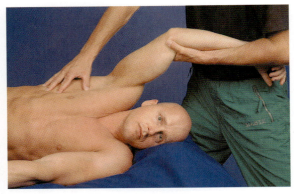

図11.78 動かしながら肋骨側面を触診する—最初のポジション

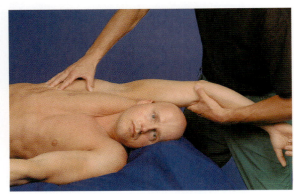

図11.79 動かしながら肋骨側面を触診する—最後のポジション

体の前面でアクセスできる肋間隙すべてを、このようにして調べる。

胸椎の触診、側臥位の最初のポジション

　ただ腕を挙上して、下部胸郭を広げようとしても、意味はない。腕を脇に大きく挙上するほうがはるかによい（外転）。患者を中間位の側臥位にし、すべての肋間隙に楽に到達できるようにするとよい。療法士の片手で患者の腕を動かす。もう一方の手の指数本の腹を、肋間隙に置く。腕を中ほどまで外転させてから（**図11.78**）、運動が肋骨に伝わるまで大きく挙上する（**図11.79**）。腕をより挙上するにつれて肋間隙が一様に開き、腕をもとのSPに戻すと一様に閉じることが期待される。結果の解釈は、前項と同じである。開閉の運動がまったく感じられない、あるいはわずかにしか感じられないときは、1本かそれ以上の肋骨で可動性が制限されている。

> **ヒント**：頸・肩・腕領域の運動連鎖では、腕を挙上するときに痛みが生じないだけの可動性が必要である。そのため、事前にこれらの運動を評価しておくことがとても重要である。経験からいうと、患者の前頭面に沿って腕を動かすと、運動はすぐに終わる。挙上しながら腕をやや前方向に導くと、可動域が大きくなる。

評価と治療のヒント

呼吸療法における徒手テクニック

　呼吸療法テクニックは、患者に与える効果によって分類される。この分類には、言葉での指導によるエクササイズ、よりよい姿勢の適用、そして様々な治療目的での徒手テクニックの利用などがある。以下の項では、胸郭で徒手で正しく定位することの重要性や、抵抗や硬さの評価や、肋骨の位置の評価について強調しながら、テクニックを概観する。

前面の触診テクニック 327

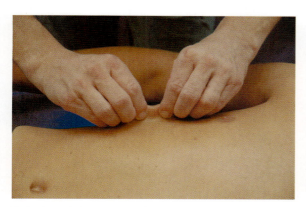

図11.80　皮膚のローリング

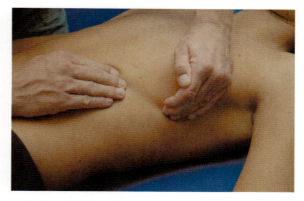

図11.81　肋間隙のストローク

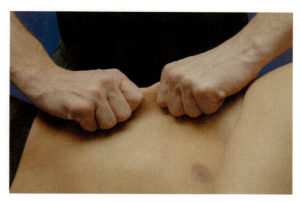

図11.82　つかむ・つまむテクニック

組織リリース法

皮膚と筋の抵抗を減らすための徒手による介入はすべて、このグループに入る。これは胸壁の固有筋を対象とする。大きな背筋は、主に肩の運動複合体に属しているので、これらの固着や筋緊張の増加については、典型的なマッサージや機能的マッサージなどほかの徒手テクニックを使ってリリースする傾向がある。

過剰なトルゴールがある皮膚の領域は、伸張する。療法士が引き上げる、転がす（ローリング）、ずらす、円を描くように動かすなどの方法で、筋膜の固着を手でリリースするのである（Ehrenberg, 1998）。これらのテクニックを使うと、呼吸時の弾性の抵抗が減るため、施術後は患者は以前よりかなり楽に吸息できるようになる。これらのテクニックは、制限的な呼吸障害がある患者や、呼吸が困難なせいで呼吸筋がひどく緊張している患者に使う。呼吸が困難だと、皮膚や筋の緊張が高まったり、皮膚の反射区に弾性が減った部位ができたりする。

皮膚のローリング： 皮膚のローリング（**図11.80**）はダイナミックなテクニックである。スウェーデン・マッサージで、触診でトルゴールを評価したときに使った皮膚のローリングと同じように行う（第8章「皮膚の質の触診［トルゴール］」の項、p.208を参照）。仰向けのSPでこれを行う例としては、前腋窩線に沿って皮膚のひだをつかみ、肋骨に沿って胸骨までローリングする。

肋間のストローク： 肋間のストローク（**図11.81**）には、患者の組織の質や禁忌に応じてさまざまなやり方がある。一部では、肋間隙に沿って行うスウェーデン・マッサージのストロークのテクニックとして知られる。また他方では、局所を強く引っ張る運動は、結合組織マッサージで使うストロークのテクニックに沿って行うほうがよいと指摘する文献もある（Ehrenberg, 1998）。肋間隙を1、2本の指で強く引く。これは、肋間筋に到達する、唯一の本当に強

い徒手テクニックである。皮膚が固着の影響を受けている場合や、結合組織マッサージで反射に影響を与えることを目的としている場合は、もう一方の手で皮膚を緊張させておく必要があるかもしれない。

「つかむ・つまむ」テクニック： つかむ・つまむテクニック（**図11.82**）は、持続的なテクニックである。スウェーデン・マッサージで皮膚の硬さを触診で評価するときに使った皮膚を引き上げるテクニックと同じように行う（第8章「皮膚の質の触診［トルゴール］」の項、p. 208を参照）。療法士が両手で皮膚の一部を引き上げ、胸郭から離すように強く引くとき、患者は数回、呼吸をする。SPに関しては、療法士が皮膚の硬い部位に楽にアクセスできることが重要である。横になるポジションか座位が使える。

分泌をゆるめるための介入

振動： 分泌物を動かし、運ぶことと、平滑筋での反射による緊張の増加に影響を与えることのため。閉塞性気管疾患の治療も含む。このテクニックは、胸郭のさまざまな部

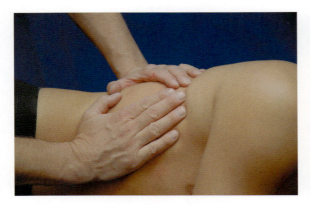

図11.83　菱形のグリップで振動する

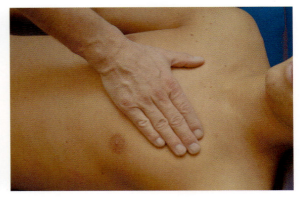

図11.85　呼吸中に肋胸に触れる

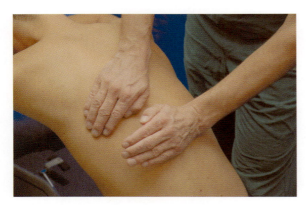

図11.84　手をカップ状にして叩打する

位に数分かけて施術する：
- 上部胸郭＝鎖骨下、胸骨、肩甲骨の間
- 下部胸郭＝外側、後面（図11.83）

　文献によると、最適の頻度は8-12Hzである（Edel, 1999）。振動には、たとえば治療台の頭側を下げるなど、体位ドレナージを組み合わせることも多い（Dautzenroth, 2002）。

拳またはカップ状にした手による叩打：叩打法は、分泌物を動かし、ゆるめるために使われる。ゆるく拳を握るか、手を硬くカップ状にし、胸郭上で手関節を下に動かす（**図11.84**）。このテクニックを使う前に、まず触診で状態を明らかにする。療法士は、治療する領域と、叩いてはいけない領域を特定する。以下の構造を触診すべきである：棘突起、肩甲骨の縁、下部肋骨弓、剣状突起。このテクニックは、腎臓がある領域の棘突起（第12肋骨と固有背筋の間の角）と上腹部に施術してはいけない。

呼吸中に触れる

　これは吸息を促し、換気と灌流の関係を改善するために使う。呼吸療法中に手で触れて、体の意識を鍛え、換気量が少ない領域に呼吸を導くようにする。たとえば、手術介入した胸郭の部位などである。患者が腹式呼吸を練習したら、呼吸中に胸郭をどう使うかを教える。そして、それまで空気がよく入らなかった肺の領域を呼吸に含め、肺のすべての部位が均等に換気されるようにする。療法士は、両手を平らにして、軽い圧だけをかける。患者が息を吸うときに圧を強め、患者が抵抗の方向を意識できるようにする。呼吸をするとき、患者は療法士の手のほうに肺を動かすようにする。接点は以下である：

- 胸骨 → 呼吸のためには肋胸方向（**図11.85**）
- 上腹角 → 呼吸の肋腹方向
- 下部胸郭の前外側 → 呼吸の肋骨外側方向
- 下部胸郭の後外側 → 呼吸の肋骨後方

　患者が位置を変えるために違うSPを取るよう指示された場合や、無気肺の予防をしたいとき、呼吸中に触れる方法は特に効果的である。

胸郭を動かす

　胸郭が動くと、十分な呼吸分時拍出量が保証され、深く息を吸い込める。自分で体位ドレナージをしたり、補助的な介入をして分泌物をゆるめたりする方法は、胸郭が十分に動いて初めて成功する。エクササイズを使えば可動性は改善する。たとえば、伸展のポジションになり、胸椎を特定の位置にすると、胸壁の大きな筋が伸張する。すると肋間隙が開く能力が変わる。患部を選択的に治療する際に区別するための方法ではあるが、徒手テクニックも使える。触診の目的は、胸郭で運動障害がある部位を特定し、狙ったテクニックを使って可動性を回復することである。

前面の触診テクニック 329

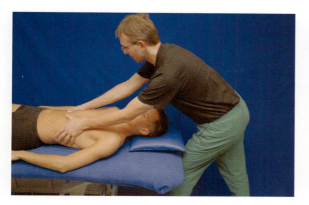

図11.86　胸郭の圧迫

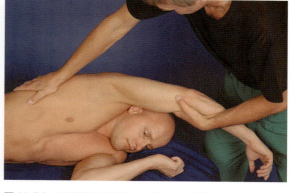

図11.88　広背筋の機能的マッサージ—最後のポジション

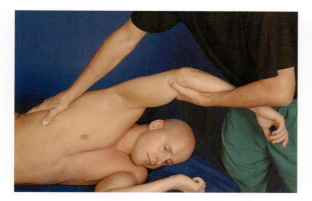

図11.87　広背筋の機能的マッサージ—最初のポジション

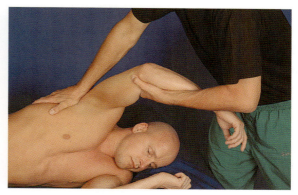

図11.89　大円筋と小円筋の機能的マッサージ—最初のポジション

胸郭の圧迫（図11.86）: このテクニックでは、呼吸中に触れたときと同じ領域に両手を置く。しかし、呼息時にかなり圧をかける（「呼息時の胸郭の圧迫」、Ehrenberg, 1998より）。たとえば呼吸筋が正しく機能しないときや、炎症性の胸膜炎があるときに、このテクニックは分泌物の移動を助け、胸郭を動かす。胸郭を圧迫すると肋椎関節と胸骨の結合に局所的に作用するが、肋間隙を動かす効果はない。

肋椎関節を動かす: 前述したように（「評価と治療のヒント」）、これらのテクニックは肋骨と椎骨の間の関節に作用する。最も簡単に影響を受けるのは肋横突関節である。このテクニックは肋骨頭関節にも影響する。この徒手療法テクニックのメリットは、各肋骨の運動の機能不全に対し、極めて選択的に治療できることである。デメリットは、胸郭全体の可動性を改善するには膨大な時間がかかることである。

機能的マッサージ

制限の治療を特に助け、腕の挙上を改善したいときは、軟部組織を動かすさまざまなテクニックを使うと成功する。筋緊張を緩和し、固着をゆるめるテクニック紹介する:

- 広背筋
- 大円筋と小円筋
- 大胸筋（胸肋部と腹部）

広背筋

ポジションとハンドリングは、側臥位での胸椎の触診とほぼ同じである（既出の「胸椎の触診、側臥位の最初のポジション」の項を参照）。触診する手は、別の筋群を強調するだけにする。このテクニックでは、まず広背筋を中程度近づけ（図11.87）、伸張して終える（図11.88）。自由な手を平らにして肩甲骨の下に置き、筋を覆い、筋を胸郭に押しつける。腕を大きく挙上し、手の下で広背筋の筋

腹の緊張を感じる。機能的マッサージすべてにいえることだが、筋の一部を等尺性収縮すると、関節と、運動に抗う手の間にある筋の部位が長くなる。このテクニックを、ゆっくりしたリズムで何度も繰り返す。

大円筋と小円筋

肩甲骨外側縁で大円筋と小円筋を強調するとき、下側の手を肩関節の、肩甲骨縁の外側に置く。最初と最後のポジションは、前述と変わらない（**図11.89**と**図11.90**）。このテクニックは一般に、組織を効率よく伸張するときに、可動性があまりなくてよい。

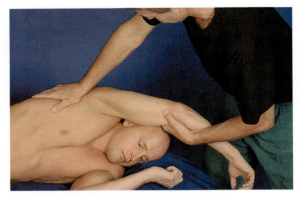

図11.90　大円筋と小円筋の機能的マッサージ―最後のポジション

> **ヒント：**
> - この領域ではまず、うつ伏せでの典型的なマッサージテクニックを使い、機能的マッサージの効果を最適化する
> - 下側の手が皮膚の上を滑ると、皮膚に不快な反応が現れるかもしれないので、滑らないようにしながら筋をさらに伸張する
> - 広背筋がすでにかなり柔軟なときは、腕を大きく屈曲しても筋をさらに伸ばせないかもしれない。効果を深めたいときは、下側から筋を伸張してから、前述の機能的マッサージを始める。それには胸郭の下にパッドを大量に敷くとよい。股関節と膝関節も90度に曲げる。次に、下腿部を治療台の縁からたらす。これら2つのテクニックでは、どちらも胸椎または腰椎が反対側に側屈する
> - 腕の挙上に外転または屈曲を加えると、広背筋、大円筋、小円筋が伸張する。療法士は治療中、どの運動が最も効果的か、自分で判断しなければならない
> - このテクニックには側臥位のSPが向いている。このポジションなら筋に楽に到達でき、運動に反対する筋のさまざまな部位を胸郭がサポートするからだ。療法士はこれを生かし、手で胸郭に垂直圧をかける。うつ伏せでは、筋にもアクセスできる（**図11.91**）。しかし、このポジションでは、必要な腕の運動がうまくできない。広背筋と大円筋、小円筋を見たいときは、腕をやや挙上した（外転した）ポジションから体に向けて動かすよう、患者に指示する。かなりの力をかけてこの操作を等尺で行うと、少なくとも筋の外側の境界が見え、触診でいくらか下までたどることができる

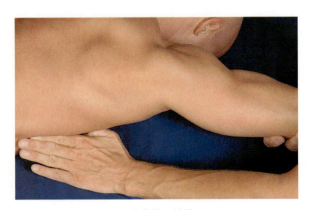

図11.91　うつ伏せでの広背筋の触診

大胸筋胸肋部

肩関節に痛む、あるいは長引く症状があるときや、上肢帯が習慣的に突出した姿勢になっているとき、そしてさまざまな呼吸器系の症状があるとき、大胸筋はかなり緊張し、弾性が低くなる。筋のこの部位の位置は、筋を強く近づけて等尺性収縮すると（水平内転と内旋）、目で見て、触れられることもある（**図11.92**）。

機能的マッサージの原則は、前述の説明と変わらない：
- 筋を中程度に近づける（**図11.93**）
- 特定の筋群の等尺性収縮に手で抗う
- 他動的に伸張する

筋を伸張するには、まず肩を外旋し、腕を水平内転し、療法士の反対の手で緊張が高まるのを感じる（**図11.94**）。機能的マッサージテクニックの手順に関しては、前述の情報がここでもあてはまる。患者を治療台の縁に近づけると、肩関節がいくぶん縁から自由にぶらさがるので、メリットがある。関節の近くの筋を等尺性収縮したいときは、わ

前面の触診テクニック **331**

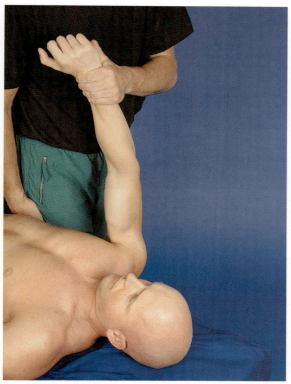

図11.92　大胸筋胸肋部—収縮

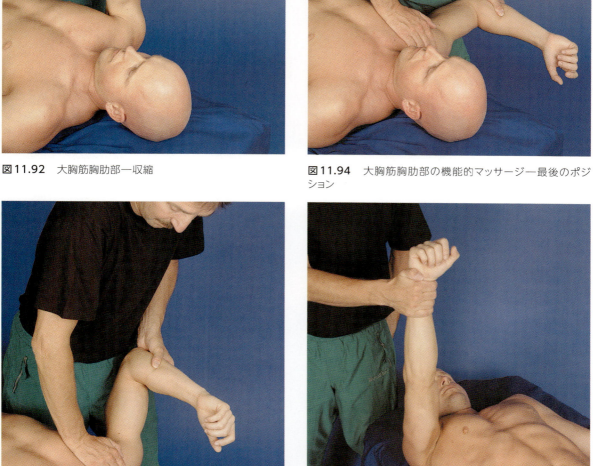

図11.94　大胸筋胸肋部の機能的マッサージ—最後のポジション

図11.93　大胸筋胸肋部の機能的マッサージ—最初のポジション

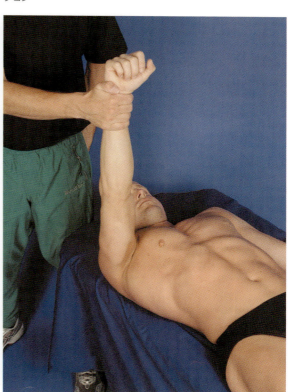

図11.95　大胸筋腹部—収縮

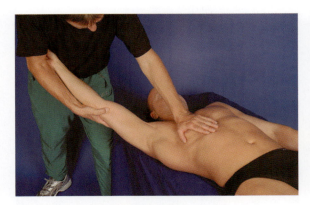

図11.96　大胸筋腹部—最初のポジション

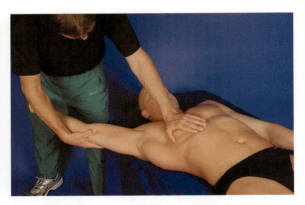

図11.97　大胸筋腹部—最後のポジション

ずかな運動で伸張すればよい。療法士が手を胸骨のほうに動かすと、肩関節に必要な可動性が高まる。

大胸筋腹部

　大胸筋腹部をもっと目立たせるには、筋を中程度に近づけてから、等尺性収縮をして肩を伸展し、それに内転と内旋を組み合わせるよう患者に指示する（**図11.95**）。

　機能的マッサージを始める前に、痛みのない可動域を評価し、機能的マッサージの手順で腕がどこまで挙上するかを確かめる。

　腕を中程度に近づけるか、軽く伸展した位置にし、療法士はここでも片手を筋の特定の部位の上に置く（**図11.96**）。療法士の手と関節の間で、筋線維束を伸張する。手の下にくる筋の部位や、起始の近くは、伸張しない。

　手の位置を維持し、腕をさらに挙上の最大可動域まで動かすと、療法士の反対の手の下から筋が滑り出しそうになる（**図11.97**）。腕の挙上はここでやめる。それ以上伸張するのは無理である。このテクニックを、ゆっくりとリズミカルに何度も繰り返す。大胸筋の腹部のさまざまな部位を目立たせる。これまで記した機能的マッサージのためのヒントはすべて、ここでもあてはまる。

練習問題

1. 胸椎と胸郭の機能は何か？
2. 頸部の大きな動きや腕の大きな挙上は、どのように胸椎に伝わるか？　またこれらの運動は胸椎のどの分節に伝わるか？
3. 指の法則について説明せよ。
4. 胸椎の分節の可動性を評価するとき、なぜ回旋が適しているか？
5. 胸部で出会う2つの運動連鎖とは何か？
6. 腕の運動中、上部・下部胸部の肋骨はどの軸のまわりを回るか？
7. 下部肋間隙を開く際には腕をどう動かすか？
8. 胸骨角と第2肋骨はどのような関係か？
9. 棘筋は、胸椎の棘突起の列の触診にどう影響するか？
10. 頸部の正中線を下に向かって触診したとき、C6棘突起は普通どのように見つかるか？　C5とC6の位置を正確に特定するにあたり、それでもほかのテクニックを使うべきなのはなぜか？
11. 頸椎を伸展したとき、C5とC6はどのように動くか？
12. 頸椎を大きく回旋し、側屈すると、C7とT1の位置も判別できる。なぜ療法士は棘突起の反対側に触診する指を置かなければならないか？
13. 第1肋骨とT1横突起を区別するとき、どのようなオプションがあるか？
14. 第1肋骨に痛みがあり、可動性に制限もある部位を治療する際、痛みを緩和するテクニックと動かすテクニックはどう違うか？
15. 側臥位で僧帽筋下行部に機能的マッサージをするとき、さらに効果を高めるに療法士には何ができるか？
16. T1、T3、T7棘突起の高さで見つかる肩甲骨の部位は何か？
17. 中部胸椎で、どうしたら棘突起と横突起を椎骨に信頼性をもって、正しく割り当てることができるか？
18. 座位のSPを側臥位のSPと比べたとき、分節の可動性の評価にはどのようなメリットとデメリットがあるか？
19. 第7肋骨が吸息の位置にブロックされているとき、第6、第7肋間隙はどうなるか？
20. 頸切痕の高さで見つかる棘突起はどれか？
21. 療法士は、どうしたら触診で前面の第1、第2肋間隙に到達できるか？
22. 上部肋間隙の開閉を触診するためのオプションは何か？
23. 広背筋、大円筋、小円筋に機能的マッサージをするとき、どんな点を心に留めておくべきか？

12 頸椎

頸椎の重要性と機能	337
この領域の治療でよく使う方法	337
必要とされる解剖学と生体力学の基礎知識	338
触診プロセスのまとめ	352
最初のポジション	352
難しい最初のポジション	354
後面の触診テクニック	354
外側の触診テクニック	370
前面の触診テクニック	381
練習問題	386

12 頸椎

頸椎の重要性と機能

頸椎は頭を支える（体重の約10％を占める）。頭部の重心はトルコ鞍の高さで（図12.1）、C0/C1とC1/C2関節よりやや前にあるため、垂直の姿勢のときは頸部の筋がつねに軽く緊張する（Kapandji, 2006）。

頸椎は感覚器官（目、耳、鼻）を補助する。3次元で頭の位置を定め、両目を水平に保つラインを維持しなければならないからだ。Penning（2000, p.83）はこれについて次のように述べている。「目覚めている間、頭はつねに体幹との関係のなかで動き、目、耳、鼻、皮膚の感覚器官が周囲の情報を得られるようにしている」

頸椎は特に回旋のためにデザインされている。進化の過程で頸椎は垂直になり、人類にとっては回旋が最も重要で、可動域が大きい運動になった。それに対し、四足で歩く動物にとって最も重要な運動は側屈である。人間の頭はとても正確に、そしてときにすばやく動かなければならない。そのため微調整はもちろん、運動を加速・減速するための強度も必要である。

頸部には、これらの極端に力学的な作業以外の機能もある。上部脊柱管は脊髄という長い構造の、生命にかかわる中枢を保護する。頸椎の前には、中が空洞になったパイプ状の器官がある（咽頭、喉頭、気管、食道）。これらの器官は消化器系と上部気道に属する。Hoppenfeld（1992）によると、脊椎は椎骨動脈も保護しているという。

この領域の治療でよく使う方法

理学療法では、腰椎のほかに頸椎も、最もよく症状が見られる領域である。頸部の構造により、末梢（肩や腕）に大小さまざまの痛みや神経症状が現れるほか、頸椎にも直接的な症状が現れる。似たような観察結果は、胸椎と腰椎でも見られた。これに加えて、脊柱のこの部位でしか見られない症状があり、それらはまとめて「頸頭部の症状」と呼ばれる：

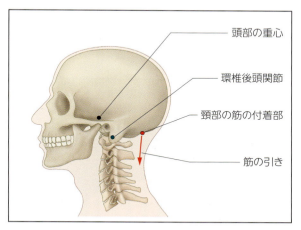

図12.1　頭部の重心

- 頭痛
- 耳鳴りのような症状
- 嚥下の困難
- 顔面の神経麻痺
- 悪心とめまい感

さまざまな脳神経の核と、上部頸椎の筋と関節にある膨大な固有受容支配の神経解剖学的な関係は、頸椎を頭部の症状に関連づける重要な側面である。

治療を計画し、実施するにあたり、頸椎に関連する症状は、療法士にとって特殊な課題である。専門職として効率よく仕事をしたいなら、解剖学と生体力学の用語に精通しているべきである。

この領域で行う徒手療法の評価や治療は、全体と局所のテクニックに分けられる。これは、脊柱のほかの部位と同じである。局所の検査テクニックで痛みを誘発し、可動性を評価する方法は、頸椎ではとても重要である。たとえば回旋の可動性の制限があるときに、適切な高さに結びつけるのが難しいからである。

関節突起間関節が長期的に過敏になると、ほかの領域でも痛みを感じる（関連痛）。関連痛があると患者が報告する領域を、頸椎の特定の高さに結びつけることはできない。1994年、Dreyfuss et al.は、C0/C1分節から生じ

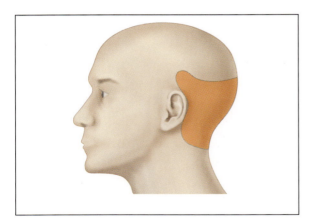

図12.2　C0/C1分節から生じる関連痛

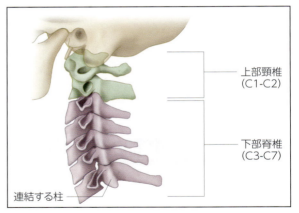

図12.4　頸椎の部位

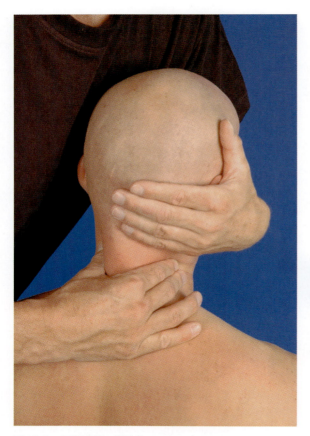

図12.3　下部頸椎の機能的マッサージ

る関連痛が後頭に達することもあると記した（**図12.2**）。

　局所解剖学の詳しい知識をもち、触診に信頼性があることは、局所を評価・治療する際の手の位置に自信をもつための根拠となる。

　頸部の関節用の徒手療法のほかにも、頸部の軟部組織を治療するテクニックはたくさんある。典型的なマッサージや機能的マッサージ（**図12.3**）は重要な治療法で、局所や全身にリラックス効果をもたらす。首、頭、顔のマッサージは、リラクセーションに使える方法のなかで最も効果的な徒手療法である。首が痛いときはまず機能的マッサージをするが、最初はそれしかできないことも多い。

　徒手のリンパドレナージは、頭部と咽喉にある膨大なリンパ節を対象とする。リンパ管の運動機能を全体的に刺激するためにも、体液を頸部、顔、頭に流すためにも使える。胸鎖乳突筋、僧帽筋下行部、鎖骨上窩は、ここでの導く構造として重要である。

必要とされる解剖学と生体力学の基礎知識

頸椎の部位

　頸椎は形態学、生体力学、そして椎間板の有無により、解剖学的・機能的に以下に分類される（**図12.4**）：

- 上部頸椎：
  - 解剖学的：環椎と軸椎
  - 機能的：C0/C1とC1/C2分節。椎間板がない分節ともいわれる
- 下部頸椎：
  - 解剖学的：C3-C7
  - 機能的：C2/C3からT3/T4分節。椎間板がある分節ともいわれる

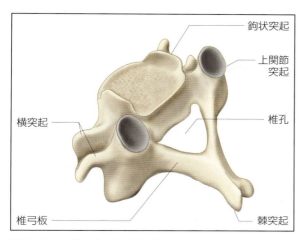

図12.5　下部脊椎の典型的な椎骨

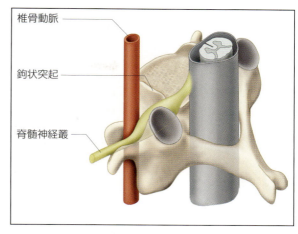

図12.6　神経と血管の交差

下部脊椎の解剖学

頸椎の生理学的な曲線は前弯で、通常はC3/C4分節が垂直になる（White and Pandjabi, 1990）。

椎体の終板はとても狭く、回旋しやすい。椎弓板が長いため、椎孔はとても大きい。椎孔はとても直径が大きく、脊髄はその約50％を占めるに過ぎない。そのため、頸椎が動くときに硬膜嚢が入り込む余地は大きい（White and Pandjabi, 1990）。

椎弓板は幅が広く、よく発達し（示指ほどの幅がある）、筋の下で触れられる。これらは棘突起の高さにある。関節突起は、椎弓板の端から突き出ている。

関節突起間関節は「連結する柱」（図12.4を参照）を作るが、これは横突起の列ほどの幅がある。椎骨は全体として、関節が極端に外側にあるため、底の幅がとても広い。そのため下部頸椎は、側屈運動には特に理想的ではなくなった。腰椎のように底が狭いと（左右の関節突起間関節がそれほど離れていない）、側屈はしやすい。

棘突起はC6まで二分されている。C2の分岐はとても大きく、極端に非対称である。棘突起は、C6まで小さくなっていく。そしてC7で再び大きくなり、この高さになると二分していない。棘突起は非対称に二分しているため、伸展時にかみ合い、前弯の可動域を最適化している。

横突起を構成する2つの結節は外側で連結し、1カ所で穴を作る。この横突孔は直径が約4.5-5mmあり、椎骨動脈の直径とほぼ一致する。

前結節は肋骨の痕跡で、後結節が本物の横突起である。これら2つの結節により、横突起は突起というより溝に変わった。この溝は斜めに走行し、前外側に定位する（図12.5）。

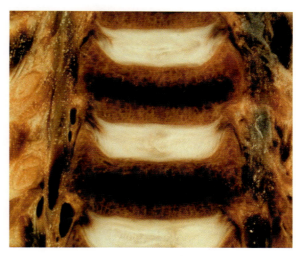

図12.7　頸椎の椎間板で水平断裂が形成される

この溝は、内側で最も狭くなり、全面を骨で囲まれている。鉤状突起が前側の境界を、上の関節突起間関節の関節突起が後ろの境界をなす。

動脈と脊髄神経叢は、この骨の構成で交差する（図12.6）。この分節が激しく変性し、棘が突出すると、これらの血管・神経が圧迫され、刺激されることがある。脊柱全体のなかでも、最もよく頸椎の神経を刺激するのが椎間孔の狭窄である。

鉤状突起は特筆すべきである。この突起は椎体の終板の側面の縁をなし、上の椎骨にいくほど大きくなる。C3終板が最も大きい。これは2歳-24歳で発達し、のちにもっと上にある椎体と椎体鉤状関節を作る。この発達の過程で、10歳以降になると、椎間板が外側で断裂する（図12.7）。すると、椎間板が二分することもある（Rauber

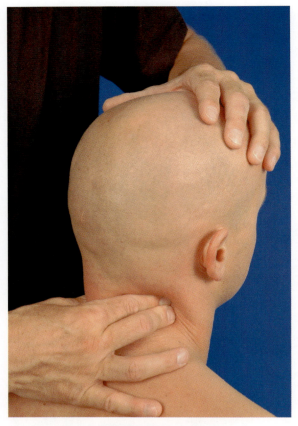

図12.8 関節突起間関節の触診

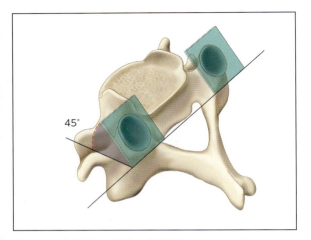

図12.9 矢状面での関節突起間関節のアライメント

上から下へ触診すると、突き出た突起と、突起間のくぼんだ部位が波状になっている（**図12.8**）。

頸椎横突起は前外側方向に斜めに並んでいるので、頸神経前枝と腕神経叢には、胸鎖乳突筋と僧帽筋下行部の間で触診できる（以下の「鎖骨上の頸部の三角」の項、p.378を参照）。

下部頸椎の生体力学

頸椎の可動域は、年齢と性別に影響される（Penning, 2000）。若い女性の可動域が最も大きい。最も可動域が大きいのは回旋で、次が屈曲と伸展である。側屈は最も可動域が小さい。側屈は頸椎ではかなり複雑で、主に回旋に関連して使われる（複合運動）。

関節突起間関節の表面のアライメントは、回旋と側屈がどう行われるかを判断する際に極めて重要である。関節の表面は大きくて平らで、終板に向かって前上方に平均約45度で並ぶ（**図12.9**、Dvořák et al., 2008）。Penning（2000, p.89）では、角度のさまざまな変異が報告されている。頸椎の前弯に関連して、関節表面は眼窩に向かって全体に前・上方に並んでいることに留意する。

下部頸椎関節腔はほぼすべて、前頭平面で水平に並んでいる。C2/C3分節だけは、上方向に角度がついている（**図12.10**）。

関節表面のアライメントにより、回旋に側屈が複合することは避けられず、回転軸は傾いている（**図12.11**）。これに対応し、頸椎が屈曲していても伸展していても、右回旋には右側屈がともなう。右に側屈するときも、右回旋がともなう。頸椎では、複合運動の範囲は驚くほど大きい。Lysell（1969）によると、C2/C3分節を約8度側屈する

and Kopsch, 2003）。このとき、髄核の内容物は漏れず、分節が薄くなることもない。この二分が完了するのは45-50歳である。これは、頸椎の屈曲・伸展時に椎骨が大きくずれることに対する、椎間板の自然な適応である。鉤状突起はレールの役割を果たし、このずれの運動を導く。むち打ち症になると、数秒の内に、特にC2/C3分節が最大2.5cm伸びるのは、椎間板が二分されているからである。

触診にどう影響するか？

頸椎では、触診でわりに多くの骨の構造、関節、筋に達し、互いに区別することができる。重要な参照点として、アクセスできる棘突起（C2、C5-C7）とC2以下の各頸椎の椎弓板がある。棘突起と椎弓板が同じ高さにあるという事実は、触診の定位にとても便利である。

たとえば関節突起間関節や横突起の正確な高さを判断するときに、役立つ。椎弓板は、一部の徒手療法テクニックで椎骨を固定するときにも使える。

アクセスできる関節突起間関節（連結する柱）をすべて

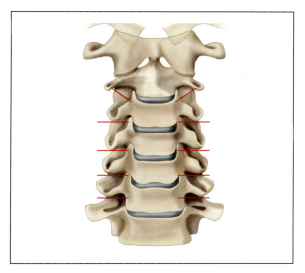

図12.10　前頭面での関節突起間関節のアライメント

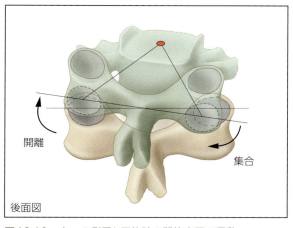

図12.12　右への側屈と回旋時の関節表面の運動

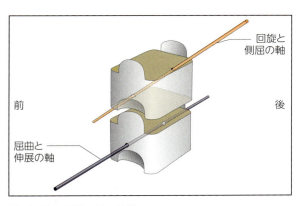

図12.11　回旋の軸の位置

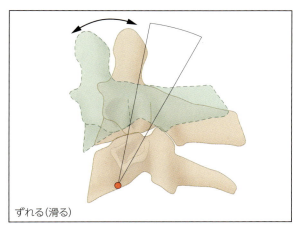

図12.13　C2/C3での屈曲・伸展の回旋軸の位置

と、それに複合して約6度側屈する。

　右に側屈し、それにともなって同側に回旋すると、伸展時のように、右の関節表面が一緒に滑る（集合）。左の関節表面は、屈曲時のように、互いに離れる（開離）（**図12.12**）。

触診にどう影響するか？

　下部脊椎の関節突起間関節（C2/C3以下）を動かしながら触診するとき、療法士はこれまで説明した2つの関係を利用する。それは複合の程度と、集合時の関節表面の動きである。

　関節突起間関節が動くとき、療法士は関節突起が後・下方へ揺れるのを感じたい（以下の「関節突起間関節」の項、p.359を参照）。そのため、右側を触診するときは、右側に側屈と回旋を促し、触診する指のほうに関節突起

が動くようにする。運動は側屈を通じて促し、分節を大きく回旋させる。最初に回旋を促すと、C1/C2が回旋の最終域に達し、それが下の分節に伝わるまでにはかなりの時間がかかる。

　Penning（2000）は、屈曲と伸展の運動について詳しく説明した。その研究結果では、屈曲・伸展軸の刻々の回旋を説明し、X線写真を使って5度ごとに運動を判断した。そして、上の関節突起と終板の関係を発見した。これらが回旋軸の位置を決定していたのである。上の椎間板分節では軸は下の椎骨にあり、屈曲・伸展時は上の椎骨が傾斜運動をするうえに、大きくずれる（**図12.13**）。下の椎間板分節では、軸は椎間板の近くにある。そのため傾斜運動はとても大きく、ずれは最小になる（**図12.14**）。

　たとえばC2/C3分節で大きくずれると、強く捻じる力が生まれ、それが椎間板に作用する。これらの力は、椎間板

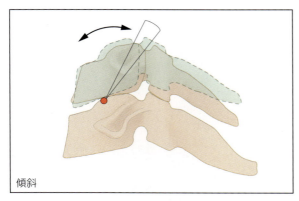

図12.14　C6/C7における屈曲・伸展軸の位置

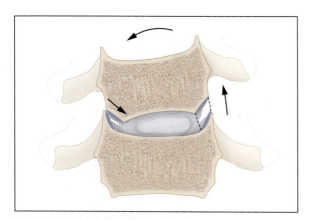

図12.15　側屈時の椎体鉤状関節

の二分や鉤状突起の形成に直接関係があるとみなすべきである。

椎体鉤状関節は側屈を制御し、分節での複合的な回旋・側屈を、次に下にある分節にすぐ伝える（**図12.15**）。椎体鉤状関節は年齢とともに発達するので、機能障害があるときは、側屈すると関節が頸椎外側に局所的な症状を引き起こすこともある。

後頭部と上部頸椎の解剖学

上部頸椎は、感覚器官と平衡器官を支える責任がある（Herdman, 2000）。たとえば、眼と頭の動き（頸眼反射）を、視野の固定という目標と複合させるのである。

上部頸椎は、脊柱のなかでも「最も複雑で、独特で、高度に専門化した構造」を含む（White and Pandjabi, 1990, p.82）。頭と頸椎の接合部は、解剖学的に多様である。これらの正常から逸脱した変異が骨性構造の局所の触診におよぼす影響は、限定的だと予想される。一部の解剖学

的変異はあまりに極端で、病的でもあるので、変形と呼ばれる。以下の変形は、触診に直接影響する：

- 後頭顆が最小限しか発達しないと、歯突起が頭蓋内部に突き出る。この形成不全は「頭蓋底陥入」と名づけられ（Lanz and Wachsmuth, 1979, p. 309）、神経の欠損につながることもある。後頭顆が平らな場合、環椎の横突起を触診するのは難しい。横突起が後頭のすぐ下にあるからである
- 環椎と後頭が癒合すると、C0/C1分節は動かない（後頭骨環椎癒合。人口の1％以下に見られる）

後頭骨

後頭骨は2つの大きな領域からなる：
- 後部：後頭骨鱗部
- 下部：外側部と底部

後頭骨鱗部（**図12.16**）は、頭蓋冠の丸い後部領域である。ラムダ縫合を経由して頭頂骨と、外側の小さな縫合を経由して側頭骨とつながる。また、後頭平面と項面という2つの平面に分けられる。どちらの領域にも、それぞれの機能がある。項面は頸部の筋に覆われ、上項線で後頭平面と隔てられる。項面で見つかる横方向の線、稜、突出、そして領域は、特によく触診できる。

外後頭隆起は、最も目立つポイントである。ここは、大後頭孔から後・上方に走行する中くらいの稜の終点で、項靭帯の付着部でもある。Lanz and Wachsmuth（1979, p.314）は、この参照点をきわめて正確に表現した。後頭

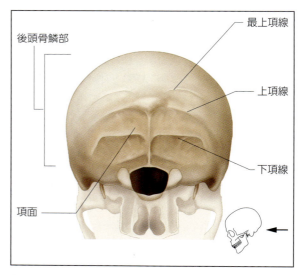

図12.16　後頭骨の後面

隆起の形はとても多様で、下に行くと細くなることがある。ここがよく発達しているのは、人口の約11％だけである。最も隆起しているポイントを「イニオン」という。ここは人間よりペット（イヌやネコなど）のほうがよく発達している。これらの動物では項靱帯に大きな負荷がかかるため、付着部がより緊張するからである。

3本の横方向の稜の位置は、外後頭隆起との関係で説明できる：

- **最上項線**。この凸状の線は外後頭隆起の真上で始まり、外側かつやや上方に進む。これは頭皮と耳をある程度動かせる、さまざまな表情筋の付着である。これがよく発達することはまずなく、まったく存在しないこともある
- **上項線**。これは幅広く弧を描く凹状の線で、やはり外側に走行するが、外後頭隆起のやや下から始まる。Lanz and Wachsmuth（1979, p. 314）では、すべての上項線の約37％はよく発達していると推測している。この線のすぐ下に大きな固有筋があることがわかる：頸半棘筋、頭板状筋、僧帽筋下行部である
- **下項線**。この線は外後頭隆起から指の幅1本分下にある。まず、横に走行し、それから前に、ほぼ直角に曲がる。横に走行する部分は、外側で上項線に出会う。これら2本の線は隆起し、触れることができる：乳突後突起である（Lanz and Wachsmuth, 1979, p.315）。下項線は、頸部の深層の筋の付着部になっている（頭直筋や頭斜角筋）。

後頭骨の下面は2つの部位に分かれる（**図12.17**）。外側部の特徴は、大後頭孔を囲む領域である。大後頭孔は直径が3-3.5cmで、縁が出っ張っており、脊髄神経やその他の構造の通り道になっている。外側には両凸の顆が2つあり、人口の5％では2つの部位に分かれている（Rauber and Kopsch, 2003）。関節軟骨の区分は、C0/C1分節で屈曲・伸展をするときに軟骨表面にさまざまな負荷がかかることを示している。前述したように、ここでは解剖学もかなり多様である。顆は、前に集合するよう並んでいる。底部は楔状の骨に似ていて、前で蝶形骨につながる。

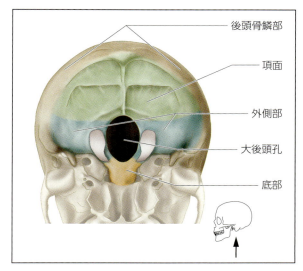

図12.17　後頭骨の下面

環椎

環椎には結合部、あるいは媒介する板としての特別な機能がある。C0/C1分節の屈曲・伸展優位の運動を、回旋という形でC1/C2に伝えるからである。

環椎は最初の頸椎で、繊細な前弓と後弓をもつ輪で構成されている（**図12.18**）。初期のC1椎体は、今ではC2歯突起になっている。歯突起は前弓と関節をなし、強い横靱帯でここに固定されている。環椎には棘突起もない。環椎の輪には、前結節と後結節しかないのである。また、2つのとてもよく発達した骨のブロックを輪の外側部で支え、それが上下の関節面を支えている。上の関節表面は両凹で、後頭顆とともに上部頸椎関節を作る（C0/C1）。こ

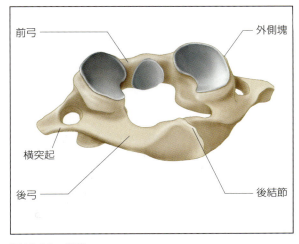

図12.18　環椎

こにある軟骨性の被膜の約30%に、さまざまな溝がある。後頭と環椎の関節表面は、似たような半径の曲線を描くので、この分節が合同の程度が高く、構造的な近似も見られる。下の関節表面は丸く、骨は凹んでいる。

環椎の特徴は、横突起の幅が広いことである。これにより、環椎はすべての頸椎のなかで最も幅が広い。Lanz and Wachsmuth（1979）によると、中央ヨーロッパの男性の場合、左右の横突起の先端の間の距離は約8.5cmという。この距離は、左右のT1横突起の距離とほぼ同じである。横突起の先端は、乳様突起と下顎枝の間で感じられる。横突起の形と長さの変異により、触診で左右を比べたときに誤った結論を出すことがある。Dorhage et al.（2004）も、広範な放射線医学の研究のなかで上部頸椎の解剖学に多様な変異があることを確認した。「我々は全脊柱のX線写真を212枚評価し、症状がないと報告した被験者の上部頸椎の関節と頸椎を評価した。調べた関節パートナー同士の位置は、かなり非対称的だった。後頭、環椎、軸椎の相互関係のなかで対称の位置にあったのは、全体の6%だけだった」。彼らはまた、頸椎の左右の可動性は「放射線医学で判断したような、上部頸椎の関節の解剖学的な位置と相関しなかった」ことも発見している。当然ながら、この知識はC1横突起を触診する際に期待される結果にも影響する。横突起が左右で同じ長さとは限らないし、運動を評価せずに異常だと分類すべきではない。

軸椎

2番目の頸椎は、移行性の椎骨である（**図12.19**）。上部は上の頸椎の椎骨に属する一方、下側は下部頸椎で見られる椎骨と似たような形をしている。C2歯突起は、長さが平均1.5cmで、尖端は丸く、椎体に対して11-14度後ろに傾いている（Lanz and Wachsmuth, 1979）。上部頸椎のX線写真では、ここが最も信頼できる骨の定位のポイントになる。C1/C2での大きな回旋の軸は、ここにある。

歯突起の前側は、環椎の前弓と連結する。後ろ側は環椎の横靭帯と連結する。上関節表面は、歯突起のすぐ隣にある。これらは両凸の形で、環椎の下関節表面とともに、外側環軸関節、すなわちC1/C2の真の関節突起間関節を作る。軸椎を触診する際の最も重要な特徴は、特に目立つ二分した棘突起である。これは、上部頸椎領域で最も重要な参照点である。これは椎弓板と椎体の高さで見つかる。横突起は、環椎と比べてかなり短い。

環椎と軸椎の椎孔は大きく、頸椎が大きく動くときに硬膜嚢と脊柱が動けるだけの大きな空間がある。硬膜嚢はC1/C2の回旋軸の近くにあるため、大きな回旋運動を

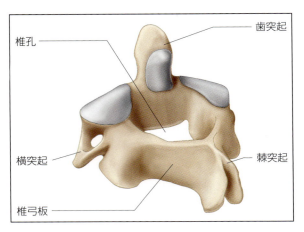

図12.19 軸椎

しても軽く形が変わるだけで、骨に圧迫されることはない（White and Pandjabi, 1990）。

頸椎の靭帯

頸椎には靭帯構造がたくさんあるが、本書で欠かせない重要な役割を担うものはわずかである。

項靭帯

項靭帯は長く、C7棘突起から後頭隆起に伸び、棘上靭帯が果たしていた役割を担う（**図12.20**）。深層の板状の部位と浅層の索状（靭帯様）の部位があり、後頭とC5-C7棘突起を直接つなぐ。

板状の部位は、弾性のある線維でできた薄い衝立（中隔）である。索状の薄い浅層は、靭帯のようである。以下の筋が合流し、腱膜を構成するときに作られる：

- 僧帽筋
- 頭板状筋
- 上後鋸筋
- 小菱形筋

項靭帯は、頸椎を大きく屈曲すると触診できる。頸椎が最大限屈曲すると、項靭帯が頭をやや後ろに引き、上部頸椎の関節が可動域の最終域まで行かないようにしている。これは脊髄の保護に役立っていると思われる。また、真の伸展になるよう頭を後退し、もっと下の椎骨を後ろに引くときも緊張する。

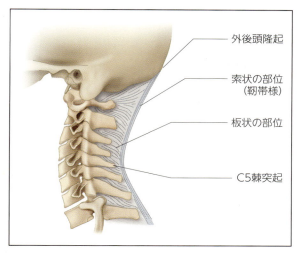

図12.20　項靭帯

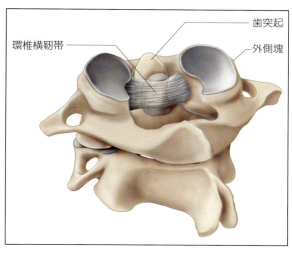

図12.21　環椎横靭帯

環椎横靭帯

環椎横靭帯は十字型の靭帯の、横の部位を作る（**図12.21**）。環椎の外側塊の内側から始まり、全長は2cmである。中央部の厚みは約2mm、高さは約1cmである。とても張った結合組織でできていて、とても硬い。過去には解剖学者が、この靭帯の引張力が約130kgあることを示した研究をしている（Macalister, 1893, in Lanz and Wachsmuth, 1979）。前側は薄いヒアリン軟骨で覆われ、歯突起とともに正中環軸関節を作る。

横靭帯は歯突起の後面の、先端の下にある丸いくぼみにある（首に巻いたスカーフに似ている）。そのため歯突起は、下に行くにつれて狭まる骨線維性のじょうごのなかに置かれている。靭帯が損傷していないときは、どれだけ引張力をかけても（40-50kgまで）、C1をC2から離すことはできない。つまり、この関節は治療のために牽引することができないのである。

横靭帯の主な機能は、歯突起を硬膜嚢（脊髄も）から離すことにある。理学療法士は、この重要な靭帯の安定性を評価するためのテストをいくつか知っている。この靭帯は、屈曲・伸展時に環椎と軸椎の生体力学を制御し、組織の力で関節表面を近づけて環軸関節を固定している。

翼状靭帯

4つの翼状靭帯もとても硬く（堅い）、主にタイプIコラーゲンで構成されている。靭帯の柱は2つのグループに分けられる（**図12.22**）：

- **翼状靭帯、後頭部**。これらの部位は歯突起の後方・上面を後頭骨と直接つなぐ。全長は11-13mm、厚みは3.5-6mm、そして幅は約8mmである。これらの部位は、頭の側屈を直接C2に伝える

- **翼状靭帯、環椎部**。これらは環椎横靭帯の高さにある。歯突起の側面を前弓とつなぐため、長さが約3mmしかない

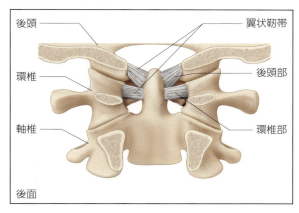

図12.22　翼状靭帯

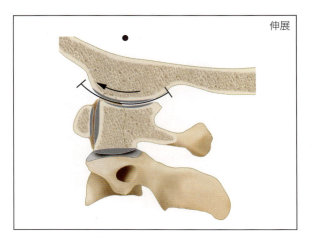

図12.23　環椎後頭関節の運動

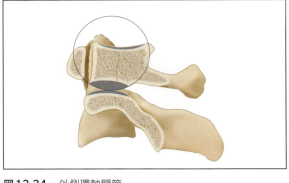

図12.24　外側環軸関節

これらの機能は、頸椎の屈曲・伸展時に歯突起を動かすこと、環軸関節の回旋を制限すること、C2を回旋して頭の側屈を軸椎に伝えることなどである。そのため翼状靭帯は上部頸椎領域の中心的な生体力学を制御するのである。

上部頸椎の生体力学

環椎後頭関節（C0/C1）

環椎後頭関節は主に矢状面で動く（図12.23）。屈曲・伸展の範囲は約27度である。この範囲はさらに7.2度の屈曲と20.2度の伸展に分けられる。C0/C1は、伸筋とみなすべきである。各側に約5度、回旋と側屈ができる。ほかの横運動もできる。すなわち、環椎の「相殺」である。上部頸椎が側屈すると、環椎は同側に数ミリメートル動く。この相殺は触診で評価でき、C0/C1の可動性に関する情報を得られる（以下の「評価と治療のヒント」の項、p.380を参照）。

外側環軸関節

骨性の外側環軸関節は、矢状面ではより平らか、へこんだ形をしている（図12.24）。特に中央で軟骨が厚く、2つの凸を作って互いに面し、ところどころで接するだけである。このように位置が不安定なため、摩擦が少なく、すばやい動きができる。しかし、関節表面の接触を保つには、組織がかなり強くなければならない。関節包は全体としてとても大きく、どのような運動もできる。適合しない関節表面は、関節包の半月によりバランスをとっている。

C1/C2分節の主な運動が軸椎の回旋であることは、よく知られている。軸椎の回旋と側屈の詳細は、文献によって異なる。C2を固定すると、両側に約20度の回旋ができる。C2が自由に動けると、可動域は約40度になる。

屈曲・伸展の範囲は約20度で、これが屈曲と伸展で二等分される。そうでない場合は、回旋の範囲が変わる。文献上の側屈の範囲は0-6.5度まで多様である。

上部頸椎の側屈に運動を複合させる

左に側屈すると、まず右翼状靭帯の後頭部が緊張する（図12.25）。すると歯突起の後面が同時に動き、軸椎がすぐに左に回旋する。この運動の伝達は、筋骨格系の複合のなかで最も強い。C2棘突起が右に動くのを観察すると、認識できる。棘突起の運動は、翼状靭帯の安定性を評価するために使われる（以下の「翼状靭帯のテスト」の項、p.367を参照）。

しかし、後頭とC2で起きる運動の関係をもとに、各分節の複合運動について結論を出すことはできない。側屈と回旋の複合は、ここではそれぞれに行われるため、患者ごとに評価する必要がある。関節表面の解剖学的な形が多様なことが、これらの差異の原因だろう。

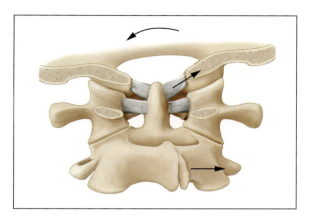

図12.25　翼状靱帯の機能、後面

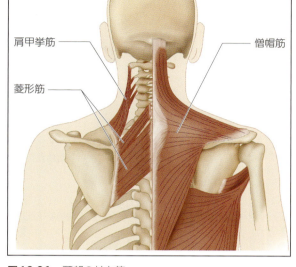

図12.26　頸部の外在筋

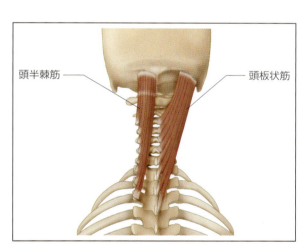

図12.27　頭半棘筋と頭板状筋

背面の筋

内側区画の固有筋は、頸椎で最も重要な固定筋と動作筋で、横突起と棘突起の間にある骨性のくぼみから突き出る（頸半棘筋と頭半棘筋など）

外在筋

頸椎の外在筋はもとの位置にはなく、頸神経前枝に支配されている筋としても定義される。

なかでも重要な筋が以下である（**図12.26**）：

- **僧帽筋下行部**。上項線から項靱帯に伸び、鎖骨の外側1/3に付着する
- **肩甲挙筋**。C1-C4横突起から伸び、肩甲骨上角に付着する
- **三角筋**。以下の「前と外側の筋」、p.349に走行の説明がある
- **胸鎖乳突筋**。乳様突起から胸骨柄に伸び、鎖骨の内側1/3に付着する

固有筋

進化の観点から見ると、初期の筋が頸椎にもあり、それらは頸神経後枝に支配されていることがわかる。

以下の大きな固有筋（頸または後頭）は重要である：

- **頸半棘筋と頭半棘筋**（**図12.27**）。頭半棘筋の走行：C3-T3横突起から上項線と下項線の間にある付着。Lanz and Wachsmuth（1979）によると、この領域は幅約3cm、高さ約2cmという
- **頸板状筋と頭板状筋**（**図12.27**）。頭板状筋の走行：項靱帯とC3-T3棘突起から上項線まで
- **頸最長筋と頭最長筋**。頭最長筋の走行：下部頸椎と上部胸椎の横突起から乳様突起まで
- **頸長筋と頭長筋**。以下の「前と外側の筋」、p.349に走行の説明がある

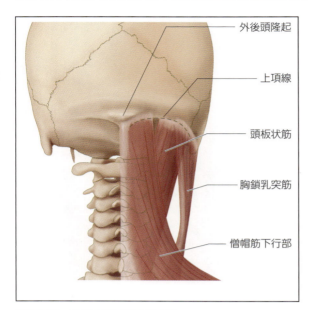 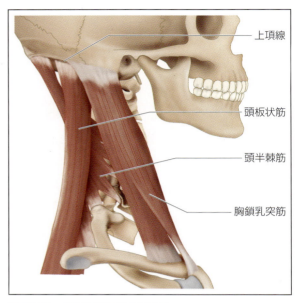

図12.28　頸部の浅層筋の後面図　　図12.29　頸部の浅層筋の側面図

触診にどう影響するか？

定位のために触診すると、すべての筋群に出会う。浅層筋だけは、信頼性をもって触診できる（**図12.28**）。療法士は、棘突起のすぐ隣か、後頭縁上に位置を定め、患者に適切な筋を緊張してもらい、位置を確かめる。

複数の分節をまたぐ**半棘筋**の筋腹は棘突起の近くにあり、斜めに走行する固有筋の1つである。これは正中線と頸椎の椎弓板の間の空間を占める。付着は上項線のすぐ下にあり、幅の半分が**僧帽筋下行部**に覆われたのち、上項線に付着する。鎖骨の付着から触診を始め、上・内側に動かすと、筋の前縁に触れられる。頭半棘筋の付着は、正中線と乳様突起の先端を結ぶ、後頭の大きく弧を描く曲線の1/3を占める。

頭板状筋は、この線の中央の1/3に付着する。この強い回旋筋・伸筋は、固有背筋の浅層に属する。線の外側1/3は**胸鎖乳突筋**が占める。この筋は乳様突起だけでなく、いくぶん後ろにも付着する。このことは、この領域を外側から見るとよくわかる（**図12.29**）。胸鎖乳突筋は、C1-C3横突起を触診するときに定位を助ける。C1 **横突起**は通常この筋の前に、C2横突起はこの筋のすぐ後ろに、C3横突起は後縁沿いにある。この筋は、横突起の位置を正確に特定したいときに、導く構造として役に立つ。胸鎖乳突筋をときどき脇に押しやり、横突起の近くを触診できるようにする必要がある。

上部頸椎の筋

深層にある以下の短い後頭下筋は、重要である：

- **大後頭直筋と小後頭直筋：**
  - 大後頭直筋はC2棘突起から伸び、上方に斜めに走行し、下項線に付着する
  - 小後頭直筋はC1後結節から伸び、下項線に付着する

- **下頭斜筋と上頭斜筋：**
  - 下頭斜筋はC2棘突起の前側表面から伸び、上方に、かなり外側に走行し、C1横突起に付着する
  - 上頭斜筋は、C1横突起から伸び、矢状面でほぼ外側に走行し、下項線に付着する（乳突後突起。前述の「後頭と上部頸椎の解剖学」の項、p.343を参照）

- **外側頭直筋と前頭直筋：**
  - 以下の「前と外側の筋」の項に走行の説明がある

上部頸椎の筋（**図12.30**と**図12.31**）は、とても大きな固有受容に支配されていて、上部頸椎の運動を微妙に制御するという重要な役割を果たす。これらの筋は前面の短い筋とともに、上部頸椎の独自の筋器官を作っている。この筋器官は、特殊な解剖学的特徴（C1横突起とC2棘突起の長いてこを使うなど）と上部頸椎特有の生体力学のメリットを生かし、上部頸椎の関節が組織の力で近づくようにしている。これらの筋の筋紡錘はC0/C1からC2/C3関節包にある機械受容器とともに、平衡を保つための第3の器官になっている。

必要とされる解剖学と生体力学の基礎知識　**349**

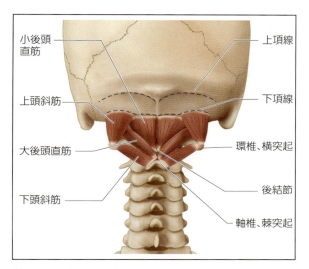

図12.30　後頭下筋、後面

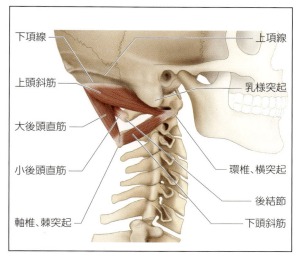

図12.31　後頭下筋、側方

触診にどう影響するか？

上部頸椎の筋は、完全に浅層の筋に覆われているため、触診で信頼性をもって構造の位置を特定するのは難しい。機能的マッサージ（以下の「機能的マッサージ」の項、p.369を参照）で深部を横に変形させると、筋に簡単にアクセスでき、緊張を緩和できる。

前と外側の筋

頸椎の前にある筋は、位置によって2つの系統に分かれる：

- 咽喉の器官の前にある浅層の傍脊柱筋
- 椎体のすぐ前にある深層の傍脊柱筋

浅層の傍脊柱筋は、局所解剖学的にさらに以下に分類される：

- **舌骨上筋：** これらの筋は口腔底にあり、舌骨を下顎骨とつなぐ。機能的には咀嚼筋に属する（Rauber and Kopsch, 2003）
- **舌骨下筋：** これらの筋は、舌骨を喉頭（甲状軟骨）と胸骨につなぐ。Rauber and Kopsch（2003）によると、これらは「咀嚼、嚥下、発声」などの複雑な作用に加わる

力学的な観点から見ると、口を閉じ、顎を閉じる筋（咬筋と側頭筋）が活動するときに、これらの筋が屈曲の運動連鎖を形成し、頸椎を屈曲したときに、ある程度の強さを生み出す。

触診にどう影響するか？

舌骨と喉頭隆起の正しい位置は、頸椎の高さを確かめるために使われる。仰向けのポジションでは、後面の構造の触診はとても難しい。たとえばC4椎弓板の正確な位置を特定したいときなどである。ここでは、前面の構造をさらなる補助に使う。

舌骨は、たいていおよそC3の高さで、口腔底と咽喉の椎骨側表面の間にできた角の深層にある。位置はさまざまである。下顎骨の高さにあることも多く、そうなると到達しにくい。以下の「前面の触診テクニック」の項、p. 381を参照してほしい。

深層の傍脊柱筋には以下がある：

- 外側頭直筋と前頭直筋：
  - 外側頭直筋は、C1横突起から上に伸び、後頭骨外側部に至る
  - 前頭直筋は、C1横突起の前面から上内側方向に伸び、後頭骨底部に至る
- 頸長筋と頭長筋：
  - 頸長筋の走行：この筋は複数の部位に分かれる。垂直方向と横方向に置かれた線維は、T3付近から環椎に伸び、両側の椎体に付着する
  - 頭長筋の走行：C3-C6横突起から、横突起と椎体の間のくぼみに向かい、後頭骨底部に付着する

頭直筋と頭長筋は、頸部後面の短い筋とともに、上部頸椎の関節を近づけている。上部頸椎領域が不安定なときは、これらの筋を鍛えるとよい。

長筋群は、臨床的には頸椎の固定筋として知られる。

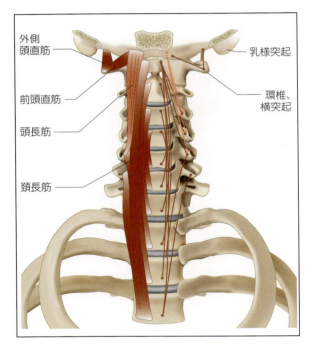

図12.32　深層の傍脊柱筋

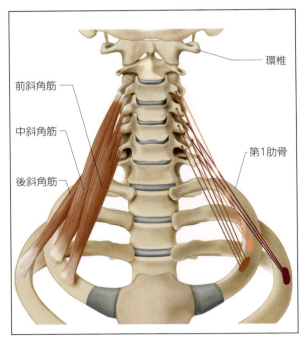

図12.33　斜角筋

理学療法で、特に下部頸椎の不安定性を治療するときは、頸長筋を使うことを目標にすべきである。Fella et al. (2004)は筋電図（EMG）の研究のなかで、頸長筋と頭長筋（頸部深層の屈筋）の重要性を証明した。慢性的に頸椎に症状がある人のほうが、症状のない人よりも、頭頸を屈曲したときにこれらの筋の活動が少ないことを示したのである。これらの筋を訓練すると、患者の症状は快方に向かった。

深層の傍脊柱筋（**図12.32**）は触診できない。これらの筋をこの章に含めたのは、臨床で極めて重要だからである。

- **斜角筋**。Rauber and Kopsch（2003）によると、これらの筋は頸部深層の外側の筋に属し、頸部の肋間筋の続きである。そのため斜角筋は、頸部肋骨の痕跡である横突起の前結節にも起始がある。筋腹は円錐形で、胸膜のドームを覆い、神経と血管が筋の2カ所の溝を通れるようになっている（斜角筋間溝）（**図12.33**）。この筋が呼吸補助筋として適しているのは、この筋の位置と起始部が理由である：
  - 前斜角筋の走行：C3-C4横突起から前外側に伸び、第1肋骨に付着する。横隔神経が一部で並走する
  - 中斜角筋の走行：C3-C7横突起から下り、第1肋骨へ
  - 後斜角筋の走行：より後ろ側で、C5-C7横突起から下り、第2肋骨へ

斜角筋は触診でよく到達できる。これらの筋は咽喉の前外側を覆い、胸鎖乳突筋に覆われるのは一部だけである。

前斜角筋間溝（**図12.34**）は、胸鎖乳突筋と前斜角筋で作られる。鎖骨下静脈と横隔神経がここを通る。

後斜角筋間溝（**図12.34**）は、前斜角筋と中斜角筋で作られる。鎖骨下動脈と腕神経叢がこの溝を通る。これらの構造が筋の溝を通るときに締めつけられると、斜角筋症候群、または胸郭出口症候群の一種といわれる。

神経と血管

項筋膜は、上後鋸筋の上縁から上に伸びる。胸腰筋膜とは対照的に、全体的に弱い。項筋膜は固有筋を囲み、頭半棘筋と頭板状筋の上にのり、これらの筋とともに上項線の上方に沿って識別できる。内側では項靱帯と合流し、前では斜角筋、頸最長筋、頭最長筋を囲む頸部傍脊柱筋膜の深層とつながる。対応する腰椎の筋膜に見られるような固定機能はない。

頸部の浅層筋と後方の筋膜（項筋膜と僧帽筋の筋膜）を通ってさまざまな神経・血管構造が後ろに走行し、頭蓋骨に至る。これらは頭の後面を支配する（**図12.35**）。

頭板状筋は**導く構造**で、この領域の血管と神経の走行を把握するときに使う。

小後頭神経は頭板状筋の外側縁と胸鎖乳突筋の後縁が作る**角**から現れ、上に走行し、頭の後面に至る。この神経は頸神経叢の枝なので、前枝に由来する。

後頭の血管（後頭動脈と後頭静脈）と大後頭神経は、頭板状筋の内側縁、半棘筋の外側縁、後頭が作る**三角**を経由し、首の筋膜から出る。これらは表面に出て、後頭にも向かう。大後頭神経はその前に、頭半棘筋と僧帽筋下行部の筋腹を通る（Lanz and Wachsmuth, 2004a）。

ここで述べた神経と血管の位置や走行は多様であり、一般の解剖学の教科書でもさまざまに表現されている。

触診にどう影響するか？

手足の筋膜や筋を通る神経構造に現れる臨床的な症状は、圧迫性神経障害といわれる。大後頭神経の経路でも似たような病状が見られ、その場合は後頭に痛みや知覚不全が生じる。触診で神経を刺激すると、症状は強まる。

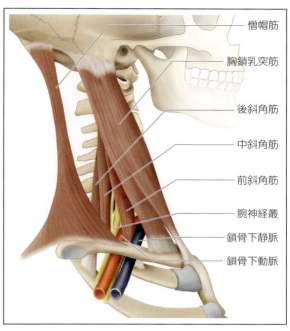

図12.34 斜角筋間溝

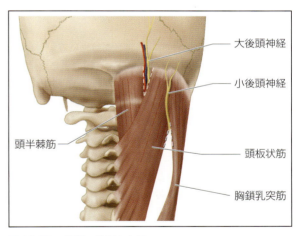

図12.35 後頭の神経と血管

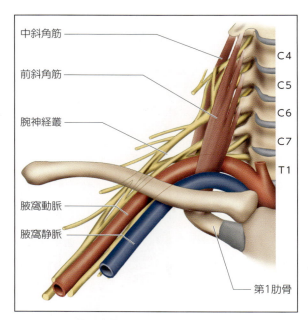

図12.36 腕神経叢

腕神経叢

頸部と咽喉部の筋は、頸神経叢と脳神経に支配される。上肢帯と腕の筋は、腕神経叢の一部に支配される。

C5-T1脊髄神経の前枝は、3本の神経幹と神経索を経由して腕神経叢で1本になり、多数の末梢神経になる。腕の筋を支配する主な末梢神経はよく知られている。正中神経、尺骨神経、橈骨神経である。横突起のアライメントにより、腕神経叢に合流する枝は斜め前に走行する。これらの枝は、鎖骨下動脈とともに後斜角筋間溝で斜角筋の間を通り、それに続く鎖骨と第1肋骨の間の細い溝を動脈とともに通る（**図12.36**）。腕を動かし、枝を緊張させると、斜角筋間溝で触診できる（以下の「頸部の鎖骨上三角」の項を参照、p.378）。

触診プロセスのまとめ

触診の目的は、頸椎の局所の評価と治療のための、技術的な基礎を築くことである。療法士は頸部全体に集中する。そして頸椎の後面、外側面、前面それぞれに対して指示を出す。解剖学的な上部・下部頸椎という分類は、触診の手順には使いにくい。

4つの触診手順のうち、最初に行うのは**後面**の触診である。まず、後頭から乳様突起にかけての突出や輪郭が目立つ。さらに、後頭からC7棘突起をつなぐライン上にあるすべての骨と筋の構造の位置も、できるだけ特定する。次に、後外側の靭帯と関節突起間関節を触診する。最後に後頭に戻り、アクセスできる筋、神経、血管の位置を特定する。

外側面を触診すると、C1-C3横突起の位置を特定できる。さらに、後頸三角の軟部組織から、後斜角筋間溝にある構造まで、さまざまな構造の位置がわかる。

前面の構造を使うと、個々の椎骨の高さをかなりの確度で判断できる。そのため、触診の定位に舌骨と喉頭を含めた。

事前に最初のポジション（SP）について論じ、どの人にもいつでも同じ状態を再現できるようにする。

最初のポジション

頸椎を触診するときは、患者を中間位で、支えのない座位にするとよい。このSPのメリットは、後面、外側面、前面のすべての構造に楽に到達できることである。頸部の筋に安静時の軽い緊張があるのは構わない。頸椎の中間位はとても正確に説明されている。明らかに可動性が制限されているときや、患者の今の症状のせいでこのポジションがとれないときを除き、つねにこのポジションを使うべきである：

- 体幹との関係のなかで、頭を前（突出）または後ろ（後退）にずらさない。言い換えると、後頭（最後面）が、上部頸椎と同じ平面にあるようにする
- 頸椎も、側屈や回旋の中間位にする。療法士は、耳と肩上部の距離や、矢状面での鼻の位置を確かめる
- 上部頸椎は屈曲／伸展の中間位にする（**図12.37**）：
  - **オプション1**―**フランクフルト平面**。この参照平面は、骨性の外耳道上縁（外耳孔）と眼窩の最下部を使って確かめる（Greiner, 2000）。Penning（2000, p.159）は、耳眼面という用語を使った。患者の頭を中間位にするのはとても簡単である
  - **オプション2**―**最適な咬合**。垂直な座位で繰り返し頭を上下に動かすと、ある位置に頭が来たときに歯の2つの列が接する。これが咬合点で、上部頸椎の屈曲／伸展の中間位である。中間位を見つけるにあたり、この方法は療法士にとって特に使いやすいわけではない

通常、療法士は患者の隣に立つ。触診する手を前から近づける。もう一方の手を平らにして頭頂部に置き、患者の頭の位置を制御する（**図12.38**）。この方法を使うとき、頭を中間位にするにはわずかな努力でよい。小さな

必要とされる解剖学と生体力学の基礎知識 353

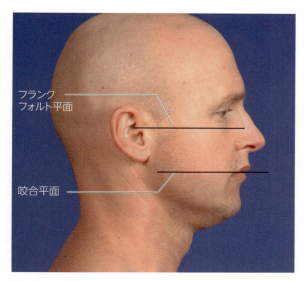

図 12.37　支えのない座位での中間位の SP

　このハンドリング・テクニックのメリットは、頭部を幅広く制御できることである。小さな動きを正確に促すことができる。さらに、必要なときは、頸椎の長軸に沿って圧迫または牽引ができる。

> **ヒント：**このハンドリング・テクニックは簡単そうに見えるものの、療法士は自分が患者の頭に近づくのではなく、患者の頭を自分のほうに引き寄せて、頸椎を中間位から動かしがちである。そのため、経験の少ない療法士は、最初は鏡の前で練習するとよい。

　前面を触診するときは、療法士が位置を変える。この SP については以下の「前面の触診テクニック」の項、p.381 で説明する。支えのない座位での SP に関するさらに詳しい情報は、「中間位の最初のポジション：座位」の項、p.207 を参照してほしい。

運動も大きな運動も、簡単に促せる。
　もう 1 つのオプションは、治療用リングを使う方法である。療法士は手を前から近づけ、患者の頭を囲む。下部頸椎分節を強調する必要がない限り、小指の縁を後頭に置く（**図 12.39**）。療法士は、手で患者の耳や下顎を強く圧迫しないよう気をつける。患者の頭を、療法士の胸骨または同側の肩に預ける。患者の頭に触れ、中間位を保つために療法士が前かがみになりすぎないよう、頭と胸骨や肩の間にたたんだタオルをはさんでもよい。

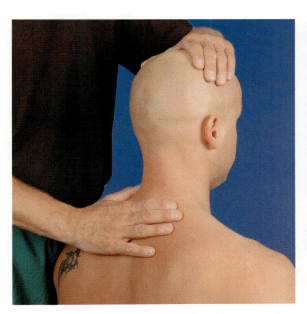

図 12.38　療法士の位置とハンドリング—バリエーション 1

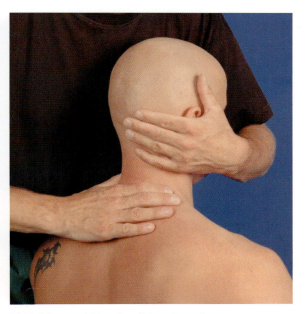

図 12.39　ハンドリング—バリエーション 2

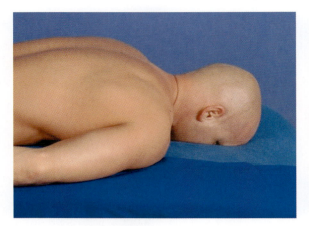

図12.40　うつ伏せの中間位のSP

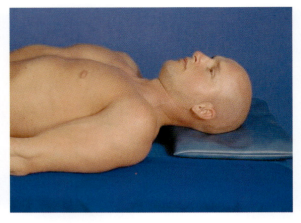

図12.41　仰向けの中間位のSP

難しい最初のポジション

治療テクニックのなかには、患者を仰向けまたはうつ伏せのSPにするものがある。側臥位で頸椎を治療するテクニックはめったにない。患者の症状により位置を変える必要がない限り、側臥位のSPでも、頸椎はできるだけ中間位にすべきである。

うつ伏せ

うつ伏せのSPについては、すでに第8章で詳しく紹介した。いつものことだが、治療台の顔用の穴に鼻を入れるとき、頸椎を正しい位置に置くためには、治療台での体の位置が重要になる。繰り返すが、患者は治療台の真ん中に横たわり、頸椎が側屈しないようにする。治療台の頭側を少し下げると、胸椎は後弯する。頸椎の前弯の程度は、治療台の脚側または頭側に体をずらせば変えられる。上述のようには頸椎を中間位にできないときは、少なくとも患者が立位のときと同じ位置にする（図12.40）。

仰向け

このSPは第8章で説明した。患者は通常、腕を体の脇に置いて、治療台に横になる。膝を軽く屈曲して、パッドを敷く。頸椎の評価と治療のためには、患者にできるだけ治療台の頭側の近くに横になってもらい、療法士と患者の頸椎の距離が遠くなりすぎないようにする。パッドの量が多すぎると、頸椎が屈曲しすぎることがある。すると、後面の軟部組織が他動的に緊張し、下部・上部頸椎の関節を屈曲の位置にさせる。すると今度はさまざまな動きの範囲が狭まり、局所の評価の結果が変わる。そのため、後頭の下にはパッドを敷かないか、前弯が強すぎるときに少しパッドを敷くだけにする（図12.41）。

注：パッドを敷くのは後頭の下だけで、頸椎の下ではない！

たとえば急性の斜頸など、ある種の病状は痛みがあるので、ほかの位置にする必要がある。もちろん、頸椎を中間位に置きたいという療法士の望みよりも、患者の感覚を優先させる。

後面の触診テクニック

触診する構造の概観
- 後頭
- 後頭下の窩と項靱帯
- C2棘突起
- 下部頸椎の棘突起
- 関節突起間関節
- 筋、後頭下神経、血管

後頭

示指と中指腹を後頭に平らに置く。やや円を描きながら触診するテクニックを使い、よく発達した結節にふさわしい寸法と形の隆起を探す。それが、外後頭隆起である（図12.42）。このポイントには項靱帯がしっかりと付着する。

ヒント： 外後頭隆起は、予想より高い位置にあることがある。

355　後面の触診テクニック

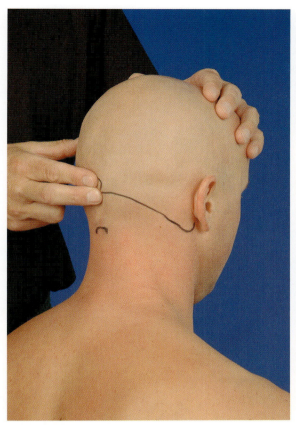

図12.42　外後頭隆起の触診

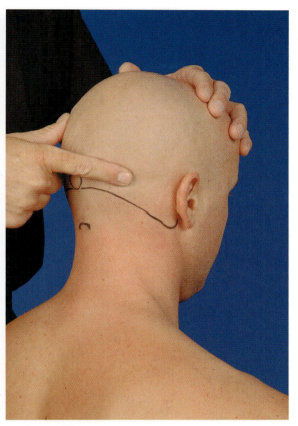

図12.43　最上項線

　外後頭隆起のすぐ上の後頭に指を置くと、頸部の最高部にある線、最上項線をそこから視覚化できる（図12.43）。この線はここから大きな弓を描いて外側に伸び、隆起した稜として感じられることはめったにない。

　後頭縁の実際の触診は、ここから始まる。外後頭隆起から始め、下方・外側に触診していくと、後頭の丸い縁をはっきり感じられる。垂直の触診テクニックを使い、示指腹を、下方向から後頭の縁に押しつける（図12.44a）。

　解剖学的観点から見ると、指は上項線とほぼ同じ高さにある。Lanz and Wachsmuth（1979, p.315）によると、この領域の筋は粗く、粗さの程度には個人差がある。前かがみになって頭を垂直に保つ姿勢になる運動選手では、この粗い部位（後頭隆起）が膨れている（スピードスケート選手、競輪選手）。

　頭半棘筋と僧帽筋下行部の付着（図12.44a）は、このポイントの内側の、すぐ下にある。療法士が外側に動くと、後頭縁は2点でさらにはっきり触診できる。これらのポイントは隣り合う筋の溝のことで、療法士はそこから深層の筋にアクセスできる。詳しい情報は以下の「筋、後頭下神経、血管」の項、p.362を参照してほしい。

　さらに外側に進むと、やや丸い隆起を感じる（図12.44b）。上項線と下項線は、この乳突後突起で出会う。上頭斜筋がここに付着する。

　最後に、触診する指を外側に進めると、乳様突起の後面に出会う（図12.44c）。乳様突起の縁を触診し、寸法を測る。乳様突起は、後頭骨上ではなく、側頭骨の上にある後頭骨と側頭骨をつなぐ縫合が、乳様突起のすぐ後ろを走行するからである。

後頭下窩と項靭帯

　手を外後頭隆起に戻す。示指腹または中指腹を、皮膚の表面に平らに置いて触診する。

　後頭の触診では、まず外後頭隆起から始め、下に移動する。このプロセスでは、触診する指を繰り返し骨に押しつけ、後頭の形と走行を触診できるようにする。

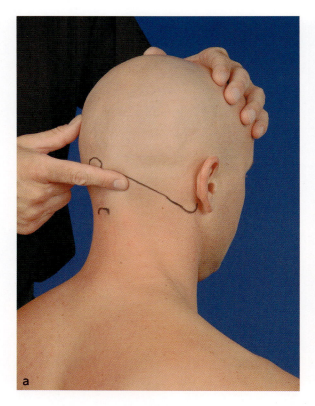
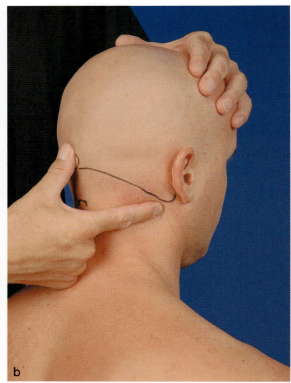

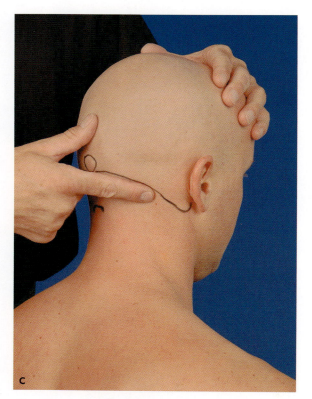

図12.44a-c　上項線。a 内側、b 外側、c 乳様突起の触診

> 重要：療法士は、頸椎が中間位にあるかどうかに特に注意する。どれほど小さくても、うなずくだけで骨の縁の触診は難しくなるからだ。

後頭骨との最後の骨性の接点に触れたのち、触診する指を約1cmの大きな窩に置く（**図12.45**）。ここはさまざまな構造に囲まれている（**図12.46**）：

- 上の境界には、すでに触診したように後頭骨がある
- 下の境界には、C2棘突起がある
- 外側の境界には、頭半棘筋と僧帽筋下行部の強い筋腹がある
- 前の境界には、項靱帯がある

指腹で後前に圧をかけると、とても弾性のある抵抗を感じる。頸椎を大きく屈曲または伸展させると、項靱帯の緊張の増減をよりはっきり感じられる。

後面の触診テクニック 357

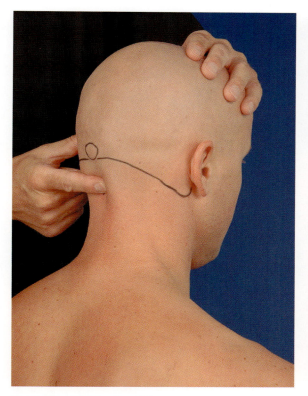

図.12.45 後頭下の窩の触診

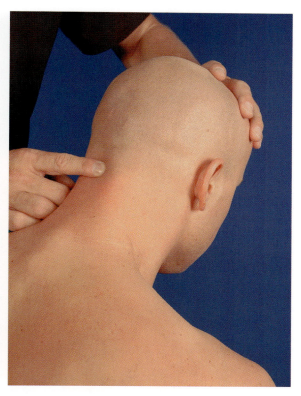

図12.47 項靭帯の触診—段階1

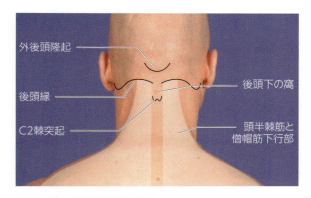

図12.46 後頭下の窩の境界

予想

頭を後ろに引いたとき、項靭帯全体が緊張し、触診する指を窩から押し出すだろう（**図12.48**）。自動で伸展するとき、療法士は左右両側で頭半棘筋の筋腹が張るのを感じる。

項靭帯を緊張させたりゆるめたりすると、項靭帯が上に伸び、頭蓋骨に付着する点までたどることができる。この方法は最終的に、外後頭隆起の正確な位置を確かめるために使われる。

C2棘突起

頸椎をもう一度中間位に置く。触診する指を後頭下の窩に置き、下に押す。C2棘突起の硬い、骨性の抵抗をすぐに感じられる。母指と示指を使い、非対称に二分した棘突起の後面を触診する（**図12.49**）。

> **ヒント**：頸部の構造を触診したことがない療法士は、C2棘突起の位置に驚くだろう。彼らは実際より高い位置で棘突起を探すことがあるからだ。

項靭帯

療法士は、軽い圧をかけながら後頭下の窩の触診を続け、頸椎を可動域いっぱいまで屈曲させる（**図12.47**）。

次に、上部頸椎を交互に伸展・屈曲する（**図12.48**）。患者は、顎を前に出したり引いたりして、動きを手伝う。

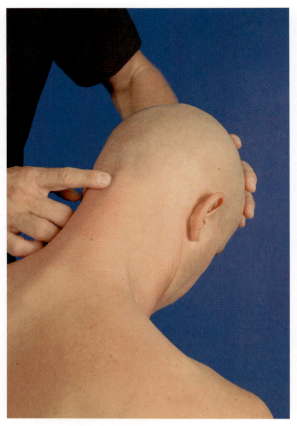

図12.48　項靭帯の触診—段階2

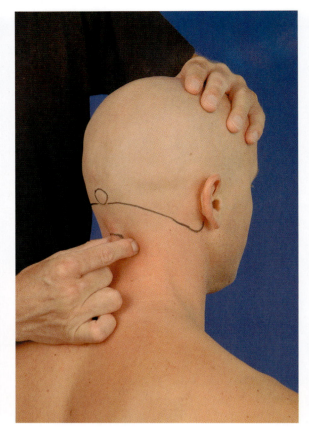

図12.49　C2棘突起の触診

　上部頸椎領域の局所の評価と治療テクニックでは、C2棘突起を正確に触診し、固定もする必要がある。それには、C2椎弓板経由で側面から固定するしかない（以下の「翼状靭帯のテスト」の項、p.367を参照）。

下部頸椎の棘突起

　頸胸接合部で棘突起を見つける方法は、第11章で詳しく述べた。そのため、方法についてはここではまとめるだけにする。

　一般に、C3とC4棘突起の位置を正確に特定することはできない。頸椎の前弯が極端に少ない患者では、棘突起を感じられることもある。繰り返すが、ここでは高さは正確に特定できない。たとえばC2/C3分節の位置を特定したいときは、後外側にある対応する椎弓板を使って高さを判断する。C5-C7棘突起だけにはかなりよく触れられ、互いに区別できる。

信頼性が低い方法

　C5棘突起の位置は、C6棘突起の形を感じるだけで認識できることがある。中程度の圧をかけて、頸椎の正中線に沿って上から下に触診すると、指腹が一種のプラットフォームに下りるのがわかる（図12.50）。指の内側が、C6棘突起の上面に出会ったことになる。指腹で後前にやさしく圧をかけると、C5棘突起に達する。この方法は信頼できないので、別の方法も使って信頼性を上げる必要がある。

信頼できる方法

　患者の頭を後ろに傾け、頸椎を前弯させる（図12.51）。この運動中、C5とC6棘突起は、普通は前にずれる。この現象は第11章で紹介した。

　C5棘突起がまず前に動くが、少し前弯しただけで指腹から明らかに離れる。次に、C6棘突起を探す。頸部を前弯させる動きを、広い範囲で繰り返し行う。C6棘突起は、前弯の最終域で前に動きはじめる。これとは対照的に、C7棘突起は動かない傾向がある。この方法は、患者

後面の触診テクニック 359

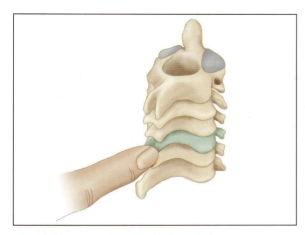

図12.50　C6棘突起—信頼性が低い方法

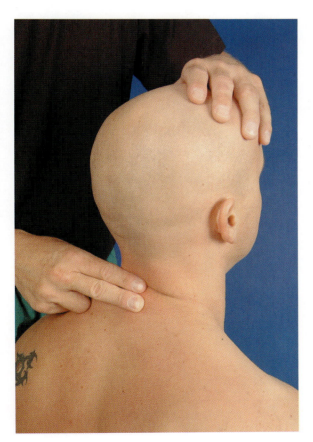

図12.51　下部頸椎の棘突起を触診する

や勉強のパートナーが、痛みを感じずに首を広範囲に動かせることを前提としている。

関節突起間関節

関節突起間関節は、脊柱の頸部でしかはっきりわからない。これらは、診断と治療に使うために位置を特定する。関節の可動性の制限は触診できるし、過敏な関節包は触診の圧にとても敏感である。

以下の触診手順では、C2とC3の関節突起間関節の位置を特定するときの段階を強調した（**図12.54**を参照）：
- C2棘突起
- C2椎弓板
- C3椎弓板
- C3上関節突起
- C3棘突起の後結節
- C2/C3関節突起間関節の動きの触診

椎弓板を経由して高さを特定する

C2/C3関節突起間関節を見つけるには、触診する指をまずC3椎弓板の上に置く。

次に、C2棘突起の位置を特定する（**図12.52**）。これは、前の触診ですでにできている。棘突起から始め、頭半棘筋のまわりを前に触診する。傍脊柱筋を後内側に押しやり、後前に圧をかける。すると組織がとても硬い抵抗を示す。これがC2椎弓板である（**図12.53**）。それより先の頸椎の椎弓板は、それぞれ（患者の）指の幅1本分ほど下で見つかる。

> **ヒント：** この法則にしたがえば、かなりの信頼性ですべての頸椎を特定できる。前から高さを特定すると、信頼性はさらに高まる（以下の「前面の触診テクニック」の項、p.381を参照）。

連結する柱の位置を特定する

C3椎弓板の位置は特定した（**図12.55**）。触診する指でC3椎弓板にかける圧を高め、さらに前外側にたどる（**図12.54、段階1**）。しばらくすると、触診する指に対する抵抗が増え、触診の方向がより外側に変わる（**図12.54、段階2**）。連結する柱のC3の構成要素である上関節突起が、ここにある。

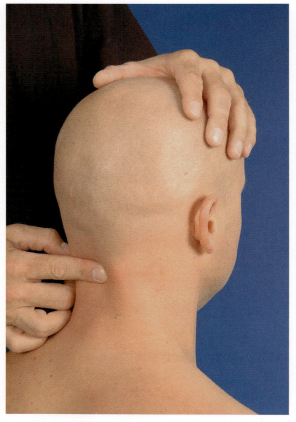

図12.52　C2棘突起の触診

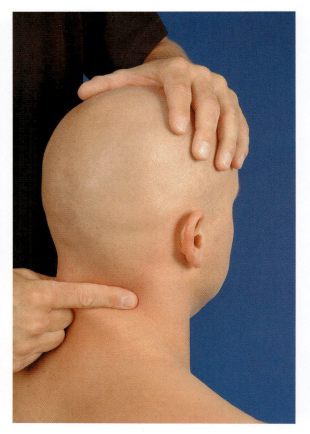

図12.53　C2椎弓板の触診

正しい位置を確かめる

C2/C3関節突起間関節の正しい位置を確かめる方法は3つある：

- 触診する指を上下に広く動かすと、連結する柱の波状の形を指の下で感じられる。関節突起間関節は後ろに膨らんでいる。隣り合う関節突起間関節の間の領域はいくぶん平らである。痛みを誘発するための触診としてテクニックを施術すると、過敏な関節包は圧に敏感に反応する
- 外側方向に触診を続ける。骨性の抵抗が減り、指が前に動くと、突然曲線を感じる（**図12.54**、段階3）。指は、連結する柱から外側に滑り下り、横突起の後ろの境界に至る（後結節）
- 動かしながら確かめる。連結する柱まで指を戻す（**図12.56**）。指腹をC2/C3関節突起間関節のやや下に置く。この関節は、C3上関節突起とC2下関節突起でできている。ごく局所的に関節を動かすと、関節表面が滑って近づいたり離れたりするときに、関節の運動を感じることができる：

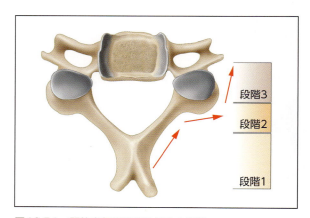

図12.54　関節突起間関節の触診の段階

- 集合―滑って近づく（**図12.57**）。ここで好まれる運動は、触診する側にごく局所的に側屈し、頭で運動を促すことである。療法士がC1/C2分節を約40度回旋すると、対象とするC2/C3分節に回旋が伝わる。療法士が軽く側屈を促すと、C2は側屈した側にすぐに回旋する。運動は、C2/C3関節突起間関節ではわりに早く感じられる。

後面の触診テクニック 361

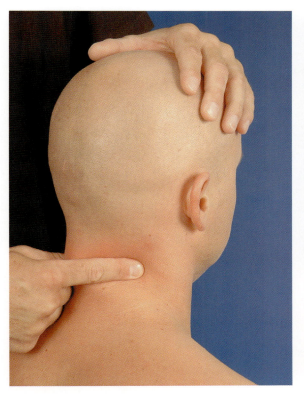

図12.55　C3椎弓板の触診

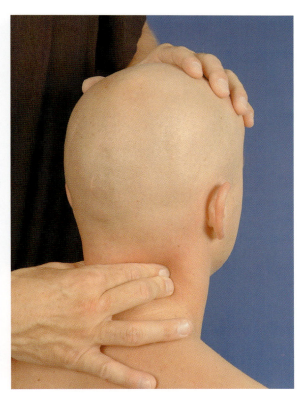

図12.56　C2/C3関節突起間関節の触診

ヒント： C2下関節突起に圧をかけると、指腹で感じる抵抗は増える。期待されたようにすぐに抵抗を感じないときは、この手順を何度か繰り返す。
療法士が側屈／回旋を通じて関節を最終可動域までもっていき、眼窩に向かって指腹でリズミカルに圧をかけると（関節腔のアライメントと平行に）、硬く、弾性のある抵抗があるはずだ。これはスプリング・テストとして、C2以下の同側の関節突起間関節すべてに施術できる。局所の可動性が制限された関節では、ほぼ硬いといえるほどの抵抗で、圧に抵抗する。

- 開離―滑って離れる。反対側に側屈し、必要なときは軽く屈曲すると、C2は指腹から離れる。

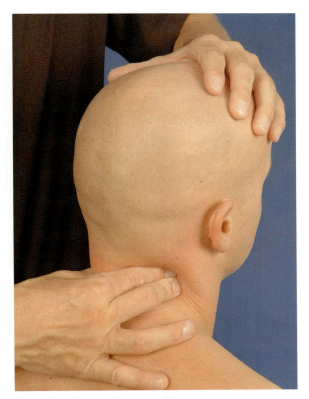

図12.57　動かしながら確かめる

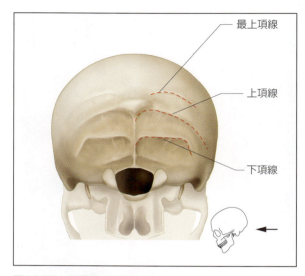

図12.58　後頭骨の後面

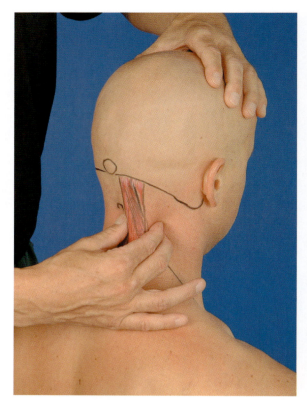

図12.59　頭半棘筋の触診

筋、後頭下神経、血管

筋は後頭の3本の線に付着する（図12.58）：
- 最上項線：外後頭隆起から上方外側に伸びる
- 上項線：外後頭隆起から大きな弧を描いて外側に伸びる
- 下項線：頸部の深層筋が付着する。この線は到達しにくい

アクセスできる浅層の筋は、後頭の触診できる縁から指の幅2本分ほど上にある最上項線ではっきりわかる。この領域で支配的な筋は、頭半棘筋、頭板状筋、胸鎖乳突筋である。

筋の位置、筋間溝、そしてこれらの溝を通る神経・血管構造を、次に触診して明らかにする。

頭半棘筋と僧帽筋下行部

後頭下の窩から触診を始める。ここは頭半棘筋と僧帽筋が両側の境界になっている。これらの筋を動かし、位置と寸法を明らかにする。

まず、母指と2本の指腹で、脊柱のすぐ隣を平行に走る筋塊をつかむ（図12.59）。

次に、患者が頭を完全にうなだれる。すると、特に下部頸椎が屈曲する。次に、患者が上部頸椎を自動で伸展し、療法士の手を押す（図12.60）。この段階では顎を前に出すよう患者に指示すると役立つ。

これで頭半棘筋に触れられるようになり、脊柱のすぐ隣にある硬くて目立つ筋塊として観察できる。筋が活動している間は、上項線までたどれる。

僧帽筋下行部の前縁が、鎖骨の上方で窩の後縁になっている。位置は一般によく知られており、前縁は簡単に触診できる。触診テクニックでは、筋の縁に指先を垂直に置く（図12.61a、段階1）。

やさしく圧をかけ、筋の縁を上内側にたどる。次に、触診する指が、頭半棘筋の付着のちょうど中央で、上項線に出会う（図12.61b、段階2）。

胸鎖乳突筋

胸鎖乳突筋の位置と縁は、はっきり特定できる。垂直の姿勢では筋をすぐ特定できないときは、筋を収縮して、位置をわかりやすくする。筋を動かす最適の方法は、療法士が患者の頭に手を置き、反対側への等尺性回旋、または同側への等尺性側屈に抵抗することである（図12.62a、段階1）。

後縁を上にたどると、上項線の高さで、乳様突起のすぐ後ろの付着に達する（図12.62b、段階2）。同じテクニックを使い、胸鎖乳突筋の前縁を触診する。つまり、筋の縁に対して垂直に触診するのである。前縁は、乳様突起の前縁で終わる。

後面の触診テクニック 363

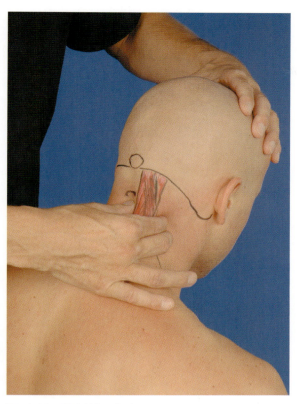

図12.60　頭半棘筋の収縮

次の段階で定位の助けになるように、療法士はすでに触診した筋の縁を皮膚に描き込む（**図12.63**）。すなわち、頭半棘筋、僧帽筋下行部、胸鎖乳突筋である。この領域にある神経や血管の局所解剖学に関して知っていることがあれば、さらに描き込んでもよい（**図12.63**）。

頭板状筋

頸部では、別の強い筋、頭板状筋の位置も特定できる。この筋は浅層の固有背筋に属し、頸椎棘突起から上項線まで伸びる。そして頭半棘筋のすぐ外側、かつ乳様突起と胸鎖乳突筋のすぐ内側で観察できる。胸鎖乳突筋ほど位置を特定しやすいわけではない。頭板状筋の位置をはっきりさせるには、強く収縮させなければならないこともある。触診する側に向かって自動で頸椎を大きく伸展、回旋、側屈させると、筋腹が目立つ。

患者の頸椎を中間位にし、指腹を平らにして、後頭の縁の、頭半棘筋と胸鎖乳突筋の間の空間に置く（**図12.64a**、段階1）。次に、触診する側に頸椎をやや伸展、回旋、側屈させる（**図12.64b**、段階2）。患者は療法士の肩の先を見ることになる。患者は頭をその方向にさらに押し、療法士はこの動きに手で対抗する。特に板状筋が

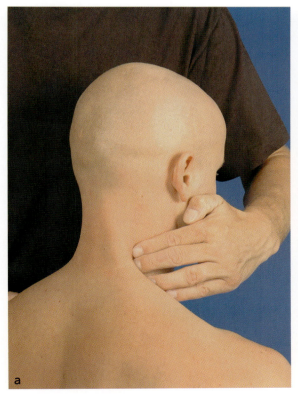

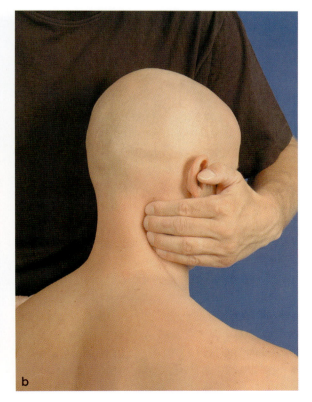

図12.61a, b　僧帽筋下行部の触診。a 段階1、b 段階2

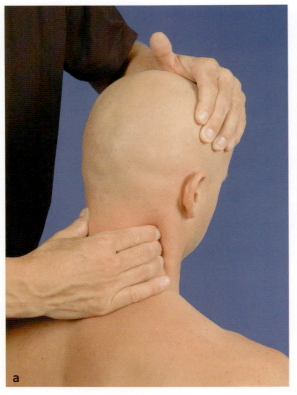
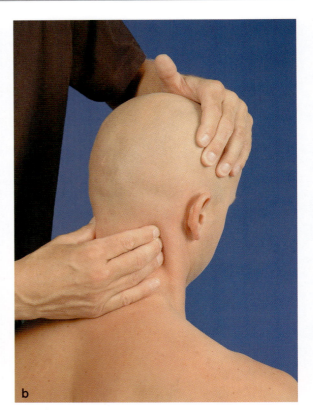

図12.62a, b　胸鎖乳突筋の触診。a 段階1、b 段階2

対抗するのに必要な強さを提供し、板状筋が触診する指を押し返すときに、筋腹をはっきり感じられる。

後頭下神経と血管

　解剖学の項ですでに述べたように、2本の神経と1本の動脈が、頭に向かう途中で後頭縁を通る。それは大後頭神経と小後頭神経、そして後頭動脈である。これらの構造の位置はとても変わりやすい。これらの走行についての最も正確な解説はLanz and Wachsmuth（1979）にある。本書で説明する走行は、認められている平均である。たくさん練習し、経験を積めば、これらの構造の位置を触診で正確に特定できる。後頭には、それほど硬くない筋に覆われた領域が2つある。これらの領域は、以下の説明では後頭の筋間溝と呼ぶ。これらを使い、療法士は神経と血管の位置を特定するのである。後頭に沿って内側から外側に触診すると、これらの筋間溝は2カ所ではっきり感じることができる。各溝は2つの隣り合う筋の間の空間にある（**図12.65**）：

- 内側筋間溝：頭半棘筋の外側縁と、頭板状筋の内側縁の間。後頭動脈と大後頭神経がここで筋膜を通り、皮下を後頭まで進む。ここで強い圧をかけると、環椎

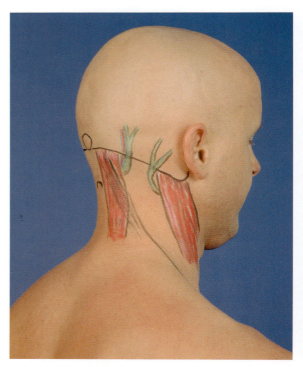

図12.63　筋の縁、神経、血管を皮膚に描き込む

後面の触診テクニック 365

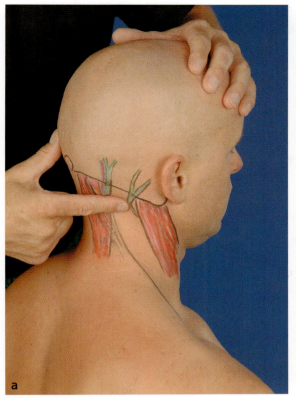
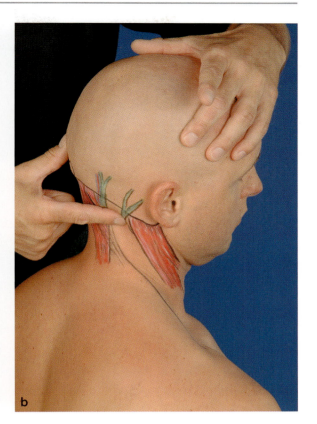

図12.64a, b　頭板状筋の触診。a 段階1、b 段階2

の後弓に間接的に達することができる。これは、さまざまな可動性・安定性テストでも、C0/C1 分節を対象にした徒手の治療目的のテクニックでも、とても重要である

- 外側筋間溝：頭板状筋の外側縁と、胸鎖乳突筋の後（内側）縁の間。小後頭神経が、ここで後頭骨の縁を通る。そしてC2の高さあたりで胸鎖乳突筋の後ろから突き出て、まっすぐ後頭まで走行する

後頭動脈の位置を特定するときは、指腹を平らにして、内側筋間溝の高さで後頭の縁にやさしく置く（**図12.66a**）。普通、動脈の拍動を感じるまでには少し時間がかかる。拍動を感じられないときは、そのポイントより内側または外側で触診を続ける。

大後頭神経は後頭動脈のすぐ隣にある。この神経の位置を特定するための正しいテクニックは、指を垂直にして指先で触診することである（**図12.66b**）。この硬い表面の上では、特に末梢神経をよく弾くことができる。これはギターの弦を弾くのと似ているので、しっかり圧をかけながら、すばやく指を前後に動かす。この運動中、神経は指先の下で転がる。

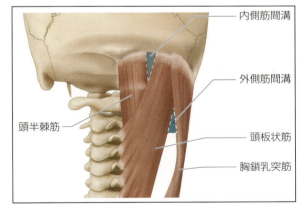

図12.65　後頭下の筋間溝

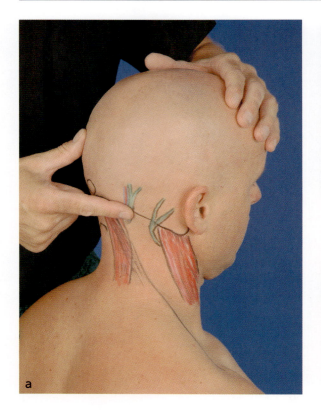
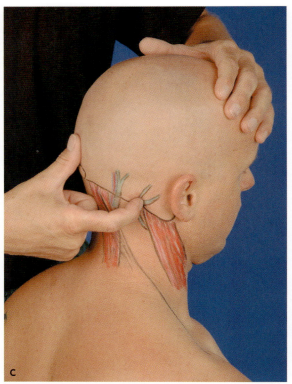
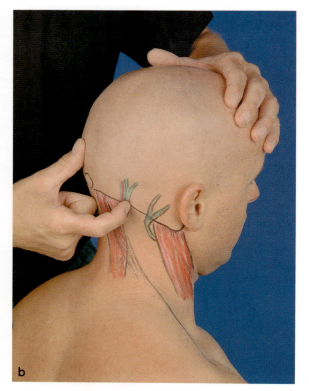

図12.66a-c　触診。a 後頭動脈、b 大後頭神経、c 小後頭神経

　同じテクニックを使い、外側後頭下の筋間溝で**小後頭神経**を探す（**図12.66c**）。

評価と治療のヒント

　最初に行った頸椎の後面の触診では、患者に施術するときに使えるオプションも示した。これで構造の高さも、信頼性をもって判断できる。後面の筋や、後外側にある関節突起間関節もしっかり触診できる。

　関節突起間関節の局所の可動性テストの枠組みは、これでできあがった。前述の「関節突起間関節」の項（p.359）で、関節突起間関節でどのように運動を感じられるかを説明した。スプリング・テストは、関節突起間関節の可動性を評価するために使える、最も早くて確実なテストの1つである。さまざまな徒手療法のテクニックで、椎弓板を使って分節の可動性に影響を与えようとしている（牽引と滑走）。これについては専門家による文献を参照すること。

　以下の項では、徒手療法の分野の内外で重視される、3つのテクニックを紹介する。このなかには、上部頸椎の安定性の評価も含まれる。

　環椎の横靭帯の安定性を評価するテストに加え、翼状

後面の触診テクニック **367**

靭帯のテストも、この領域の重要な靭帯の情報を得るための重要なスキルである（以下の「翼状靭帯のテスト」の項を参照）。

下部頸椎では、運動分節が加齢にともなって変性するプロセスが重要な役割を担う。簡単なテクニックを使って患部の分節の痛みを誘発するという重要なプロセスを経て、高さを判断する（以下の「慢性的に刺激されている椎間板の高さを特定する」の項、p.369を参照）。

この項の最後に、筋緊張の緩和に使う、とても気持ちがよく、機能的で、効果の高い筋テクニックを紹介する。療法士はみな、これらの機能的マッサージを傍脊柱筋にうまく施術できるだろう。これらのテストは、痛みのある症状の初期の治療として、あるいは患者に局所の評価や治療をする前に使うことが多い（以下の「機能的マッサージ」の項、p.369を参照）。

翼状靭帯のテスト

局所の上部頸椎の評価や治療テクニックでは、C2棘突起をよく触診し、場合によっては固定するよう求められることがある。翼状靭帯の後頭部の安定性のテストでは、評価テクニックにおいて局所の触診がどれほど重要かを示す。

目的
翼状靭帯後頭部の安定性を評価すること。

基準
上部頸椎がやや側屈すると（頭を片側に曲げる）、C2がすぐに動く。靭帯の弾性をテストするときは、硬いエンドフィールがある。

手順
以下の手順は、IAOM徒手療法研究グループと、ドイツのフェルバッハにあるVPT（ドイツ理学療法協会）アカデミーで教えている内容である。このテストは、左右両側の翼状靭帯後頭部に施術する。

準備：まずC2棘突起の位置を特定し、母指と示指でつかむ。両側の椎弓板に接する（**図12.67a**）。次に、頭を治療用リングで固定し、示指を椎弓板の1つから離す（**図12.67b**では右）。C2椎弓板の側面に母指をしっかりあてる。

段階1─可動性テスト：軸方向にやさしく圧をかけ、療法士から遠ざけるように、頭をやや局所的に側屈させる（この例では右）（**図12.67c**）。運動を直接複合させているので、C2はすぐに右に回旋し、C2棘突起は左に動く。翼状靭帯に損傷がなく、C2がC3の上で自由に動けるときは、このような結果が期待される。棘突起の動きは、母指にかかる圧の高まりとしてすぐに知覚できる。

段階2─可動性の照合テスト：棘突起を固定させたまま、頸椎を側屈させる。棘突起にかける圧をもう一度高め、棘突起がそれ以上動かないようにする。療法士は頸椎を軸方向にやや牽引し、治療用リングを使って側屈を深める。普通は動かないはずである。

段階3─エンドフィールのテスト：最後に、靭帯の弾性を手早く確かめる。まず、頸椎をやや側屈させる。棘突起の上に母指をのせる。次に、頭をこの位置にしたまま、回旋した棘突起に短く、強い圧をかけ、母指を内側方向に押し戻す。硬いエンドフィールがあるときは、靭帯は無傷である。

解釈
段階1：たとえわずかな時間でも棘突起の回旋が遅れた場合は、テストは陽性である。そのためこのテストでは、棘突起に置く手の位置が最も重要な要素になる。このテストをするときに最もよくある間違いは、棘突起との接点を小さくしすぎることである。こうなると、運動をすぐに感じられず、疑陽性と判定され、靭帯がゆるんでいると解釈される。C2とC3の可動性が制限されているときも、C2の回旋が制限される。そのため、まずはスプリング・テストでC2/C3分節の可動性を評価するとよい（前述の「関節突起間関節」の項、p.359を参照）。

段階2：C2棘突起を固定しても側屈できた場合も、靭帯のゆるみを確かめられる。頭蓋に抵抗して顔の皮膚が動くせいで手が動いても、それを側屈と間違えないことが重要である。

段階3：翼状靭帯が損傷していないと証明できるのは、エンドフィールが硬いときだけである。母指が棘突起を押したときに弾性のエンドフィールを感じたら、テストは陽性である。

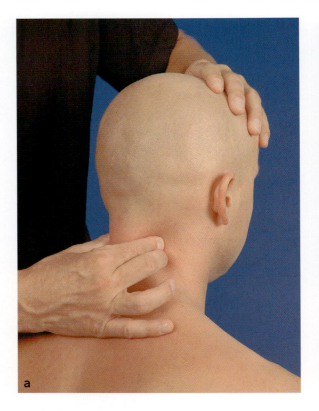

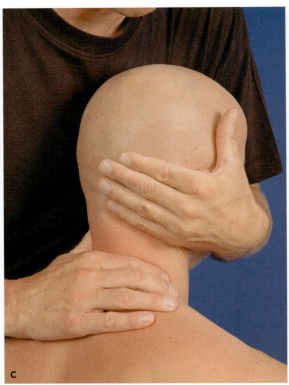

これら3つのテストすべてで、左右両側の靱帯がゆるんでいないことが示されたときだけ、翼状靱帯は損傷していないといえる。翼状靱帯がゆるんでいるときは、頸部を強く牽引したり、大きな回旋運動をしたりするような治療テクニックを使うべきではない。

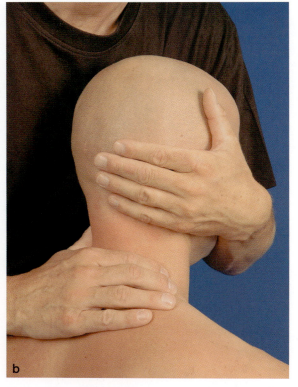

図12.67a-c　翼状靱帯のテスト。a C2椎弓板の位置を特定する、b 椎弓板の1つを固定する、c 療法士から離すように側屈させる

後面の触診テクニック　　**369**

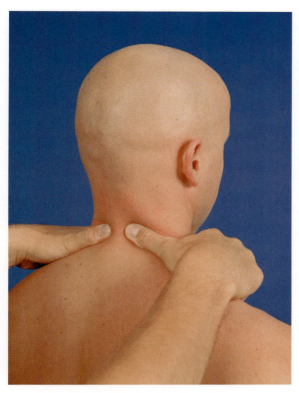

図 12.68　慢性的に過敏な椎間板の高さを特定する

慢性的に過敏な椎間板の高さを特定する

頸椎後面で体表解剖学を使うもう1つのよい例は、極端に簡単なテストである。しつこい首の症状に苦しむ患者の、慢性的に過敏な椎間板の高さを特定するために使われる（**図12.68**）。

頸部椎間板は、真の伸展（頭を後ろに傾け、顎を引き入れる）をするときに上の椎骨で生じるずれを制御している。椎間板が過敏だと、この運動は痛みをともなう。過敏な椎間板分節の位置を特定してから、局所的に治療する。このテストの原理は、脊椎分節の下の椎弓板を固定し、そのポイントから上を真に伸展することである。

目的
過敏な分節の位置を特定すること。

基準
患者が痛みを報告する。

手順
C2棘突起から始め、C2椎弓板、続いてC3椎弓板の位置を特定する。これが最初の椎間板分節である。両手の母指を平らにして、椎弓板の上に置く。母指で椎弓板をしっかり持ち、前に圧をかけて、後ろに動かないようにする。患者は頭を後ろに傾け、顎を引き入れ、下部頸椎を伸ばす（真の伸展）。C3は母指に固定されて動けない。伸展はC2/C3の高さでだけ生じる。テストが陰性のときは、次に下にある椎弓板を固定し、テストを繰り返す。

解釈
典型的な痛みがあると患者が伝えたとき、テストは陽性で、問題の分節を見つけたことになる。このテストは、下部の椎間板分節で陽性になると期待される。腰椎分節の最下部と同じように、この分節は椎間板が変性しやすいからである。

機能的マッサージ

第8章の最後に紹介した内容を補完するために、ここでは座位のSPで行う機能的マッサージをいくつか紹介する。頸部の筋の緊張をうまくゆるめるには、頭を治療用リングでしっかり保ち、療法士が患者の頭の重みの大部分を支えられるようにする。

このテクニックは、筋を横にずらすことが目的で、頸椎の運動を通じて縦方向の伸張を組み合わせる。片手を頸の上に置き、組織を横にずらしてマッサージをする。運動は、治療用リングを通じて制御する。図の例では、頸部の傍脊柱筋がV字にした指で広くつかまれ、後ろにずらされる一方、頭は屈曲している。

頸椎を中間位のSPにし、治療する領域のすぐ上を片手でつかむ。こうすると、次からの屈曲運動を大きくしなくても、組織を縦に伸張できるからである（**図12.69a**、段階1）。マッサージをする手を頸部の筋の後ろに置き、母指を広げる。手で下にある筋に接し、その筋をつまみ、内側後方に引き上げる。この横方向の伸張を保ちながら、頸椎を屈曲して縦方向の伸張を加える（**図12.69b**、段階2）。

この機能的マッサージにはいくつかのやり方がある：
- ゆっくり、リズミカルに伸張を繰り返すか、動かさないで伸張する
- 1つの分節で横方向へのずらしを繰り返すか、頸部の全筋構造に沿って、上から下に体系的に施術する
- V字で広くつかむ＝半棘筋、僧帽筋、板状筋、最長筋（**図12.70**）
- V字で狭くつかむ＝半棘筋と僧帽筋

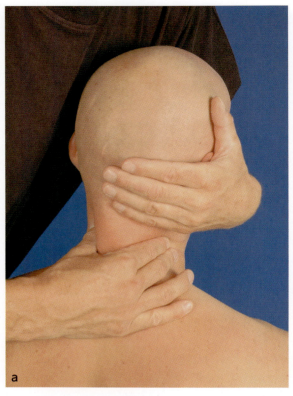
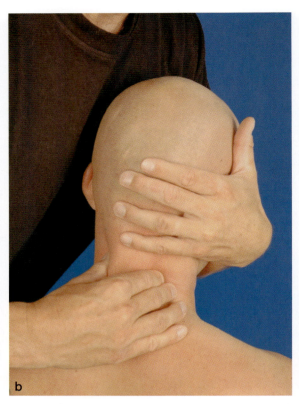

図12.69a, b　傍脊柱の機能的マッサージ。a 最初のポジション、b 最後のポジション

- 頸椎を対称的に屈曲させ、左右両側で均等に筋を伸張するか、屈曲に療法士の側への側屈と回旋を複合し、反対側の筋をより伸張させる

外側の触診テクニック

触診する構造の概観
- 下顎角
- C1横突起
- C2とC3横突起
- 後頸三角の境界
- 頸部の後頸三角
- 頸部の鎖骨上三角

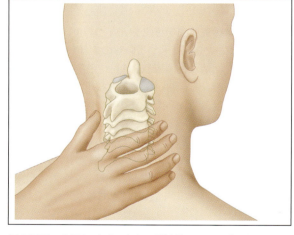

図12.70　V字で広くつかんで機能的マッサージをする

　胸鎖乳突筋は、頸部の側面を斜めに走行する。筋腹の上の領域を触診するときに興味深いのは、C1横突起の位置だけである。ほかのアクセスできる構造はすべて筋の下、後頸三角内、あるいは鎖骨上窩の上方にあるから

外側の触診テクニック 371

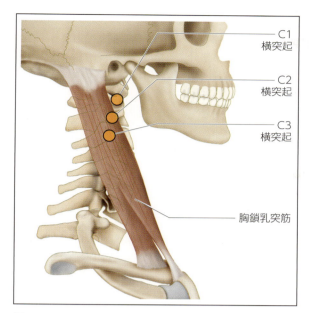

図12.71　横突起と胸鎖乳突筋

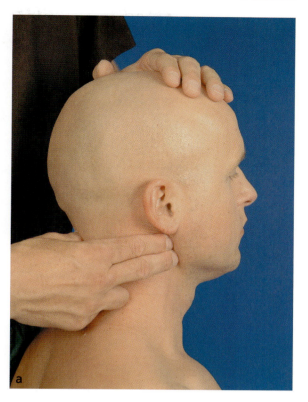

だ。これらの構造の位置を特定する練習をするとき、最も適したSPは、やはり中間位の座位である。ほかのSP（仰向けなど）も、のちに使っても構わない。

横突起の位置は、特に胸鎖乳突筋との関係のなかで見るべきである。C1横突起は胸鎖乳突筋の前に、C2横突起は胸鎖乳突筋のすぐ下に、そしてC3横突起は筋腹のさらに後ろにある（**図12.71**）。触れる形の予測も重要である：

- C1横突起はとても長く、長さや形はかなり多様である。まれに後ろを向いたり、後頭の近くにあったりする。このように形や長さが多様なため、触診で両側を比べるときに誤った結論を出すことがある。だから、構造の位置だけで診断を下しても、とても信頼性が低い
- C2以下の横突起はすべて、それより短い傾向がある。そのため、触診する指をC1横突起の先端から下に動かすと、組織に深く滑り込んでからC2横突起に達するはずである。ここでも局所解剖学と、硬さと形の予測が正確な触診の基礎になる

下顎角

後頭縁を外側にたどると、乳様突起に達する。指の先1-2本を使って垂直テクニックを施術し、指で下顎骨の後面を押す（**図12.72a**）。位置がよくわからないときは、患者に口を軽く開け閉めしてもらってもよい。口を開けると

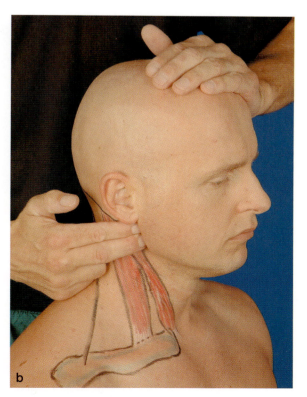

図12.72a, b　下顎角。a 触診テクニック、b 別の図

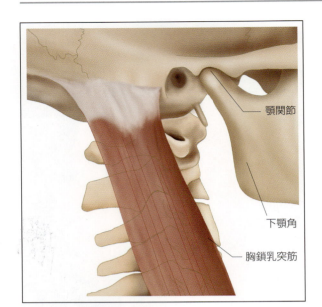

図12.73　C1横突起の位置

き、下顎骨の角が触診する指を押す。これが、この領域で最も重要な骨の参照点である。臨床的に関連がある構造を探しはじめる。触診する指は、この段階ではつねに胸鎖乳突筋の前に置く（**図12.72b**）。

C1横突起

環椎の横突起は、以下の構造に囲まれている（**図12.73**）：

- 後ろは胸鎖乳突筋
- 前は下顎角
- 上は耳介軟骨。顎関節が、その前にある

乳様突起の下端から下顎角の後縁までの距離は測ってある。C1横突起は、これらの参照点を結ぶ、やや斜めになった線の中ほどにあり、つねに胸鎖乳突筋の前にある。触診のしやすさには個人差がある。尖端は丸い。

触診するときは、示指腹で円を描くようなテクニックを使う（**図12.74**）。手を患者の頸椎／後頭に置き、指腹で滑らかに、確実に触診する。直接圧をかけるときは、組織の深部でつねに硬い抵抗があると予想しておくこと。

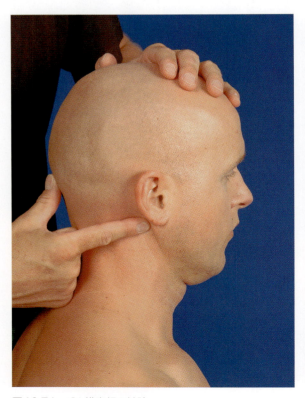

図12.74　C1横突起の触診

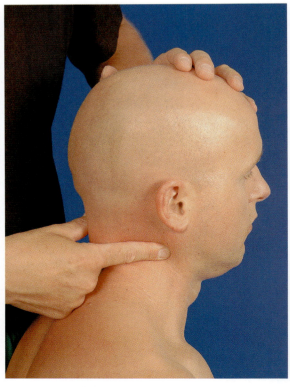

図12.75　C2横突起の触診

外側の触診テクニック　**373**

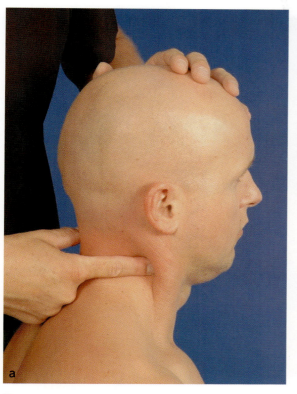
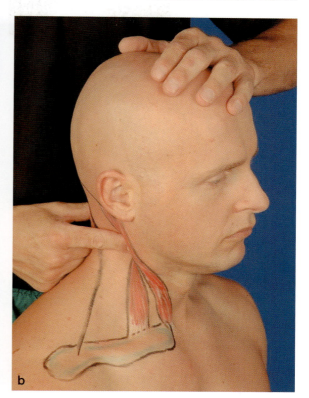

図12.76a, b　C3横突起。a 触診、b 別の図

> **ヒント：**患者個人の左右差は、簡単に認識できる。C1横突起は長さも、先端の形も、それを取り巻く骨の構造の位置もさまざまである。環椎と軸椎の間の分節では、左右に違いがあっても分節に位置異常があるとは限らないということは、知っておいてほしい。

の厚みによって異なる。

> **ヒント：**定位を助けるために、以下の点を考慮する。中部頸椎のすべての脊髄神経には、個々の横突起の前、かつ胸鎖乳突筋の後ろで到達できる。関節突起間関節は、対応する横突起の後内側にある。

C2とC3横突起

　C2横突起は、C1横突起と比べるとかなり短い。C1横突起から指の幅1本分下のくぼみにある。胸鎖乳突筋の下にあるため、直接触診するのは難しい。この横突起に達するには、筋腹を後ろに（あるいは前に）動かし、組織の深いところまでかける圧を強める（**図12.75**）。するとC2横突起をはっきり触診できる。

　C3横突起の先端は、さらに指の幅1本分下にあると予想される。筋がよく発達している人の場合、胸鎖乳突筋が部分的に横突起を覆っていることがある。安全サイドをとり、筋腹をやや前に動かしてから、組織の深部にかける圧を強める（**図12.76a, b**）。C3横突起は、わりに短いと思われる。組織を押してから骨を感じるまでの時間は、組織

後頸三角の境界

　胸鎖乳突筋の後下方にある頸部の外側領域には、底辺を下にした三角形がある。この三角を、以下の項では「後頸三角」と呼ぶ（**図12.77**）。以下の構造がその境界をなす：

- 後：僧帽筋下行部の前縁
- 下：鎖骨の上縁
- 前：胸鎖乳突筋の後縁

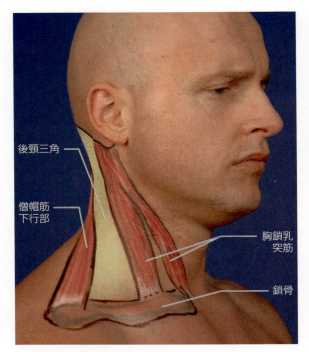

図12.77　後頸三角

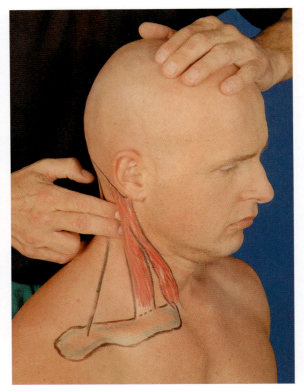

図12.78　胸鎖乳突筋の後縁

　以下の説明では、この領域を上部（後頭）と下部（鎖骨下）の三角にさらに分ける必要がある（**図12.86**も参照）。以下の筋の筋腹は、後頸三角にある：
- 肩甲挙筋
- 後斜角筋

　鎖骨のすぐ上にある平らなくぼみが、頸部の鎖骨上三角を作り、解剖学的には鎖骨上窩と呼ばれる。ここには以下の構造がある：
- 前斜角筋と中斜角筋
- 第1肋骨
- 鎖骨下動脈
- 腕神経叢

胸鎖乳突筋

　通常、胸鎖乳突筋は強い筋で、頸部外側領域で簡単に見つかる。右側の胸骨頭は、頭が左に大きく回旋すると目立つ。筋の後縁を下までたどると、付着に達する。筋の付着である乳様突起の後面に2本の指の先端を置いて、垂直触診テクニックを使う（**図12.78**）。
　乳様突起から筋の後縁を下・前方にたどると、指先が腱に触れ、最終的に胸骨柄に至る。胸鎖関節との関係は第2章、p.38で述べた。
　胸骨頭の腱を下から上にたどると、筋腹の前縁に触れられる。最後に、胸骨頭の縁を視覚化し、筋の幅を判断する（**図12.79**）。

> **ヒント：**療法士が筋の位置に自信を持てないときは、特定の方向からの抵抗を押し返し、筋を等尺性収縮するよう患者に指示する（**図12.80**）。そのため、療法士は片手を額の反対側に置き、もう一方の手を頭の同側に置く。次に、頭を反対側に回すか、同側に側屈するよう患者に指示する。

　鎖骨頭の筋腹は、同側に側屈するように等尺性収縮すると視覚化できる。鎖骨頭は胸骨頭より幅広いと言われているが、小さい。同じ垂直触診テクニックを使い、もう一度乳様突起から始め、筋を下にたどり、鎖骨の中央1/3にある筋の付着に至る（**図12.81**）。後縁は後頸三角の前縁をなす。
　筋が強く収縮するか、療法士が経験を積んだ場合は、2つの頭の間の溝は下部領域で触れることも、見ることもできる。療法士は鎖骨頭の前縁に触れ、幅を視覚化できる（**図12.82**）。

外側の触診テクニック 375

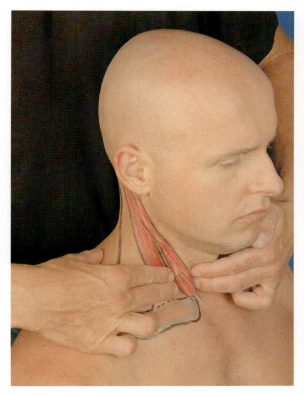

図12.79 胸骨頭の境界

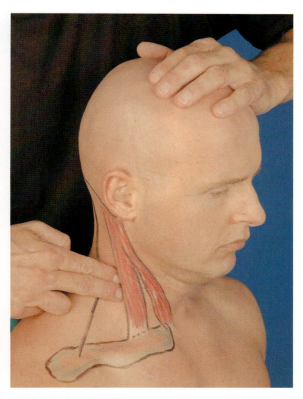

図12.81 鎖骨頭の後縁

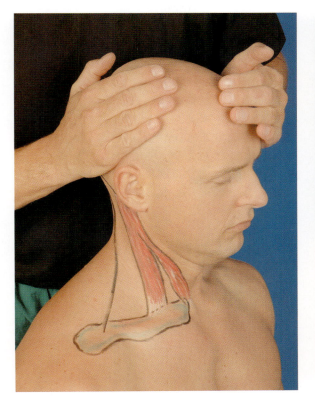

図12.80 胸鎖乳突筋の収縮

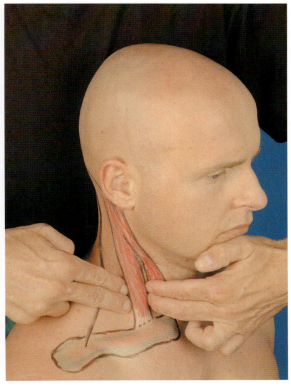

図12.82 鎖骨頭の幅

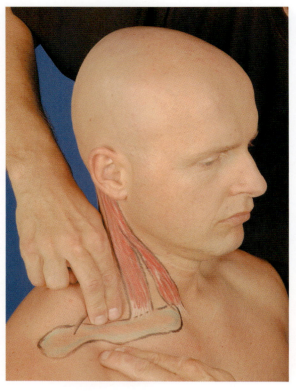 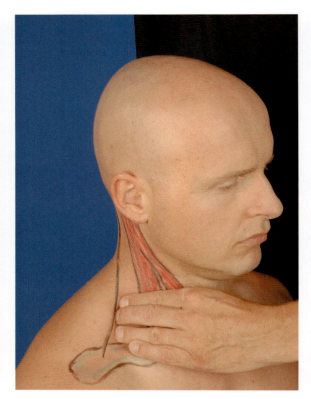

図12.83　鎖骨の境界　　　　　　　　　　　　　図12.84　僧帽筋下行部の前縁

鎖骨

　鎖骨の縁は中央1/3で最もよく触れられ、ここで凸状の骨が前に曲がる（図12.83）。鎖骨の形に加え、上下に軟部組織のくぼみがあることも、触診の助けになる。くぼみとは鎖骨上窩と鎖骨下窩である。鎖骨上窩が後頸三角の下部をなす一方、鎖骨下窩は三角筋の鎖骨頭と大胸筋の溝で作られる。

　上下の縁は内側方向にも外側方向にも、とても簡単にたどれる。後縁は外側を僧帽筋下行部の筋腹に覆われており、そこだけは触診しにくい。

　鎖骨中央の1/3の上縁は、後頸三角、特に鎖骨上窩の幅広い下縁をなす。

> **ヒント**：このパイプ状の骨の輪郭を皮膚に描くときは、3次元構造の縁を2次元に落とし込む必要がある。そのため、描いてみると妙に大きく見えるが、技術的にはそれが正しい。

僧帽筋下行部

　僧帽筋下行部を見つけ、後頸三角の縁の位置を特定する。もう一度、2本の指の先端で垂直触診テクニックを施術し、指先を筋の前縁に置く（図12.84）。鎖骨にある僧帽筋の付着から始め、縁を後上方にたどり、もう一度上項線に達する。この筋の前縁は後頸三角の外側の境界をなし、これで境界をすべて突き止めたことになる。この縁は、鎖骨上窩ではとても簡単に触れることができ、内側方向に横に伸びている。次に、この筋は走行を変え、上方かつやや内側に向かう。

> **ヒント**：筋の縁にはっきり触れられないときは、筋を等尺性収縮させながら触診する（図12.85）。空いているほうの手で肩の運動を制限し、手を押しながら肩を耳の後ろに持ち上げるよう患者に指示する。

外側の触診テクニック　**377**

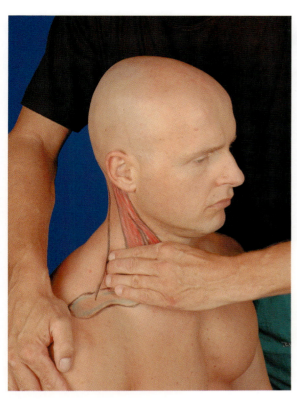

図 12.85　筋を収縮しながら触診する

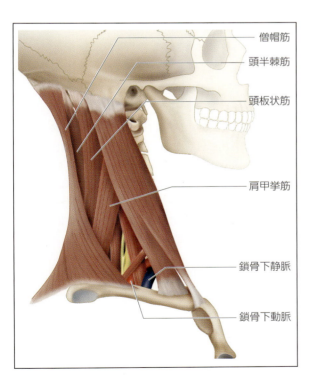

図 12.86　頸部の後頭三角の筋

頸部の後頭三角

肩甲挙筋

肩甲挙筋の厚い筋腹は、僧帽筋下行部が内側から上へ方向を変えるポイントの前で見つかる（**図12.86**）。僧帽筋の縁を見つけたのと同じテクニックを使うが、唯一の違いは指腹で組織の深部を触診することである。筋の位置が正しいことを確かめるには、患者に上肢帯を挙上して、前に動かしてもらう。すると筋腹の収縮をはっきり感じられるはずだ。ここの緊張を保ちながら、筋を上かつ前にたどり、横突起の付着にまで至る。筋の下部は、下部頸椎の横突起を覆う。筋がゆるんでいるときは横突起も触診できる。

> **ヒント：** 肩甲挙筋は、筋を緊張させて走行を上下にたどることで、僧帽筋下行部と区別する。肩甲挙筋の筋腹のすぐ上には頭板状筋がある。この筋の位置は、後面の触診ですでに特定している。

後斜角筋

後斜角筋は肩甲挙筋の筋腹のすぐ下にあり、これら2つの筋はほぼ同じ方向に走行する。まず、肩甲挙筋の下縁と、胸鎖乳突筋の後縁が作る三角から位置を特定する。触診する指をこの三角に置くと、指は自動的に後斜角筋の上にのる。この筋は指の幅1本分ほどである（**図12.87**）。筋を収縮したときも触診しやすい。それには深く息を吸い込むか、同側で等尺性側屈を使う。

> **ヒント：** 後斜角筋を肩甲挙筋と胸鎖乳突筋から区別するときは、筋を収縮させて、もう一度筋腹を目立たせる：
> ● 肩甲挙筋：上肢帯の等尺性の挙上と突出
> ● 胸鎖乳突筋：反対側への頸の等尺性の回旋
> 後斜角筋と中斜角筋はとても近くにあるので、この2つを区別するのは難しい。

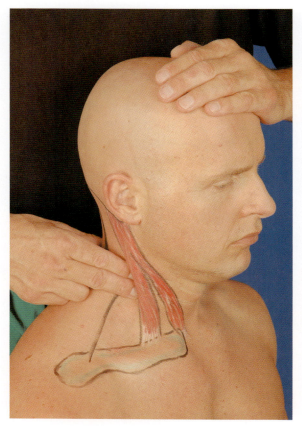
図12.87　後斜角筋

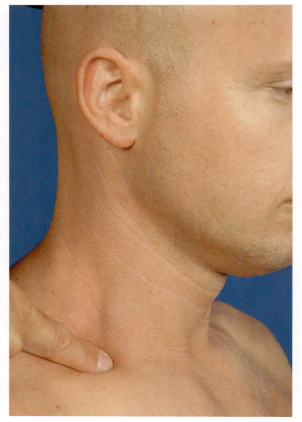
図12.88　前斜角筋

頸部の鎖骨上三角

前斜角筋

　前斜角筋の大半は、胸鎖乳突筋に覆われている。前斜角筋はまず、鎖骨上三角で簡単に触診できる。筋腹と第1肋骨の付着は、胸鎖乳突筋の鎖骨の付着点のすぐ外側で触診できる。

　療法士は付着を明らかにし、そこから外側に触診し、鎖骨と胸鎖乳突筋の縁が作る角に指を置く（**図12.88**）。

> **ヒント**：療法士が、ここで動脈の拍動をはっきり感じるはずはない。感じた場合は、指の位置が後ろすぎる。前斜角筋の筋腹は指の幅ほどで、努力呼吸をしたり、等尺性収縮をして同側に側屈したりするときも、明らかになる。前斜角筋間溝は、前斜角筋と胸鎖乳突筋の間にある。

第1肋骨

　前斜角筋の筋腹を見つけたら、筋を下にたどり、硬い構造を感じる。これが第1肋骨で、このすぐあとに鎖骨の下に隠れ、胸骨柄に付着する。第1肋骨の位置は、胸椎の章ですでに説明し、スプリング・テストで柔軟性もテストした（第11章「評価と治療のヒント」の項、p.310を参照）。前斜角筋の付着から手を動かすと、後ろに伸びる肋骨の上面を全域で直接触診できる。第1肋骨の位置により、後頭三角と鎖骨上三角が隔てられる（**図12.89**）。

鎖骨下動脈と中斜角筋

　療法士は、第1肋骨上の前斜角筋の付着で後斜角筋間溝を探す。ここから約2cm後ろに触診し、やさしく圧をかけ、鎖骨下動脈の脈拍をすばやく感じるほか、後斜角筋間溝の位置が正しいことを確かめる。動脈がこの筋間溝を通るとき、腕神経叢もいっしょに通る。中斜角筋の筋腹はほぼ垂直で、このすぐ後ろにある。

外側の触診テクニック　379

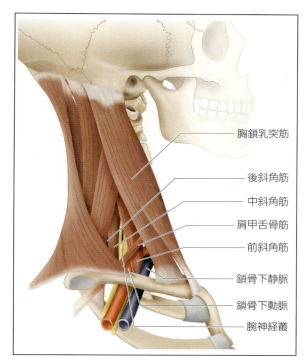

図12.89　第1肋骨の位置

（図内ラベル）
- 胸鎖乳突筋
- 後斜角筋
- 中斜角筋
- 肩甲舌骨筋
- 前斜角筋
- 鎖骨下静脈
- 鎖骨下動脈
- 腕神経叢

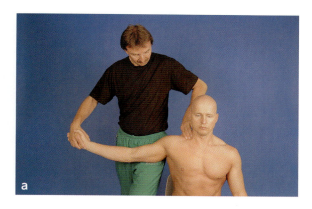

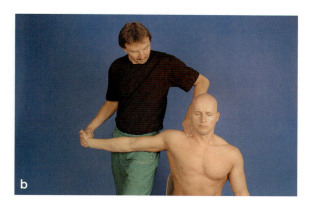

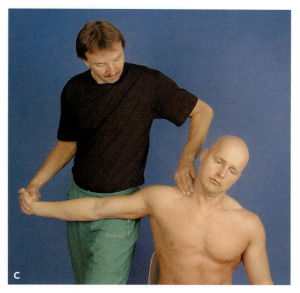

図12.90a-c　腕神経叢の触診。a 段階1、b 段階2、c 段階3

腕神経叢

腕神経叢の枝は、動脈を囲む領域のすぐ上方で触診できる。これらの細い糸は、ほかに補助がなくても横断触診で感じることができる。枝の位置を正しく特定できると、神経の枝は普通、触診する指の下で前後に転がる。これはちょうど、ギターのとてもゆるい弦を弾くのと似ている。

> **ヒント：**前述の方法では神経叢を見つけられないときは、以下の補助的な方法を使って神経叢を張らせ、枝をもっとはっきり感じられるようにする。療法士は、片手で後斜角筋間溝を触診し、もう一方の手で患者の同側の腕を動かす。
> 以下の項では、腕と頸椎を配置し、正中神経をさらに張らせる。こうすると神経叢がさらに目立つからである。各段階で神経を張らせ、神経叢を楽に触診できるようにする。末梢神経構造は、中程度の圧をゆっくりかけるのであれば、普通は敏感ではないので、療法士は神経叢の触診や以下の手順を恐れる必要はない：
> - 段階1：同側の腕を前頭面で大きく外転し（90度が最適）、療法士の大腿に置く。肘を軽く曲げて、手をほぼ中間位にする（**図12.90a**、段階1）
> - 段階2：肘と手関節を伸展する。すると正中神経がかなり張る。神経叢の正しい位置は、神経叢を交互に張ったりゆるめたりすることで確かめられる。手と肘を伸ばしたり曲げたりすると、これを実現できる（**図12.90b**、段階2）
> - 段階3：まだ神経叢を触診できないときは、頸椎を反対側に側屈し、さらに緊張を強める（**図12.90c**、段階3）。それ以上緊張させたいときは、上肢帯を押し下げるしかない

評価と治療のヒント

C1を動かしながら触診する（相殺）

C1横突起の位置は、評価する際にさまざまに利用できる。以下の項では、上部頸椎を側屈させたときに、どうやって環椎で動きを感じるかを説明する。これらの運動は、前述の「上部頸椎の生体力学」の項、p. 346で説明した。頸椎を側屈すると、環椎は側屈した側に数ミリメートル動く。このような相殺する動きは、触診を使って評価できる。また、両側に側屈したときに予想できる環椎の正常な運動パターンに関して、情報を得ることもできる。

このテストは、C1横突起の先端と乳様突起の外側端の距離の触診にもとづいて行う。それには、両手の中指でこの距離を探し、大きさを感じる。療法士は中指の先端を横突起の先端の脇に置く。母指を頭の側面に置き、頭を固定する（図12.91）。指腹で乳様突起の後面に触れ、横突起の先端と乳様突起の外側縁の間の距離を感じる（図12.92）。

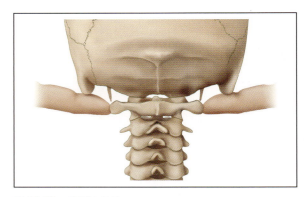

図12.92　距離の触診

目的
環椎後頭関節（C0/C1）の可動性を評価すること。

基準
同側に側屈したあとの、距離の大きさの変化。

手順
- 段階1：中間位のSPで距離の大きさを触診する。上部頸椎を完全に中間位にすることが重要である（図12.93a、段階1）
- 段階2：頭を動かして上部頸椎を最大限側屈させ、もう一度距離の大きさを触診する（図12.93b、段階2）

解釈
環椎後頭関節の可動性が正常なとき、距離は小さくなると期待される。側屈の前後で距離の大きさに違いが見られないときは、分節の可動性が低下していることを示している。正常な可動性のときは、反対方向に側屈すると、もう一方の側の距離が小さくなると期待される。C0/C1の可動性が正常だとみなせるのは、両側の相殺テストで距離が小さくなったときだけである。これらのテストの1つまたは両方で距離が小さくならなかった場合、可動性に制限があった側を記録に残す。

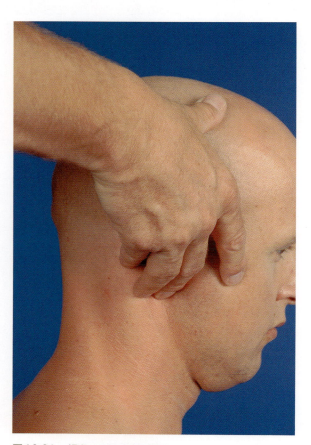

図12.91　相殺テストの手の位置

前面の触診テクニック　381

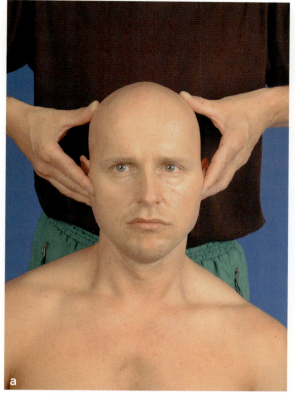

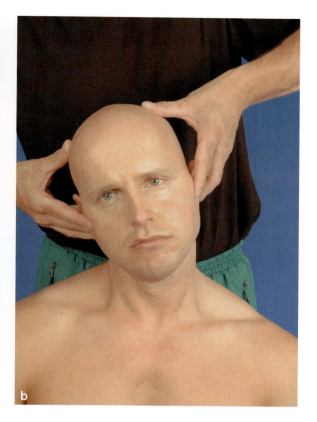

図12.93a, b　相殺テスト。a 段階1、b 段階2

前面の触診テクニック

触診する構造の概観
- 舌骨—C3椎弓板
- 甲状軟骨（くぼみ）—C4椎弓板
- 甲状軟骨（外側表面）—C5椎弓板
- 輪状軟骨—C6椎弓板
- 頸動脈結節
- 頸切痕—T2棘突起

　前面の構造を使うと、療法士は個々の椎骨の高さをさらに自信をもって特定できる。そのために、舌骨と喉頭を触診の定位に含めているのである。椎弓板の位置を特定するのが難しく、構造の位置を正しく特定したかどうかを確かめたいときは、同じ高さにある前面の構造の位置を特定してもよい。患者を仰向けにして治療するときは、（座位で使う）普通のテクニックで椎骨の高さを特定することはできない。前面の触診は、椎骨の位置を特定するときに重要な、補助的な方法である。

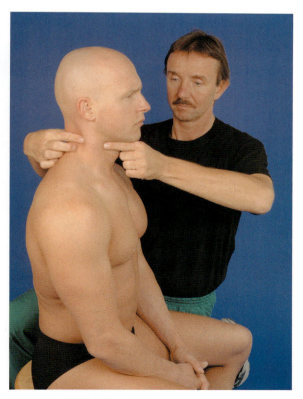

図12.94　患者と療法士のSP

患者を垂直の座位にし、頸椎を中間位にする（「最初のポジション」の項、p.352を参照）。療法士のポジションは、頸の前面の、患者の目の高さにする。片手で局所を診断し、もう一方の手で後面の構造を特定する（図12.94）。この部位に近づくときは、ゆっくり、慎重に行う。多くの患者は、これらの構造に触れられたときに不快感を覚えるといっているからだ。療法士は、たとえば全身が揺れる、いつもより頻繁に唾をのむ、脈拍が速くなる、明らかに発汗する、といった交感神経活動の明らかな高まりを示す兆候に気づくことがあるだろう。その場合は、触診を終える。

解剖学

以下の触診に必要な首の前面の構造をここで詳しく説明し、頸椎の解剖学の項の情報を補う（図12.95）。アクセスしやすい構造を上から順に列挙した：

- 舌骨
- 甲状軟骨（喉頭隆起）
- 輪状軟骨
- 頸動脈結節
- 頸切痕と頸静脈窩

以下の触診では、これらの構造をもとに、どのように頸椎の高さをはっきり特定するかを述べる。Hoppenfeld（1992）とWinkel（2004）はすでにこの分類について述べている。これらの構造は、どの人もつねに同じ高さにある。ただし、舌骨―C3椎弓板は例外である。

舌骨―C3椎弓板

母指と示指を広げ、口腔底にそって滑らせる。口腔底と首の角にある硬い構造を、両方の指でややつまむようにつかむ。硬さは硬く、骨を押したときの抵抗より弾性があることが期待される。正しい位置を確かめるには、両方の指で舌骨を左右に動かしてみる。硬い外側縁に触れると、やや外側に曲線を描いているのがわかる。患者が嚥下すると、療法士は舌骨が上下に動くのを感じるが、この領域で探す構造はどれもそうなる。

側面から見て、もう一方の手を頸椎の後外側面に置き、やさしく圧をかける（図12.96）。両手の示指が同じ高さに来たとき、C3椎弓板の高さを見つけたことをかなり確信できる（図12.97）。前面のほかの構造と比べると、舌骨の位置はかなり多様である。口腔底のいくらか上または下にあることもあり、これはC3の高さが正確に決まっていないことを意味する。

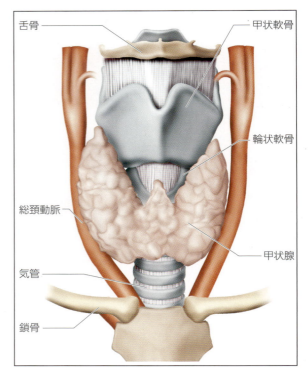

図12.95　前面の解剖学

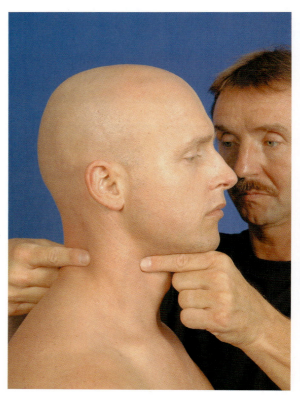

図12.96　舌骨の触診

前面の触診テクニック　383

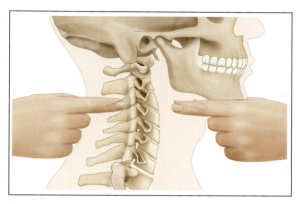

図12.97　C3の高さを特定する

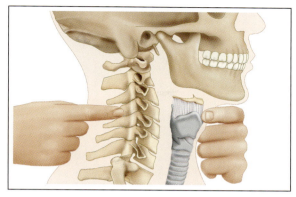

図12.99　C4の高さを特定する

甲状軟骨（くぼみ）—C4椎弓板

　1本の指腹で触診を続ける。まず、前面にある喉頭の最も目立つ縁を探す。このポイントを定位に使い、短い距離を上に進んで触診を続け、上に開いた目立つくぼみを見つける。このくぼみは、喉ぼとけとして知られる隆起の先端のすぐ上にあり、特に男性でわかりやすい。後ろ側の示指を同じ高さに置いたとき、それがC4椎弓板の高さである（図12.98と図12.99）。

> **ヒント：**前述のテクニックで舌骨を見つけられないときは、このくぼみの上方を触診して見つけることもできる。舌骨と甲状軟骨は、輪状の凹みで互いに隔てられているだけだからだ。

甲状軟骨（外側表面）—C5椎弓板

　触診する指をもう一度、短い距離だけ下に滑らせ、甲状軟骨の前面の稜の中央にのせる。このポイントから、2つの外側表面に触れられる。指腹をこれらの表面の中央に置いたとき、それがC5椎弓板の高さである（図12.100と図12.101）。

輪状軟骨—C6椎弓板

　甲状軟骨の前の稜から始め、下に触診していく。くぼみに指を滑らせると、その下縁に輪状軟骨がある（図12.102）。療法士は、気管の最上の境界を触診していることになる。これは気管を取り囲む軟骨の鉤のなかで、唯一完成した輪である。輪状軟骨の正しい位置の特徴は、上下方向に触診したときにわかる典型的な凹状の形である。これは、C6椎弓板の高さで見つかる（図12.103）。気管切開術で切開する部位は、この輪状軟骨の上方である。事故現場で応急手当てをするときは、解剖学の知識が欠かせない。甲状腺は輪状軟骨の両側にあり、とても柔らかいために、構造として感じられることはめったにない。

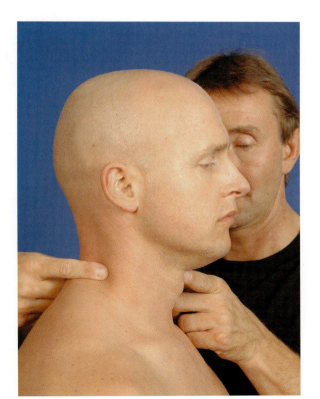

図12.98　くぼみの触診

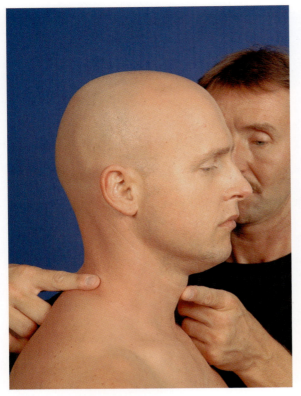

図12.100　喉頭の触診

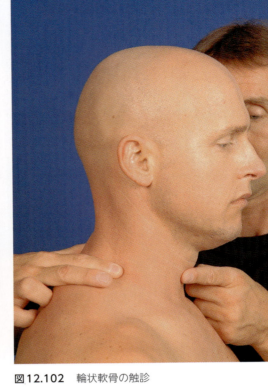

図12.102　輪状軟骨の触診

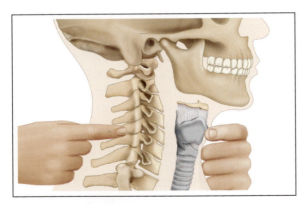

図12.101　C5の高さを特定する

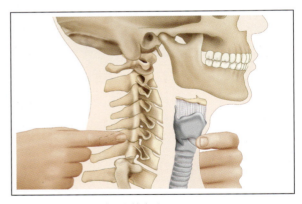

図12.103　C6の高さを特定する

頸動脈結節

　総頸動脈とC6横突起の前結節（頸動脈結節）は、輪状軟骨のすぐ外側で簡単に到達できる。そのためには、指腹で輪状軟骨の前面を触診し、慎重に圧をかけながら、輪状軟骨上で指を後ろに移動させる。指腹が輪状軟骨との接点を失ったら、指先で後方にさらに圧をかける。ここで胸鎖乳突筋の前縁に到達し、触診中は脇に動かすことができる。総頸動脈の脈拍は、すでにここで感じとった。頸動脈結節は、輪状軟骨から約2-3cm離れたところで見つかり、指先で明らかに硬い構造に触れられれば、正しく到達したといえる（**図12.104**と**図12.105**）。

前面の触診テクニック 385

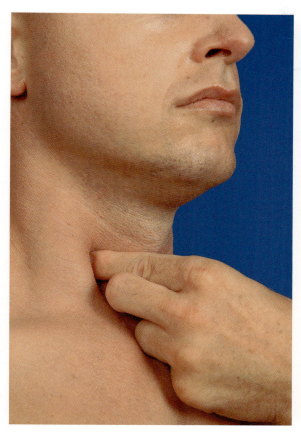

図12.104 頸動脈結節の触診

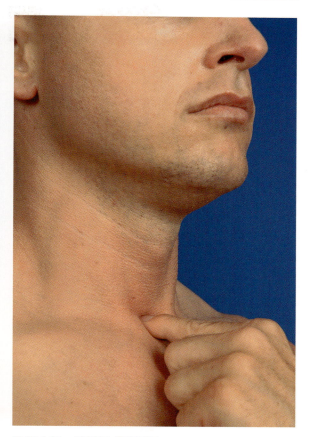

図12.106 頸切痕と頸静脈窩

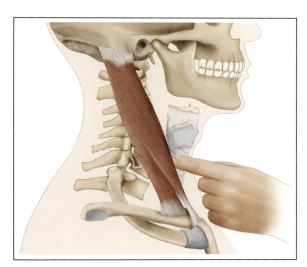

図12.105 頸動脈結節の高さを特定する

> 注：総頸動脈を触診するときは一度に片側だけにし、両側の総頸動脈を同時につままないこと！ さらに、患者が60歳以上で、動脈硬化の病歴があることがわかっている場合は、触診してはいけない。さもないと、動脈壁で見つかった硬化したプラークがはがれ、脳血栓を引き起こすリスクがあるからだ。

頸切痕―T2棘突起

　輪状軟骨の前面から始め、指の幅2本分ほど指を下に動かし、胸骨柄の上縁に達する。このポイントは、胸鎖乳突筋腱と、鎖骨の突出した内側端で両側を区切られている。この窩はT2棘突起の高さと一致する。指先を伸ばして上にある軟部組織の窩（頸静脈窩）に置き、指腹を頸切痕の上面に置く。慎重に、さらに深く組織に圧をかけると、気管のほかの部位にも到達できる（図12.106）。

練習問題

1. 頸椎にはどのような機能があるか？
2. 頸椎を2つの部位に分けることが理にかなっているのはなぜか？
3. 頸椎で神経と血管が交差するのはどこか？
4. なぜ加齢とともに頸椎の椎間板は分かれるのか？
5. 頸椎の関節突起間関節のアライメントにより、生体力学的にどのような結果になるか？
6. 上・下部頸椎で側屈と回旋はどう複合するか？
7. 椎体鉤状関節を作る骨は何か？
8. 後頭骨はどのような部位で構成されるか？
9. 後頭の各線はどのような走行をたどるか？
10. 触診で直接到達できるのは、環椎と軸椎のどの部位か？
11. 項靭帯はどのような機能があるか？
12. 環椎横靭帯の前後にはどのような構造があるか？
13. 上部頸椎で最も重要な制御機能をもつのはどの靭帯か？
14. 頸部の固有筋を4つ、外在筋を4つ挙げよ。
15. 頭半棘筋、頭板状筋、胸鎖乳突筋の付着部の位置を述べよ。
16. この章では、筋間溝という言葉は何を意味するか？
17. 斜角筋間溝から上腕までの、腕神経叢の走行を述べよ。
18. 座位のSPのとき、療法士は頸椎をどうやって中間位にするか？
19. 頭蓋の後面と外側で定位をするとき、最も重要な骨のランドマークは何か？
20. 項靭帯の緊張を簡単に触診できるようにしたいとき、患者は頸椎をどの位置に動かせばよいか？
21. 頸椎の椎弓板を探し始めるとき、療法士はどの骨のランドマークから始めるか？
22. 連結する柱を触診するとき、療法士はどのような感触を期待するか？
23. 後頭の筋間溝の内側と外側を走行する構造は何か？
24. 胸鎖乳突筋との関係のなかで、C2横突起はどこにあるか？
25. 後頸三角の境界をなす構造は何か？　また三角はどのように分類できるか？
26. 前斜角筋を探すとき、療法士はどこから始めるか？
27. 第1肋骨を触診できる位置を3つ挙げよ。
28. 咽頭の触診はなぜ役立つのか？
29. 「のどぼとけ」とは何か？　同じ高さにあるのはどの頸椎か？

13　頭部と顎

はじめに	389
顎関節の重要性と機能	389
この領域の治療でよく使う方法	389
必要とされる解剖学と生体力学の基礎知識	389
頭蓋骨の解剖学	390
頭蓋骨の触診	390
顎・顎関節	391
顎関節の触診	394
顎の筋の触診診察	395
練習問題	405

13 頭部と顎

ヴォルフガング・ステルゼンミューラー
（Wolfgang Stelzenmueller）

はじめに

　頭部のすべての構造のなかで療法士が最も治療できる部位は顎（顎関節）と、第12章、p.346以降で解説した環椎後頭関節である。顎関節の特徴は、1つの関節だけでは決して動かないことと、反対側の関節との相互作用をつねに考慮しなければならないことである。

　頭／顎／顔領域の症状は、頭蓋下顎機能障害（CMD）としてまとめられる。これは文字通り、頭蓋（頭蓋の顎路）と下顎関節（下顎頭）の機能が最適ではない状態を表す。英語では顎関節機能不全（TMD：temporomandibular joint dysfunction）という言葉のほうが一般的である。この言葉のほうが、下顎頭（関節円板も含む）と側頭骨の機能が最適でないことを示し、解剖学的に顎関節を構成する骨についても言及している。

　頭蓋下顎の症状の多くは、さまざまなタイプの頭痛として、あるいは耳、歯、顎、顔面の痛みとして現れる。筋のトリガーポイントから生じる関連痛が含まれることもよくある（筋の痛みがほかの領域に投影されること）。

　体系的に主観的・客観的に評価することに加え、筋や、できるだけ関節構造を正確に触診することが重要である。こうすると、関連痛から生じる症状と、関節の変性や損傷といったほかの原因によるものを区別できる。

顎関節の重要性と機能

　顎関節は、咀嚼機能に必要なだけでなく、発話、歌唱、あくび、キスなどをするときも使う。これらは一般に口の開閉をともなう運動である。

　顎関節では、生体力学により3つの空間軸すべてで運動が可能である（垂直、水平、矢状面）。下顎骨の運動がずれのみだったり、回旋のみだったりすることは決してない。

　下顎骨の主な運動は以下である：
- 挙上と下制（口の開閉）
- 突出と後退（下顎を前後にずらす動き）
- 外側、内側への偏位（下顎を正中線から側方に離したり、正中線に近づけたりする運動）

この領域の治療でよく使う方法

　体内のほかの関節同様、顎関節も以下の影響を受ける：
- 関節包や関節包以外の可動性の制限
- 可動性過多や不安定
- 関節円板・顆の複合体の病状（下顎頭と、関節を保護する関節円板、そして反対の関節表面との関係）
- 靭帯の損傷や靭帯のオーバーユース症候群
- 筋の損傷や筋のオーバーユース症候群
- 関節の変性

　歯科の文献では、顎関節機能不全は通常、以下に分類される：
- 筋起源。筋で発生する症状
- 関節起源。関節の直接的な症状
- 筋関節の症状。筋と関節の症状の組み合わせ

　施術中、上の症状を直接区別するのは難しい。筋の症状から顎関節機能不全が生じるとき、通常は関節構造の症状がすぐ続いて生じるからである。

必要とされる解剖学と生体力学の基礎知識

　理学療法の訓練では、特に頭と顎関節を詳しく学ぶ時間がないことがよくある。次の項では、基礎的な（触診できる）構造をまとめ、解剖学の定位を改善する。療法士は、最初はプラスチックの頭蓋骨で練習して自信をつけてから、患者の構造を触診するべきである。

> **ヒント：**顎関節の生体力学を研究するときにゴムバンドやセラバンドを使うと、筋の引きをとてもよくシミュレーションでき、図示できる。

頭蓋骨の解剖学

頭を領域に分類する

定位を助けるために、頭蓋骨を11の領域に分類する（図13.1）：
- 前頭領域
- 頭頂領域
- 後頭領域
- 側頭領域
- 頬骨領域
- 眼窩領域
- 眼窩下領域
- 頬領域
- おとがい領域
- 口腔領域
- 鼻領域

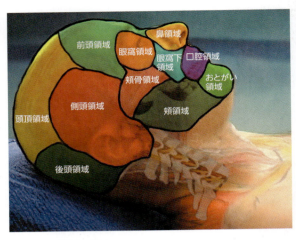

図13.1　頭部の領域

これらの領域にある以下の11の骨性構造は、よく触診できる（図13.2）：
- 後頭骨
- 頭頂骨
- 前頭骨
- 涙骨
- 鼻骨
- 側頭骨
- 茎状突起
- 蝶形骨
- 頬骨
- 上顎骨
- 下顎骨

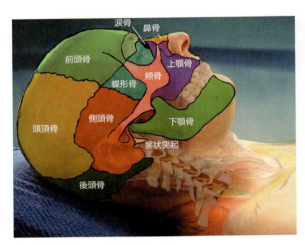

図13.2　触診できる頭部の骨性構造

- 鼻腔
- 副鼻腔
- 口腔

おおまかな解剖学的定位ができたので、次に、頭蓋骨の骨性構造をさらに詳しく触診していく。

顔面頭蓋の前頭面の概観

顔面頭蓋は以下に分類される：
- 顔の上部と鱗部
- 顔の中部、上顎骨を主とする
- 顔の下部、下顎骨が占有

顔面頭蓋には以下の構造がある：
- 眼窩

頭蓋骨の触診

顔面頭蓋の前頭面

触診する構造の概観

前述した構造に加え、以下のような目立ち、触診できる骨性構造もある（図13.3）：

頭蓋骨の触診 **391**

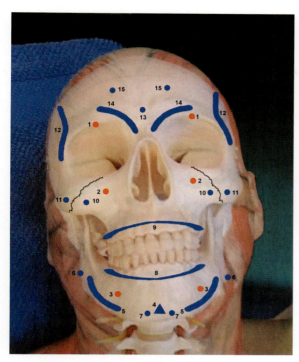

図 13.3　頭部にある、ほかの目立ち、触診できる骨性構造

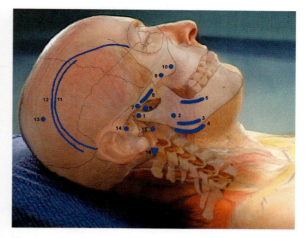

図 13.4　頭の外側面にある、ほかの目立ち、触診できる骨性構造

頭蓋外側面

頭蓋外側面の大部分を占めるのは、頭蓋の側面の壁、頭頂骨である。側頭骨は、頭蓋外側部の中央にある骨である。表面は関節円板と下顎頭と関節をなし、顎関節を作る。

触診する構造の概観

もう一度、下顎骨から定位を始める（**図13.4**）：
- 下顎頭（1）
- 下顎枝（2）
- 咬筋粗面（3）
- 下顎角（4）
- 下顎骨斜線（5）
- 側頭骨の関節結節（隆起）（6）
- 側頭骨頬骨突起（7）
- 頬骨弓（8）
- 頬骨の側頭突起（9）
- 頬骨外側表面（10）
- 下側頭線（11）
- 上側頭線（12）
- 頭頂結節（13）
- 道上棘（14）
- 茎状突起（15）
- 乳様突起（胸鎖乳突筋の付着部）（16）

- 三叉神経の圧痛点：
  - 眼窩上孔：眼窩上神経の外側枝の出口（三叉神経の最初の圧痛点）（1）
  - 眼窩下孔：眼窩下神経の出口（三叉神経の2つめの圧痛点）（2）
  - おとがい孔：おとがい神経の出口（三叉神経の3つめの圧痛点）（3）
- 下顎経由で触れられる構造に、以下もある：
  - おとがい隆起（4）
  - 下顎骨体（5）
  - 下顎角（6）
  - おとがい結節（7）
  - 下顎骨歯槽部（8）
  - 上顎骨歯槽突起（9）
  - 上顎骨頬骨突起（10）
  - 頬骨（11）
  - 側頭線（12）
  - 眉間（13）
  - 眉弓（14）
  - 前頭結節（15）

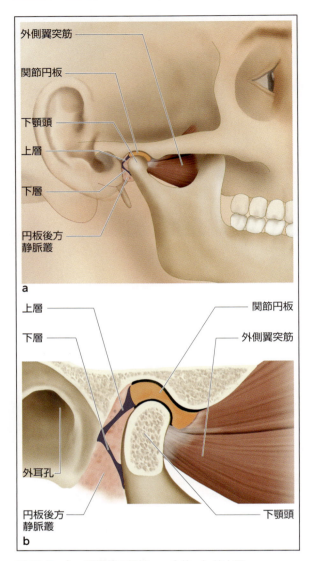

図13.5a, b 顎関節の概観。a 全体、b 拡大図

顎・顎関節

　膝などほかの関節と比べ、顎関節の靭帯性、骨性構造の多くは直接触診することができないため、療法士はさまざまな手段でこれらの構造をテストする必要がある。療法士が空間感覚をもっていることに加え、1つ、正確には両方の顎関節の生体力学を包括的に理解することが重要である。なぜなら片方の顎関節で生じた運動が、同時に他方の運動も引き起こすからである。

　事実としては、顎は側頭（円板）下顎関節と呼ぶべきである。なぜなら側頭骨と下顎骨だけが関節を作るわけではないからだ。

必要とされる局所解剖学と形態学の基礎知識

　関節円板は関節半月あるいは関節の緩衝とも呼ばれ、顎を上下の構成要素に分けている。上の構成要素、すなわち上顎は、側頭骨と関節円板（円板側頭）で作られる一方、下の構成要素、すなわち下顎は下顎骨と関節円板の連結である。上の構成要素は滑走する関節として、下の構成要素は動く蝶番関節として機能する。

　関節円板の基本的な形は横にした数字の8に似ている。中央が最も薄くて約1-2mmの厚みがあり、末端では約3-4mmになる。ここは張った結合組織でできていて、縁には軟骨性の細胞もある。円板は、下顎頭を覆う領域では線維軟骨性で、ちょうど野球帽のようである（**図13.5a, b**）。

　円板の真の機能は、関節表面、すなわち顆路（側頭骨）と下顎頭の表面の違いをならすことである。顎を動かすと、下顎頭の回旋と外側翼突筋の引きにより、側頭骨でできた道に沿って円板が移動する。そのため、円板は動く関節窩ともいえる。

顎関節の生体力学

　顎関節の運動は、基本的に回旋と滑走が組み合わされている。口が開いているときは、両方の顎を通る横軸の周りで蝶番のような回旋運動が生じる。これには矢状面方向へのずれがともない、口が開いているときは前下方へ、口が閉じているときは後上方へ動く。
ここでは主に以下を区別する：
- 口の開閉にともなう運動
- 咀嚼に必要なすりつぶす運動

　開口時に起きる運動について、さらに詳しく見ていく。顎関節の回旋・ずれ運動のパターンは滑らかだが、ここではそれを3段階に分けて、複雑な生体力学をわかりやすくする。

開口

筋：単純化すると、開口時の回旋は、外側翼突筋と舌骨上筋による引っ張りから生じ、運動を減速する閉口筋に制御される。

関節：段階1（**回旋の最初の段階**）では、下の構成要素の顎はやや回旋する。この運動は、外側翼突筋と舌骨上筋

顎・顎関節 **393**

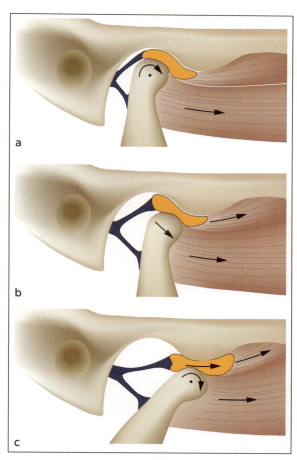

図13.6a-c　開口段階。a 段階1：回旋段階／開口段階、b 段階2：滑走段階、c 段階3：第2の回旋段階

の引っ張りによって生じ、歯の閉塞に抗して行なわれる。すると下顎頭が短時間、前に回旋する。動く関節窩の原則に従い、理想的には関節円板がパスタマシーンのように、顆路に沿って前方向に動く。この運動は2層ゾーンの上の層、側頭筋の後部線維と外側靭帯によって減速される。下の層は顆の上で守られ、ゆるんでいる（**図13.6a**）。

この最初の段階は流れるように**段階2**に進み、下顎頭での滑走運動がさらに強まる。外側翼突筋が動く関節窩として機能し、関節結節の下で円板を下前方向に引っ張る。これは突出とも定義される。この運動は、外側翼突筋の引っ張りで生み出され、前述の筋が補助および制御し、**2層ゾーンの上の層**、側頭筋後部線維、外側靭帯が基本的に減速する（**図13.6b**）。できるだけ口を大きく開けるには、**段階3**（回旋の第2段階）で、顆路の終わりで顆がもう一度回旋する必要がある。

第2段階で、関節結節の下に円板を引っ張ったので、今度は下顎頭の回旋に合わせて前に引き、外側翼突筋

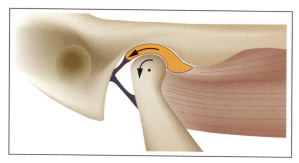

図13.7　顎を閉じる

と前述した筋の助けを得て関節結節に引き上げる。そうしてやっと、さらなる回旋によって口が完全に開く。円板の運動は、ここでも2層ゾーンの上の層によって減速される。顆の上で守られていた下の層が、今度は緊張する（**図13.6c**）。

閉口

今度は、閉口運動について説明する。下顎頭の戻る回旋により、円板がもとの位置に戻る（下顎頭は後ろに回旋する）（**図13.7**）。

円板が同時に後ろに動き、この運動は外側翼突筋が減速する。

すりつぶす運動

開口にともなう運動では、個々の筋群が同時に収縮する動きが含まれ、その結果、2つの関節が同じ方向にわりに対称的に、同時に動く。それに対し、すりつぶす運動では筋と関節が別々に動く。

口が開閉するとき、顎は正中面にあるが、すりつぶす運動では顎の先端が左右に動く。ここでは、作業する側とバランスをとる側を区別する。作業する側で食物が小さく砕かれ、もう一方（バランスをとる側）が前下方のへずらす運動を行う。

前述した生体力学を理解して初めて、療法士は異常について認識し、解釈し、治療することができる。

開口時に正中線から偏位を評価する

顎のすべての構造を直接触診できるわけではないので、療法士はさまざまなテストを使い、顎の骨や関節包・靭帯の構造や関節円板を触診し、これらの構造で病状がないかを調べる。

2つの顎関節をつねに同時に観察するので、たとえば開口時にかなりの偏位があるとすぐにわかる。

| 偏位（deflection）＝切歯（または顎の先端の真ん中）の片側への偏位。下顎が口を開くとき、正中線に**戻らない**。

| 偏位（deviation）＝切歯（または顎の先端の真ん中）の片側への偏位。下顎が口を開くとき、正中線に**戻る**動きをともなう

テクニック：自動の開口のテスト

偏位（deflection、deviation）の有無を評価するための最初のテストは、自動での開口である。たとえば関節包の問題や、下顎頭の片側だけのブロック（側頭骨が作る関節表面に対抗）が原因で最終的に可動性がどう制限されたかについて、情報を得られる。自動の開口を評価するには、患者にできるだけ大きく口を開けてもらう。口は運動を繰り返すとさらに開くようになるので、これを複数回、指示する。最大開口量（切歯間距離、IED）をカリパスか定規で測り、0の目盛りを縁に置き、この値を前歯のオーバーバイトに加える。対称性と開口量が判断できたら、触診を使ってクリック音を評価する。これについては以下に説明する。

> **ヒント**：Helkimo indexによると、正常な開口量は40mm以上である。こうならない場合、個々の顎の外側偏位の程度を測ると、外側へ偏位できる程度を見つけられる。偏位がない場合、つまり左右の外側への偏位が10mmの場合、外側への10mmの偏位を3、4倍して、約30-40mm開口すると予想される。片側への偏位（例えば左へ）ができない場合、おそらく右顎関節が機械的にブロックされていることが原因で、それは円板が前にずれているせいと思われる。片側への運動が制限されていながらも、それでも動く場合（たとえば左には5mmだけでも、右へは10mm動くとき）、短いほうの距離を3、4倍し、期待できる開口量を計算する。

顎関節の触診

触診する構造の概観
- 側頭骨
- 下顎頭
- 関節円板（クリック音を通じて間接的に触診する）

触診プロセスのまとめ

口を以下のように開くとき、円板・顆の複合体の構造を触診する（**図13.8**、**図13.9**、**図13.10**）。

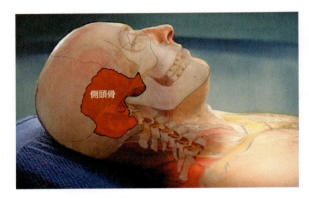

図13.8　側頭骨の位置

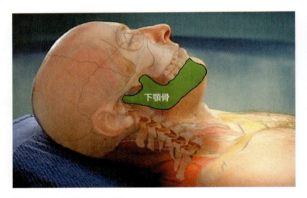

図13.9　下顎骨の位置

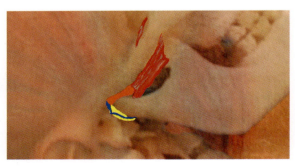

図13.10　円板・顆の複合体

自動で開口するときのクリック音の評価

最初のポジション
患者は治療台に横たわり、頭をやや高くした楽な姿勢になるか、治療用の椅子に座る。療法士は、患者の頭側の11-12時のポジションに座る。

テクニック
開口時、療法士は外耳道から指の幅1本分ほど前かつ下方で顎関節のくぼみを触診する。場合によっては、患者が口を自動で動かしたときに指先の下でクリック音やパチパチ音が感じられる。これが起きるのは以下の場合である：

- 初期。口を開きはじめるとき
- 中期。最大開口量の中ほどまで口を開いたとき
- 運動の終わり。最大開口量に達する直前

これは、下顎頭上のどこに円板がありそうかを示している（図13.11、図13.12、図13.13）。

> **ヒント**：前述したように、顎関節は基本的に側頭骨と下顎頭でできている。そして、関節円板によって上下の構成要素に分けられる。関節円板は下顎頭の上に、横にした数字の8のようにのっているのが理想である。顎が円板の後軸を強く押す場合、円板の形が変化し、円板が前にずれることがある。すると、円板に付着する上層が伸張しすぎ、クリック音が発生する。円板が前にずれ、顎が鳴りはじめると、前述した円板・顆複合体の生体力学により、病状が悪化する。

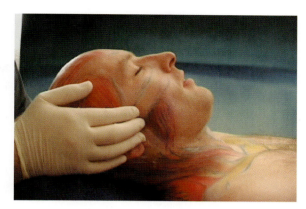

図13.11　ほぼ閉口したときの顎関節のくぼみの触診

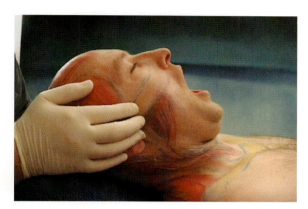

図13.12　大きく開口したときの顎関節のくぼみの触診

顎の筋の触診診察

触診する構造の概観
- 咬筋
- 内側翼突筋
- 外側翼突筋
- 側頭筋
- 顎二腹筋の前腹と後腹

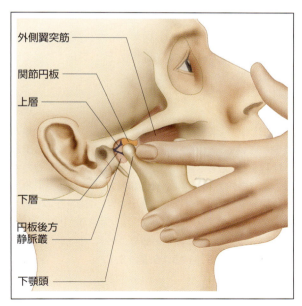

図13.13　顎に触診する指を置く位置

触診プロセスのまとめ

触診の進め方を決めるとき、現実的な面も考えるべきである。口顔の筋は口内からも口外からも触診できる。口内の触診を終えて口外の触診を続ける前には、グローブ

を外すか、少なくともきれいにするほうがよい。読者の理解を助けるために、筋の作用をもとに筋の触診について紹介する。

> **ヒント**：療法士と患者を守るために、療法士は必ずグローブと、特にマスクをつけること。理学療法テクニックではめずらしいかもしれないが、頭蓋下顎機能障害の患者の治療中の感染症リスクが高まっているため、必要なのである。なぜなら患者の唾液や、場合によっては血液と直接接触することもあるからだ。また、療法士と患者の両方を空気感染から守ることにもなる。筋は口外からも（顔面上）口内からも（口腔内）触診するので、感覚的な疑問も生じる。義務でグローブをつけていても、患者の唾液で濡れた指で、そのまま患者の顔面の口外の触診に進んでよいだろうか。また、患者が化粧をしている場合、口外の顔の触診をしたあと、そのまま口内の触診に移ったら、患者は不快に思うだろう。

咬筋

咬筋は、咀嚼系のなかで最も目立ち、触診しやすい筋で、裸眼でも見えることが多い。咬筋は浅部と深部に分かれる。頬骨弓で始まり、下顎角の咬筋粗面の広い領域に広がる。

咬筋は、内側翼突筋とともに下顎角で筋のスリングを作る。これらの筋は閉口の約55％を負う。

最初のポジション

患者は治療台に横たわり、頭をやや高くした楽な姿勢になるか、治療用の椅子に座る。療法士は、評価する側で患者の頭の脇に座る。

テクニック

示指と中指を頬の側面（頬の内側）に置き、母指を頬の外側に置いて、口内から触診する。咬筋は、頬の外側から触診することもできる。咬筋を下顎枝の脇の皮膚のすぐ下で、口内で触診する。収縮時のふくらみは、下顎角の脇で見ることができる。患者にやさしく歯をかみしめるよう頼み、各構造を区別しやすくしてもらうこともできる。そうすると、咬筋の収縮部に簡単に触れ、区別できる（**図13.14**、**図13.15**、**図13.16**、**図13.17**）。

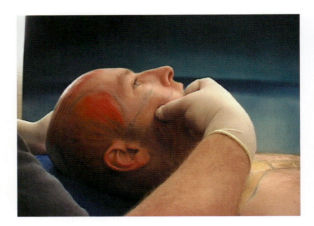

図13.14　咬筋の浅部の触診

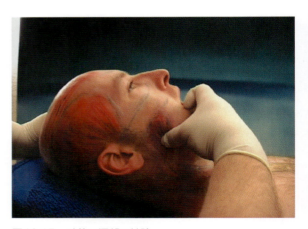

図13.15　咬筋の深部の触診

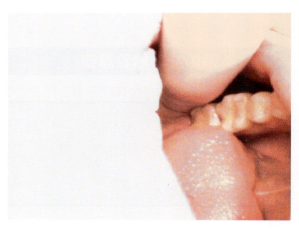

図13.16　咬筋の口内触診

顎の筋の触診診察　**397**

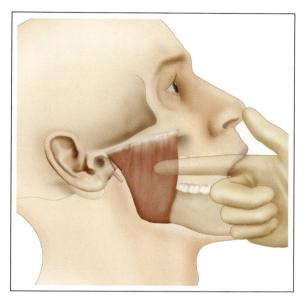

図13.17　咬筋の口内触診の略図

評価と治療のヒント

歯の外側領域での耳と歯の痛みは、たとえば咬筋のトリガーポイントに発する関連痛が原因のこともある（図13.18、図13.19、図13.20、図13.21）。

内側翼突筋

内側翼突筋は翼突窩で始まり、顎の外側から見える咬筋とほぼ平行に伸び、下顎角に付着する。そして、ここで翼状結節に付着する。

内側翼突筋は、咬筋とともに下顎角で筋のスリングを作る。これらの筋は合わせて、閉口の約55％を負う。

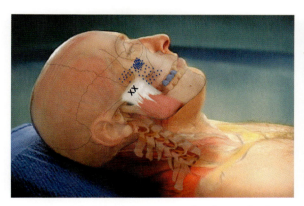

図13.18　咬筋浅部の上部にあるトリガーポイントが、上の臼歯領域と上顎洞に関連痛を起こす

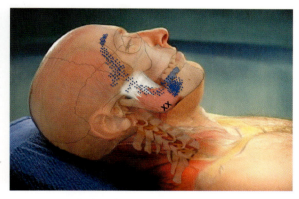

図13.20　咬筋浅部がよくわかる、下顎角で生じた筋膜痛が、下顎骨水平部と側頭に関連痛を起こす

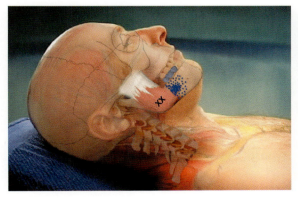

図13.19　咬筋浅部の下部で生じた筋膜痛が、下の臼歯領域と下顎骨水平部に関連痛を起こす

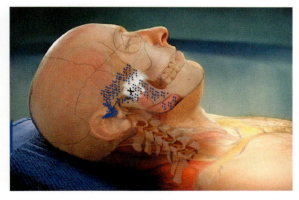

図13.21　咬筋深部のトリガーポイントが、主に耳と耳介前領域に関連痛を起こす

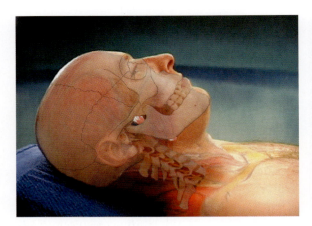

図13.22　内側翼突筋の位置

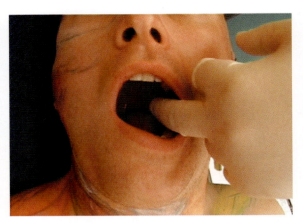

図13.24　触診ルート。上から見た図

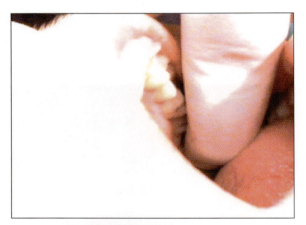

図13.23　内側翼突筋の口内触診

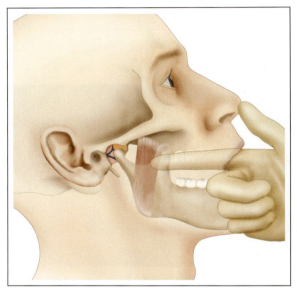

図13.25　内側翼突筋の口内触診の略図

> **ヒント**：咀嚼中の圧を観察すると、顎関節に強い負荷がかかることは明らかである。咀嚼の圧は、咬むときは700-950Nにもなるが、さらに強いこともある。歯を食いしばったり、こすり合わせたりする（歯ぎしり）患者の場合、歯や咬合が変わることもある。これは、咀嚼中に強い圧がかかるためである。ここで筋のバランスが崩れると、身体の静止系全体に影響し、顔に痛みが生じたり、仙腸関節などに症状が出たりする。

最初のポジション

患者は治療台に横たわり、頭をやや高くした楽な姿勢になるか、治療用の椅子に座る。療法士は、評価する側で患者の頭の脇に座る。

テクニック

下顎骨枝が上顎結節から下顎角に伸びるポイントで、下顎骨枝の内側に示指と中指を置き、口内と舌を触診する。下顎角の内側端の内側経由で、口外からも触診できる（**図13.22**、**図13.23**、**図13.24**、**図13.25**）。

評価と治療のヒント

内側翼突筋のトリガーポイントは、耳介前領域に関連痛を起こすことがある（**図13.26**）。

外側翼突筋

外側翼突筋の上頭は、蝶形骨大翼の側頭下稜で始まる。下頭は翼状突起の外側板から来る。上頭は関節円

顎の筋の触診診察　399

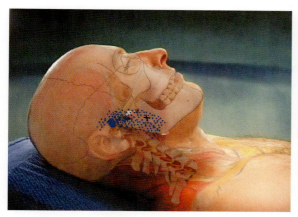

図13.26　内側翼突筋のトリガーポイントは、耳介前領域に関連痛を起こすことがある

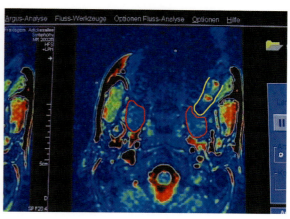

図13.27　MRI上での、アクセス経路の図。赤：外側翼突筋。黄色：触診する指

板に付着し、円板を前に引き、開口を始める。下頭は下顎骨の関節突起に付着する。単独で作用するときは、下顎を反対側にずらす（内側偏位）。2つの下頭が同時に作用すると、下顎が前に動く（突出）。

外側翼突筋から始まった運動は、舌骨上筋とともに続く。最近の研究（Schindler, 2004）によると、外側翼突筋は顎関節のすべての運動になんらかの形でかかわっているという。

外側翼突筋は、顎の筋のなかでも最も痛みを引き起こす筋の1つである。この筋を触診できるかどうかがはっきりしないので、私たちは独自に研究し（Stelzenmuller et al., 2004）、この筋に触れられることを初めて証明した。この筋を個別に治療できるのは、指で筋組織を直接触診し、痛みを評価し、それに続いて機能的マッサージ（指で触診しながら口を開閉する）をできたときだけなので、これは重要である。この研究に含まれているのは、健康な顎関節をもつ患者だけである。触診についてはMRIとEMGを使い、疑いがないよう確認した。触診の方法は、さまざまな大きさの5つの解剖学の標本でシミュレーションした。この触診の前提条件は、療法士が正確な触診方法に詳しいことと、必要な経験を積んでいることである（図13.27、図13.28、図13.29）。

最初のポジション

患者は治療台に横たわり、頭をやや高くした楽な姿勢になるか、治療用の椅子に座る。療法士は、評価する側で患者の頭の脇に座る。

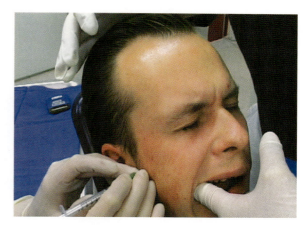

図13.28　EMGでモニターしながら外側翼突筋を触診する

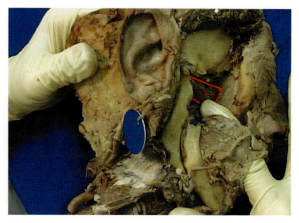

図13.29　解剖学の標本での、アクセス経路の図。赤い輪郭：外側翼突筋。青い輪郭：内側翼突筋

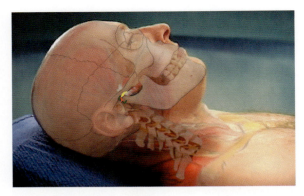

図13.30　外側翼突筋の位置

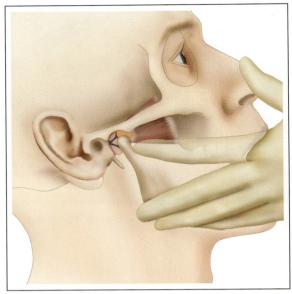

図13.32　外側翼突筋の口内触診の略図（オレンジ：関節円板）

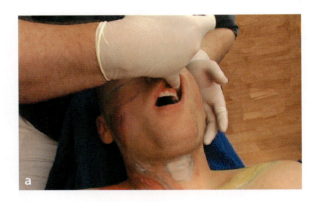

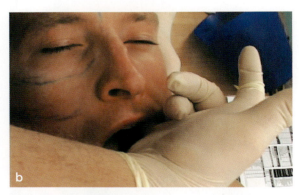

図13.31a, b　下顎骨を外側にずらし、次に口内で外側翼突筋を触診する。a ここにある歯槽突起の上部に平行に小指を動かす、b 次に口腔前庭に沿って動かして上顎結節にのり、翼突突起の外側板へ続く

テクニック

外側翼突筋を指で触診するときは、小指か示指を使い、頬の内側の口内で行う。患者は、評価する側に向けて下顎を外側にずらす（下顎を正中線から離して脇にずらす）。療法士は、小指か示指で上顎骨歯槽突起の上部と平行に口腔前庭に沿って触診し、上顎結節にのり、さらに翼突突起の外側板に達する。触診はこの段階で内側翼突筋の上部と重なる。触診の最後の部分は上内側に向かう。

外側翼突筋は、口外から等尺性収縮によりテストができる。このテストでは、指による触診ほど多くの情報を得られない。実施するときは、患者に口を軽く開けてもらい、次に下顎をたとえば左に動かす。下顎骨左側に最大限ではない抵抗を加えて、この運動を減速させる。これにより、右外側翼突筋の強さと、痛みの有無をテストできる。

外側翼突筋が触診できることが証明されるまでは、コントラクト・リラックス法を使って外側翼突筋をゆるめる治療法としてこのテクニックも使われていた（図13.30、図13.31、図13.32）。

評価と治療のヒント

外側翼突筋のトリガーポイントは、顎に関連痛を起こす。これは関節症起源の症状や、上顎洞の症状と間違われることがある（図13.33）。

側頭筋

側頭筋は、前部、内側部、後部の3部に分けられる。この筋が大きいことと、個々の部で別の作用をすることと、関連痛を引き起こすことから、触診評価が必須である（図13.34、図13.35、図13.36、図13.37、図13.38、図

顎の筋の触診診察 401

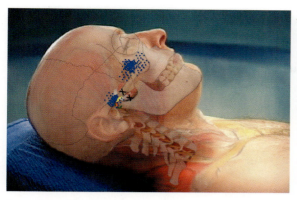

図13.33 外側翼突筋のトリガーポイントが、顎に関連痛を引き起こす。これは関節起源の症状や、上顎洞の症状と間違われることがある

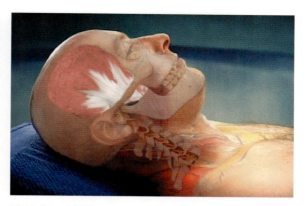

図13.34 側頭筋の位置

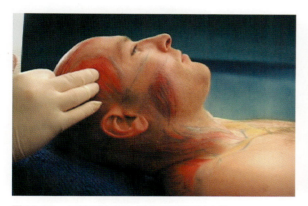

図13.35 口外の触診は、側頭の前部で始まる

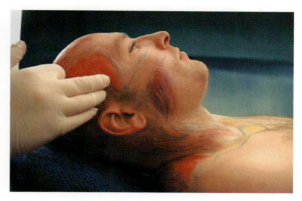

図13.36 側頭筋内側部の触診を続ける

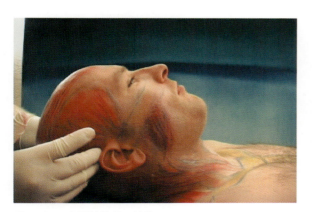

図13.37 側頭筋後部の触診

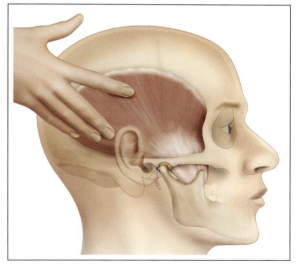

図13.38 側頭筋の触診をする領域の略図

13.39、図13.40、図13.41、図13.42）。側頭筋は、側頭骨と頭頂骨の鱗部の側頭線で始まる。そして下顎骨突起に付着する。左右の側頭筋が動いていると、閉口の約45％を生み出す。このとき、下顎骨後部が下顎骨筋突起で後上方に動く。前部は突出と開口に寄与する。

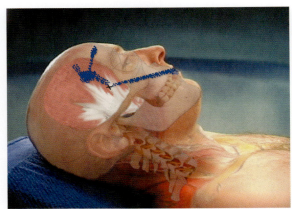

図13.39 側頭筋前部のトリガーポイントが上前歯に関連痛を起こす

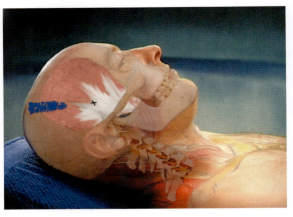

図13.41 側頭筋内側部で生じた筋膜痛は、頭頂骨中部に痛みを放射することがある

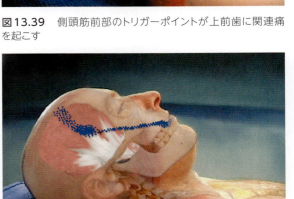

図13.40 側頭筋内側部のトリガーポイントが犬歯と小臼歯に症状を放射する

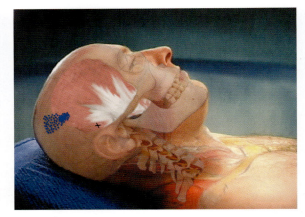

図13.42 後部で生じた筋膜痛は、頭頂骨に関連痛を起こすことがある

最初のポジション

患者は治療台に横たわり、頭をやや高くした楽な姿勢になるか、治療用の椅子に座る。療法士は、患者の頭側の11-12時のポジションに座る。

テクニック

口外の触診は、側頭の前部で始まる。療法士は、中程度の圧を線維の走行に垂直にかけて、触診を始める。前部の触診は、頭頂骨の鱗部の側頭線で始まる。療法士は、筋のこの部位を前から後ろに触診し、次に頬骨弓にある筋の付着までたどる。この方法はトリガーポイント／圧痛を筋のさまざまな部位で見つけるときに、特に必要である。内側と後部の領域も同じように触診する。

触診中に患者に少し口を開けたり、歯を食いしばったりしてもらい、個々の構造を区別しやすくすると助かる。示指、中指、薬指を使って、患者の側頭領域を触診する。

顎二腹筋の前腹と後腹

顎二腹筋の後腹は、側頭骨の乳突切痕で始まり、前腹とともに中間の腱を経由して、舌骨小角につながる。前腹は二腹筋窩に付着する。

顎二腹筋の最も重要な作用の1つは、嚥下中に舌骨を挙げることである。また、開口も助ける。

顎の筋の触診診察

> **ヒント**：頭／顎の症状に苦しむ患者を診るときはつねに、口腔底に痛みや変化がないか、定期的に口腔底を評価すべきである。舌の運動は、舌の先端を鼻や顎の先につけるように、あるいは舌をできるだけ左右に動かすよう患者に指示し、評価する。これらの運動機能テストで左右差が出た場合、口腔底と舌の領域を歯科医、口腔外科医、口内・顎顔面外科医、神経科医にさらに詳しく検査してもらうべきである。これらの偏位は、単に体の意識がたりないせいかもしれないし、口内にできた潰瘍（アフタ性潰瘍）、リンパ節の腫れ、唾液腺の石（唾石）、腫瘍、脳の損傷などが原因で、口腔底が変化したせいかもしれない。そのため、口腔底全体を触診する（この領域は痛みにとても敏感なので、口内でかける圧は最小限にするよう配慮する）。

最初のポジション

患者は治療台に横たわり、頭をやや高くした楽な姿勢になるか、治療用の椅子に座る。療法士は、評価する側で患者の頭の脇に座る。

テクニック（口内）

中指か示指を使い、患者の口腔底の舌下を触診する。療法士が口内に指を入れ、顎二腹筋の前腹を口腔底に軽く押しつけると、筋は口内からも口外からも簡単に触診できる。

顎二腹筋の前腹と、口腔底内のほかの舌骨上筋をさらによく区別するには、顎の先端にやや抵抗をかけ、口を開く動きに抵抗すると役立つことが証明されている。すると、顎先に向かう顎二腹筋のV字型の前腹が明らかになる。

テクニック（口外）

顎二腹筋の後腹を触診するために口外のテクニックを使う方法は、口内の手順の代案である。療法士は下顎角周辺をつかみ、下顎枝の後ろの軟部組織を触診する。

手で下顎角の周囲をつかみ、下顎枝の後ろにやさしく圧をかけると、顎二腹筋の後腹が軟部組織のなかで感じられる。

理想的には、触診中、患者に軽く嚥下してもらうとよい。すると、顎二腹筋の後腹が触診する指に対抗してすぐに滑走する。顎二腹筋の前腹の口内治療を優先させること（図13.43、図13.44、図13.45、図13.46）。

> **ヒント**：舌骨上筋：舌骨上筋には、顎二腹筋、茎突舌骨筋、顎舌骨筋、おとがい舌骨筋が含まれる。おとがい舌骨筋、顎舌骨筋、顎二腹筋の前腹が、口腔底の形成を手伝っている。舌骨上筋は咀嚼や嚥下のほか、発話や歌唱時の明瞭な発音にも関係する。下顎骨を固定すると、顎舌骨筋が舌の底を挙上し、口蓋に押しつけることができる。すると舌骨と喉頭が前上方に引っ張られる。舌骨下筋が舌骨を固定すると、顎舌骨筋が開口や下顎骨を横に動かす運動に加わる（Rauber and Kopsch, 2003）。

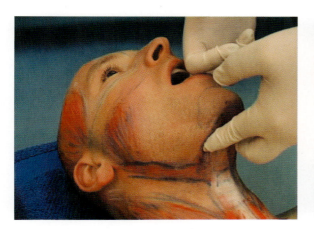

図13.43　顎二腹筋の前腹の口内触診

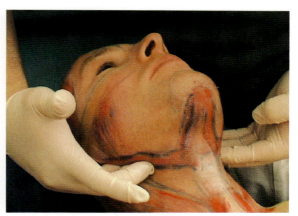

図13.44　顎二腹筋の後腹の口外触診

13 頭部と顎

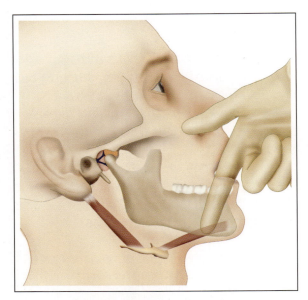

図13.45　顎二腹筋の前腹の口内触診の略図

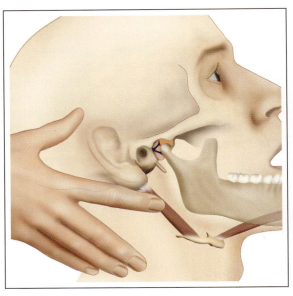

図13.46　顎二腹筋の後腹の口外触診の略図

練習問題

1. 頭蓋は11の領域に分けられる。すべて名前を挙げよ。
2. 三叉神経の圧痛点を挙げよ。
3. 関節円板とともに顎を作るのはどの骨性構造か？
4. 顎関節を口内から触診するとき、なぜグローブとマスクをつけるほうが賢いのか？
5. 頬骨弓で始まり、広い領域に広がり、下顎角の咬筋粗面に付着する筋はどれか？
6. 閉口時に最も関与する筋は何か？
7. 口の開閉を始める筋は何か？
8. 顎二腹筋の最も重要な作用は何か？

参考文献

Akiyama K, Takakura Y, Tomita Y, Sugimoto K, Tanaka Y, Tamai S. Neurohistology of the sinus tarsi and sinus tarsi syndrome. J Orthop Sci 1999;4(4):299–303

Aland RC, Kippers V. Addressing interindividual variation within a science dissection-based anatomy course. Department of Anatomy & Developmental Biology, School of Biomedical Sciences, The University of Queensland, Australia, 2005. Available at: http://www.researchgate.net/publication/43508110_Addressing_Interindividual_Variation_within_a_Science_Dissection-based_Anatomy_Course Accessed October 6, 2009

Andreisek G, Crook DW, Burg D, Marincek B, Weishaupt D. Peripheral neuropathies of the median, radial, and ulnar nerves: MR imaging features. Radiographics 2006 Sep–Oct;26(5):1267–1287

Askling C, Thorstensson A. Acute hamstrings strains involving the proximal free tendon attachment to the ischial tuberosity are associated with prolonged rehabilatation time. 6th Interdisciplinary World Congress on Low Back & Pelvic Pain. Barcelona, 2007

Balakrishnan C, Bachusz RC, Balakrishnan A, Elliot D, Careaga D. Intraneural lipoma of the radial nerve presenting as Wartenberg syndrome: A case report and review of literature. Can J Plast Surg 2009 Winter;17(4): e39–41

Barker PJ, Guggenheimer KT, Grkovic I, et al. Effects of tensioning the lumbar fasciae on segmental stiffness during flexion and extension: Young Investigator Award winner. Spine (Phila Pa 1976) 2006;31(4):397–405

Beckenbaugh RD. The Carpal Tunnel Syndrome. In: WP Cooney. The Wrist: Diagnosis and Operative Treatment, 2nd ed. Chapter 27, p. 1105. Lippincott Williams & Wilkins; 2010

Berger RA. The Carpal Tunnel Syndrome. In: WP Cooney. The Wrist: Diagnosis and Operative Treatment, 2nd ed. Chapter 27, p. 25f. Lippincott Williams & Wilkins, 2010

Bikkina RS, Tujo CA, Schraner AB, Major NM. The "floating" meniscus: MRI in knee trauma and implications for surgery. AJR Am J Roentgenol 2005 Jan;184(1):200–204

Bjordal JM, Couppé C, Chow RT, Tunér J, Ljunggren EA. A systematic review of low level laser therapy with location-specific doses for pain from chronic joint disorders. Aust J Physiother 2003;49(2):107–116

Blair JM, Botte MJ. Surgical anatomy of the superficial peroneal nerve in the ankle and foot. Clin Orthop Relat Res 1994 Aug;(305):229–238

Bogduk N. Klinische Anatomie von Lendenwirbelsäule und Sakrum. Berlin: Springer; 2000

Brooke R. The sacro-iliac joint. J Anat 1924;58(Pt 4):299–305

Bumann A, Lotzmann U. Funktionsdiagnostik und Therapieprinzipien. Farbatlanten der Zahnmedizin, Vol. 12. Stuttgart: Thieme; 2000

Butler D, Moseley L. Explain Pain. Minneapolis: Orthopedic Physical Therapy Products; 2003

Chaitow L. Palpationstechniken und Diagnostik. Munich: Urban & Fischer; 2001

Chung CY, Lee KM, Park MS, Lee SH, Choi IH, Cho TJ. Validity and reliability of measuring femoral anteversion and neck-shaft angle in patients with cerebral palsy. J Bone Joint Surg Am 2010 May;92(5):1195–1205

Cyriax JH. Textbook of Orthopaedic Medicine, Vol. 2: Treatment by Manipulation Massage and Injection, 11th ed. London: Bailliere Tindall; 1984

Dautzenroth A. Cystische Fibrose. Stuttgart: Thieme; 2002

De Lange A, Kauer JM, Huiskes R. Kinematic behavior of the human wrist joint: a roentgen-stereophotogrammetric analysis. J Orthop Res 1985;3(1):56–64

De Lange ALH, Kauer JMG, Huiskes R. A kinematical study of the human wrist joint. Doctoral Thesis. Universität Nijmegen, Niederlande; 1987

De Palma AF. Surgical anatomy of Acromioclavicular and sternoclavicular joint.Surg Clin North Am 1963 Dec;43:1541–1550

Dias Filho LC, Valença MM, Guimarães Filho FA, et al. Lateral femoral cutaneous neuralgia: an anatomical insight. Clin Anat 2003 Jul;16(4):309–316

Diethelm M. Brustschmerz—nicht vom Herz. Schweiz Med Forum 2005;5:51–58

Disla E, Rhim HR, Reddy A, Karten I, Taranta A. Costochondritis. A prospective analysis in an emergency department setting. Arch Intern Med 1994;154(21): 2466–2469

Doklamyai P, Agthong S, Chentanez V, et al. Anatomy of the lateral femoral cutaneous nerve related to inguinal ligament, adjacent bony landmarks, and femoral artery. Clin Anat 2008 Nov;21(8):769–774

Doral MN, Alam M, Bozkurt M, et al. Functional anatomy of the Achilles tendon. Knee Surg Sports Traumatol Arthrosc 2010 May;18(5):638–643. Epub 2010 Feb 25

Dörhage K, Knopf H, Graumann-Brunt S, Koch SE. Asymmetrie der Kopfgelenke: Physiologische Lateralität. Manuelle Medizin 2004;42(2):122–128

Drehmann 1909 cited in: Drehmann F, Becker W. Eine einfache klinische Untersuchungsmethode zur approximativen Schnellbestimmung des Antetorsionswinkels des Schenkelhalses. Z Orthop Ihre Grenzgeb 1980 Apr; 118(2):236–240

Dreyfuss P, Michaelsen M, Fletcher D. Atlanto-occipital and lateral atlanto-axial joint pain patterns. Spine (Phila Pa 1976) 1994;19(10):1125–1131

Dunn T, Heller CA, McCarthy SW, Dos Remedios C. Anatomical study of the "trochanteric bursa". Clin Anat 2003;16 (3):233–240

Dvořák J, Dvořák V, Gilliar W, Schneider W, Spring H, Tritschler T. Musculoskeletal Manual Medicine. Diagnosis and Treatment, 5th ed., Stuttgart–New York: Thieme; 2008

Eckstein F, Löhe F, Hillebrand S, et al. Morphomechanics of the humero-ulnar joint: I. Joint space width and contact areas as a function of load and flexion angle. Anat Rec 1995 Nov;243(3):318–326

Edel H. Atemtherapie. 6th ed. Munich: Urban & Fischer; 1999

Ehrenberg H. Atemtherapie in der Physiotherapie/ Krankengymnastik. Munich: Pflaum; 1998

Falla DL, Jull GA, Hodges PW. Patients with neck pain demonstrate reduced electromyographic activity of the deep cervical flexor muscles during performance of the craniocervical flexion test. Spine (Phila Pa 1976) 2004;29 (19):2108–2114

Ferran NA, Oliva F, Maffulli N. Recurrent subluxation of the peroneal tendons. Sports Med 2006;36(10):839–846

Freesmeyer WB. Zahnärztliche Funktionstherapie. Munich: Hanser; 1993

Freeston J, Karim Z, Lindsay K, Gough A. Can early diagnosis and management of costochondritis reduce acute chest pain admissions? J Rheumatol 2004;31(11):2269–2271

Frisch H. Programmierte Therapie am Bewegungsapparat. Berlin: Springer; 1995a

Frisch H. Programmierte Untersuchung des Bewegungsapparates. 6th ed. Berlin: Springer; 1995b

Fuss FK. Anatomy of the cruciate ligaments and their function in extension and flexion of the human knee joint. Am J Anat 1989;184(2):165–176

Gifford L. Topical Issues in Pain. Vol. 5: Treatment. Communication. Return to Work. Cognitive Behavioural Pathophysiology. CNS Press [online] 2006. Available at: http://www.achesandpainsonline.com/cnspress.php. Accessed October 22, 2014

Gokeler A, van Paridon-Edauw GH, DeClercq S, Matthijs O, Dijkstra PU. Quantitative analysis of traction in the glenohumeral joint. In vivo radiographic measurements. Manual Therapy 2003;8(2):97–102

Goode A, Hegedus EJ, Sizer P, Brismee JM, Linberg A, Cook CE. Three-Dimensional Movements of the Sacroiliac Joint: A Systematic Review of the Literature and Assessment of Clinical Utility. The Journal of Manual & Manipulative Therapy 2008;16(1):25–38

Gracovetsky S. The Spinal Engine. Berlin: Springer; 1988. Available at http://www.somatics.de/Gracevetsky_ Interview.pdf Accessed October 17, 2009

Grana W. Medial epicondylitis and cubital tunnel syndrome in the throwing athlete. Clin Sports Med 2001 Jul;20 (3):541–548

Greiner P. Die Frankfurter Horizontale. Eine anatomisch-röntgenkephalometrische Untersuchung zur Lageveränderung von Porion und Orbita während des Wachstums. Marburg: Univ. Diss. 2000. Available at https://www.uni-marburg.de/fb20/kieferorthopaedie/forschung/abstract_ greiner. Accessed October 19, 2009

Hansson TL, Honée W, Hesse J. Funktionsstörungen im Kausystem. 2nd ed. Heidelberg: Hüthig; 1990

Hansson TL, Christensen Minor CA, Wagnon Taylor DL. Physiotherapie bei craniomandibulären Funktionsstörungen. Berlin: Quintessenz; 1993

Hasset G, Barnsley L. Pain referral from the sternoclavicular joint: a study in normal volunteers. Rheumatol 2001;40:859–862

Hecker U, Steveling A, Peuker E, Kastner J, Liebchen K. Color Atlas of Acupuncture. Body Points, Ear Points, Trigger Points. 2nd ed. Stuttgart–New York: Thieme; 2008

Helfenstein M Jr, Kuromoto J. Anserine syndrome. Rev Bras Reumatol 2010 Jun;50(3):313–327

Hempen CH, Wortman Chow V. Pocket Atlas of Acupuncture. Stuttgart–New York: Thieme; 2006

Herdman SJ. Vestibular Rehabilitation. 2nd ed. Philadelphia: FA Davis; 2000

Hess GW. Achilles tendon rupture: a review of etiology, population, anatomy, risk factors, and injury prevention. Foot Ankle Spec 2010 Feb;3(1):29–32. Epub 2009 Dec 15

Hesse JR. Craniomandibular Border Characteristics and Orofacial Pain. A Clinical and Experimental Investigation. Amsterdam: Ridderprint Offsedrukkereij b. v., Ridderkerk; 1996

Hintermann B. Biomechanics of the unstable ankle joint and clinical implications. Med Sci Sports Exerc 1999 Jul;31(7 Suppl):459–469

Hochschild J. Funktionelle Anatomie—Therapierelevante Details. Vol 1. Stuttgart: Thieme; 1998

Hochschild J. Funktionelle Anatomie—Therapierelevante Details. Vol 2. Stuttgart: Thieme; 2001

Hollevoet N, Van Maele G, Van Seymortier P, Verdonk R. Comparison of palmar tilt, radial inclination and ulnar variance in left and right wrists. J Hand Surg 2000;25: 431–433

Hoppenfeld S. Klinische Untersuchung der Wirbelsäule und Extremitäten. 2nd ed. Stuttgart: Fischer; 1992

Hudes K. Conservative management of a case of tarsal tunnel syndrome.J Can Chiropr Assoc 2010 Jun;54 (2):100–106

Huson A. Joints and movements of the foot: terminology and concepts. Acta Morphol Neerl Scand 1987;25 (3):117–130

Huson A. Biomechanics of the tarsal mechanism. A key to the function of the normal human foot. J Am Podiatr Med Assoc 2000 Jan;90(1):12–17

Jerosch J, Steinleitner W, eds. Minimalinvasive Wirbelsäulen-Intervention. Aktuelle und innovative Verfahren für Praxis und Klinik. Cologne: Dt. Ärzteverlag; 2005

Kapandji IA. Funktionelle Anatomie der Gelenke. Vol 3. 5th ed. Stuttgart: Enke; 1985

Kapandji IA. Funktionelle Anatomie der Gelenke. 4th ed. Stuttgart: Thieme; 2006

Kares H, Schindler H, Schöttl R. Der etwas andere Kopf- und Gesichtsschmerz. International College of CMD—Sektion Deutschland (ICCMD-Deutschland ICCHO), 2001

Karlsson J, Eriksson BI, Renström PA. Subtalar ankle instability. A review. Sports Med 1997 Nov;24(5): 337–346

Kieser JA, Groeneveld HT. Relationship between juvenile bruxing and craniomandibular dysfunction. J Oral Rehabil 1998;25(9):662–665

Klein-Vogelbach S. Funktionelle Bewegungslehre. Rehabilitation und Prävention. Vol 1. Berlin: Springer; 2000

Kraemer J. Intervertebral Disk Diseases. Causes, Diagnosis, Treatment, and Prophylaxis. 3rd ed. Stuttgart–New York: Thieme; 2009

Kubik S. Anatomie der Lumbalregion und des Beckens. Fortbildungskurse für Rheumatologie. Vol 6. Basel: Karger; 1981:1–29

Landsmeer JM. Studies in the anatomy of articulation. I. The equilibrium of the "intercalated" bone. Acta Morphol Neerl Scand 1961;3:287–303

Lanz T von, Wachsmuth W. Praktische Anatomie, Rücken. Berlin: Springer; 1982

Lanz T von, Wachsmuth W. Praktische Anatomie, Rücken. Berlin: Springer; 2004a

Lanz T von, Wachsmuth W. Praktische Anatomie, Part 1A, Kopf–Übergeordnete Systeme. Berlin: Springer; 2004b.

Lanz T von, Wachsmuth W. Praktische Anatomie, Part 1B, Kopf–Gehirn- und Augenschädel. Berlin: Springer; 2004c

Lanz T von, Wachsmuth W. Praktische Anatomie, Bein und Statik. Berlin: Springer; 2004d

Lichtman DM, Wroten ES. Understanding midcarpal instability. J Hand Surg Am 2006 Mar;31(3):491–498

Lieber RL, Ljung BO, Friden J. Sarcomere-Length in wrist extensor muscles – changes may provide insights into the etiology of chronic lateral epicondylitis. Acta Orthop Scand 1997;68:249–254

Liu F, Yue B, Gadikota HR, et al. Morphology of the medial collateral ligament of the knee. J Orthop Surg Res 2010;5:69

Ljung BO, Friden J, Lieber RL. Sarcomere length varies with wrist ulnar deviation but not forearm pronation in the extensor carpi radialis brevis muscle. J Biomech 1999;32:199–202

Lundberg A. Kinematics of the ankle and foot. In vivo roentgen stereophotogrammetry. Acta Orthop Scand Suppl 1989;233:1–24

Lysell E. Motion in the cervical spine. An experimental study on autopsy specimens. Acta Orthop Scand 1969;123:1

Marti R. Dislocation of the peroneal tendons. Am J Sports Med 1977;5(1):19–22

Marx G. Über die Zusammenarbeit mit der Kieferorthopädie und Zahnheilkunde in der manuellen Medizin. Manuelle Med 2000;38:342–345

Matthijs O, van Paridon-Edauw, D, Winkel D. Manuelle Therapie der peripheren Gelenke Bd. 2: Ellenbogen, Hand. 1. Auflage. Urban & Fischer Verlag Elsevier GmbH; 2003

Matthijs O, van Paridon-Edauw, D, Winkel D. Manuelle Therapie der peripheren Gelenke Bd. 3: Hüfte, Knie, Sprunggelenk, Fuß und Knorpelgewebe. 1. Auflage. Urban & Fischer Verlag Elsevier GmbH; 2006

Mattingly GE, Mackarey PJ. Optimal methods for shoulder tendon palpation: a cadaver study. Phys Ther 1996;76 (2):166–173

Mbaka GO, Ejiwunmi AB. Prevalence of palmaris longus absence—a study in the Yoruba population. Ulster Med J 2009 May;78(2):90–93

Meissner A. Biomechanical investigation of the pubic symphysis. Unfallchirurg 1996;6:415–421

Mercer SR, Cullen B, Lau P, Govind J, Bogduk N. Anatomy in Practice: Palpation of Piriformis. Abstract Booklet. Australian Association of Anatomy and Clinical Anatomy. Department of Anatomy and Cell Biology. University of Melbourne; 2004

Milz S, Eckstein F, Putz R. Thickness distribution of the subchondral mineralization zone of the trochlear notch and its correlation with the cartilage thickness: an expression of functional adaptation to mechanical stress acting on the humeroulnar joint? Anat Rec 1997 Jun;248 (2):189–197

Mooney V, Pozos R, Vleeming A, Gulick J, Swenski D. Exercise treatment for sacroiliac pain. Orthopedics 2001;24 (1):29–32

Moritomo H, Apergis EP, Herzberg G, Werner FW, Wolfe SW, Garcia-Elias M. 2007 IFSSH committee report of wrist biomechanics committee: biomechanics of the so-called dart-throwing motion of the wrist. J Hand Surg Am 2007 Nov;32(9):1447–1453

Moseley HF. The clavicle: its anatomy and function. Clin Orthop Relat Res 1968 May–Jun;58:17–27

Netter FH. Farbatlanten der Medizin, Bd. 7: Bewegungsapparat I. Stuttgart: Thieme; 1992

Netter FH. Atlas of Human Anatomy. 3rd ed. Teterboro, New Jersey: Icon Learning Systems; 2004

Niethard FU, Pfeil J. Duale Reihe "Orthopädie." 4th ed. Stuttgart: Thieme; 2003

O'Driscoll SW, Bell DF, Morrey BF. Posterolateral rotatory instability of the elbow. J Bone Joint Surg 1991a;73 (3):440–446

O'Driscoll SW, Horii E, Carmichael SW, Morrey BF. The cubital tunnel and ulnar neuropathy. J Bone Joint Surg Br 1991b Jul;73(4):613–617

OECD Health Data, Eurostat Statistics Database; 2012. p. 87; http://www.oecd.org/health/health-systems/HealthAtA-GlanceEurope2012.pdf. download: 07.01.2015.

Okeson JP. Bell's Orofacial Pains. 5th ed. Berlin: Quintessenz; 1995

Okeson JP. Orofacial Pain. Guidelines for Assessment, Diagnosis, and Management. Berlin: Quintessenz; 1996

Padovani JP. [Anatomic and physiologic review of the lateral ligaments of the tibiotarsal joint and the lower peroneotibial ligaments]. Rev Chir Orthop Reparatrice Appar Mot 1975;61 Suppl 2:124–127 [Article in French]

Panagiotopoulos E, Strzelczyk P, Herrmann M, Scuderi G. Cadaveric study on static medial patellar stabilizers: the dynamizing role of the vastus medialis obliquus on medial patellofemoral ligament. Knee Surg Sports Traumatol Arthrosc 2006;14(1):7–12

Pauling C. Skriptum zur Atemtherapie, VPT Akademie—staatl. anerk. Massage-/Physiotherapeuten-Schule, Fellbach.

Penning L. Hals- und Lendenwirbelsäule. Munich: Pflaum; 2000

Petersen W, Zantop T. Das vordere Kreuzband: Grundlagen und aktuelle Praxis der operativen Therapie. Deutscher Ärzte-Verlag; 2009

Pfirrmann CW, Chung CB, Theumann NH, Trudell DJ, Resnick D. Greater trochanter of the hip: attachment of the abductor mechanism and a complex of three bursae—MR imaging and MR bursography in cadavers and MR imaging in asymptomatic volunteers. Radiology 2001 Nov;221(2):469–477

Polatsch DB, Melone CP Jr, Beldner S, Incorvaia A. Ulnar nerve anatomy. Hand Clin 2007 Aug;23(3):283–289

Pool-Goudzwaard AL, Kleinrensink GJ, Snijders CJ, Entius C, Stoeckart R. The sacroiliac part of the iliolumbar ligament. J Anat 2001;199(Pt 4):457–463

Pool-Goudzwaard AL, Hoek van Dijke G, Mulder P, Spoor C, Snijders C, Stoeckart R. The iliolumbar ligament: its influence on stability of the sacroiliac joint. Clin Biomech (Bristol, Avon) 2003;18(2):99–105

Premkumar A, Perry MB, Dwyer AJ, et al. Sonography and MR imaging of posterior tibial tendinopathy. AJR Am J Roentgenol 2002 Jan;178(1):223–232

Puranen J, Orava S. The hamstring syndrome—a new gluteal sciatica. Ann Chir Gynaecol 1991;80(2):212–214

Rauber A, Kopsch F, eds. Anatomie des Menschen. Vol 1. Anatomie des Bewegungsapparates. 3rd ed. Stuttgart: Thieme; 2003

Reichel HS. Personal communication: Lehrgruppe Manuelle Therapie der VPT Akademie Fort- und Weiterbildungs GmbH, Fellbach

Richardson C, Jull G, Hodges PW, Hides JA. Therapeutic Exercise for Spinal Segmental Stabilisation in Low Back Pain. Edinburgh: Churchill Livingstone; 1999

Richter P, Hebgen E. Trigger Points and Muscle Chains in Osteopathy. Stuttgart–New York: Thieme; 2009

Robertson C, Saratsiotis J. A review of compressive ulnar neuropathy at the elbow. J Manipulative Physiol Ther 2005 Jun;28(5):345

Robson AJ, See MS, Ellis H. Applied anatomy of the superficial branch of the radial nerve. Clin Anat 2008 Jan;21 (1):38–45

Rocabado M. Biomechanical relationship of the cranial, cervical, and hyoid regions. J Craniomandibular Pract 1983;1(3):61–66

Ruwe PA, Gage JR, Ozonoff MB, DeLuca PA. Clinical determination of femoral anteversion. A comparison with established techniques. J Bone Joint Surg Am 1992. Jul;74 (6):820–830

Sashin D. A critical analysis of the anatomy and the pathological changes of the sacroiliac joints. J Bone Joint Surg 1930;12:891–910

Sawant MR, Murty A, Ireland J. A clinical method for locating the femoral head centre during total knee arthroplasty. Knee 2004 Jun;11(3):209–212

Scharf W, Weinstabl R, Orthner E. Anatomische Unterscheidung und klinische Bedeutung zweier verschiedener Anteile des Musculus vastus medialis. Acta Anatomica 1985;123(2):108–111

Schindler HJ. Lecture at the 37th Annual Convention of the Working Group for Function Diagnostics and Therapy (AFDT) [In German]. Bad Homburg; November 2004

Schmidt HM, Lanz U. Surgical Anatomy of the Hand. Stuttgart: Thieme; 2003

Schneider B, Laubenberger J, Jemlich S, Groene K, Weber HM, Langer M. Measurement of femoral antetorsion and tibial torsion by magnetic resonance imaging. Br J Radiol 1997 Jun;70(834):575–579

Schünke M. Topographie und Funktion des Bewegungssystems. Stuttgart: Thieme; 2000

Schünke M, Schulte E, Schuhmacher U. Prometheus series, Thieme Atlas of Anatomy, General Anatomy and Musculoskeletal System. Stuttgart: Thieme; 2005

Sérgio R, Canto T, Gilho G, et al. Femoral Neck Anteversion: A Clinical vs Radiological Evaluation. Acta Ortop Bras 2005; 13(4):171–174.

Standring S. Gray's Anatomy. The Anatomical Basis of Clinical Practice. Edinburgh: Churchill Livingstone;2008

Stelzenmüller W, Wiesner J. Therapie von Kiefergelenkschmerzen— Ein Behandlungskonzept für Zahnärzte, Kieferorthopäden und Physiotherapeuten. 2nd ed. Stuttgart: Thieme; 2004

Stelzenmüller W, Weber D, Özkan V, Umstadt H. Is the lateral pterygoid muscle palpable? A pilot study for determining the possibilities of palpating the lateral pterygoid muscle. Best awarded poster presentation. AFDT der DGZMK (Deutsche Gesellschaft für Zahn-, Mund- und Kieferheilkunde). November 28, 2004. Int. Poster J Dent Oral med. 2006;8(1):301. Available at: http://ipj.quintessenz.de. Accessed October 22, 2014

Stewart TD. Pathologic changes in aging sacroiliac joints. A study of dissecting-room skeletons. Clin Orthop Relat Res 1984;183(183):188–196

Tan SC, Chan O. Achilles and patellar tendinopathy: current understanding of pathophysiology and management. Disabil Rehabil 2008;30(20–22):1608–1615

Tetro AM, Evanoff BA, Hollstien SB, Gelberman RH. A new provocative test for carpal tunnel syndrome. Assessment of wrist flexion and nerve compression. J Bone Joint Surg Br 1998 May;80(3):493–498

Theodoridis T, Kraemer J. Spinal Injection Techniques. Stuttgart–New York: Thieme; 2009

Tillmann B. Farbatlas der Anatomie, Zahnmedizin—Humanmedizin. Stuttgart: Thieme; 1997

Tillmann B, Töndury G. Bewegungsapparat. In: A Rauber, F Kopsch (eds). Anatomie des Menschen. Vol 1. 2nd ed. Stuttgart: Thieme; 1998

Tittel K. Beschreibende und funktionelle Anatomie des Menschen. 11th ed. Stuttgart: Fischer; 1989

Tixa S. Atlas d'anatomie palpatoire du membre inférieur. Paris: Masson; 1997

Tixa S. Atlas der Palpationsanatomie. Stuttgart: Hippokrates; 2002

Travell JG, Simons DG. Myofascial Pain and Dysfunction. The Trigger Point Manual. Baltimore: Williams & Wilkins; 1983

Travell JG, Simons DG. Myofascial Pain and Dysfunction. The Trigger Point Manual. Vol 2: The Lower Extremities. Baltimore: Williams & Wilkins; 1998

Trepel M. Neuroanatomie. Struktur und Funktion. Urban & Fischer Verlag/Elsevier; 2004

Tubbs RS, Caycedo FJ, Oakes WJ, Salter EG. Descriptive anatomy of the insertion of the biceps femoris muscle. Clin Anat 2006 Sep;19(6):517–521

Valerius KP, Frank A, Kolster BC, Hirsch MC, Hamilton C, Lafont EA. Das Muskelbuch. Stuttgart: Hippokrates; 2002

Van den Berg F, ed. Angewandte Physiologie, Vol 4: Schmerzen verstehen und beeinflussen. Stuttgart: Thieme; 2003

Van der Worp H, van Ark M, Roerink S, Pepping GJ, van den Akker-Scheek I, Zwerver J. Risk factors for patellar tendinopathy: a systematic review of the literature. Br J Sports Med 2011 Apr;45(5):446–452. Epub 2011 Mar 2

Van Langelaan EJ. A kinematical analysis of the tarsal joints. An X-ray photogrammetric study. Acta Orthop Scand Suppl 1983;204:1–269

Vleeming A, Pool-Goudzwaard AL, Stoeckart R, van Wingerden JP, Snijders CJ. The posterior layer of the thoracolumbar fascia. Its function in load transfer from spine to legs. Spine (Phila Pa 1976) 1995;20(7):753–758

Vleeming A, Pool-Goudzwaard AL, Hammudoghlu D, Stoeckart R, Snijders CJ, Mens JM. The function of the long dorsal sacroiliac ligament: its implication for understanding low back pain. Spine (Phila Pa 1976) 1996;21(5):556–562

Weigel B, Nerlich M. Praxisbuch Unfallchirurgie. Heidelberg: Springer Verlag; 2004

White AA, Pandjabi MM. Clinical Biomechanics of the Spine. 2nd ed. Philadelphia: Lippincott; 1990

Wilder R, Sethi S. Overuse injuries: tendinopathies, stress fractures, compartment syndrome, and shin splints. Clin Sports Med 2004;23(1):55–81

Wingerden JP van, Vleeming A, Buyruk HM, Raissadat K. Stabilization of the sacroiliac joint in vivo: verification of muscular contribution to force closure of the pelvis. Eur Spine J 2004;13(3):199–205

Winkel D. Das Sakroiliakalgelenk. Stuttgart: Urban & Fischer; 1992

Winkel D, Vleeming A, Meijer OG. Nicht operative Orthopädie und Manualtherapie, Part 4/2. Stuttgart: Urban & Fischer; 1993

Winkel D, Aufdemkampe G, Matthijs O, Meijer OG, Phelps V. Diagnosis and Treatment of the Spine: Nonoperative Orthopedic Medicine and Manual Therapy. New York: Aspen Publishers; 1996

Winkel D, Matthijs O, Phelps V, Vleeming A. Diagnosis and Treatment of the Upper Extremities: Nonoperative Orthopedic Medicine and Manual Therapy. New York: Aspen Publishers; 1997

Winkel D. Nicht operative Orthopädie und Manualtherapie, Anatomie in Vivo. 3rd ed. Munich: Urban & Fischer; 2004

Wirth Carl J., Zichner Ludwig, Kohn Dieter. Orthopädie und Orthopädische Chirurgie. Knie. Stuttgart: Thieme; 2005

Wise CM, Semble EL, Dalton CB. Musculoskeletal chest wall syndromes in patients with noncardiac chest pain: a study of 100 patients. Arch Phys Med Rehabil 1992;73(2):147–149

Wittenberg RH, Willburger RE, Krämer J. [Spondylolysis and spondylolisthesis. Diagnosis and therapy]. Orthopäde 1998;27(1):51–63

Woodley SJ, Kennedy E, Mercer SR. Systematic Review. Anatomy in practice: the sacrotuberous ligament. New Zealand Journal of Physiotherapy 2005;33(3):91–94

Wright TW, Glowczewskie F, Wheeler D, Miller G, Cowin D. Excursion and strain of the median nerve. J Bone Joint Surg Am 1996 Dec;78(12):1897–1903

Yamamoto I, Panjabi MM, Oxland TR, Crisco JJ. The role of the iliolumbar ligament in the lumbosacral junction. Spine (Phila Pa 1976) 1990;15(11):1138–1141

Zahnd F. Einführung in manuelle Techniken: Oberflächen und Röntgenanatomie, Palpation und Weichteiltechniken. Stuttgart: Thieme; 1988

Zancolli EA, Ziadenberg C, Zancolli E Jr. Biomechanics of the trapeziometacarpal joint. Clin Orthop Relat Res 1987 Jul;(220):14–26

Zanetti M, Gilula LA, Jacob HA, Hodler J. Palmar tilt of the distal radius: influence of off-lateral projection initial observations. Radiology 2001 Sep;220(3):594–600

Zoner CS, Buck FM, Cardoso FN, Gheno R, Trudell DJ, Randall TD, Resnick D. Detailed MRI-anatomic study of the lateral epicondyle of the elbow and its tendinous and ligamentous attachments in cadavers. AJR Am J Roentgenol 2010;195(3):629–636

索引

*斜体*の数字は図を、**太字**の数字は表を表す。

あ

アキレス腱　*196, 197*, 198
　横断摩擦　198, *198*
　縁　196-197, *197*
顎　391
　顎関節も参照
足　169-171, *170*
　解剖学　172-173, *172, 173*
　関節腔　180-182, *180, 181, 182*
　症状　171
　触診、背側　191-196
　　外側縁　183-191
　　内側縁　174-183
　生体力学　170-171, *171*
　専門用語　170, *170*
足関節　*173, 192*, 194-195
　可動性低下　171
　関節腔　191-192, *192*
頭　389
　重心の中心　*337*
　領域　*390*
　頭蓋骨、顎関節も参照
咽喉　323
烏口上腕靱帯　*22*
烏口突起　*20, 22*, 40-42, *41, 42*
　エクササイズ　42
　境界　41, *41, 42*
腕の筋間中隔
　外側　68
　内側　*63*
うなずき運動の制限　230, *230*
ヴァルテンベルク症状　92
腋窩静脈　*352*
腋窩動脈　*352*
円回内筋　*56, 59*, 60, 61, 66, *67*
　付着　64, *64*
黄色靱帯　269, *269*
横足根関節170, *173*
　関節の遊びテスト　190-191, *191*
横椎骨圧迫　284-285, *285*
横突間筋、内側　*273*
横突間靱帯　269

か

外果　183-184, *184*, 185
　内果　174-175, *175*
回外筋　*69*
回旋筋　*266*
　胸部　303, *303*
外側広筋　121, 139, *139*
外側上顆炎
　種類　65
　治療　65-66, *65, 66*
外側大腿皮神経　126-127
外背筋　303-304, *303*
解剖学的かぎタバコ入れ　89, *89*, 94
下顎骨　394
　角　371-372, *371*
　頭　*392, 395*
顎関節（TMJ）　389, 391-404
　解剖学　392, *392*
　触診　394, 395-404
　生体力学　392
　　開口　392-393, *393*, 394
　　クリック現象　395
　　すりつぶす運動　393
　　評価　393-395
　　閉口　393, *393*
　治療法　389
顎二腹筋　402-403
　口外テクニック　403, *403, 404*
　口内テクニック　403, *403, 404*
下後鋸筋　*266*
顎上稜　*53, 54, 64, 68*
　外側　68
　内側　64
鵞足の筋　139-140, 152-153, *152*
　区別　153, *153*
　腱　163-164
　個別の筋も参照
下腿三頭筋　*172, 196*
　付着　197, *197*
肩関節　20-21, *21, 22*

（右列）

肩関節唇　*21*
滑液包、触診　4, 11-12, *11*
　個別の滑液包も参照
滑液包炎　11
　股関節　118, 119-120
　骨盤　225, 253
　膝　136, 145
下殿神経　*251 ,253*
　上殿神経　*251*, 252-253, *253*
寛骨　226, 227, *227*
寛骨臼　115
　角度　*115*
環軸関節　346-347, *346*
関節炎　9
　足　171
　肩　36, 39
　脛腓関節　161
　手　80, 96
　膝　143, 161
関節円板　*392, 394, 395*
関節窩　*21, 22*, 45-46, *46*
関節上腕靱帯　*22*
関節突起間関節　267, 298
　横突起肋骨窩　*297*
　下肋骨窩　*297*
　胸部　298
　頸部　340-342, *340, 341*, 359-361, *360, 361*
　上肋骨窩　*297*
　腰部　*261*, 267-268, *267, 268*
関節の評価　3-4
関節包、触診　11, *11*
環椎　*302*, 343-344, *343, 345*
　横靱帯　345, *345*
　横突起　*349, 350*
環椎後頭関節　337, 346, *346*
　顔面頭蓋、頭蓋を参照
気管　*382*, 383
機能的マッサージ
　頸椎　338, *338*, 369-370, *370*
　広背筋　329-330, *329*
　小円筋　329, 330, *330*

僧帽筋 216-218, *216-218,* 311-312, *311 ,312*

大円筋 *329,* 330, *330*

大胸筋 330-332
　胸肋部 330-332, *331*
　腹部 *331,* 332, *332*
　腰椎 213-216, *213-215*

弓状線 *226*

胸郭 298-302
　運動 328-329, *329*
　圧迫 329, *329*
　肋椎関節の力学 300-301, *300, 301*

胸骨 299-300, *299*
　胸骨柄 301, *301*

胸骨角 *301,* 323, *323*

胸骨柄 301, *301*

胸最長筋 *266, 274,* 275

胸鎖関節 39-40, 301, *301*
　関節腔 39, *39*
　牽引テスト 40, *40*

胸鎖乳突筋 347-348, *348, 351,* 370-371, *371*
　触診 38, *38,* 362-363, *364,* 374, *374, 375*

胸神経の損傷 *24*

強直性脊椎炎 323

胸椎 *263,* 293-294
　解剖学 295-304, *296*
　　筋 302-304, *302, 303*
　　棘突起 297, *297,* 313-317
　　　T1 305, 307-308, *307, 308,* 313-314, *313*
　　　T2 385
　　　T3 314
　　　T7 314
　　　T8 316, *316*
　　　T11 283-284, *284,* 314
　　　横突起 297 -298, *297, 298,* 308, *308,* 315-317, *316*
　触診 211, 304-332
　　後面のテクニック 304-322
　　前面のテクニック 322-332
　　誘発テスト 211, *211*
　治療法 294-295
　分節の評価 317-319
　　座位 318-319, *318, 319*
　　側臥位 317-318, *317, 318*

胸腰筋膜 233, *233,* 270-272,

271, 272, 275, *275*
　浅層 271
　中間層 271-272, *271*

棘筋 *266*
　胸部 302, *302*

棘上筋 22, 28, *28*
　治療テクニック 48, *48*
　腱炎 48
　腱症 49
　付着 47-48, *47, 48*

棘上靭帯 269, *269*

棘突起、頸椎、腰椎、仙骨棘突起、胸椎を参照

距骨 169-170, *172, 192, 193*
　頸 176, *176,* 192
　後突起 176, *176*
　前後に滑らすテクニック 195, *195*
　頭 176, 192
　背側 192

距骨下関節 170, *171,* 172

距舟関節 183
　関節腔 180, *181*

距舟関節腔 180, *180*

距踵舟関節 170, *195*
　可動域テスト 195, 195

距腿関節 170-172

棘下筋 22, 29-30, *29, 30*

棘下筋腱 29

棘間腔 315

棘間靭帯 269, *269*

距腓靭帯、前 *173,* 188, *188*
　後 *173,* 188, *188*

ギヨン管 102-103, *103*

筋 209-211
　硬さ 209, 212-213
　　筋緊張の評価 209-211, *210*
　筋の定位 204, **204**
　触診 205, *205*
　　筋縁 9, *9*
　　筋腹 8, *8*
　治療法 203
　個別の筋も参照

筋膜
　厚 8
　緊張 8-9
　個別の筋膜も参照

楔状骨 *172*
　外側 191

内側 181, *181*

口
　すりつぶす運動 393
　閉口 393
　開口 392-393
　　クリック音現象 395
　　評価 393-394
　顎関節も参照

頸胸接合部の触診
　うつ伏せの最初のポジション 312-314
　座位の最初のポジション 305-312, *305*

脛骨 *136, 137*
　縁 148, *148*
　近位 137
　粗面 *136, 137,* 145, *146*

脛骨高原 148, *148,* 156, *156*

脛骨神経 *117,* 140, *162,* 163, *163,* 173, 179, *179*
　圧迫 171

脛骨動脈 179
　後 179, *179,* 183
　前 *12, 192, 193*

頸最長筋 348

頸静脈切痕 39-40, 301, *301,* 322-323, *322,* 385, *385*

頸長筋 348, 350, *350*

頸椎 *263,* 293, 337
　解剖学 338-340, 382, *382*
　　下部頸椎 338-340, *338*
　　筋 347-351, *347-351*
　　上部頸椎 342-346
　　神経と血管 351, *351*
　　靭帯 344-346, *345*
　関連痛 337, *338*
　機能的マッサージ 338, *338,* 369-370, *370*
　棘突起 339, *339,* 349, 358-359, *359*
　　横突起 *339,* 348-349, 370-373, *371-373,* 380
　　鉤状突起 339-340, *339*
　　C1 348-349, 370-372, *371, 372,* 380
　　C2 348, 357-358, *358,* 371, *371, 372,* 373
　　C3 348, 371, *371 ,* 373, *373*
　　C5 305-307, *305, 306,* 358-

359

C6 305-307, *305, 306*, 358-359, *359*

C7 *302*, 307-308, *307*, 359

触診 352-385

後面のテクニック 354-370

最初のポジション 352-354, *353, 354*

前面のテクニック 381-385

側面のテクニック 370-381

生体力学 340-342, *341, 342*

治療法 337-338

頸椎の回旋 307

頸動脈結節 384, *385*

頸半棘筋 347

腰部 *266*

頸板状筋 347

脛腓関節 161

関節炎 161

関節の遊びテスト 161, *161*

近位 138, 161

脛腓靭帯、前 189, *189*

横断摩擦 *189*, 190

血管、触診 12-13, *12*

個別の血管も参照

結節間溝 43-44, *43, 44*, 62, *62*

月状骨 *82*, 96, 97, *97*, 107, *108*

可動性テスト 97, *97, 98*

舟状骨の境界 96

肩甲下筋 *22*

肩甲下筋腱 42

肩甲挙筋 *303*, 347, *347*, 377, *377*

肩甲骨

回旋 24, 206, 311

下角 19, 24-25, *24, 25*

棘 *7, 19*, 20, *20*

下縁 25-26, *26*

上縁 27, *27*

局所解剖学的位置 22-23, *23*

上角 *19*, 25, *26*

内側縁 *19*, 23-25, *23-25*

翼状 24, *24*

肩甲帯 19

解剖学 *19*, 20-22, *20*

後面 22-36, *23*

触診、前外側 40-49

外側 31-36

後面 24-30

前内側 38-40

個別の解剖学的構造も参照

前面 37-38, *37*

治療法 19

肩鎖関節 *20*, 21-22, *22*, 34-37, *34*

可動性の評価 36, *36*

関節包 34-35, *35*

横断摩擦 36, *37*

後面のアプローチ 32-33

前面のアプローチ 32

腱症の治療 30

腱、触診 4, 9-10, *10*

個別の腱も参照

肩峰 *19, 20, 21, 22, 26, 27*

外側縁 26, 31, 32, *32*, 35

棘 *20*, 32, 35

肩峰角 *20*, 26, *27*, 35

咬筋 *396, 396, 397*

トリガーポイント *397, 397*

後脛骨筋 *172*

横断摩擦 182-183, *182*

腱 176-177, *177, 180*

後頸三角 373-374, *374*

甲状腺 *382*

鉤状突起 339-340, *339*

甲状軟骨 382, *383*

外側表面（C5椎弓板） 383, *384*

くぼみ（C4椎弓板） 383, *383*

項靭帯 344-345, *345*, 357, *357, 358*

後前の分節の関節の遊び、椎骨 285-286, *285*

叩打法 328, *328*

喉頭 *384*

後頭 342-343, *345*, 354-355, *355, 356*

下面 *343*

後面 *342, 362*

隆起 354, *355*

後頭下の窩 355-356, *357*

境界 356, *357*

後頭神経

小 351, *351*, 364-366, *366*

大 351, *351*, 364-366, *366*

後頭動脈 351, 364-366, *366*

後頭の筋間溝 365, *365*

広背筋 *266, 271*, 272-273, *273*, 303, *303*

機能的マッサージ 329-330, *329*

後部のⅤ 32, 33, *33*

股関節 113

解剖学 113-118, *114-117*

触診、前面 122-130

外側 118-120

背面 120-122

治療法 113

病的状態 113

呼吸 293-294

肋椎関節の力学 300-301, *300, 301*

肋間の触診 324-325, *325*

呼吸中に触れる 328, *328*

呼吸療法 326-329

胸郭の運動 328-329, *329*

組織をリリースする方法 327, *327*

分泌物をゆるめる介入 327-328, *328*

腰・骨盤・股関節領域（LPH） 113

股関節、骨盤も参照

骨間靭帯 229-230, 232

骨縁、触診 7, *7*

骨盤 223

解剖学 114, *114*, 225-226

性差 226, *226*

骨盤と大転子の溝 255-256, *255*

触診 233-234

筋の定位 204, **204**, 237-241

骨の定位 204, **204**, 234-235, *234, 235*

進化による発達 *223*

仙骨、一部として 230

治療法 223-225

骨盤後面、骨盤を参照

骨盤底筋 225, 256-257

エクササイズ 257

固有背筋

外側区画 274-275, *274*

胸部 302-303

内側区画 273-274, *273*

ゴルフ肘 67

さ

載距突起 175-176, *175*

鎖骨 *20*, 301, 376

外側 34, *34, 35*

境界 376, *376*

後ろ　32-33, *33*
前　*33*
内側端　38-39, *39*
坐骨から起始する筋　120-121,
121, 139
起始部　*121, 122*
鎖骨下窩　37-38, *37, 40, 41*
鎖骨下静脈　*351, 377*
坐骨結節　*114*, 120, *120, 121,
226, 234*, 237, *237*, 253, 256
輪郭　256, *256*
鎖骨上窩　37-38, *37*
坐骨神経　*117*, 162, 224, *224,
250*, 251, *251*
骨盤からの出口　251-252, *251*
骨盤内の経路　252, *252*
大腿の経路　252, *252*
坐骨包　*117*, 118, 256
鎖骨下動脈　*351, 377*, 378-379,
379
三角骨　*82*, 97-99, *98*
三角靭帯　*173*, 177-178, *177*
三角線維軟骨複合体　83, *83*
三叉神経の圧痛点　390-391
ジェルディ結節　136, *137*, 157,
158
軸椎　*302*, 344, *344, 345, 349*
棘突起　*349*
軸の牽引　295, *295*, 319, *320*
示指伸筋　85, *85*, 89
指（趾）節骨
足　*172*
手　*81*
支帯　185
膝窩　164
神経構造　162-163
膝窩筋　**140**
膝窩筋腱　158
膝窩静脈　*162*
膝窩動脈　*162*
膝蓋脛骨靭帯、外側　156-157
内側　149
膝蓋骨　*136, 137*, 138, *138, 139*
縁　144, *144*
尖　*138*, 144, *145*
横断摩擦　147, *147*
タップテスト　141
底　*138*, 143-144, *144*, 146,
146

膝蓋靭帯　*10, 138, 139*, 144
横断摩擦　146, *147*
区別　145, *145*
膝蓋大腿関節　138, 146
膝蓋跳動テスト　141
膝関節　135, *165*
解剖学　136-140, *136-139*
可動性　135
関節腔　153-154, *154*, 160
境界　148, 156-157, *156, 157*
関節包　137
触診、前面　142-147
外側　155-161
後面　162-165
前内側の軟部組織　149-155
内側　147-149
体温の上昇　140, *140*
治療法　136
浮腫　141-142, *141, 142*
斜角筋　347, 350-351
後斜角筋　*350,351*, 377, *378,
379*
前斜角筋　*350-352*, 378, *378,
379*
中斜角筋　*350-352*, 378-379,
379
斜角筋間溝　351, *351*
尺側手根屈筋　*56, 64*, 66, *67, 101,*
102, *102*
尺側手根伸筋　*55, 69*, 71, 73, *73,
83*, 85, *85*, 89, *91*
尺側トリオ　101, *101, 103*
尺側皮静脈　59
尺骨　*53, 54, 68*
関節円板　*83*
茎状突起　87, *87*
頭　87, *87, 91*, 107, *107*
尺骨神経　56, *56*, 59, *59*, 62-63,
63, 66, *66, 101*, 102-103, *103*
溝　63-64, *63*
尺骨動脈　*101*, 102-103
十字靭帯　137
舟状骨　*172*, 183, *183*, 191
舟状骨　*82*, 94, *94*, 96-97, *96, 97*,
105-106, *106*
結節　177
月状骨との境界　96
粗面　*83, 104, 106*
舟状骨・内側楔状骨の関節腔　180-

181
縦靭帯、前（ALL）　269, *269*
後（PLL）　269, *269*
手根　79, *85*
手根　*81*, 82, *82*
遠位の境界　87-88, *88*
近位の境界　86-87, *86, 87, 88*
手根管、手も参照
手根横靭帯　*83, 84, 104*, 108, *108*
手根管　83-84, *83, 84*, 99, 108
境界　*104*
手根管症候群　99, 109
手根中手関節　94-95, *96*
関節腔　*95*
関節ライン　87-88, *88*
小円筋　*22*
機能的マッサージ　*329*, 330,
330
踵骨　170, *172*, 186-187, *186,
187*
小指伸筋　85, *85*, 89, 91, *91*
踵舟靭帯、足底　*173*, 178, *178*
掌側靭帯　*82*
小頭　54, *54, 68*, 69, *69*
踵腓靭帯　*173, 188*, 189
踵立方関節　186-187, *187*
関節の遊びテスト　191, *191*
小菱形骨　*82*, 96-97
上腕筋　*56*, 60
上腕骨　*53, 54, 68*
外側縁　68, *68*
外側上顆　*53, 54*, 55, 68-69, *68,
69*
筋の起始　55
内側　*53*, 55, 64, *64*
起始部　64-65, *65*
小結節　*20, 42, 42, 43, 43*
後面　74-75
骨幹内側　*58, 58, 62*
内側縁　62
大結節　*19, 20*, 44-45, *45*
後面　45, *46*
前面　44, *44*
中面　44-45, *45*
頭　*19, 20*
上腕三頭筋　*56*
上腕動脈　59, 60, *60*
上腕二頭筋　*56*, 58-59, *59*
腱　59

索引 **417**

付着　59, *120*
上腕二頭筋腱膜　*56*, 59, *59*
触診　5
　圧　6-7
　位置　5
　解剖学的背景　5
　滑液包　4, 11-12, *11*
　関節包　11, *11*
　筋縁　9, *9*
　筋腹　8, *8*
　経験　6
　血管　12-13, *12*
　腱　9-10, *10*
　骨縁　7, *7*
　支える手段　13-14
　準備　5
　印となる構造　14
　神経　12, *12*
　靭帯　10-11, *10*
　中心　6
　つなぐライン　13
　特徴　4-5
　皮膚　7
　骨の隆起　8, *8*
　導く構造　13
　練習用の最初のポジション（SP）
　　14
　ワークフロー　5
　個別の構造も参照
触覚過敏　205
ショパール関節ライン　170, 172,
　172
神経血管束
　膝窩　162, *162*
　鼡径部　*116*
　肘　59-60, *60*
神経、触診　12, *12*
　個別の神経も参照
深指屈筋　83, *83, 84*
浸出、膝　141-142
　少量　141-142, *142*
　大量　141, *141*
　中程度　141, *142*
靭帯、触診　10-11, *10*
　個別の靭帯も参照
振動療法　327-328, *328*
髄核　*262*
スタインマンテスト　154, *154*
スプリング・テスト　297, 310, *310*

1本の肋骨　321-322, *321*
　関節突起間関節　361, 366-367
　肋骨　321
正中神経　*56*, 59, 60, *60*, 83, *84,
　104*, 108, *108*
脊髄　297, 338
脊柱　*263*
　安定性　261
　仙骨、一部として　230
　誘発テスト　211, *211*
　頸椎、腰椎、胸椎も参照
脊柱起立筋　271, 275
脊椎の評価　3-4
舌骨　382-383, *382*
舌骨下筋　349
舌骨上筋　349
切歯間距離（IED）　394
線維輪　*262*
前鋸筋、麻痺　*24*
仙棘靭帯　*230*
前脛骨筋　*173*
　腱　179-180, *180*
仙結節靭帯　*230*, 232-233, *233*,
　248, *248*
仙骨　223, 227-230, *228, 234,
　236-237*, 244-248
　縁　*228, 236*
　下角　*228*, 247-248, *247*
　尖　228-229, *228*
　仙腸関節も参照
仙骨化　263-264, *264*
仙骨下外側角　*228*, 247-248, *247*
仙骨角　229, *229*
仙骨棘突起　244-246
　S1　245, *245*, 280-281, *280,
　　281*
　S2　244-245, *244*, 280, *280*
　S3　245, *245*
仙骨稜、正中　*228*, 245, *245*
仙骨裂孔　229, *229*, 246, *246*
前後の分節の関節の遊び、脊椎
　286-287, *286*
浅指屈筋　66, 83, *84*, 102
仙腸関節（SI）　113, 223, 230-231,
　231, 249
　運動　*224*, 257, *257*
　靭帯を動かす　232-233, *233*
　生体力学　231-232, *232*
　投影　249-250, *250*

仙腸靭帯　232
　前　229
　長後　230, *230*, 248-249, *248,
　　249*
前捻角度（ATA）　115, 119
仙尾骨移行部　229, 246-247
仙尾靭帯
　外側　*229*
　深後　*229*
前腕の定位　66-67, *67*
層、下　*392, 395*
　上　*392, 395*
総頸動脈　*382*
相殺テスト　380-381, *380, 381*
僧帽筋　271, 347, *347, 351, 377*
　横行部　*303*, 304
　下行部　*303*, 348, 362, *363,
　　376, 376, 377*
　機能的マッサージ、側臥位　216-
　　217, *216, 217*, 311-312, *311,
　　312*
　仰向け　218, *218*
　上行部　*303*, 304
足底神経、外側　*179*
　内側　*179*
側頭筋　400-402, *401*
　トリガーポイント　402, *402*
側頭骨　*394*
足背動脈　193, *193*
側副靭帯　137-138
　外側　138, *139*, 159, *159*
　　横断摩擦　160-161, *161*
　　手関節の尺側　*83*
　内側　137-138, 151-152, *151,
　　152*
　　横断摩擦　154-155, *155*
鼡径靭帯　116, *116*, 126-127,
　126, 127
鼡径部　113
　痛み　113
　治療法　113
　股関節、骨盤も参照
組織のリリース法　327, *327*
足根間関節、横足根関節を参照

た

大円筋、機能的マッサージ　329,
　330, *330*
体温の上昇、膝　140, *140*

大胸筋　302, *302*
　機能的マッサージ　330-332
　　胸肋部　330-332, *331*
　　腹部　*331, 332, 332*
第三腓骨筋　185
大腿筋膜張筋　*115, 123*, 124,
　124, 240
大腿脛骨関節　136-138
大腿骨　115, *136, 137*
　外側顆　156-157, *156, 157*
　　内側顆　148-149, *148, 149*
　外側上顆　136, *137*, 158, *158*
　　内側上顆　8, *136*, 149-150,
　　150
大腿骨前捻角度（FNA）
　角度　*114*, 118-119
　測定　119, *119*, 254, *254*
大腿三角
　外側　*115*, 116, 123-125, *123*
　内側　116, *116*, 125-129, *126*
大腿四頭筋　121 , 138-139, *139*,
　140
大腿静脈　116, *116*, 127
大腿神経　116, *116*, 127-128, *128*
大腿直筋　*115, 123*, 124-125,
　124, 125, 138, 139
大腿動脈　116, *116*, 127-128, *128*
大腿二頭筋　*117*, 139, *139*, **140**,
　159, *160, 162*
　腱　159, 163
大殿筋坐骨包　*117, 120*
大転子　*114*, 118, *118*, 235, *236*,
　253, *253*
　骨盤と大転子の溝　255-256, *255*
　幅　255, *255*
　付着　119-120, 254-255
　転子包も参照
大内転筋腱　*120*, 150, *150*
体表解剖学　3-4, 5, 225, 263, 369
　経験則　6
　臨床関連　4
大腰筋　*266*
大菱形骨　*82, 94, 94, 95*, 106-
　107, *107*
　結節　*83, 104*, 106, *106*
多裂筋　245, *245, 266*, 273-274,
　274
　訓練　288, *288*
短指伸筋　*55, 69, 71*, 72-73, *73*,

85, *85*, 89, 91
　長　*172, 173*
短橈側手根伸筋　*55, 69, 71*, 72,
　72, 85, *85*, 89
　長　*55, 69*, 71-72, *71, 72*, 85,
　85, 89
短内転筋　129
短腓骨筋　*172*, 185-186, *186*
　横断摩擦　190, *190*
短母指伸筋　85, *85*, 89, 90, *90*
　長　85, *85*, 89, *90*
恥骨下角　*226*
恥骨弓　*226*
恥骨筋　128, *129*
恥骨結節　*114*, 116, 129, *129*
恥骨結合　114, *116*
　病理を区別するテスト　130, *130*
恥骨枝　130
　下　226
恥骨の靭帯　229-230
肘窩　57, *57*
肘筋　*55, 69, 69*
中手　*81*
中足　*172*
中足骨、第5　185, *187*
中足骨‐立方骨関節腔　187
中足指節関節腔　181, *181*
肘頭　*54, 68*
　滑液包　*11, 74*
肘部管　56, 63-64, *64, 66, 66*
肘部管症候群　56
肘関節　53
　解剖学　53-57, *53, 54, 55, 56*
　関節包　*11, 74, 74*
　触診、前面　57-61
　　外側　67-74
　　内側　61-67
　　　個別の解剖学的構造も参照
　治療方法　53
　定位、前面　57, *57*
腸脛靭帯　*115, 123, 139*, 157,
　157, 158, 240-241, *240*
腸脛靭帯摩擦症候群　161
腸骨棘、後　279, *279*
腸骨　241-244
　翼　223, 226
　　腸骨稜、腸骨棘、仙腸関節も参照
腸骨棘
　下後腸骨棘（PIIS）　249, *249*

下前腸骨棘（AIIS）　*114*, 124-
　125, *125*
上後腸骨棘（PSIS）　242-244,
　242-244
上前腸骨棘（ASIS）　*114*, 116,
　126-127, *127*, 226, *226*
性差　226, *226*
腸骨稜　*114*, 234-235, *234, 235*,
　241, 242, 283
　上後腸骨棘とのつながり　279,
　279
　性差　226, *226*
長指屈筋　*172*
　腱　178, *178*
長掌筋　*56, 64*, 66, *67*, 102, *102*
腸恥包　*117*, 118, 128
長内転筋　*9, 116*, 125-126, *126*,
　140
　近位の付着　129, *129*
長腓骨筋　*172*, 185-186
長母指外転筋　85, *85*, 89, 90, *90*
長母指屈筋（足の）　*172*
　腱　178-179, *179*
長母指屈筋（手の）　83, *84*, 100,
　100, 101-102
長母指伸筋　*173*
腸腰筋　128, *128*
腸腰靭帯　232, 270, *270*
椎関節面のトロピズム　267, *267*
椎間板　261, 262
　胸部　296
　頸部　339-340, *339*
　脱　262, *262*
　変性　262-263, *263*
　慢性的に過敏になった椎間板の高
　　さを特定する　369, *369*
　腰部　264-265, *264*
椎孔　297, *297*, 339
椎骨
　胸部　296, *296, 297*
　頸部　*339*
　指の法則　298, 315-316, *315*
　腰部　264-265, *264*
　肋骨との連結　300, *300*
椎体の靭帯　269-270, *269*
痛覚過敏　205
つかむ・つまむテクニック　327, *327*
手　79
　解剖学　81-85, *81-85*

機能的多様性　79
筋の制御　80
触診
　横断摩擦テクニック　92-93, *93*
　手掌　100-109
　　手根骨　103-109
　　軟部組織　100-103
　背側　89-99
　　手根骨　93-99
　　軟部組織　89-93
　個別の解剖学的構造も参照
治療法　80
定位、背側　85-89
　手掌　99-100
病的状態　80-81
ティネル徴候テスト　109, *109*
ティーツェ症候群　324
定位　4, *204*, **204**
デケルヴァン腱鞘炎　90, 92
テトロテスト　109, *109*
テニス肘　69, 71, *71, 72*
　治療　73-74, *74*
手の尺側柱　*81*, 82, 97-99, *98*
手の中央柱　*81*, 82, 96-97
手の橈側柱　*81*, 82, 94-96, *94*
手のひらのしなやかさ　80
殿筋　*8*, 225, 237
　小殿筋　*119*, 275
　大殿筋　237-239, *237, 240*
　　外側縁　239-240, *239, 240*
　　起始　*238*, 239
　　筋腹　237-239, *238*
　　停止　239, *239*
　　内側縁　239
　中殿筋　*119*, 237, 240, *240, 275*
転子包　*117*, 118-120, *119*, 253-254, *253*
頭蓋
　解剖学　390, *390*
　触診　390-391
　　外側面　391, *391*
　　前面　390-391, *391*
　顎関節も参照
頭蓋下顎機能障害（CMD）　389
　顎関節も参照
頭・頸・骨幹（CCD）の角度　115
橈骨　*54, 68, 86*
　縁　99-100

環状靱帯　53
頸　70
茎状突起　*86*
粗面　*53*, 59
頭　*53, 54, 54, 61, 68*, 70, *70*
橈骨手根関節
　関節腔　87, *87*, 107
　関節ライン　86, *100*
橈骨神経　56, *56*, 70-71, *71*, 92, *92*
橈骨動脈　92, *92*, 100, *100*, 101, *101*
頭最長筋　348
頭斜筋　348-349, *349*
橈尺関節
　下　86-87, *87*, 96-97
　　関節腔　91
　上　53, 54-55, 61, *61*
　　関節腔　*61*
　　ゆるみテスト　*62*
橈側手根屈筋　*56*, 64, 66, *67, 84*, 100-101, *100, 101, 106*
橈側皮静脈　92
頭長筋　348, 350, *350*
頭直筋　348, 349, *349*, 350, *350*
頭半棘筋　347, *347, 348*, 351, *362, 362, 363*, 377
頭板状筋　347-348, *347, 348*, 351, *351*, 363-364, *365*, 377
動脈、触診　12-13, *12*
　個別の動脈も参照

な

内側楔状骨-中足骨関節腔　181, *181*
内側広筋　*139*
内側手根側副靱帯　*83*
内転筋結節　150, *150*
軟部組織　203
　解剖学　203, *205*
　触診　204
　治療法　203
　筋、皮膚、個別の解剖学的構造も参照
のどぼとけ　383

は

薄筋　129-130, *130*, 139, *152, 164*

腱　164
パトリックテストのポジション　159, *159*
ハムストリング筋　117, 121, 139
　起始部　256, *256*
半月　137
　外側半月　160
半月脛骨靱帯の横断摩擦　154, *154*
半腱様筋　*117, 139, 152, 164*
　腱　164, *164*
　付着　*120*
半仙骨化　*264*
ハンドルバー麻痺　81, 103
半膜様筋　*117*, **140**, *152*
　付着　*120*
　引き上げる　261
尾骨　228-229, *229*
腓骨　*136, 137*
　頭　*136, 137, 139*, 158, *159*
尾骨角　*229*
腓骨筋滑車　184-185, *184*
腓骨筋腱　184, *184, 185*
腓骨神経　140, 193-194
　深　194, *194*
　浅　*12*, 171, 194, *194*
　総　*117, 139*, 160, *160, 162*
　　後面　163, *163*
皮膚　204-209
　圧に対する敏感さ　205-206, 211
　硬さ　205, 208-209
　　ずらすテストのテクニック　208, *209*
　　引き上げるテストのテクニック　209, *209*
　　ローリングのテクニック　209, *209*
　感覚　205
　触診　7, 205, *205*, 207-211, *208*
　　皮膚の表面　204, 208, 212
　体温の評価　208, *208*
　治療法　203
腓腹筋　140, **140**
皮膚のローリング　327, *327*
フィギュア・フォー・テスト　159
浮球感　141
腹横筋　271-272, *271*
在神経　*139*, 140, 150-151, *151*
腹筋　232, 276

分節の可動性テスト
胸椎　317-319
座位　318-319, *318, 319*
側臥位　317-318, *317, 318*
腰椎　287-288, *287, 288*
後前の分節の関節の遊び　285-286, *285*
前後の分節の関節の遊び　286-287, *286*
分節の牽引　320, *320*
分泌物、ゆるむ　327-328, *328*
ヘルキモ・インデックス　394
縫工筋　*115, 116*, 123, *123*, 125, *126, 139, 152*
腱　164
傍脊柱筋、深層　350, *350*
浅層　349
歩行　262
母指とその他の指の対立　79-80, *79*
骨の定位　*204*, **204**
骨の隆起、触診　8, *8*

ま

豆状骨　*82, 83, 98*, 102, *103-106*, 104
導く構造　11

や

有鉤骨　*82, 98*, 99, *99*
鉤　*83, 103-106*, 105
有頭骨　*82*, 96, *96*, 107-108
指と母指の対立　79-80, *79*
指の法則　298, 315-316, *315*
腰棘間筋　*266, 273*
腰仙接合部　262, 263
腰仙部の交差　280, *280*
腰腸肋筋　*274, 275*
腰椎　261-262, *263*, 293
解剖学　263-264
筋　272-276
骨性構造　265-268
靭帯　268-272
変異　262, 263-264
棘突起　265, *265, 266*
L3　282, *282*
L4　282, *282*
L5　*280-282*, 281-282
横突起　266

触診　278-284
屈曲と伸展運動中　286, *286*
生体力学　276-278
治療法　262-263
分節の可動性の評価　284-288
回旋テスト　284-285, *285*
後前の分節の関節の遊び　285-286, *285*
前後の分節の関節の遊び　286-287, *286*
複合運動を使う　287-288, *287, 288*
腰部の筋活動　275-278
対称の運動　277
非対称の運動　277
複合運動と組み合わせた運動　277-278, *277*
腰椎化　263-264
腰部の機能的マッサージ　213-216
うつ伏せ　213-214, *213, 214*
側臥位　214-216, *214, 215*
腰方形筋　*266, 275*
翼状靭帯　345-346, *345, 347*
テスト　367-368, *368*
翼突筋
外側　*392, 395*, 398-400, *399, 400*
トリガーポイント　400, *401*
内側　397-398, *398*
トリガーポイント　398, *399*

ら

ランナー膝　161
梨状筋　*117, 119, 224*, 250-251, *250*
症候群　224-225, 251
リスター結節　*85, 86, 91*
リスフラン関節ライン　172, *172*
立方骨　*172*, 187-188, *188*, 191
寸法　187-188
立位　261, 276-277
立位の屈曲テスト　257, *257*
菱形筋　*303, 347*
輪状軟骨　*382*, 383-384, *384*
肋横突関節　300, *300*, 314
牽引　*322*
肋胸関節　299-300
腫れ　324
肋椎関節　300, *300*

運動　329
治療　322, *322*
評価　211-212, *212*, 320
力学　300-301, *300, 301*
肋軟骨炎　324
肋間隙　300-301, *321, 325*
肋間の触診
腕の挙上とともに　325-326, *325, 326*
呼吸中　324-325, *325*
肋間のストローク　327, *327*
肋骨　299-300, *299*, 317, *317*
位置の評価　295, 320-321, *320*
動かしながら肋骨外側を触診する　*326*
スプリングテスト　310, *310*
1本の肋骨　321-322, *321*
すべての肋骨　321
第1肋骨　378, *379*
位置　308-309, *308, 309*, 313-314, *313, 314*, 324, *324*
可動性の制限の治療　310-311, *311*
可動性の評価　310, *310*
第12肋骨　283-284, *283, 284*
第2肋骨の位置　323-324, *323*
椎骨との連結　300, *300*
肋椎関節の力学　300-301, *300, 301*
肋胸関節　299-300
肋骨小窩、関節突起間関節を参照

わ

腕尺関節　53, 54
腕神経叢　*351, 352, 352*, 379-380, *379*
腕橈関節　54, 68, *68*
関節腔　69-70, *69*
腕橈骨筋　*55, 59*, 61, *61*, 70-72

著者：

ベルンハルト・ライヒャルト (Bernhard Reichert, MScPT, MT)

マッサージ療法士、理学療法士、徒手療法士、講師、指導者。インテグラティブ・ジャーマン・アジアン・セラピー・センター（ドイツ、フェルバッハ）の経営者のひとり。VPTアカデミーの校長補佐（フェルバッハ）。アプラインドサイエンス大学（オーストリア、ウィーン）では科学的方法論の講師を務める。

協力：

ヴォルフガング・ステルゼンミューラー (Wolfgang Stelzenmueller)

ドライアイヒ（ドイツ）に拠点をおく理学療法士。

オマー・マティス (Omer Matthijs)

整形外科と徒手療法の専門家として広く認知された研究者、プラクティショナー、著者、指導者、コンサルタント。オーストリアで個人開業している。

日本語版監修：

丸山 仁司（まるやま ひとし）

国際医療福祉大学副学長、保健医療学部長。理学療法士資格取得後、東京理科大学大学院工学研究科修了工学修士。理学療法科学学会会長。第10回アジア理学療法学会会長。監修書に『筋骨格系の触診マニュアル』『からだの構造と機能I』『神経筋療法　トリガーポイントマニュアル』（いずれもガイアブックス）など。

翻訳：

池田 美紀（いけだ みき）

東京大学文学部卒業。出版翻訳および吹替翻訳を手掛ける。訳書に『最新ニューロマスキュラー・テクニック』『オステオパシーの内臓マニピュレーション』『プロフェッショナルヨーガ』『プロフェッショナルピラーティス』（いずれもガイアブックス）など。

Palpation Techniques

療法士のための **体表解剖学**

発　　　行　2016年8月1日
発　行　者　吉田 初音
発　行　所　株式会社 **ガイアブックス**
　　　　　　〒107-0052 東京都港区赤坂1丁目1番地 細川ビル2F
　　　　　　TEL.03（3585）2214　FAX.03（3585）1090
　　　　　　http://www.gaiajapan.co.jp

Copyright GAIABOOKS INC. JAPAN2016
ISBN978-4-88282-964-5 C3047

落丁本・乱丁本はお取り替えいたします。
本書を許可なく複製することは、かたくお断わりします。
Printed in China